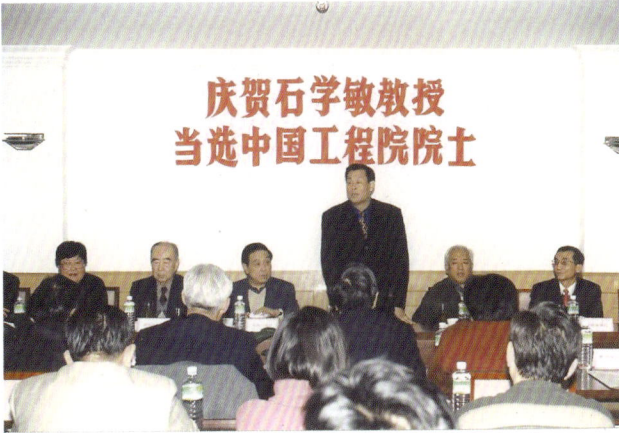

庆贺石学敏教授
当选中国工程院院士

1999 年，石学敏院长
当选中国工程院院士

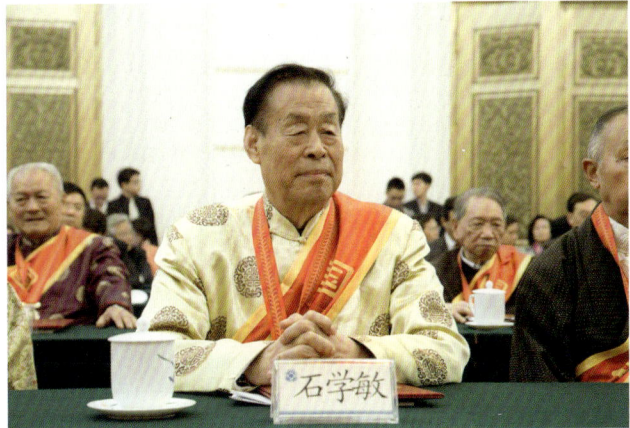

2014 年石学敏院士荣
获第二届国医大师称号

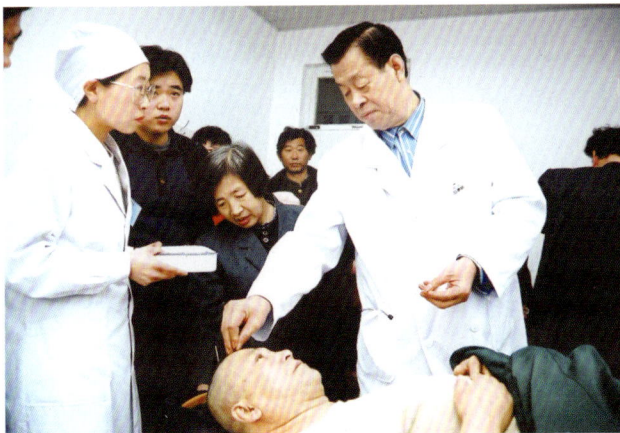

石学敏院士带队医疗下
乡。图为他在为村民诊治

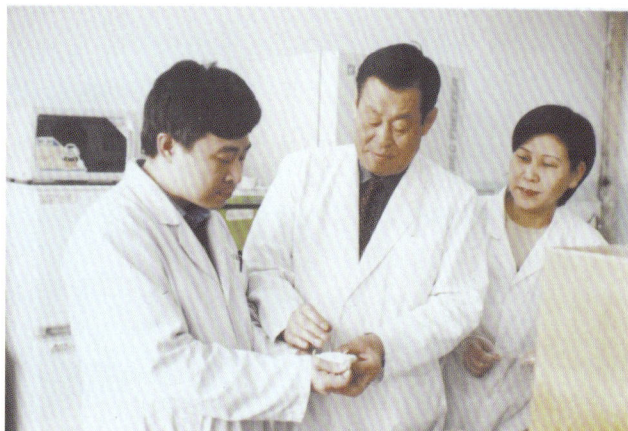

石学敏院士在实验室
与科研人员进行科研工作

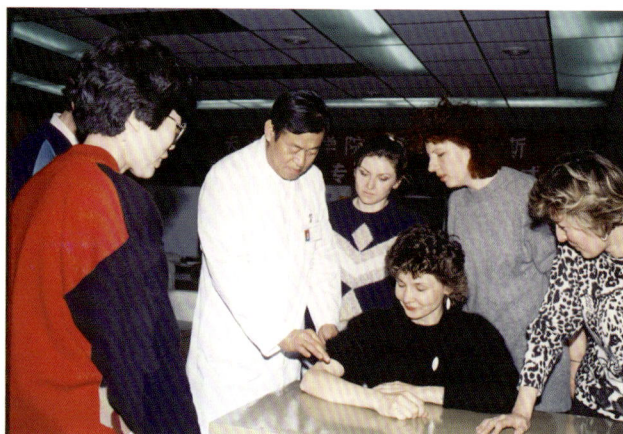

石学敏院士在为来访
的国外医生示范针灸操作

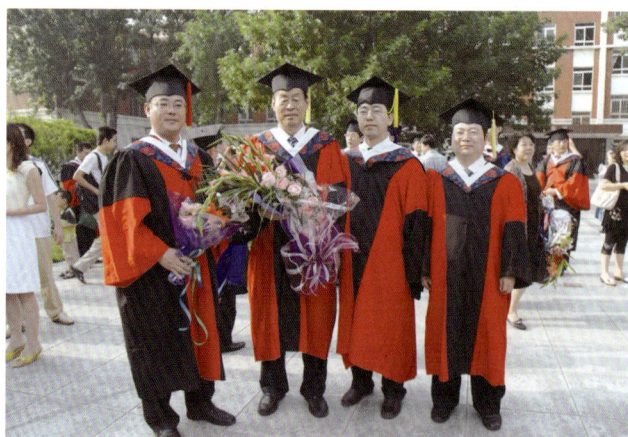

石学敏院士与毕业的
博士生合影

国医大师临床经验实录丛书（第二辑）

国医大师
石学敏

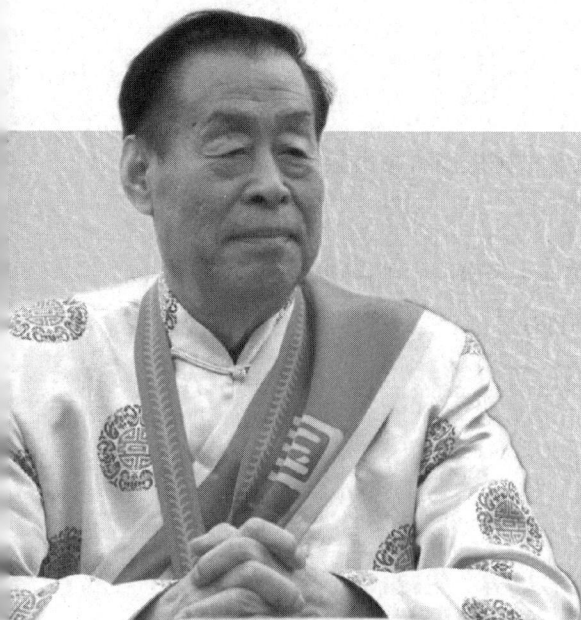

主编　卞金玲
主审　石学敏

中国健康传媒集团
中国医药科技出版社

内 容 提 要

　　本书系统总结了石学敏院士行医 50 多年来独特的学术思想和丰富的临床经验。全书分为学术思想、临证经验、临床研究、薪火相传、成才之路、年谱及学术成就六个部分。全书比较全面地反映了石院士的学术成就，适合广大临床工作者、中医院校师生和中医爱好者学习参考。

图书在版编目（CIP）数据

国医大师石学敏 / 卞金玲主编 . — 北京：中国医药科技出版社，2018.3
（国医大师临床经验实录丛书·第二辑）
ISBN 978-7-5067-9640-8

Ⅰ . ①国… Ⅱ . ①卞… Ⅲ . ①中医临床—经验—中国—现代 Ⅳ . ① R249.7

中国版本图书馆 CIP 数据核字（2017）第 251365 号

美术编辑　陈君杞

出版	**中国健康传媒集团**｜中国医药科技出版社
地址	北京市海淀区文慧园北路甲 22 号
邮编	100082
电话	发行：010—62227427　邮购：010—62236938
网址	www.cmstp.com
规格	710×1000mm $\frac{1}{16}$
印张	28 $\frac{1}{2}$
字数	407 千字
版次	2018 年 3 月第 1 版
印次	2022 年 11 月第 2 次印刷
印刷	三河市万龙印装有限公司
经销	全国各地新华书店
书号	ISBN 978-7-5067-9640-8
定价	**69.00 元**

获取新书信息、投稿、为图书纠错，请扫码联系我们。

出版者的话

2009 年 4 月由人力资源和社会保障部、卫生部以及国家中医药管理局联合评选产生了我国首届 30 位"国医大师"。这是中医界的盛事。作为专业出版社，将这些大师的临床经验和成果进行总结出版，是一件非常有意义的事情，也是我们义不容辞的责任和义务。相信对推动中医药事业的继承和发展、弘扬民族医药学和文化，将起到非常积极的作用。

中国医药科技出版社于 2010 年隆重推出一套《国医大师临床经验实录》丛书，收录了 30 位国医大师中的 18 位，全面总结了各位大师的临床经验和学术成果。该丛书一经出版，就得到了读者的高度认可和喜爱。本套丛书共18 册，包括：

《国医大师张镜人》　　《国医大师任继学》　　《国医大师邓铁涛》
《国医大师陆广莘》　　《国医大师朱良春》　　《国医大师颜德馨》
《国医大师贺普仁》　　《国医大师李振华》　　《国医大师郭子光》
《国医大师班秀文》　　《国医大师周仲瑛》　　《国医大师颜正华》
《国医大师唐由之》　　《国医大师张灿玾》　　《国医大师李济仁》
《国医大师程莘农》　　《国医大师张琪》　　　《国医大师张学文》

2014 年 6 月，第二届 30 位"国医大师"名单公示，此次是我国第二次在全国范围内评选国家级中医大师，较之首届"国医大师"评选，此次评选更加注重面向基层和临床一线，并适当放宽了从业年限。入选的大师平均年龄 81 岁，年纪最小的 68 岁，最大的 102 岁，涉及专业更加广泛。

本着传承中医药优秀传统文化和临床经验的一贯理念，我们在第一时间就展开了丛书第二辑的组稿工作。在此过程中，得到了各位大师及其弟子、学术继承人的一致认可和支持。回想我们的组稿历程，内心充满了对各位大师的敬佩之情。目前，第二辑已出版的有：

《国医大师石仰山》　　《国医大师刘柏龄》　　《国医大师徐经世》
《国医大师禤国维》　　《国医大师尚德俊》　　《国医大师石学敏》
《国医大师郑新》　　　《国医大师唐祖宣》　　《国医大师刘祖贻》

本丛书的编写秉承第一辑的理念：每位国医大师的经验单独成册，突出临床指导性、借鉴性和实用性，力争使阅读者能够学有所获、学有所宗、用能效验。每个分册正文主要包括 7 大部分：学术思想、方药心得、验案撷英、薪火相传、医话随谈、成才之路和年谱。

学术思想部分主要包括大师学术思想的理论渊源、个人临证的特殊认识和总结、擅长病种的医理阐释和治学理念等。

方药心得部分主要包括用药心法、成方心悟、经方传真、自拟方等。集中反映大师的临床用药经验和心得体会。"医生不精于药，难以成良医"，希望读者通过本部分内容学习到大师的临床用药处方思路，触类旁通，举一反三。

验案撷英部分主要收录各位大师擅长的病种案例，每一案例下设验案和按语两部分，围绕案例集中阐述该类病证的证治特点、大师自己的辨证心法和要点、医理阐释和独特认识。内容不求面面俱到，只求突出大师个人特点，简洁精炼，重点突出。

薪火相传部分主要收录大师给学生讲课、各种中医交流会、研修班的讲稿。对讲稿的要求：内容精彩实用，对临床具有指导意义，确切反映其学术思想。

医话随谈部分是不拘体裁的医学随笔，主要探讨中医药学术问题，涉及范围很广，重在抒发己见。

成才之路部分主要包括大师学习中医、应用中医的全部历程，重点突出大师学习中医的方法和体会，旨在使后学沿着前辈走过的路，直步中医的最高殿堂。

年谱则按照时间顺序，记录大师所经历的重大事件。

因各位大师擅长的领域不同，研究的方向各异，各分册的结构会略有不同。

国医大师经验的整理和出版，已成为我社一项重要的出版使命，我们会与时俱进，紧密配合国家发展中医药的方针和政策，尽我们最大的努力做好该丛书的出版工作，为中医药事业的传承和发展出份力，尽份心。相信这套丛书的陆续出版，一定会成为当代中医药学术整理和出版史上的一件盛事。让各位大师的经验心得能够广播于世，使后学者们能够充分学习汲取各位大师的经验精华，把中医药发扬光大，惠及人民，流芳百世，是我们的最大心愿。

中国医药科技出版社

2018 年 1 月

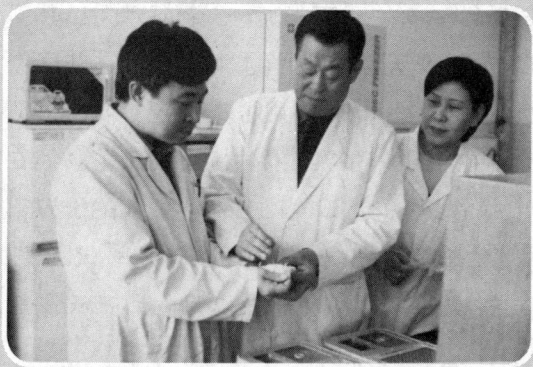

前 言

　　国医大师石学敏教授是中国工程院院士，著名针灸学专家，国家有突出贡献专家，国务院特殊津贴专家，中国针灸学会高级顾问，欧洲传统中医协会顾问，中国当代针灸学奠基人。从医50年来，博览群书，师古而不泥古，治学严谨，形成了独特的学术思想体系。其因医德高尚、医术精湛，深受患者信赖、同行赞誉及国际友人的欢迎，被中国工程院院长朱光亚誉为"鬼手神针"。

　　石学敏院士深刻领悟并解读中医典籍，广泛吸收自然科学的先进技术，继承创新，对中医针灸学进行了开拓性研究。以严重影响人类健康的重大疾病——中风病为研究突破口，创立醒脑开窍针刺法，开创了中风病治疗的新途径。创立针刺手法量学标准，使传统针灸手法由模糊向规范化、量化发展，推动了针灸现代化进程。临证重视醒神调神，以神统针，善用泻血，扶正祛邪。在国内率先建立以醒脑开窍针刺法为主的，融急救、康复训练、心理、饮食、健康教育为一体的富有中医特色的卒中单元。数十年以中风病研究为主线，研究层次不断深化，开辟中风病的上下游病种——高血压、抑郁症等的新方向。针药并举，研发了丹芪偏瘫胶囊、脑血栓片等国家三类新药。采用国际公认的研究方法和疗效评定体系，开展针灸临床研究，吸收现代科学技术进行针灸应用基础研究，使传统针灸与现代科学进行深度融合。

　　在临床工作取得累累硕果的同时，石院士的针灸科研和教学工作也成绩卓越。科研方面，在他的带动下，针灸应用基础研究达到分子生物学水平。

至今，他共主持完成包括国家 973 项目在内的科研课题 43 余项，先后获得国家级、省部级奖励 54 项，获国家教委及天津市教学成果奖 3 项，获国家专利 6 项，获得荣誉奖 10 项。教学方面，多年来，共培养硕士、博士、博士后百余名，学生遍布中国各地和世界各国，硕果累累，桃李满天下。他在国家核心期刊发表论文 80 余篇，出版专著 20 余部，其中由他主编的千万言巨著《中医纲目》被专家誉为继《医宗金鉴》之后的一部中医临床划时代巨著。2007 年，出版英文版《石学敏针灸学》，推向欧美，深受欢迎，已被美国针灸考试委员会指定为考试指导用书。

本书系统总结了石院士行医几十年来独特的学术思想和丰富的临床经验。全书分为学术思想、临证经验、临床研究、薪火相传、成才之路、年谱及学术成就 6 个部分。第一章"学术思想"部分主要阐述了石院士的辨病辨证观，对十二经病候"是动病""所生病""厥"证的理解，对中医脑科学理论和治"神"理论的理解，醒脑开窍针刺法的理论基础和处方，针刺手法量学以及经筋刺法、刺络疗法的应用；第二章"临证经验"则阐述了他对临床常见病的中医病机认识、针刺处方原则及手法量学要求，每个疾病附有验案；第三章"临床研究"讲述了石院士团队对脑卒中、高血压病、周围性面瘫、吞咽障碍的治疗和丹芪偏瘫胶囊的临床研究概况；第四章"薪火相传"收录了石院士和其学生对针灸学科、针灸理论及临床的心得；第五章"成才之路"和第六章"年谱及学术成就"记述了石学敏院士从医之路的成长过程和取得的成就等。

限于编者水平，本书在编写中可能尚有不足，敬请广大读者予以斧正，以便进一步修订。

编　者
2017 年 2 月

目录

临证经验 / 79

临床研究 / 257

薪火相传 / 326

成才之路 / 408

年谱及学术成就 / 425

学术思想

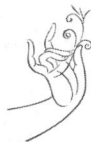

　　国医大师石学敏院士在 50 余年的临床和科研生涯中，以睿智的洞察力和科学求实的精神，研读经典，兼收博览，广泛吸纳现代科学技术成果，继承创新。立足中医，吸收西医学理论要素，融入中医理论体系中，以神为统，以辨病为主，形成了独特的学术思想，是中医脑病学科的奠基人之一。采用国际上公认的科研设计规范，对中医针灸学进行了开拓性研究，开辟了中风治疗的新途径，使传统针灸跨入了现代科学的大门，为我国乃至世界针灸的发展做出了杰出的贡献。以严重影响人类健康的重大疾病——中风病为研究突破口，以针灸治疗中风病的研究，带动了医院针灸学科临床及科研的全面发展，产生了由局部突破推动整体前进的巨大科研效益，同时促进了全院综合实力的突起，目前院针灸学科处于国内外领先水平，医院整体实力发展为全国以及全球最具影响力的中医院之一。思维前瞻，站在针灸研究领域的国际前沿，应用自然科学的多学科研究方法，对针灸治病机制开展深入探索。对传统针灸学的精华理论和临床验案进行整理研究，阐发经旨，明辨病候，科学地对十二经脉的病候体系从临床角度进行阐发，打破了以往以文释文的解读方法。创立"醒脑开窍"针刺法，突破了传统理论。对针刺手法量学进行了规范化工作。创新服务模式，在急诊科大量使用针灸，改变了人们长期以来形成的针灸治疗慢性病的错误观念；在临床各科广泛使用针灸，大大拓展了针灸的治疗范围。率先建立以针灸为特色的"石氏中风单元疗法"，被列入国家中医药管理局十大科技推广项目之首。带领的针灸学科"针刺治疗脑病研究团队"于 2011 年获得了教育部"长江学者和创新团队发展计划"创新

团队称号，是当年入选97个创新团队中唯一中医领域的创新团队。以针灸治疗中风研究为主线，逐渐延伸至中风病的上游疾病——高血压，几十年如一日，研究层次不断深化，成果不断涌现。他博大精深的学术思想值得我们不断地学习研究。

第一节　中医辨病与辨证观

一、证候、症状与疾病

作为医学，要研究疾病的发生、发展规律以指导临床实践。中医对病、证、症的认识构成了中医疾病认识的三要素，因此，明确定义病、证、症的内涵和外延，对于探讨"辨病"与"辨证"的关系极为重要。

"证"（证候）概念的形成有漫长的历史，但由于中国古典文学有"多义""通假"的特点，加之各医家理解不一致，长期以来"证"这一术语的使用极不规范。在不同的场合"证"还代表"症状"（如近代大多数中医书籍所述的"主证"），或疾病（如"痹证""淋证""痫证"等），甚至作为疾病预后的用语（如"顺证""逆证"等），从而造成了病、证、症三者概念的混乱，最新的研究结果对三者的概念进行了较为完整的科学界定。

证候概念：证候是疾病发生和演变过程中某阶段本质的反映。它以相关的脉症，不同程度地揭示病因、病机、病位、病性、病势等，为论治提供依据。

疾病概念：疾病是在病因作用和正虚邪凑的条件下，体内出现的具有一定发展规律的邪正交争、阴阳失调的全部演变过程，具体表现在若干特定的症状和各阶段相应的证候。

症状概念：症状是患者自觉感到的异常变化及医者通过四诊等诊察手段获得的形体上的异常特征，是疾病和证候的表现。

在中医诊断学上，三者之间有着有机的联系，假如把疾病看作是中医诊断模式的经线，证候便是这一模式的纬线，而症状则是构成这些经、纬线无数的点。

二、辨证观

1. 传统辨证观

从中医理论发展的历史进程看，辨证概念并不是偶然产生的，也不是某一代人单独的认识成果，它实际上是我国古代医学工作者和疾病作斗争的长期实践和创造性的思维劳动的成果。在成书最早的《五十二病方》时代，书中记载了内、外、妇、儿、五官等科的103个"病"名，而无"证"的记述，但已孕育着证候的胚芽。在《内经》时代，书中在诊断学上虽然仍沿用"病"的概念，但已开始向证候诊断的方向过渡，如《素问·至真要大论》云："治诸胜复，寒者热之，热者寒之，温者清之……"，即较好地体现了辨证论治的思想。汉·张仲景在《内经》的基础上更有所发展，明确地提出"观其脉证，知犯何逆，随证治之"的证候理论与辨证论治精神。随着辨证理论的发展，证候作为一个特有的诊断学概念已逐步定形，同时，在伤寒六经辨证之后，后世又发展了各种辨证方法，如经络辨证、脏腑辨证、病因辨证、气血津液辨证、八纲辨证、卫气营血辨证、三焦辨证等，极大地丰富了中医辨证理论，在临床实践中指导着中医治疗。

辨证论治，是中医临床学的特点，是中医认识疾病的基本原则。辨证是根据四诊所收集的病情资料，从症状和体征入手，通过分析、综合，辨别其属于何"证"，并以此作为治疗的依据。论治又称施治，就是根据所辨出的"证"，拟定治疗原则和方法，施以相应的方药、针灸、按摩、汤浴等方法的治疗。辨证是施治的前提和依据；施治是治疗疾病的原则和方法。如果同一疾病出现不同的"证"，治疗也就不同。例如，同是痢疾，有属湿热或虚寒等不同的"证"，治疗时就不可能运用同一治法，这就称为同病异治。如果不同的疾病，出现相同的证，治疗也就可以相同。例如脱肛、子宫下垂等，是不同的病，由于都是中气下陷证，就可采用同一方法进行治疗，这就称为异病同治。由此可见，中医运用辨证施治规律，不在于病的异同，而在于"证"的区别，相同的证，有相同的治法；不同的证，有不同的治法。这种针对疾病发展过程中不同质的矛盾用不同的方法去解决的指导思想，是辨证施治的精髓，也是中医学的特点所在。

2. 辨证观问题思考

辨证论治是中医学的基本特点之一，中医临床治疗的关键被认为在于辨"证"。但是，近年来在中医现代化（包括中西医结合）的理论和临床研究中，传统"证"概念的实际运用遇到了困难。首先是证候概念的完善和规范，包括3个方面的内容：证候概念的规范、证候命名的规范、证候诊断标准的规范。由于存在上述问题，故中医中竟有十个人辨证，因思考的角度、辨证方法的差异，对同一疾病症、证的主次程度认识的不同而带来十个不同辨证结论，严重干扰了对疾病的正确认识，即使辨证结论一致，但辨证命名也可五花八门，如脾气不足、脾不健运、脾失健运、脾运失健、中州不运、中气不足等，莫衷一是，使辨证结论捉摸不定，从而使辨证的意义大打折扣。其次是辨证并不是中医指导治疗的唯一指征，辨证只是部分地揭示了疾病的本质，前文已经谈到，证是机体在疾病发展过程中的某一阶段的病理概括，只有把处于不同阶段的病与"证"相结合，才能更深刻地把握疾病某一阶段的病理变化的本质，从而给予有效的治疗。再次是辨证的微观化问题。近年来，随着中医实践的不断发展，许多疾病的发生发展，并不表现出典型的"证"。"证"的症状有时全部显露，有时则部分显露而不易分辨，或尚处于潜伏状态，到一定阶段才显现出来，于是便产生了所谓"无证可辨"现象，使得中医治疗无从下手，而此时患者体内的变化已经存在。因此，涉及"宏观辨证"与"微观辨证"问题。

三、辨病观

1. 传统辨病观

由于中医学发展历史性的原因，中医对疾病的命名约四分之三是以主症命名，如咳嗽、泄泻、水肿病等，其仅仅反映疾病过程中的主要矛盾或主要现象，未能反映出疾病的本质，不能为临床治疗提供依据，这便是中医历来重辨"证"而不重辨病的主要原因。故有人产生一种误解，似乎中医只讲辨证，不讲辨病。其实不然，早在殷商甲骨文里即有疾首、疾身、蛊、疟等病的记载，在《山海经》中亦有瘿、瘕、痔等病的记述，《内经》对疾病辨识的阐述，更是屡见不鲜，如《素问·评热病论》中说："有病温者，汗出辄复热，而脉躁疾不为汗衰，狂言不能食，病名为何？岐伯对曰：病名阴阳交。"而且晋、隋、唐已在多种疾病的辨识与诊断上走在世界前列，明、清亦出现不少只论述一二种病的专书，如《白喉治法忌表抉微》《痘疹心法》《鼠疫全书》三类。此外，临床各科，尤其是骨伤、眼、耳、鼻、喉等小科辨病的水平亦不断提高。但不容否认的事实是，在总体上，辨病的理论发展是极为缓慢的，特别是金元之后，随着辨证理论的日益发展，辨病的意识日渐淡薄，对照之下，中医辨病就像一个后天失养的体弱儿。但值得注意的是，中医学的发展是从识病起步，且辨病的历史有着久远的渊源。

辨病是基于这样一个原则，即有这样的病，便有这样的症，因而要求对患者表现的各种症状，逐一进行查对，看看有没有这种或那种疾病的特征，最后把那些类似的疾病一一排除掉，而得出"病"的诊断结论，在得出结论之后，对该病今后病机的演变已有一个梗概，以指导临床治疗。

2. 辨病观的新认识

对疾病进行科学的划分和规定是中医辨病发展的前提。西医采用现代先进的科学手段，从对人体实质形态功能的分析着眼进行研究，其侧重于引起疾病的实质病因和疾病对机体内在的实体形态功能改变，而中医学由于历史条件的限制，对疾病的认识只能依据人体的外在症状、体征。前者便于对疾病进行深入细致地分析研究，但随着新的科学手段的引入，会不断发现一些新的病理变化，这样，疾病的种类会以相当快的速度增加下去，越来越难于把握，且与治疗明显脱节，而后者易于把握，且与治疗方法吻合较好，即确定了疾病种属，相应对病（症）治疗便随之确定了，但由于对疾病规定较粗糙、含糊，而不便于对疾病进行深入认识。对疾病的辨析是趋于越来越精细、越来越明确的，而从分析与综合的角度来看，却是可能有的疾病种属越少越容易把握。因此，我们主张结合中西医在疾病划分和规定上的优势，从有利于研究和治疗两个角度出发，制定中医病种，以提高中医辨病水平，这是一个十分复杂而艰巨的工作，目前有不少同步进行中医辨病研究的专家耕耘于此，我们认为在中医辨病研究上，至少可以从那些中西医都重叠的疾病开始，而中风病便是众多这类疾病中的一个。

辨病与辨证都是认识疾病的方法，从某种意义上说，辨病对中医学的发展跟上时代的步伐更为重要。任何一种疾病内部都存在多种矛盾，疾病的发生发展是由多方面规律决定的，矛盾的多样性决定了疾病的复杂性。影响病症的因素虽多，但不外乎两类，一类是普遍性矛盾、一般规律，亦即疾病的共性因素；一类是特殊性矛盾、特殊规律，亦即疾病的个性因素。中医的病名反映了疾病的普遍矛盾，它决定了这种疾病必然出现的局部病理变化和由此产生的典型症状，在辨病基础上的"辨病论治"可称为特效疗法或局部疗法，它主要解决病症的一般矛盾，是直接针对病源、病灶的疗法，或者说是直接针对同一疾病在不同病理阶段却普遍存在的病理变化和典型症状，即疾病的本质由于它能直接作用于病变部位，所以虽不强调精细辨证与整体调节，而获效仍甚迅速。

由于辨病抓住了疾病的共性和本质，因此辨病理论受到中医学家高度重视。从中医历史看，专方专药的临床运用即是基于辨病这一基础。专方专药的治法早已体现在《内经》和《五十二病方》中，到唐代孙思邈则以其《千金方》等巨著建树了这一独特治法体系，其后唐·王焘的《外台秘要》、宋·王怀隐的《太平圣惠方》、明·朱棣的《普济方》及近代的各地验方集都基本属于专方专药治法体系，例如鹅不食草治鼻炎、老鹳草祛风治麻木等，其长处首先在于它是针对病症的普遍规律，只要是该病就用该方，因此具有广泛的应用价值，其次专方专药一般具有组方简便廉验的特点，有规律可循，便于学习和使用。另外，在中医现代化研究中，中医急症的研究异军突起，占有越来越重要的地位。中医中药针灸以其独特的理论和治疗手段，不仅在慢性病中有所作为，同样在危急重症的抢救治疗中应当发挥其特殊作用，当然中药剂型的改革是需要解决的问题，而更为重要的一方面则是抓住急症的本质，采用固定配方的方法，既然诊断是这种病，则无论何种证型都必须具备这个病的特征，即共性，因此，采用专方治疗，如"排石汤"治疗胆石症，"柴胡注射液"治疗高热，"速效救心丸"治疗心绞痛，都取得良好急救作用，而这些皆立足于辨病。可见辨病观不是可有可无，而是关系到中医对病是否能达到深刻认识而提高临床疗效的大问题，当然辨病与辨证有机结合则意义更为重大。

四、辨病与辨证相结合

　　临床诊疗工作中必须处理好辨病与辨证的关系，既要辨证，又要辨病，辨病又为更精确的辨证服务。有曰："治病难，难在识病。"此语毫不夸张，说明了辨识疾病的重要性。朱肱在《南阳活人书》中说："因名识病，因病识证，如暗得明，胸中晓然，无复疑虑而处病不差矣。"如果说"辨证"既包括四诊检查所得，又包括致病机制、病位所在、邪正消长、演变趋势，全面而又具体判断疾病在这个阶段的特殊性质和主要矛盾的话，那么"辨病"的目的在于把握不同疾病各自不同的发展变化规律，进行准确的预测，并把相应于不同治疗方法的疾病区别开来，而得出"病"的诊断结论。在得出结论之后，对该病今后病机的演变已有一个梗概，在这个基础上进一步辨证，便能预料顺逆吉凶；而更重要的是，经过辨病之后，使辨证更为精确，认识到同一证候在不同疾病中的个性差异及不同证候在同一疾病中的共同点，从而使治疗措施、立法、选方、用药（穴）更为贴切，以达到提高疗效、少走弯路之目的。例如：便血与痔疮都可出现胃肠积热的共同证候，若再通过辨病，确认患者患的是痔疮，那么在内服清热解毒、凉血止血治法的同时结合枯痔或结扎等外治法，疗效则更理想；又如麻疹病与其他温病同样具有卫气营血各阶段证候的演变过程，但确认麻疹之后，针对麻毒致病特点，卫、气、营、血阶段的治疗，始终把握"透疹"这一宗旨遣方用药，必然事半功倍。倘若临床时不辨病，只辨证，医者胸中无全局观念，则辨证也将是漫无边际，顺逆吉凶，难以预测，特别是对疾病有效专方专药（穴）也无法选用。如"见肝之病，知肝传脾，当先实脾"的整体治疗观，也无法发挥其指导作用。

　　当然，也不能只讲辨病，而不讲辨证。《温病条辨》说："是书着眼之处，全在于认证无差……不求识证之真而妄议药之可否，不可与言医也。"由于病处在相对"静态"，而证处于相对的"动态"之中，只有通过辨证，才能抓住疾病某阶段的主要矛盾，论治才有依据。徐灵胎说得精当："病之总者为之病，而一病有数证。"不难看出，"病"与"证"是总体与局部、共性与个性、纲与目的关系，而在此基础上的辨证施治主要是针对疾病的特殊矛盾、个性因素；而辨病施治则针对疾病的一般矛盾、共性因素。它们都是侧重于一个角度、一个方面，通过一种途径来治疗的，所以虽然都能获效，但作用却有限。

两者如果结合使用，就可以同时针对两方面的规律和矛盾，双管齐下，增强疗效。

辨病与辨证是能结合的。张仲景的《伤寒杂病论》就是光辉的典范，他曾用"辨××病脉证治"为篇之名，示人先辨病，再辨证，然后论治。如"辨太阳病脉证并治篇"首辨"太阳之为病，脉浮，头项强痛而恶寒"的太阳病，继之再辨太阳病中风证、伤寒证……这不仅创立了理法方药融为一体的辨证论治，而且确立了辨病与辨证相结合的辨证方法，使后世对疾病的认识能有较全面的整体观念。两者的结合可以根据不同的病种特点采取不同的方式。有些病种可以采取辨证组方加专方专药（穴），这类病的分型通常比较复杂，致病因素多而不清，比如像胃痛、眩晕、咳嗽、心悸等；有些病种可以采取辨病专方专药（穴）随证加减的形式，这类病的共性较明显，证型较单纯且致病因素与机制相对恒定，如中风、癫痫、偏头痛、腰腿痛、噎膈、鼓胀等。针对已经确诊的西医病名，两种方法的结合更有广泛的使用价值。通常可以用专方专药（穴）针对西医病理，配合辨证施治解决整体病理反应及其表现出的症状体征。现代药理研究已发现许多诸如降压、升压、降血糖、升血糖、扩张冠状动脉、消尿蛋白、降脂等作用的中草药及腧穴，用这些药物、穴位组成的专方配合辨证施治既能针对病，又能针对证，具有较好的疗效。

总之，辨证施治中经常含有对症治疗、局部治疗、针对性疗法的意义；专方专药专穴的随证加减也体现了辨证施治的因素，两者是不可分割的统一体，故曰辨证必须与辨病相结合。

第二节 《灵枢·经脉》十二经病候

一、《灵枢·经脉》十二经病候中"是动病""所生病"

《灵枢经》是我国保存最完整的、最古老的医学著作之一，距今已经有两千五百多年了。由于古汉语与现代汉语的差别，给后世医家造成古典医籍临床应用的困惑。多年来，诸多学者对古典医籍的研究多停留在文字考证方面，临床中仅为引经据典说明其治疗的理论。

石学敏院士从医 50 年，对古典医籍情有独钟。50 年的临床，努力探索古典医籍文献中的临床价值，进而发现古代医家不仅为后人留下了完整的医学基础理论，对疾病的认识亦深刻、细微。对诸多疾病的认识要早于西医学千年以上，真可谓我国文化宝库中的精粹。

石学敏院士对《灵枢·经脉》中"是动病""所生病"的内涵进行了详细的阐释。

（一）历代医家对"是动""所生"病的论述

1.《难经》是以气血的生理功能和病理变化为据来划分"是动""所生"

《难经》可以说是继《内经》之后，第一个注释"是动""所生"的文字记录。它将"是动""所生"视为气、血病候。《难经·二十二难》曰："经言脉有是动、有所生，一脉变为二病，何也？然：经言是动者，气也；所生者，血也。邪在气，气为动；邪在血，血为所生病。"后世医家则提出诸多不同看法。

清·徐灵胎认为："《经脉》篇是动乃本经之病，所生之病则以类推而旁及他经者，经文极明晓，并无气血分属之说。"并在本难眉批上写道："此就气血以言病，与《经脉篇》本旨异。"

明·张介宾亦反对"是动"为气、"所生"为血的说法，他写道："观此以是动为气，所生为血，先病为气，后病为血，若乎近理；然细察本篇之义，凡在五脏，则各言所生病，凡在六腑，则或言气或言血；或脉或筋；或骨或津液，其所生病本各有所主，非以'血气'二字统言十二经者也。《难经》之言，似非经旨。"

丹波元简亦附翼介宾之说，认为："动生二字，分为气血，乃《难经》心臆悦耳。"

综三家而言，对《灵枢·经脉》中"是动""所生"之病的释义局限于气血先后方面，似有偏激之疑，并非经旨全义。

2. 张景岳是以运气学说为指导，认为"是动"为"常"、"所生"为"变"

张景岳认为："是动""所生"讲的是疾病的变化规律，即一个脏腑经络在正常的功能状态下，按照怎样的规律而产生的病理变化。在他的代表作《类经·十二经病》中提出："动，言变也，变则变常而为病也。"《内经·阴阳应象大论》曰："在变动为握为哕之类，即此之谓。"如肺经起于中焦，循胃口上膈属肺，其病理变化则为肺胀满、膨膨而喘咳。这是"热淫所胜，火克金也"。

3. 张隐庵是以脏腑经络和病因来划分"是动""所生"

他说："是动者，病去三阴三阳之分，而动见于人迎气口，病在气口而不在经……所生者，谓十二经脉，乃脏腑之所生，脏腑之病外见于经脉也。"又说："夫是动者，病因于外，所生者，病因于内。"

4. 近代陈璧疏、郑卓人以脏腑经脉划分"是动""所生"

他们认为：是动病，就是本经之脉因外邪的引动而发生的疾病。所生病，是指与经脉相连属的脏腑所发生的疾病。

5. 当今部分学者认为：是动病是本经发病，所生病是本经腧穴所能治疗的疾病

《灵枢·经脉》篇十二经病候中的"是动""所生"病，在内容上不是完全相同的两部分，"所生"病不是"是动"病的简单重复。因此，如果按照这种观点，各个经脉中本经的腧穴反而不能治疗本经的发病，或者只能治疗本经的"所生"病，而不包括本经的"是动"病。所以，这一观点，在一般医学常识上也是解释不通的。

总之，以上医家对《灵枢·经脉》篇"是动""所生"病进行的探索，在一定意义上为我们今天的深入研究起到了开拓路径的作用。上述观点，在当时的理论水平和医疗条件下，对十二经病候及机制的认识达到这个水平也是难能可贵的。但是，基础理论和临床医学高速发展的今天，仅遵上述论点，已经不能满足针灸这门自然科学本身客观发展的需要，更不能完整地贴近临床，应用于医疗实践。

（二）石院士对"是动""所生"概念的理解

本《灵枢》原旨，参诸医家之论，结合大量临床研究。我们认为："是动""所生"是一个广义的概念，是对十二经脉及其相连属的脏腑，由生理转变为病理所产生的各种症状、体征、传变和转归的综合性论述。因此，全面地理解"是动""所生"病，应该包括：病因、病位、发病急缓、病程长短、标本、

虚实、预后、转归等疾病发生、发展、性质、证候的全部内容。见表1-1。

表1-1 "是动病""所生病"区别分析简表

分析项目	是动病	所生病
病因	多为外因引动或诱发	①是动未愈转化而来；②脏腑自病
病程	发病急、病程短	发病缓慢、病程长久
病位	多在外、在表	多为里证
正邪消长	正气不虚；正盛邪实	正气损伤、正虚邪盛、邪减正衰
性质	多为阳、热、实证	多为里、虚、寒证
转归	因邪盛于正而入里，损及脏腑转为所生	有时为是动病的衍生
预后	良好	多为预后不良

1. 是动病分析

（1）多为实证，多为急性病。如手太阴肺经。原文："是动则病肺胀满，膨膨而喘咳，缺盆中痛，甚则交两手而瞀，此为臂厥。"显而易见，这是一组正盛实邪之证，由肺气壅闭而至胸部满闷、咳声洪亮、频繁的剧烈咳喘，至缺盆部疼痛。如病情进一步发展，肺气不宣、精气不得上达于脑，可出现眼目昏花、视物不清，甚则昏厥的"瞀"的症候群。肺气闭肺，不得朝百脉可出现上肢手臂厥冷、肤色变紫、无脉、手腕下垂。以上诸症，病因为外邪侵袭，病位在外在表，正气未虚，属阳热实证，发病急，病程短，如果能得到及时正确的治疗，一般预后是好的。

又如手阳明大肠经，"是动"病为"齿痛颈肿"。手太阳小肠经是动病为"嗌痛、颔肿、不可以顾、肩似拔、臑似折"。足阳明胃经是动病为"洒洒振寒""恶人与火""闻木声则惕然而惊""甚则欲登高而歌，弃衣而走"等，皆为实证、郁证。

阳经如此，阴经的病候中绝大部分也反映了这一规律，如心、脾两经，心经为"是动则病嗌干、心痛、渴而欲饮，是为臂厥"。乃心火上炎，热烁伤津而至嗌干而渴，津液耗伤，心经失养则痛。这些症状虽不是表证，但其病位浅，在气而不在血，尚未出现脏器本身的损害。其所以无表证，是因为其本身为阴经。脾经是动病为"舌本强、食则呕、胃脘痛、腹胀善噫，得后与气则快然如衰，身体皆重"。此为中焦实热、兼挟湿邪，多为饮食不节引起。

（2）是动病中也有急性发作的虚证。手少阴肾经即是。原文："是动则病饥不欲食、面如漆柴、咳唾则有血、喝喝而喘，坐而欲起目䀮䀮，如无所见，心如悬若饥状，气不足则善恐，心惕惕如人将捕之，是为骨厥。"这一组病证多为肾气亏损所致。这是因为中医理论认为：肾为先天之本，五脏六腑之精皆禀于肾，肾常不足，肾无实证。因此，是动病也表现为肾气亏损之候。其与所生病的区别之点在于：本组证皆为虚衰危急之象，反应强烈。

以上分析说明：是动病除足少阴肾经外，一般多为外邪引起的急性病证，其病位浅，多在表在气分，多为正盛邪实的实热之证，其症状表现多明显而强烈。中医理论认为：人与自然是一个整体，人们生活在自然之中，六淫之邪常可侵入人体。外邪侵入是一个正邪相争、反应变化比较强烈明显的过程，外邪在"动"，以图侵入人体；人体在"动"，以图用正气搏邪外出；所以古人用了一个"动"字，可称为外因诱发。

2. 所生病分析

（1）病已发展为里证虚证。如手太阴肺经的"咳、上气、喘、喝、烦心、胸满"描述了一组气短而喘促、声音沙哑、口干咽燥、饮水自救的症候群，是肺气虚以至肾气也虚、脏腑之真精已伤。再如脾经的"体不能动摇，食不下""溏、瘕、泄"等皆为脾虚不能运化之证。肾经的"黄疸、肠澼、痿、厥、嗜卧"，为肾气亏损。肝经的"胸满、呕逆、飧泄、狐疝、遗溺、闭癃"为肝肾亏虚之证。这些病证多为慢性过程，脏腑已伤。故主要表现为本经之虚证。

（2）某些阳经的所生病为虚中夹实或外邪入里化热，但正气也同时受到了损伤。如手阳明大肠经的"目黄、口干、鼽衄、喉痹"是阳明之热证，但"目黄""口干"已说明了津液的耗伤。足少阳胆经之"汗出振寒，疟"为正邪交争、寒热往来、半表半里之证。这些病证为外邪入里，同时正气也已稍损。

（3）某些"所生"病仅表现为本经经络受阻、经气失调、阴阳不相平衡。各经所生病的最后一段，循经脉走行的发病即是。诸如手太阴肺经的"臑臂内前廉痛厥"。手阳明大肠经的"肩前臑痛，大指次指痛不用"。手太阳小肠经的"颈、颔、肩、臑、肘、臂外后廉痛"。手少阴心经的"臑臂内后廉痛厥"。足阳明胃经的"循膺、乳、气街、股、伏兔、骺外廉、足趾上皆痛，中指不用"。足太阳膀胱经的"项、背、腰、尻、腘、踹、脚皆痛、小指不用"。手少阳三焦经的"耳后、肩、臑、肘、臂外皆痛，小指次指不用"。足少阳胆经的"胸胁、肋、髀、膝外至胫、绝骨、外踝前及诸节皆痛，小指次指不用"。

（三）"是动"与"所生"病之间的传变规律

十二经脉及其所属脏腑是一个生理上相互依存、病理上相互转化的有机整体，故十二经脉的"是动""所生"之间并非互不相关的两个体系，而是按照一定规律相互转变。一般"是动"病可因正气虚弱或邪气太盛，损及脏腑而转为"所生"病，其转归有以下两种。

1. 病情加重、更损正气

如手太阴肺经是动病的"膨膨而喘咳"，为表实证，是疾病的早期，若损及肺、肾二气，则发展为所生病的"咳、上气、喘喝"。脾经是动病有"舌本强"，如加重为所生病的"舌本痛"。心包经是动病有"心中澹澹大动"，伤及心阳则转为所生病的"烦心""心痛"，酷似冠心病之先出现心跳气短，后又出现心绞痛。

2. 病情减轻、邪减正虚而变为慢性阶段

如膀胱经是动病有"冲头痛"，为太阳病之急性阶段，病损膀胱经脉，邪减正虚而转为所生病的"头囟项痛"，为慢性阶段，而病情减轻。脾经是动病有"身体皆重"，是湿邪重着之实证，损及脾阳，则转变为所生病的"体不能动摇，食不下"，是脾虚的慢性阶段。肝经的是动病有"丈夫癩疝，妇人少腹肿"之急性阶段，张景岳称为"卒疝"，似为嵌顿疝；伤及肝脉，则转为所生病的"狐疝"，即可还纳的腹股沟疝，为慢性阶段。

综上所述，我们认为：十二经脉病候是中医最早的症状学，据初步统计，十二经的是动病和所生病共记述了200余种病证，而且依这些病候的症状表现、阴阳归属而分别归属于各个经脉之中，这种提纲挈领的表述方法，为针灸治疗学创造了辨证与辨病相结合的先决条件，是中医治疗学的基石。因此，应当认真挖掘，使之为今天的针灸临床和科研做出更大贡献。

二、十二经病候中六"厥"证

十二经病候中，分别在手太阴肺经、手少阴心经、足阳明胃经、足少阴肾经、足太阳膀胱经、足少阳胆经六条经脉"是动"病的最后一个句子中出现了"此为臂厥""是为阳厥""是为骭厥""是为骨厥""是为踝厥""是为阳厥"的论述。对此，古今很多专家按照一般语法规律把"是为"和"此为"的前后内容用因果关系进行连接，即把前面出现的症候群解释为"这就叫臂厥病"或"这就是肝厥病"。对这种解释，我们持有不同意见，经过语法分析、古医籍考证和大量的临床研究，我们认为：对六经之"厥"的概念，应从文理和医理的结合去考虑。

1. "是为"和"此为"的"是""此"二字可以是无指代词

在"是为""此为"后面出现的"臂厥""阳厥""骭厥""踝厥""骨厥"与"是为""此为"前面的症候群不是因果关系，而是并列关系。就是说：这六经之厥不是六经"是动"病诸证的归结性总论，而是"是动"病的病候之一。

2. "是为""此为"的"是""此"二字如果作为指示代词

此二字如作为指示代词则其所指应是本经的经脉，而不是对本经经脉"是动"病中症候群的病名结论。以肺经为例，原文："是动则病肺胀满，膨膨而喘咳，缺盆中痛，甚则交两手而瞀，此为臂厥。"应该解释为：肺经的是动病表现为胸部胀满，咳声洪亮，由于频繁的咳嗽，至缺盆部疼痛，病情加重可出现视物昏花，甚至晕厥的"瞀"证，本经的是动病可出现手臂逆冷、肤色变紫、无脉、腕下垂的臂厥病。而决不能把肺部胀满、膨膨喘咳、缺盆中痛和瞀统称为"这就是臂厥病"。得出以上两点结论，我们的依据见下。

（1）从文理分析

[是]：《说文解字》："直也，从日正。"

[此]：《说文解字》："止也，从止，从匕。匕，相比次也。"

从《说文解字》对这两个字的本质分析，"是"像太阳正中时其光的直射，是一种对发光之源的直接反映。"此"作"比次"讲，本身即含并列之意，而均非一种因果性词类。

对"此"和"是"的语法应用，在《诗经·周颂》中，许多篇章用"此""尔"

对言，如《思文》："无此疆尔界。"又如《振鹭》："在彼无恶，在此无斁"，这里的"此"是指自己这一方，"尔"是指对方。"是"，上古用作连系性动词，借以加强肯定的语气。后世沿用"此""是"可以作代词，代人、代事物、代地点。可以作定语，也可以作状语。"是"还可以作为结构助词，没有意义，只起动宾结构倒装的语法作用。

结合上述语法现象，我们倾向于把"此"和"是"作为指示代词，但其所代的内容是其所在的经脉，而其疆界是依循西周时代的语法规律，相对于所生病而作为是动病的病候之一。

（2）从医理分析

《内经》本书已对"厥"的内涵做了明确规定，主要有以下3个方面。

①是指神志方面的病变。如《素问·大奇论》曰："暴厥者，不知与人言。"《素问·调经论》曰："血之与气并走于上，则为大厥，厥则暴死。"讲的全是急证、重证。

②是以阴阳之气的盛衰变化来论述。代表性的篇章如《素问·厥论》："阳气衰于下则为寒厥，阴气衰于下则为热厥。"认为其机制是："阴气起于五指之里，集于膝下而聚于膝上，故阴气胜则从五指至膝上寒，其寒也，不从外，皆从内也。"热厥是"阳气起于五指之表，阴脉者集于足下而聚于足心，故阳气胜则足下热也"。

③是从十二经分证论厥。在《素问·厥论》中，以手足三阴三阳为纲目，各列其发厥逆的证候表现，如："太阴厥逆，䯒急挛，心痛引腹。""少阴厥逆，虚满呕变，下泄清。""厥阴厥逆，挛腰痛，虚满前闭、谵言。""太阳厥逆，僵仆、呕血、善衄。""少阳厥逆，机关不利，机关不利者，腰不可以行，项不可以顾，发肠痈不可治，惊者死。""阳明厥逆，喘咳身热，善惊，衄，呕血。""手太阴厥逆，虚满而咳，善呕沫。""手心主少阴厥逆，心痛引喉，身热。""手太阳厥逆，耳聋泣出，项不可以顾，腰不可以俯仰。""手阳明少阳厥逆，发喉痹、嗌肿、痉。"

分析以上十二经厥，这些症状所产生的机制，是从经脉的走行部位，所属脏腑的功能和经气的逆乱等方面来阐述的，因此，如果把作为它的姐妹篇《灵枢·经脉》篇"是动"病中所见"臂厥""骭厥""阳厥""踝厥""骨厥"仅仅看作是其所在经脉"是动病"诸症的归结性病名而解释为"这就是臂厥""这就是骭厥"等等，这显然是对《内经》学术思想的一种曲解。

3. 结合临床所见

六经之"厥"各有其特定的症候群，如手太阴肺经的"臂厥"临床表现有四：一是皮温低；二是皮肤变色，呈紫或蜡黄色；三是腕下垂；四是无脉。足阳明胃经的"骭厥"临床表现有五：一是趺阳脉消失，二是皮温低，三是局部皮肤呈蜡黄或紫色，四是足下垂，五是剧痛。足少阳胆经的"阳厥"临床表现有四：一是皮温高；二是烧灼样疼痛；三是足下垂；四是皮肤变蜡黄或紫色，病久可见肌肉萎缩。这些症状的病因病机是由于其所在经脉的经气闭阻所致，而不是其所在经脉"是动"病症候群的归结性病名。

结合以上三个方面的分析，我们的意见是：十二经病候中的六经之"厥"，如果解释为其所在经脉是动病的总的病名，译为"这就是臂厥""这就是骭厥"，在文理和医理上都有欠妥之处。六经之"厥"应该是十二经的病候之一，应该与其所在的经脉的所有病候成为并列关系，其病变机制应该用其所在经脉的经络循行和所属脏腑的病变反映来解释，在治疗上应该有着与其发病机制完全对应的治则、配方和操作方法，这样才符合《灵枢》的原旨。上述对"是动""所生"和六经之"厥"的概念探讨，虽经多年研究考证，然仅为我们的一家之说，衷心地欢迎国内外专家及对《内经》研究的有识之士宏赐高见。

三、《灵枢·经脉》十二经病候释文

（一）手太阴肺经

1. 肺经"是动病"症候分析

《灵枢·经脉》篇："手太阴肺……是动则病肺胀满，膨膨而喘咳，缺盆中痛，甚则交两手而瞀，此为臂厥。"

（1）肺经是动病的病位在肺

肺经是动病描述了一组以喘咳为主症的肺系疾患。《铜人》注："膨膨，谓气不宣畅也。""肺胀满"是患者的自觉症状，主要指胸闷、憋气、气短、动则气急而言，是肺气郁闭的指征。"膨膨而喘咳"形容咳喘时声音洪亮有力，是肺失肃降所致。"缺盆中痛"，缺盆指肺尖部，这里主要是描述因肺而病，出现的胸痛，也是肺气不得宣畅的症候之一。此三组症候均明显标志病位在肺。

（2）肺经是动病的性质为实

肺经是动病描述了一派肺经实证、热证、表证的症候群。张景岳释："肺脉起于中焦，循胃口上膈属肺，故病如此。按《内经·至真要大论》列此病于少阴司天之下，以热淫所胜，火克金也。"在肺经是动病的症候不论是"肺胀满""膨膨而喘咳"还是"缺盆中痛"都说明了：正气尚存，邪气壅盛，肺气郁闭，升降失司是该阶段的主要病机。因此，肺经是动病的性质属热属实。

（3）肺经是动病的病变转化

肺经是动病治疗不当或误治，会导致疾病的演变，经云："甚则交两手而瞀。"陈璧疏说："瞀，音茂，眼花迷乱。"张隐庵说："瞀，睡貌。甚则交两手而瞀，此为臂气厥逆之所致。盖三阴三阳之气，各循手足之经，气逆于外，而病见于内也。"也就是说，肺经是动病发生了"肺胀满，膨膨而喘咳，缺盆中痛"等症，如治疗不当，继续发展严重了会出现两手交叉于胸部，视物模糊，甚至昏厥。病在于内，而气逆于外则发臂厥。张景岳释："瞀，木痛不仁也。手太阴肺由中府出腋下，行肘臂间，故为臂厥。"肺朝百脉，肺经循于上臂，肺气郁闭，不得宣泄，经气厥逆，不达四末，则发生臂厥。

（4）肺经是动病的临床表现

胸闷、憋气、动则气急；缺盆中痛或胸痛；咳嗽、喘息声粗有力；应该伴有发热、口渴、面红、气粗、溲黄、便秘、舌红、苔黄等实热症候。疾病严重时，可出现视物模糊、意识恍惚甚至昏厥。因为肺之经气厥逆，还可以出现手臂麻木不仁、无脉、手腕不收、手臂逆冷等症。

（5）肺经是动病相当于西医学的疾病

根据肺经是动病的病位、疾病性质和临床表现，可见于西医学的大叶性肺炎、支气管炎、哮喘性支气管炎、支气管扩张、上呼吸道感染、肺脓疡等病。所谓"交两手而瞀"类似于西医学的肺源性脑病或肺脑综合征。其"臂厥"之证相当于西医学的无脉症、雷诺病、臂丛神经损伤等症。

2. 肺经"所生病"症候分析

《灵枢·经脉》载："是主肺所生病者：咳，上气，喘喝，烦心，胸满，臑臂内前廉痛厥，掌中热。"

（1）肺经所生病言的是"变"

这是一组肺系疾病由实转虚，由急性发病转慢性消耗的症候群。"咳、上气"属咳嗽无力，声音低微，气短，呼吸困难。与是动病"肺胀满，膨膨而喘咳"形成对照。肺经所生病仍然病位在肺，应该为是动病未愈，病久演变，消耗正气后所出现的一组症候群。所以，肺经所生病描述的是肺经是动病的演变。

（2）肺经所生病的性质为虚

肺经所生病描述了一派虚证、里证的症候群。"咳，上气"是因为病程较长，慢性消耗，出现面部憔悴、身体消瘦、喘息声微。"喘喝"的"喝"字，《针灸甲乙经》《脉经》《千金方》《图经》及张景岳都认为是"咳"字，而我们认为应该是"渴"字更符合临床实际。大量这样的患者表现为喘促口干，欲引水自救，但又嗽水而不欲咽，是肺气虚，肾气不足，摄纳失职，不能温阳化水之故。"烦心，胸满"是一种精神症状，由于病程较长，久治不愈，正气内耗，疾病折磨使患者精神萎靡、坐卧不宁，易怒易躁，甚则厌世。"臑臂内前廉痛厥"是指沿手太阴肺经所过之处疼痛，厥冷。这也是肺气虚，经气运行无力；肾阳不足，阳气不达四末的原因。"掌中热"是午后潮热、五心烦热的虚热之象。因此，肺经所生病是一组虚证、里证的临床症候群。

（3）肺经所生病的临床表现

咳嗽、喘息、声音低微；口渴不欲饮；精神萎靡、心神不宁、易怒易躁、甚则厌世；还应伴有畏寒、乏力、气短、神疲；或午后潮热、五心烦热；舌胖或淡、或红；苔或白滑、或少苔、无苔；脉或沉迟无力、或细数。阳虚，气不达四末，则上肢肺经循行部位疼痛，厥冷。

（4）肺经所生病相当于西医学的疾病

根据肺经所生病的性质和临床表现，可见于西医学的肺结核、硅肺病、慢性支气管炎、慢性支气管哮喘、肺气肿、心源性哮喘等。"臑臂内前廉痛厥"可见于臂丛神经痛等。

3. 肺经"虚实辨证"症候分析

《灵枢·经脉》篇："手太阴肺经……气盛有余，则肩背痛，风寒，汗出中风,小便数而欠。气虚则肩背痛寒,少气不足以息,溺色变。"

（1）肺经实证的症候分析

气盛有余为实证,"肩背痛,风寒,汗出"是讲肺经实证,外感风寒,有两种表现:一是伤寒表实;另外是中风表虚。这里的表虚是相对而言,实际仍然是感受外邪的实证之患。"小便数而欠"从中医角度看似乎属于虚证,但是,这里是因为咳喘,肺气郁闭,肺失肃降,水无上源而致,仍然属于实证范畴。

（2）肺经虚证的症候分析

气虚为虚证,"肩背痛寒"看似为实证,但在此之前已经冠以"气虚则",说明这里叙述的是虚证,其痛寒是因气虚、经络空虚所致。"少气不足以息"是典型的气虚喘息之象,是呼吸衰竭的表现。"溺色变"是指小便颜色的变化,这里也是叙述肺经虚证的小便颜色的变化。

（二）手阳明大肠经

1. 大肠经"是动病"症候分析

《灵枢·经脉》篇:"手阳明大肠……是动则病齿痛颈肿……"

（1）大肠经是动病病位在经脉所过部位

大肠经是动病描述的是其经脉所过部位的病变。杨上善说:"齿痛,谓下齿痛也。"张介宾认为:"手阳明之支者,从缺盆贯颊入下齿中也。"以上各家从经络、部位论述了手阳明大肠经的是动病。我们认为:这里将牙痛和颈部肿胀列为手阳明经的病候,究其理论根据主要为"经脉所过,主治所及"。手阳明经之支脉从缺盆上颈贯颊,入下齿中,各种外界致病因素作用于本经之后,出现了以其经脉所过部位为主的病变。

（2）大肠经是动病的性质为实、为热

大肠经是动病描述了一派大肠经实证、热证的症候群,何梦瑶解释:"又胃经之支者入上齿,大肠经之支者入于下齿……,齿痛者,由风热湿之邪入聚……湿热盛痛目肿,风热盛则痛而不甚肿。"张隐庵说:"盖气伤痛,形伤肿,因气以及形也。"这里所谈及的牙齿及颈部肿胀疼痛,均是由于邪气侵犯人体之后,正邪交争,循经上扰可见下齿疼痛,郁而化热,又可见颈部疼痛,这一病证演变过程,基本上反映了中医"气伤痛,形伤肿"的道理。因此,一句简单的"齿痛颈肿"即体现了大肠经是动病是一派外邪炽盛、正邪搏击的实热之证。

（3）大肠经是动病的临床表现

牙齿疼痛，尤以下齿为甚，牵掣头部疼痛，颈肿而痛或无痛；应伴有发热、口渴、口臭、面红、牙痛、头痛、情绪急躁、易怒，饮食不正常、消谷善饥或食欲不振，舌红、苔白腻，脉数实或弦滑。

（4）大肠经是动病相当于西医学的疾病

根据大肠经是动病的病位、疾病性质和临床表现，可见于西医学的龋齿、三叉神经第三支疼痛、牙周炎等。"颈肿"可见于甲状腺功能亢进、甲状腺瘤、慢性淋巴性甲状腺炎等。若伴有疼痛的多见于急性甲状腺炎、亚急性非化脓性甲状腺炎、甲状腺癌等。此外，甲状旁腺腺瘤或囊肿、畸胎瘤、急发性囊肿等症，在颈前部也可查及肿块。

2. 大肠经所生病病证的症候分析

（1）耗液伤津是大肠经所生病的提纲

这是一组以津液耗伤为主要症状的症候群。杨上善说："《八十一难》曰：'邪主血，血为所生病，血主濡之也。'是为血及津液皆为濡也。津，汗也，以下所生之病皆是由血之津汗所生病也。"张景岳说："大肠与肺为表里，肺主气而津液由于气化，故凡大肠之或泄或秘，皆津液所生之病，而主大肠也。"张隐庵说："大肠传导水谷，变化精微，故主所生津液病。"陈壁疏说："大肠与肺为表里，肺主气，津液由气所化，所以大肠主津液所生的疾病。"石学敏院士认为：按中医基础理论，大肠主津，小肠主液。事实上大肠既主津也主液。"是主津所生病者"，此句是大肠经腑病的提纲，是指失津耗液方面的病，泄泻、痢疾及《伤寒论》中阳明经经证的"四大"症和阳明经腑实证的痞满燥实皆为伤津耗液之证。

（2）大肠经所生病是一组虚实夹杂的疾病

大肠经所生病是大肠经是动病进一步发展的结果，其病程传化是一组由实转虚、虚实兼夹的疾病，这里所说的"目黄"绝不是黄疸，而是由于热邪熏蒸津液，造成津液丢失而成的眼睑干涩的表现，球结膜发黄浑浊。"口干"则也是因热邪耗伤津液，或病后体虚津液明显丢失，造成的口干而黏，渴而喜饮之症。"鼽"为鼻塞不通，也是津液耗伤所致的鼻中干涩。"衄"亦为阴液丢失，虚火上炎所致。"喉痹"之痹者不通也，不通则痛；郁阻则肿；机关不利则吞咽困难。因此，此处之"喉痹"，也是因为津液耗伤所致的咽喉肿痛或吞咽困难。而其中谈到的"肩前臑痛，大指次指不用"则是大肠经所过部位的循经之症，其主要表现为上臂前廉疼痛或大指、食指麻木、瘫痪。

（3）大肠经所生病的临床表现

目黄、目涩、目痛、羞明流泪、视物模糊、目眦有秽物，或见白睛处有血丝、口干、口臭、喜饮或喜冷饮，鼻塞不通，甚则鼻中流血，咽喉肿痛或肿而不痛，或吞咽困难兼有便干、便少、尿黄、尿少，以及肩部及前臂疼痛，大指、食指麻木无力甚至瘫痪，舌红少津或干绛，脉数或弦滑或实。

（4）大肠经所生病相当于西医学的疾病

根据大肠经所生病的性质和临床表现，可见于角膜炎、结膜炎、鼻甲肥厚、鼻腔出血、扁桃体肿大、假性延髓麻痹、肩周炎、桡神经损伤、正中神经损伤。

3. 大肠经"虚实辨证"症候分析

《灵枢·经脉》篇："手阳明大肠经……气盛有余则当脉所过者热肿，虚则寒栗不复。"

（1）大肠经实证的症候

气盛有余为实证，热肿当为实证、热证。杨上善说："是动所生之病，有盛有虚。盛者，此脉所过之处热及肿也。"结合临床，典型的沿手阳明大肠经经脉红肿热痛的疾病很少，某些静脉炎、淋巴管炎偶见。

（2）大肠经虚证的症候

张景岳说："当脉所过……手阳明之次也……寒栗不复，不易温也。"虚证的寒栗不复，即寒战，肢体冷厥，不能反温。对这一个症候的理解要联系产生这种理论的当时条件，在古代没有必要的支持疗法，患者经过几天痢疾泄泻不止，由于大量地丢失津液，又不能进食，出现电解质紊乱、脱水、休克，临床可以见到寒战、肢体冷厥，进入阴阳离绝状态，患者可伴有精神萎靡、四肢疲倦不堪、皮肤失去弹性，讲的是危候。在当今医学迅速发展的情况下，这种"寒栗不复"的危候已经完全可以得到控制。

（三）足阳明胃经

1. 胃经"是动病"症候分析

《灵枢·经脉篇》载："足阳明胃……是动则病洒洒振寒，善伸数欠颜黑，病至恶人与火，闻木声则惕然而惊，心欲动，独闭户塞牖而处，甚则欲登高而歌，弃衣而走，贲响腹胀，是为骭厥。"

（1）胃经是动病的病位在阳明经、在气

张景岳说："胃属土，土病而洒洒振寒者，风之胜也。善伸数欠者，胃之郁也。""洒洒振寒"是形容患者自觉后背如凉水泼洒一样，这种寒冷的感觉在肌肤。"善伸数欠"是欲伸展一下的样子，不是睡醒后的伸腰，是说明阳明经病，发热或处在低热阶段，按营卫气血辨证此时病在气分。"颜黑"，杨上善认为是"阴气见额"；张景岳认为是："土病而水无所畏，故黑色反可见颜黑。"我们不同意这两种观点，认为：这种黑是棕色，是在前面"洒洒振寒"基础上体温进一步升高，患者自觉脸上热辣辣的，同时伴有周身的壮热、口渴、脉洪大，即"白虎汤"的四大证。"恶人与火"就是怕人怕火。火，一是指光亮，二是指热，发病后喜处凉爽之地。"闻木声则惕然而惊"，"木声"代表一切响声和噪音，"独闭户塞牖而处"，形容患者喜静喜冷怕热而乱的环境。"登高而歌，弃衣而走"是病情进一步发展，患者失去理智，力过平常，弃衣而走，不避亲疏。"贲响腹胀"指阳明腑气不通，性质属热属实，在气。张隐庵说："阳明之脉下膈属胃络脾，故贲响腹胀，此阳明之气。"以上病证均表明胃经是动病的病位在阳明经、在气。

（2）胃经是动病的性质为实

胃经是动病描述了一派胃经实证、热证的症候群。杨上善认为："五月盛阳，一阴始生，既是阳中有阴也。一阴始生，劲猛加阳，故洒洒振寒。凡欠及多伸，盛为阳上阴下，人之将卧，阴阳上下相引，故数欠，颜额，阳也。黑，阴也，阴气见额阳病也。"张隐庵曰："善伸者，阳气郁而欲伸出之，数欠者，阳欲引而上也，颜黑者，阴气加于上。"张介宾曰："病至而恶人者，阳明厥逆则喘而惋，惋则恶人也。恶火者，邪客阳明则热甚也……欲闭户而处者，阴阳相搏阴胜阳也，欲上高而歌者，阳盛则四肢实也，弃衣而走者，热盛于身也……"这些均表明胃经是动病的性质属热属实。

（3）胃经是动病的"骭厥"

张景岳说："厥逆于经而为此诸证，故曰为骭厥，盖阳明之经脉循胫骭而下也。"即是说，胃经是动病发生了"洒洒振寒，善伸数欠"等证，如果经气厥逆于阳明经脉，则可发生骭厥症候，即小腿外前廉萎缩、足下垂、跗阳脉消失、足趾变色和剧痛等。

（4）胃经是动病的临床表现

自觉后背如凉水泼洒一样，常欲伸展一下肢体，面热，伴有壮热、口渴，脉洪大，面色黑红，怕人怕光怕热，喜静喜冷，心悸不宁，病情进一步发展，阳热盛极，会出现理智失常，力过常态，弃衣而走，不避亲疏，腹内隆隆作响，大便秘结，由于胃经经气厥逆，还可出现小腿外前廉萎缩、足下垂、跗阳脉消失、足趾变色和剧痛等证。

（5）胃经是动病相当于西医学的疾病

根据胃经是动病的病位、疾病性质和临床表现，可见于西医学的各种急慢性传染病、血液病、变态反应性疾病、恶性肿瘤、结缔组织病、狂躁型的神经官能症和抑郁型的精神分裂症及各种原因引起的胃肠功能紊乱，如慢性胃肠炎、慢性肝炎、不全肠梗阻、胃肠神经官能症等，其"骭厥"相当于西医学的闭塞性脉管炎、股神经损伤、胫前肌萎缩。

2. 胃经"虚实辨证"症候分析

《灵枢·经脉》篇："足阳明胃经……气盛则身以前皆热，其有余于胃则消谷善饥，溺色变，气不足则身以前皆寒栗，胃中寒，则胀满。"

（1）胃经实证的症候分析

气盛有余为实证，正如杨上善说："足阳明脉，惟行身前，故脉盛身前皆热也。脉气有余于身前，故身前皆热，若有余胃中，故善饥溺变也。"本段文字，我们认为，讲述阳明经气有余而热盛，可见前胸和腹部感觉到热感；如果阳明腑中热盛，则表现为消谷善饥，排出的尿液变黄，苹果味，是胃腑的热证，属中医中消之证。

（2）胃经虚证的症候分析

气不足为虚证，张介宾认为："此阳明之虚寒在经在脉之辨也。"丹波元简说："腹为阴，背为阳……其气不足，故身以前皆寒栗……"临床上表现为前胸腹部皮温低，患者喜按、喜温、喜热饮，病因病机为胃腑虚寒。

（四）足太阴脾经

1. 脾经"是动病"症候分析

《灵枢·经脉》篇："足太阴脾……是动则病舌本强，食则呕，胃脘痛，腹胀善噫，得后与气，则快然如衰，身体皆重。"

（1）脾经是动病的病位在脾胃

脾经是动病主要描述了一组热困阻中焦的症候群，杨上善说："胃中食满，阳气消之，今十一月，一阳力弱，未能熟消，故胃满而溢谓之呕，吐也。寒气客胃，厥逆从上下散，散已复上出胃，故为噫也。客入胃已，其气上为营卫及膻中气，后有下行与糟粕俱下者，名曰余气，余气不与糟粕下壅而为胀，今得之泄气，故快然腹减也。""身及四肢，皆是足太阴脉行胃气营之，若脾病，脉即不营，故皆重也。"

（2）脾经是动病的性质为中气郁阻

脾经是动病描述了一派湿热困中焦、中气壅阻之候，其不思饮食，若进食后，则呕吐恶心，噫气频频，当排大便及矢气后，则畅然如衰，其病机为湿热内蕴、气机不利、运化失常。"身体皆重"是脾为湿困，湿性重浊，故出现周身困重滞着感。

（3）脾经是动病的临床表现

舌体强硬，食后则呕，胃脘部疼痛，腹内作胀，嗳气等症，如果排出大便或得矢气，就觉得轻松，全身时感沉重、乏力。

（4）脾经是动病相当于西医学的疾病

根据脾经是动病的病位、疾病性质和临床表现，可见于西医学的中风病的失语、重症肌无力、舌下神经损伤、急慢性胃炎、胃及十二指肠溃疡病、胃神经官能症、贲门痉挛、幽门痉挛或梗阻、胆囊炎、胆石症、消化不良、肠梗阻等疾病。

2. 脾经"所生病"症候分析

《灵枢·经脉》篇："足太阴脾经……是主脾所生病者，舌本痛，体不能动摇，食不下，烦心，心下急痛，溏、瘕泄、水闭、黄疸，不能卧，强立股膝内肿厥，足大指不用。"

（1）脾经所生病讲的是"变"

这是一组由实转虚、由急性发病转为慢性消耗的症候群。"舌本痛"是在"舌本强"长期治疗不愈基础上的发展，是脾虚所致，这里不是指舌尖痛，而是开始出现搅拌无力，1~2年后，出现地图舌、舌肌萎缩；"食不下，烦心，心下急痛"此乃中焦湿困之证，责之湿热，患者不能进食，心烦不宁，胃脘胸胁部位剧痛；"溏、瘕泄"是水和食物并下，消化不良性腹泻，由脾阳不足、脾失健运所致；"水闭"是清浊不分，由于水走肠间，故致膀胱无尿，是由于溏、瘕泄造成的；"黄疸"即临床上面目一身尽黄，伴恶心、不思饮食、倦怠无力；"不能卧，强立股膝内肿厥，足大指不用"为脾经长期发病，站立几小时后肢肿，平躺几小时后眼睑肿，主要责之于脾的运化功能不足。

（2）脾经所生病的性质虚实兼杂以虚为主

脾经所生病主要描述了一派虚证的症状群，但也有实热证掺杂其间，杨上善说："脾所生病，太阴脉行至舌下，故舌本痛也。体不能动摇，脾不营也。溏，食消不利也。瘕，食不消、瘕为积病也。泄，食不消，飧泄也。水闭、脾所生病，不营膀胱，故小便不利也。黄疸，不能卧，强立，内热身黄病也。脾胃中热，故不能卧也。将立不得立，名曰强立。股膝内肿厥，大指不用，或痹不仁不能用也。""食不下，烦心，心下急痛"，按临床表现应该是急性胰腺炎或急性胆囊炎。中医亦责之湿热，按照一般规律，所生病多为虚证、慢性病证，这里为什么会出现实热证、急性病？要用其经脉的走行来解释。"其支者，别上膈，注心中"，石学敏院士认为，这条循行属于胰，正如张介宾所云："太阴脉支者走上膈注心中，故为烦心，心痛。"

（3）脾经所生病的临床表现

舌体疼痛或搅拌无力，身体不能转动，吃不下食物，心中烦乱，心下掣引作痛，大便稀薄或下痢，小便不通，或一身面目尽黄，不能安卧，若勉强站立时，则股膝内侧肿痛厥冷，足大趾不能活动。

（4）脾经所生病相当于西医学的疾病

根据脾经所生病的性质和临床表现，可见于西医学的肌萎缩侧索硬化症、进行性延髓麻痹、舌癌、胰腺炎、急性胃炎、胃痉挛、急慢性肠炎、急性胆囊炎、原发性吸收不良综合征、某些内分泌、代谢障碍疾病、溶血性黄疸，肝细胞性黄疸，阻塞性黄疸及胆红素代谢功能缺陷病，"不能卧，强立股膝内肿厥，足大指不用"可见于慢性肝炎、肝病性营养缺乏性水肿、风湿性关节炎、类风湿及一些骨关节疾患。

（五）手少阴心经

1. 心经"是动病"症候分析

《灵枢·经脉》篇："手少阴心……是动则病嗌干，心痛，渴而欲饮，是为臂厥。"

（1）心经是动病的病位在心

心经是动病描述了以心系及经脉循行部位疾患的症候。《灵枢·五邪》："邪在心，则病心痛。"《素问·厥论》："手心主，少阴厥逆，心痛引喉。"杨上善《太素》注说："心经痛，心而多热，故而口渴欲饮，其脉循臂，故是臂厥之病也。"

（2）心经是动病的性质为实

咽喉干燥、口渴欲饮为心火上炎、热烁伤津而致。津液耗伤，心经失养则心痛。少阴经脉气血阻逆而作厥冷、麻木、酸楚等臂厥之症。其病性属热、属实。

（3）心经是动病的临床表现

咽喉干燥、口渴欲饮、胸前区痛、胸闷憋气、舌尖红、溲黄、脉弦数。心经经气逆乱，则手臂逆冷、麻木、酸楚、无脉。

（4）心经是动病相当于西医学的疾病

根据心经是动病的病位、疾病性质和临床表现可见于西医学的冠心病、心绞痛、咽炎、无脉症、雷诺病、臂丛神经损伤等。

2. 心经"所生病"症候分析

《灵枢·经脉》篇："手少阴心经……是主心所生病者，目黄，胁痛，臑臂内后廉痛、厥，掌中热。"

（1）心经所生病病机

心经是动病未愈，久而耗伤正气，经脉失养，经气不利，所以发生了是主心所生病也。杨上善曰："其脉上腋近胁，故胁痛也。"目黄为津液耗伤而致。我们认为：该"目黄"并非黄疸，是指由于长期病痛不得寐，眼睛球结膜变成乌黄色，浑浊无光。臑臂内后廉痛厥、掌中热为本经经络受阻、经气失调之症。杨上善说："臑臂内后廉，脉行之处，痛及厥也，厥，气失逆也。""臑臂内后廉痛、厥"，应该是心绞痛患者向左肩臂呈电击样放射性疼痛。《素问·脏器法时论》曰："心痛者，胸中痛，胁支满，胁下痛，膺背肩胛间痛，两臂内痛。"张隐庵云："心系上系于目，心火盛故黄也。臑臂掌中，心脉所循之部分，盖心所生之病，而外及经脉也。"

（2）心经所生病临床表现

眼睛干涩无光，胁肋胀满疼痛，左臂内侧后缘电击样疼痛或厥冷，掌心热痛。

（3）心经所生病相当于西医学的疾病

神经衰弱、失眠而致眼球结膜浑浊无光，心绞痛致胸胁痛，向左上肢内侧放射性疼痛。

（六）手太阳小肠经

1. 小肠经"是动病"症候分析

《灵枢·经脉》篇："手太阳小肠……是动则病嗌痛，颔肿，不可以顾，肩似拔，臑似折。"

（1）本组症候是手太阳小肠经循行之处的症候

《景岳全书》云："是动则病，嗌痛颔肿，本经之脉循咽下膈，其支者循经上颊，故为是病……手太阳脉循颈后廉绕肩胛，交肩上，故肩臑之痛如拔如折。"张隐庵说："乃病气而及于有形，故复曰似拔，似折，皆形气逆之所致也。"因此小肠经是动病所述症候均为其经脉循行所过之处，引动之症。

（2）小肠经是动病的性质为实

小肠经是动病是一组小肠经所过之处的实证、热证。小肠与心经热盛所致嗌痛颔肿，外感寒邪留居经脉，气血厥逆而致经脉所过之处而痛，故"肩似拔，臑似折"。

（3）小肠经是动病的临床表现

咽喉疼痛，颔部肿，头项痛难以辗转环顾，肩痛如拔，臂痛如折。

（4）小肠经是动病相当于西医学疾病

急性咽炎、急性扁桃体炎、下颌腺炎、淋巴结炎及某些血液病所致的急性咽部疾患。颈椎综合征、臂丛神经痛、颈胸神经根炎等。

2. 小肠经"所生病"症候分析

《灵枢·经脉》篇："手太阳小肠经……是主液所生病者，耳聋、目黄、颊肿、颈、颔、肩、臑、肘、臂外廉痛。"

（1）小肠经所生病是由液津不足所致病证

张景岳云："小肠主泌别清浊，病则水谷不分而流行无制，是主液所生病也。耳聋、目黄、颊肿、颈颔肩臑肘臂外后廉痛，为此诸病，皆小肠经脉之所及也。"杨上善曰："两大骨相接之处，有谷精汁，补益脑髓，皮肤润泽，谓之为液，手太阳主之，邪气病液，遂循脉生诸病也。"张隐庵云："小肠为受盛之官，化水谷之精微，故主液。小肠所生病者，皆经脉所循之部分而为病也。"陈璧疏说："小肠为受盛之官，它的主要功能是承接胃中腐熟的水谷，经过消化和分别清浊，使精华部分营养全身，糟粕归于大肠，水液归于膀胱，所以认为小肠能产生液体，本经是主血所生病的病证。"我们认为：小肠经主液所生病，和大肠经主津所生病的概念是相同的。其病理机制都是因为津液丢失所引发的一系列疾病。

（2）小肠经所生病的性质为虚

小肠为受盛之官，化水谷之精微，故主液。小肠病变，津液丢失或耗伤而致耳聋、目黄等病证。手太阳小肠经有一支脉入耳，其病理机制为津液丢失，耳失所养则"耳聋"；"目黄"之症，《灵枢·口问》篇云："目者，宗筋之所聚也，上液之道也。液者，所以灌睛濡清窍也。吐泄不止则液竭，液竭则精不灌，精不灌则目无所见矣，故命曰夺精。""颊肿、颈、颔、肩、臑、肘、臂外后廉痛"为津液不足、经脉空虚、经络闭阻所致，是循经所过之处发病。

（3）小肠经所生病临床表现

耳聋，眼睛发黄，颊肿，沿颈向下，颔、肩、臑、肘、肩等部后侧疼痛，舌红少津，脉细数，尿少色黄。

（4）小肠经所生病相当于西医学疾病

"目黄"临床上见于右心衰竭、心源性肝硬化；"耳聋"见于先天性耳聋、感染中毒性耳聋、药物中毒性耳聋、老年性耳聋、神经性耳聋等。"颊肿、颈、颔、肩、臑、肘、臂外后廉痛"相当于腮腺炎、三叉神经第三支痛、臂丛神经痛等。

（七）足太阳膀胱经

1. 膀胱经"是动病"症候分析

《灵枢·经脉》篇："足太阳膀胱……是动则病冲头痛、目似脱、项如拔、脊痛、腰似折，髀不可以曲，腘如结，腨如裂，是为踝厥。"

（1）膀胱经是动病证候特点是"疼痛"

膀胱经是动病描述了一组区域广、路程长、疼痛剧烈的症候群。其疼痛症候的病因病机主要是邪客经脉，痹阻不通，不通则痛。张景岳说："本经脉上额交颠入络脑，故邪气上冲而为头痛。脉起目内眦，还出别下项，故目似脱、项如拔，本经挟脊抵腰中，过髀枢、循髀外，下合腘中，贯腨内，故脊痛腰似折，髀不可以曲、腘如结、腨如裂。"

（2）膀胱经是动病性质为实证、急证

膀胱经是动病描述了一组剧烈的疼痛症，根据其疼痛性质判断，此组病证应该属于实证、急证。"冲头痛，目似脱"形容了头痛的量，头疼有如爆炸样、刀割样；"项如拔"形容颈项有如拔出一样疼痛；"脊痛，腰似折，腘如结，腨如裂"均是描述了非常剧烈的疼痛，这些疼痛的病机应该是外邪客于膀胱经脉，阻遏经络，气血郁闭而发生的不通则痛。应该属于实证、急证。

（3）膀胱经是动病的临床表现

头疼剧烈，如爆炸样或刀割样，可伴有双目圆睁，面色苍白，大汗出；颈项强直，腰背疼痛；腰痛似折断，沿臀、髋部向下至足部的持续性疼痛，以至仰卧不能屈髋；膝腘部的肌肉筋脉似被捆绑结扎不能随意运动，腓肠肌部位撕裂样剧痛。还可以见到：小腿外侧至足麻木、肿痛、皮温低、足下垂等。

（4）膀胱经是动病相当于西医学疾病

根据膀胱经是动病的特点和临床表现，可见于西医学的血管性头痛、颈性头痛、颈椎综合征、增生性脊柱炎；腰椎骨关节病变、梨状肌损伤等所致的根性或干性的坐骨神经痛；腓总神经损伤等。

2. 膀胱经"所生病"症候分析

《灵枢·经脉》篇:"足太阳膀胱经……是主筋所生病者,痔、疟、狂、癫疾、头囟项痛、目黄、泪出、鼽衄、项、背、腰、尻、腘、腨、脚皆痛,小指不用。"

（1）膀胱经所生病言的是"经筋病变"

膀胱经所生病病候主要表现为膀胱经经筋所结之处拘挛性、疼痛性、厥逆性疾病。张景岳解释为:"周身筋脉,惟足太阳为多为巨,其下者结于踵、结于腨、结于腘、结于臀。其上者,挟腰脊、结肩项、上头为目上纲,下结于项,故凡为挛为痹为厥为反张戴眼之类,皆足太阳之水亏,而主筋所生病者。"

（2）膀胱经"所生病"是其"是动病"转化而生

膀胱经"所生病"某些症状可以由其"是动病"演变而成,大量临床实践证明:一部分中风患者开始往往是脑组织点状缺血,表现为冲头痛、目似脱,随着病情不断变化,有可能转变为脑梗死或脑出血而出现僵仆、神昏、肢体活动不利等症。

（3）膀胱经所生病的临床表现

项背腰尻腘腨脚皆痛,大趾不用;突然昏倒,神志不清,半身不遂,可伴有高热、头痛、项强、口鼻出血、目睛充血水肿、眼泪不能自控以及癫痫等;膀胱经病变还可以见到痔疮、疟疾、精神失常等症。

（4）膀胱经所生病相当于西医学疾病

根据膀胱经所生病的主要内容和临床表现,可见于西医学的坐骨神经痛、脑血管病,以及痔疮、疟疾、精神失常、癫痫等。

（八）足少阴肾经

1. 肾经"是动病"症候分析

《灵枢·经脉》篇:"足少阴肾……是动则病饥不欲食,面如漆柴,咳唾则有血,喝喝而喘,坐而欲起,目䀮䀮如无所见,心如悬若饥状,气不足则善恐,心惕惕如人将捕之,是为骨厥。"

（1）肾经是动病的性质为虚

肾经是动病描述了一派虚、寒、里证的危重症候群。"饥不欲食,面如漆柴"，张介宾解释为："肾虽阴脏，元阳所居，水中有火，为脾胃之母，阴动则阳衰，阳衰则脾困，故病饥而不欲食，面如漆柴，水色黑，阴邪色见于面，故如漆，肾藏精，精衰则枯，故如柴。咳唾有血，喝喝而喘，真阴损及其母也，坐而欲起，阴虚不能静也，目𥆞𥆞如无所见，目之明在瞳子，瞳子者，骨之精也，肾气内虚则𥆞𥆞无所见，故凡此目多昏黑者，必真水亏于肾也。心如悬，若饥状，心肾不交则精神离散。故心如悬，阴虚则内馁，故常若饥状。""气不足则善恐，心惕惕如人将捕之，是为骨厥"，张隐庵说："咳唾有血，喝喝而喘者，少阴之生气，不上交于肺，而肺气上逆也。坐而欲起者，躁动之象，厥于下而欲上也。肾之精为瞳子，目𥆞𥆞无所见者精气不升也，此少阴肾脏之生气，厥逆于下。为此诸病，故为骨厥。"肾居下焦，内寄真阴真阳，为人体生命之本，肾脏发病即表现为重症危候，故言"肾无实证"。所以肾经是十二条经脉中非常特殊的一条经，其是动病只标志着本经的重症、危候，并非实证。

（2）肾经是动病的临床表现

不欲饮食，咯痰带血，心率加快；面色黧黑，喝喝而喘，不能平卧，喉中痰鸣；手足不温，烦躁不宁，头晕目眩，视物不清，虚汗频出，心中恐惧、忧郁、悸动不安等里虚证候。

（3）肾经是动病相当于西医学的疾病

根据肾经是动病的疾病性质和临床表现，可见于西医学的急性左心衰、肾上腺皮质功能减退症、肝硬化晚期、肾炎尿毒症晚期、肺癌晚期、肾上腺皮质功能衰竭、支气管扩张、肺结核晚期、高血压、脑出血、肺脑综合征、动脉硬化性精神病、忧郁性精神病、围绝经期综合征等病。

2. 肾经"所生病"症候分析

《灵枢·经脉》篇："足少阴肾……是主骨所生病者，口热舌干，咽肿上气，嗌干及痛，烦心心痛，黄疸，肠澼，脊股内后廉痛，痿厥嗜卧，足下热而痛。"

（1）肾经所生病言的是"变"

肾经"是动病"转为慢性发展阶段即为其"所生病"。张隐庵言："夫肾主藏精，故主肾所生之病，则津液不能上滋，而口热舌干，心痛攻心诸症，盖水不济，则火盛于上矣。气逆于下，则痿厥诸证矣。""口热舌干、咽肿、嗌干及痛、烦心"皆因肾精亏耗、阴损及阳、虚火上炎之症。肾之阴阳俱虚为本组症候群病机之所在。

（2）肾经所生病的临床表现

心胸隐隐作痛，可伴长期卧床，少气无力，五心烦热，口燥咽干；大便溏薄，完谷不化，面色萎黄或面色晦暗，腰膝酸软，畏寒肢冷的"五更泄"；精神萎靡，周身乏力，恶心呕吐，或伴有毛发稀疏，腹大青筋暴露等。经气厥逆可见脊柱、股内后廉痛厥、下肢痿软等。

（3）肾经所生病相当于西医学的疾病

根据肾经所生病的病变特点以及临床表现，可见于西医学的慢性结肠炎、肝炎晚期、肾炎尿毒症、癌症晚期等慢性消耗性疾病。

（九）手厥阴心包经

1. 是动病

《灵枢·经脉》篇："手厥阴心包……是动则病手心热，臂肘挛急，腋肿，甚则胸胁支满，心中澹澹大动，面赤目黄，喜笑不休。"

（1）心包经是动病的病位在心系

心包经是动病描述了一组以心系症状为主的症候群。张介宾说："皆本经之脉所及。手厥阴出属心包络，循胸出胁故也。澹，动而不宁貌。面赤目黄，心之华在面，目者心之使，故病则面赤目黄，以上诸证按'至真要大论'俱列于太阳司天之下，以寒淫所胜，则心火受病也。喜笑不休，心在声为笑。"张隐庵说："经气之病于外也，盖甚则从外而内，其有余于外也。"此组症状明显的标志病位在心包、心系。

（2）心包经是动病的性质为实

心包经是动病描述了一派心包经实证、热证、神志病的症候群。"手心热""面赤目黄""心中澹澹大动"都说明了正气尚存，邪气壅盛，心脉瘀阻，气血运行失常是该阶段的主要病机。因此，心包经是动病的性质属热属实。

（3）心包经是动病的病变转化

心包经是动病治疗不当或误治或进一步发展，会导致疾病的演变。我们认为：手厥阴心包经的是动病，包括两种情况，一是指心脏病，是器质性的，表现为心中澹澹大动，臂肘挛急，甚则胸胁支满，面赤。这是中医古代形容心肌梗死的急性病容，心跳加快。关于"澹澹大动"，张景岳解释为"动而不宁貌"，我们同意这种看法，是形容患者心跳加快、强迫体位、坐卧不宁，这是中医形容的奔马律。"臂肘挛急"不是肩臂痛，而是由于心中澹澹大动而来的一种抽搐，紧拘，电击样、烧灼样、刀割样的痛，尤其出现在左上臂，也是心肌梗死早期的典型症状。"胸胁支满"不是两肋扎痛，而是胸闷憋气、呼吸障碍。"面赤"应该是紫红色，这是中医形容二尖瓣病容；口唇发紫，颧部紫红，是紫绀、缺氧状态。"目黄"是球结膜黄而带血丝，目睛浑浊，暗淡无神。二是属于精神方面的，"喜笑不休"，不是器质性病变，与前面的症候群毫无关系，是从心藏神、在志为喜、在声为笑来证明神不守舍的精神病态。

（4）心包经是动病的临床表现

手心热，臂肘挛急、腋肿、胸胁支满，心中澹澹大动，目赤、目黄，还应伴心痛如灼，心烦口干，痰多黄稠，大便秘结，舌红、苔黄腻，脉滑数等实热症候。疾病严重时可出现胸痹心痛或喜笑不休等症。

（5）心包经是动病相当于西医学的疾病

根据心包经是动病的病位、疾病性质和临床表现，可见于西医学的冠心病、心肌梗死、心肌炎、风心病二尖瓣狭窄、心源性肝硬化、精神病及中风患者的强哭强笑症等。

2．心包经"所生病"症候分析

《灵枢·经脉》篇："手厥阴心包经……是主脉所生病者，烦心、心痛、掌中热。"

（1）心包经所生病言的是"变"

这是一组心系疾病由实转虚、由急性发病转慢性消耗的症候群。"烦心、心痛"为虚证，与是动病"胸胁支满，心中澹澹大动"形成对照。心包经所生病病位仍然在心包，应该为是动病未愈，病久演变，消耗正气后所出现的一组症候群。所以，心包经所生病描述的是心包经是动病的演变。

（2）心包经所生病的性质为虚

心包经所生病描述了一派虚证、里证的症候群。杨上善解释为"心包既

学术思想

病，故令烦心心痛"。张景岳说："心主脉也，烦心、心痛、掌中热，脉起心胸入掌中也。"张隐庵说："心主血而包络代君行令，故主脉。是主脉之包括所生病者。烦心、心痛，掌中热，盖自内而外也。""烦心"是一种精神症状，由于病程较长，久治不愈，正气内耗，疾病折磨使患者精神萎靡、坐卧不宁、易怒易躁。"掌中热"是午后潮热、五心烦热的虚热之象。我们认为手厥阴心包经主脉所生病，与心的生理有关，肺朝百脉，有"臂厥"之证。诸脉属于心，心包为心之外卫，代心受邪，代心行令，因此，心主血脉之病，首先是心包发病，这种心不主脉反映的心包发病称为"主脉所生病"，应有"臂厥"等证，这里省略了臂厥证。"烦心、心痛、掌中热"总的来讲是上臂经气逆乱所出现的症候，这里指一般病的兼有症状，不用急性处理。因此，心包经所生病是一切虚证、里证的临床症候群。

（3）心包经所生病的临床表现

精神萎靡，心神不宁，易怒易躁，午后潮热，五心烦热，心痛，舌淡或红、苔白，或少苔或无苔，脉或沉迟无力或细数。阳虚，气不达四末，则上肢心包经循行部位疼痛，厥冷。

（4）心包经所生病相当于西医学的疾病

根据心包经所生病的性质和临床表现，可见于西医学的各种心脏病后期虚衰的病证，如冠心病、风心病、心源性肝硬化等末期。臂厥可见于动脉炎、无脉症、雷诺病及不典型的正中神经痛、颈椎综合征、臂丛神经痛等。

（十）手少阳三焦经

1. 三焦经"是动病"症候分析

《灵枢·经脉》篇："手少阳三焦……是动则病耳聋浑浑焞焞，嗌肿喉痹。"

（1）是动病的病位在三焦

三焦经是动病描述了一组以耳、咽喉为主症的五官科疾患。杨上善注："浑浑焞焞，耳聋声也。"主要指耳聋、耳鸣、咽峡肿、喉咙痛，是三焦气郁的指征。

（2）三焦经是动病的性质为实

三焦经是动病描述了一派三焦经实证、热证、表证的症候群。张景岳说："浑浑焞焞，不明貌。三焦之脉上项、系耳后故为是病，按'至真要大论'，列于太阴之下，湿土所以胜水也。"张隐庵说："少阳之上，相火主之，故是动病耳聋浑浑焞焞，嗌肿喉痹，相火之有余于上也。"三焦经是动病的症候耳聋耳鸣、咽峡肿、喉咙痛说明了正气尚存，邪气壅盛，三焦气机郁闭，升降失司，湿热循经，蒙闭清窍，是该阶段的主要病机。因此，三焦经是动病的性质属热属实。

（3）三焦经是动病的临床表现

耳聋、耳鸣，甚至厌世，咽喉肿痛，应伴有发热、口渴、面红、气粗、溲黄、便秘、舌红苔黄等实热症候。

（4）三焦经是动病相当于西医学的疾病

根据三焦经是动病的病位、疾病性质和临床表现，可见于西医学的神经性耳鸣、耳聋，或由于上呼吸道感染后出现咽炎、鼻炎、耳咽管堵塞出现的耳鸣重听、梅核气、扁桃腺炎等疾患。

2. 三焦经"所生病"症候分析

《灵枢·经脉》篇："手少阳三焦经……是主气所生病者，汗出，目锐眦痛，颊痛，耳后肩臑肘臂外皆痛，小指次指不用。"

（1）三焦经所生病言的是"变"

这是一组耳系咽喉疾病由实转虚，由急性发病转慢性消耗的症候群。"汗出"为三焦不主气方面的病变，也包括中气下陷所致的"汗出"。所以，三焦经所生病描述的是三焦经是动病的演变。

（2）三焦经所生病的性质为虚

三焦经所生病描述了一派虚证、里证的症候群。杨上善说："气，谓三焦气液。"张景岳说："是主气所生病者，三焦为水渎之府，水病必由于气也……三焦出气以温肌肉、充皮肤，故为汗出，其他诸病，皆本经之脉所及。"张隐庵说："少阳乃一阳初生之气，故主气所生病者。汗出，阳加于阴则汗出也。目锐眦痛、颊肿，耳后肩臑肘臂小指次指，皆经脉所循之部分而为病也。"我们认为手少阳三焦经主气所生病，应从三焦的生理功能来理解，《难经·三十一难》载："三焦者，水谷之道路，气之所终始也。"从饮食入胃，腐熟、消化、吸收的全过程是纳入三焦的，是气之所终始也。故三焦的发病，其虚的方面是不主气的病，如临床所见的慢性脱肛、子宫脱垂、小便淋漓不绝等气不足之症，除考虑中气下陷之外，应该包括三焦的不主气方面的病变。"汗出"我们基本同意张景岳的观点："三焦出气以温肌肉，充皮肤，故为汗出。"后世张仲景伤寒表虚自汗，表实无汗，是对《灵枢》三焦主汗的发展，结合临床，还应包括以任督二脉分线，偏身汗出的偏汗证。目锐眦痛、面颊痛、耳后、肩及上肢三焦经循行部位疼痛，无名指运动欠灵活。

（3）三焦经所生病的临床表现

自汗出或偏身汗出；眼角、面颊痛；耳后、肩及上肢外侧痛；无名指运动功能受限；可伴有舌淡红、苔薄白，脉沉无力或细数。

（4）三焦经所生病相当于西医学的疾病

根据三焦经所生病的性质和临床表现，可见于西医学的自主神经功能紊乱、三叉神经痛、颈椎综合征、臂丛神经损伤等。

（十一）足少阳胆经

1. 胆经"是动病"症候分析

《灵枢·经脉》篇："足少阳胆……是动则病口苦、善太息，心胁痛不能转侧，甚则面微有尘，体无膏泽、足外反热，是为阳厥。"

（1）胆经是动病的病位在胆

胆经是动病描述了一组以胆汁外溢、气郁不舒的胆腑急性发病证候。"口苦"是患者的自觉症状，张景岳认为："胆病则液泻，故口苦"，说明胆病则胆汁外溢，用一个"泻"字，说明不是正常的胆汁疏入，而是胆汁上逆。"善太息"是指患者喜欢深呼吸，以呼吸频频叹气样为特征，是胆郁气不舒所致。"心胁痛不能转侧"指胆腑发病，患者右上腹绞痛，大汗出，疼痛难忍，身体蜷缩，不能转动，是胆经气机闭阻不通之故。此三组症候均表明病位在胆。

（2）胆经是动病的性质为实

胆经是动病描述了一派胆经实证、热证、里证的症候群，胆经是动病的症候不论是"口苦、善太息"还是"心胁痛不能转侧"都说明了正气尚存，邪气壅盛，胆气郁结，疏泄不利是该阶段的主要病机。因此，胆经是动病的性质属热属实。

（3）胆经是动病的病变转化

胆经是动病治疗不当或误治，会导致疾病的演变。经云："面微有尘，体无膏泽"，是由于长期的胆腑发病未愈，由实证热证转为虚证寒证。由于胆汁排泄不畅，不能助饮食物之消化、吸收，患者多食欲不振，食后则呕，呈慢性消耗体质，时间长者，患者形体消瘦，面部如同蒙罩一层尘土，且无光泽，是一种晦暗色，预示正气衰败。"足外反热"，足外是代词，代表小腿外侧、外辅骨和四、五趾之间这一块区域灼热、胀痛，站立加重，卧位减轻。这是一个症，称阳厥，是由少阳之气上逆所致。胆内寄相火，胆经脉气变动所出现火逆冲上的病证，称为阳厥。张景岳云："本经循髀阳出膝外廉，下出外踝之前，故足外反热。本病从火，故为阳厥。"

（4）胆经是动病的临床表现

口苦咽干，善太息，默默不欲饮食，胁肋胀痛或缓痛或胃脘痛，疼痛牵引肩背，不能转动。应该伴有发热，或往来寒热，脘满腹胀，恶心不欲食，或有黄疸，便秘薄赤，舌红、苔黄，脉弦数或滑数等实热症候。但是，胆囊疾病经久未愈或进一步发展，可以出现精神萎靡、面色晦暗无华、肌肤失润、不思饮食等症。因为胆经气火上逆，还要出现小腿外侧、外辅骨和四、五趾之间灼热、胀痛、站立加重、卧位减轻的阳厥证。

（5）胆经是动病相当于西医学的疾病

根据胆经是动病的病位、疾病性质和临床表现，可见于西医学的胆囊炎、胆石症、贝格尔氏三角病、胆道蛔虫病、胰腺炎；其"阳厥"证相当于西医学的丹毒、坐骨神经痛、腓神经受损等。

2. 胆经"所生病"症候分析

《灵枢·经脉》篇："足少阳胆经……是主骨所生病者，头痛、颔痛、目锐眦痛，马刀侠瘿，汗出、振寒、疟、胸、胁、肋、髀、膝外至胫、绝骨外踝前及诸节皆痛，小指次指不用。"

（1）胆经所生病言的是"变"

这里主要讲胆和骨的关系，包括器质性软骨病和功能性软骨病。张景岳认为："胆味苦，苦主骨"，是讲后天之本对骨的强壮作用；而"肾主骨"讲的是先天所属。胆汁味苦，苦助消化，促进胃肠道消化吸收饮食精微以强壮骨骼，故胆主骨。若胆不主骨，胆汁不能正常分泌，则出现消化功能的减弱；尤其是婴幼儿时期，骨的生长发育要靠正常的消化功能，不断补充营养，胆汁分泌障碍，机体代谢紊乱，蛋白、脂肪各种营养物质汲取不够，就会出现软骨病，此为器质性疾病。"又骨为干，其质刚，胆为中正之官，其气亦刚，惊伤胆者，骨必软。"讲的是功能性的软骨病。骨骼是人体的支柱，其质地坚硬；胆为中正之官，主决断，其气刚悍；在大惊之后，可出现四肢瘫软，不能站立，是骨为干的作用不存在，完全是由精神情志因素造成的，骨的本身没有器质性病变。

（2）胆经所生病的性质为虚中夹实

"汗出、振寒、疟"是两个概念，"汗出振寒"是少阳证的寒热往来，"疟"也有寒热往来，但指的是少阳疟疾。为正邪交争、寒热往来、半表半里之证，体现了外邪入里，同时正气也已受损的病机。"马刀侠瘿"即瘰疬瘿瘤，生在腋下的叫马刀，生在颈旁的叫侠瘿，病长在不同部位的不同病名。多因肝胆气机郁结，郁而化火，炼液成痰，凝阻经络，久则肝肾亏虚，渐至血瘀肉腐而溃烂不收。古代治疗多采用火针，故《灵枢》放到针灸部分，又根据其发病的部位归属于足少阳胆经。"头痛、颌痛、目锐痛，……胸、胁、肋、髀、膝外至胫、绝骨外踝前及诸节皆痛，小指次指不用"，是指从头至足趾的痛，是人体的两个侧线，凡此这些痛，全是经络所过之处，为本经经络受阻、经气失调、阴阳失衡所致。本经疼痛性质为钝痛，隐隐作痛，多为多种慢性疾病的伴随证。与是动病的"胸胁痛不能转侧"是完全不同的。

（3）胆经所生病的临床表现

软骨病，在小儿多发育缓慢，行走不稳或畸形，成人多骨弱筋痿，行走无力；或突受惊吓，骨软乏力，心惕易惊，胆怯善恐，不寐多梦，舌淡苔白，脉细弱；或寒热往来，伴口苦咽干、呕恶、疟疾、不欲饮食或瘰疬瘿瘤；或头、颌、目、胸、胁、肋、髀、膝外至胫，小腿外侧，足四、五趾胆经循行部位疼痛。

（4）胆经所生病相当于西医学的疾病

根据胆经所生病的性质和临床表现，可见于西医学的软骨病、神经症、慢性胆囊炎、疟疾、淋巴结核、偏头痛、三叉神经痛、肋间神经痛、非典型坐骨神经痛、腓神经损伤及各种慢性疾病的疼痛症状。

（十二）足厥阴肝经

1. 肝经"是动病"症候分析

《灵枢·经脉》篇："足厥阴肝……是动则病腰痛不可以俯仰，丈夫癥疝，妇人少腹肿，甚则嗌干，面尘脱色。"

（1）肝经是动病的病位在下焦

"腰痛不可俯仰"是形容由于腰部的疼痛限制了躯体的自由运动，临床表现为弥漫性疼痛，痛及于少腹，是从腹放射到腰，或从腰放射到腹。腰痛是一个症，病因要根据临床体征而定，包括肝、肾、膀胱病变。其本经的症候群记述有"癥疝""少腹肿"。张景岳说："足厥阴气逆则为睾肿。妇人少腹肿，即疝病也。""癥疝"为疝气的一种，张景岳称之为"卒疝"，外阴部红肿、瘙痒，这样的病，会引起腰痛；"妇人少腹肿"与"癥疝"是同一种病，因为中国两千多年前的封建社会，妇女的这些部位是禁区，所以只冠以"少腹肿"。这些症状"丈夫癥疝""妇人少腹肿"均居于下焦，因此，肝经是动病所属症候病位在下焦。

（2）肝经是动病的性质为实

肝经是动病描述了肝经实证、急证的症候群。《针灸甲乙经》云："足厥阴脉动，喜怒不时，发癥疝遗癃。""癥疝、少腹肿"均为实邪壅遏肝经，经气郁结所致。

（3）肝经是动病的病变转化

肝经是动病治疗不当或误治，会导致疾病的演变，经云："甚则嗌干，面尘脱色"。由于"癥疝"、"少腹肿"反复发作，久延失治，发展到后期，可伴咽喉干燥，面色晦暗无光泽，像蒙上一层土。此为病久迁延正气日衰，气血津液不能上荣而致。

（4）肝经是动病的临床表现

腹部疝气，或妇女少腹肿块，外阴肿痛、瘙痒，牵引腰部疼痛；应伴有恶寒发热，头痛肢酸，小便短赤，口中黏腻，舌红，苔黄，脉滑数，实热证候。

（5）肝经是动病相当于西医学的疾病

根据肝经是动病的病位、疾病性质和临床表现，可见于西医学的梅毒，艾滋病，急性睾丸炎，精索扭转或急性嵌顿疝，不得还纳而出现的肠梗阻、坏死、呕吐、脱水等疾患。

2.肝经"所生病"症候分析

《灵枢·经脉》篇："足厥阴肝经……是主肝所生病者，胸满、呕逆、飧泄、狐疝、遗溺闭癃。"

（1）肝经所生病言的是"变"

是一组下焦疾病由实转虚、由急性期转为慢性阶段的症候群。

（2）肝经所生病的性质为虚

肝经所生病描述的是下焦虚证、里证的症候群。"狐疝"是肝的虚证，下陷之病，出入如狐，往来无常；"飧泄"是完谷不化、消化不良性腹泻、脾阳虚所致，可由肝阴不足、肝气横逆、木横克土、疏泄太过而致；"胸满呕逆"是肝气横逆，与"飧泄"在病理上有连带关系；"遗溺闭癃"，遗溺是小便淋漓不绝，闭癃是小便点滴不下，这些应归属肾与膀胱经，之所以放在肝经的所生病症候群中，是从肝主下焦的角度，所以肝经症候群包括肝、脾、肾、膀胱病变。此"遗溺闭癃"指的是中老年人，由于肝肾不足、气化无力所致。

（3）肝经所生病的临床表现

胸胁胃脘胀满不舒，呕吐呃逆，大便完谷不化；少腹及外阴部牵拉坠胀疼痛，甚则痛引睾丸，立则下坠，卧则入腹，重症非甚则以推托不能使坠物回收入腹，小便淋沥不绝或小便点滴不下，兼见面色晦滞、食少短气、神疲乏力。

（4）肝经所生病相当于西医学的疾病

根据肝经所生病的性质和临床表现，可见于幽门梗阻、神经性呕吐或胃肠神经官能症、慢性结肠炎、胃肠功能紊乱；可还纳的腹股沟疝，截瘫及马尾神经损伤引起的膀胱功能障碍，或前列腺肥大，泌尿系结石。

第三节　中医脑科学理论

在中医理论中很早就对脑有所认识，如《素问·五脏别论》："脑髓骨脉胆女子胞，此六者……名曰奇恒之府。"《灵枢·海论》谓："脑为髓之海，其输上在于其盖，下在风府。"《灵枢·经脉》载："人始生，先成精，精成而脑髓生。"《素问·五脏生成》载："诸髓者，皆属于脑。"《素问·脉要精微论》称："头者，精明之府，头倾视深，精神将夺矣。"《灵枢·海论》载："髓海有余，则轻劲多力，自过其度；髓海不足，则脑转耳鸣，胫酸眩冒，目无所视，懈怠安卧。"《素问·气厥论》载："胆移热于脑，则辛頞鼻渊，鼻渊者，浊涕下不止也，传为衄蔑瞑目。故得之气厥也。"《素问·风论》载："风气循风府而上，则为脑风。"《素问·奇病论》载："当有所犯大寒，内至骨髓，髓者以脑为主，脑逆故令头痛，齿亦痛，病名曰厥逆。"《灵枢·寒热病》载："足太阳有通项入于脑者，正属目本，名曰眼系，头目苦痛，取之在项中两筋间，入脑乃别。"《灵枢·口问》载："故上气不足，脑为之不满，耳为之苦鸣，头为之苦倾，目为之眩。"从脑的位置、脑的生成、脑的功能、脑的病理表现等方面有所描述，《灵枢·大惑论》中有目系与脑相连的记载，明代李时珍亦明确提出脑为"元神之府"，可以说是对脑功能的较深刻认识。清代名医王清任也曾用椎击兔脑导致脑损伤的模型，提出了中风的病位在脑，但未能很好地形成完整的脑病学说。

20世纪70年代初期，石学敏院士在中风病的研究过程中，精研古典中医文献，深刻认识到：①古人对于脑的功能认识不足，只认为"脑为髓之海""脑为精明之府""头为诸阳之会"等，没有认识到脑的复杂结构和各种支配的功能。②把脑的功能归纳为心脏的生理功能，如"心为君主之官""心主神明"等，而没有认识到脑为人体之最高统率，主宰五脏六腑。③把"神"的功能活动（也就是脑的功能）局限于思维、意识、智慧等精神活动方面，而没有认识到"神（脑）"在语言、五官、内脏以及全身运动、感觉等方面的支配（中枢）作用。结合西医学知识，深化对"脑"和"神"的理论认识，创新性提出中风病的基本病机为窍闭神匿、神不导气，治疗当"醒脑神开脑窍"，积极构建中医脑科学理论框架，并率先在天津中医药大学第一附属医院成立脑病科，是我国中医脑病学科的奠基人，积极推动了中医脑病学科的建立和发展。而醒脑开窍针刺法也成为针灸治疗脑病的典范。

脑主神明、脑藏神

（一）脑的内部结构

脑为身体的特殊器官，现在知道，颅内有两个半球，左右对称，独立起作用而控制精神和意识思维活动，并调节和主宰着人体一切功能活动。脑由一百六十亿个神经细胞结合而成，每个神经细胞都与邻近的神经细胞相联系，形成复杂的系统。中医学研究人脑最早，以抽象而朴素的认识观点对脑的内部结构进行了形象的描述，认为脑内有九宫。五代时内丹家（即今气功家）烟萝子曾著图说明其内部结构，即"眉间入三分为双丹田，入骨际三分为台阙，左青房，右紫户。眉间却入一寸为明堂，却入二寸为洞房，却入三寸为丹田，亦名泥丸宫，却入四寸曰流珠宫，却入五寸为玉帝宫，明堂上一寸曰天庭宫，洞房上一寸曰极真宫，丹田上一寸曰丹玄宫，流珠上一寸曰太皇宫。九宫各有神居之"（《内镜·头面脏腑形色观》）。将现代解剖学关于颅内有两个脑半球，左右对称，包括延脑、脑桥、中脑、小脑、间脑、脑室、大脑皮层等内部结构进行了形象的描述。

泥丸乃一身之祖窍，诸阳之会，万神汇集之都。《修真十书》说泥丸为天脑，曰："天脑者，一身之宗，百神之会，道合太玄，故曰：泥丸。"泥丸为脑之中心，是全身精神意识活动的枢纽。故陈泥丸说："是以头有九宫，上应九天，中间一宫谓之泥丸。又曰黄庭，又名昆仑，又名天谷。其名颇多，乃元神所住之宫，其空如谷，而神居之，故谓之谷神，神存则生，神去则死。日则接于物，夜则接于梦，神不能安其居也。"（《指玄篇·修仙辨惑论》）说明泥丸为脑之中心，脑的核心，在人体生命活动中有极为重要的地位。

脑与髓合称脑髓。《灵枢·海论》说："脑为髓之海，其输上在于其盖，下在风府。"指出脑与髓相连，合为一体，分而称脑称髓。脑髓以脑为主，髓为次，故明·李梴曰："脑者，髓之海，诸髓皆属于脑，故上至脑，下至骨骶，皆精髓升降之道也。"（《医部全录》卷一百二十三）。清·王清任也说："精质之清者，化而为髓，由脊骨上行入脑，名曰脑髓，盛脑髓者，名曰髓海。"（《医林改错》）髓不仅连脑养神，还与五脏六腑、四肢百骸相通，为脑与全身各部连结的要约。

（二）脑与全身各部的关系

脑与全身各部有密切联系。五官为眼耳鼻口，在头面部，是脑之外窍。脑赖五官的作用而视物、听声、嗅气、辨味。《灵枢·大惑论》曰："精之窠为眼，骨之精为瞳子，筋之精为黑眼，血之精为络，其窠气之精为白眼，肌肉之精为约束，裹撷筋骨血气之精，而与脉并为系，上属于脑，后出于项中。"此认识到目系直接和脑相通。《医林改错》曰："两耳通脑，所听之声归于脑……两目即脑汁所生，两目细如线，长于脑，所见之物归于脑……鼻通于脑，所闻香臭归于脑。"清·王惠源也说："耳目口鼻之所导入，最近于脑，必以脑先受其象而觉之，而寄之，而存之。""脑转则引目系急，目系急则目眩以转矣。"认为五官是脑的感觉器官，为脑所生所主，而有味觉、听觉、视觉、嗅觉等，对保持身体的稳定与平衡有一定的作用。

脑与躯干、四肢、内脏的联系，从组织结构上讲，是脑"散动觉之气"，通过脊髓而达到的。《内经》曰："脑散动觉之气，厥用在筋，第脑距身远，不及引筋以达百肢，复得颈节脊髓，连脑为一，因遍及焉。脑之皮分内外层，内柔而外坚，既以保存身气，又以肇始诸筋，筋自脑出者六偶，独一偶逾颈至胸，下垂胃口之前，余悉存顶内，导气于五官，或令之动，或令之觉。又从脊脊出筋十三偶，各有细络旁分，无肤不及。其以皮肤接处，稍变似肤，始缘以引气入肤，充满周身，无弗达矣。筋之体，瓢其里，皮其表，类于脑，以脑与周身联系之要约。"说明脑与全身相连，联系的结构是筋，以脑为中心而达皮肤、四肢，乃至全身各部。从气血运行上看，脑是通过经络而联系全身四肢百骸的。经络是人体气血运行的通路，五脏六腑之气血，曾循经络而上荣于脑，并在脑的作用下，通过心灌注全身。人体内十二经脉手三阳经、足三阳经循行头面，其中手阳明、手少阳、手太阳经脉从手走头，终在头脑；足阳明、足少阳、足太阳经脉从头脑走足，起在头脑。另外，任督二脉也运行头面，而手足三阴经又通过其经别而上抵头面，可以说十二经脉之气血都与脑有关，运行、灌注、荣养都与脑有联系。从功能作用上讲，内在脏腑，外在肢节，均在脑的作用下进行正常生理活动，在脑的支配下互相协调。脑髓充盈，身体则轻劲有力，思维正常，能胜任体力和脑力的各种劳动；反之，脑髓不足，身体则见头晕眼花，耳鸣心悸，颈酸无力，精神振作，运动受限，骨萎肌缩，甚则昏迷谵妄。正如《灵枢·海论》所述："脑为髓之海，……髓海有余则轻劲多力，自过其度；髓海不足，则脑转耳鸣，胫酸眩冒，目无所见，懈怠安卧。"

由于脑与全身组织结构相联系，并与人体功能作用有关，因此，全身形成了以脑为核心，内脏四肢皮肉为次的整体。脑总摄全身，全身各部之精华亦荣脑神，所谓"脑为髓之海，凡太阳经入络于脑，故五谷之精津，和合而为骨者，内渗于骨孔，补益于脑髓"。

（三）脑与心的关系

中医学一方面论述神与脑的关系，另一方面论及"心藏神"这一概念的同时，未曾直接述及"心主神明"这一概念，而所谓"心主神明""心藏神"的传统认识，皆源于《灵枢·邪客》中"心者，五脏六腑之大主也，精神之所舍也"，《素问·灵兰秘典论》中"心者，君主之官，神明出焉"，《素问·宣明五气篇》中"心藏神"。这些是《内经》中关于心与神关系的经典语句，所谓"大主"乃指心脏功能之重要地位，而"精神之所舍也""神明出焉"与"心藏神"同义。实际上，《灵枢·本神》在论及神的分类时指出："肝藏血，血舍魂……脾藏营，营舍意……心藏脉，脉舍神……肺藏气，气舍魄，肾藏精，精舍志"，神、魂、魄、意、志均为广义"神"的范畴。而"心藏神"是与"心主身之血脉"（《素问·痿论》）紧密相连的，即是通过"心藏脉，脉舍神"而达到的，也就是说，心脏由于主持全身气血的运行，而气血又与神的生成和功能活动的关系极为密切，故心脏是通过调整气血运行而达到调神的作用，而心的一些变化自然要对神产生影响，甚至是极为重要的影响，这一点与现代研究关于"脑心藕联"的学说是一致的。

石院士认为，古人"将脑的功能从属于五脏，特别是心"（《中医学基础》全国高等医药院校中医专业用教材），是由于受当时历史条件局限而限制了对脑的结构和功能的充分认识，而谓之"心主神明""心藏神"以便于解释人体的一切功能活动都由神所司控，而这种神又是一具体的物质器官所化生。

脑是整体的元首，而心是在脑作用下具体行其生理功能的内脏之一，所谓心藏神，是藏心脏自身之神，即血脉之神，为五脏神之一，并非指精神意识思维活动，以临床所见，心病如未损及脑，一般不见神明损伤之征。而脑的损伤，却可见精神异常、狂叫奔跑、思维破裂、谵语昏迷及肢体功能障碍等。

人身总括而为一个大系统。但系统之中又有系统，脑为全身这个大系统的中心，心仅是大系统中的一个局部系统，或谓之曰小系统，而心神仅是这个小系统的中心，二者是有区别的。清·林珮琴曰："夫人之神宅于心，心之精依于肾。而脑为元神之腑、精髓之海，实记性所凭也。"说明脑神与心神不同。"头为身之元首"，总摄众神，也包括心神在内。

值得强调的是，血是神志活动的主要物质基础，而血为心所主，因此，心血的充盈与否，与神的活动关系最为密切，故心脏在调节和影响脑所主宰的神的功能活动方面，较之其他脏器，具有更为重要的地位和作用。

（四）脑主神明、脑藏神

西医学随着人体解剖学和生理学的研究进展，已经充分证实脑所控制的神经系统在调节机体内所有生理过程中，起着很大的作用，不但保证了机体内部各器官之间的协调，并且亦保证了整个机体与外界环境之间的统一，同时，由于感受器的功能，使脑获得了外界环境以及机体内部的各种情况。脑主宰着人体的一切思维、意识、语言、知觉、支配人体的一切内在和外在的功能活动。

但是在古代的中国，人们对于脑的认识是建立在质朴的、抽象的并按照比类取象的天人合一的认识论上。正由于中医学理论体系是建立在人体生理、病理反应的外征上，在客观上已认定人体内有一司控精神、意识、思维、情感及协调脏腑功能和肢体运动的物质系统，加之后来古代医家也常常在凌迟处死犯人或解剖尸体时了解脑的解剖及脑的生理，因而将这一司控系统与脑紧密联系起来。通过对古代经典文献的研究发现，石院士认为，在中医学理论中"心主神"的论述确实不少，但"脑主神，主思维"的论述在《内经·素问遗篇》"刺法论第七十二"中已明确提出，经云："岐伯曰：不相染者，正气存内，邪不可干，避其毒气，天牝从来，复得其往，气出于脑，即不邪干。气出于脑，既室先想心如日。"显然，这是一段论述"守意念"而提高人体正气驱除邪气的能力，明确指出脑主意念的功能，即思维由脑所主。在其后《说文解字》中对"思"的写法和解释也值得研究，"思"字，尽管把心与脑在思维方面置于同等重要的地位，但脑的作用仍未被排除。可能是由于对脑的观察和研究太困难，直到后来则错误地强调了心主思维，而逐渐淡化了脑的主导地位，这种认识的偏差严重制约了中医脑病学的发展。但无论如何，这些论述都为古人认识脑主思维提供了文献证据。

脑是机体全部精神意识思维活动的物质基础，是精神作用的控制系统，是精神意识活动的枢纽。《素问·脉要精微论》曰："头者，精明之府。"精明之府的含义，《类经》认为："五脏六腑之精气，皆上升于头，以成七窍之用，故为精明之府。"说明头脑主神明，为精神、意识、思维、聪明之府。明·李时珍明确指出："脑为元神之府。"明·金正希在《本草备要》中也认为："人之记性皆在脑中。"清·汪讱庵还举例证明之，他说："人每记忆往事，必闭目上瞪而思索之。"态度最为鲜明的莫过于清代的王清任了，他在《医林改错》中专门叙述了脑的功能，在"脑髓说"中，开宗明义第一句就说："灵机记性不在心在脑"，他对过去医家的认识进行了纠正，他说道："不但医书论病，言灵机发于心，即儒家谈道德，言性理，亦未有不言灵机在心者。因创始之人，不知心在胸中所办何事。"王清任在这里明确提出，将脑主灵机的功能误认为心，是因为始创心主神明的人，当时还不完全了解位于胸腔的心究竟是干什么的。心既不能生灵机，也不能贮记性，只是一个输送气血的器官，他说："气之出入，由心所过，心乃气出入之道路，何能生灵机，贮记性？"他认为，盛脑髓的髓海，才具有生灵机、贮记性的功能，例如："小儿无记性者，脑髓未满；高年无记性者，脑髓渐空。"而人之所以能够视、听、嗅，也是因为五官通于脑；两耳通于脑，脑气与耳相接，故能听；目系长于脑，连于眼，所见之物由此传入脑，故能视；两鼻通于脑，故闻香臭。他还特别强调指出："脑髓中一时无气，不但无灵机，必死一时，一刻无气，必死一刻。"为了证实这一论点，特别举了痫证发作的例子，他说："抽时正是活人死脑袋，岂不是灵机在脑之证据乎！"由此说明，脑为精神、意识、思维、聪明之府。

脑为诸阳之会。头为诸阳之会，十二经之阳会聚于头，五脏六腑之清阳也汇聚于头脑，《灵枢·邪气脏腑病形》云："十二经脉，三百六十五络，其血气皆上于面而走空窍。其精阳气上走于目而为睛；其别气走于耳而为听；其宗气上出于鼻而为臭；其浊气出于胃，走唇舌而为味。"故唐·孙思邈曰："头者，身之元首，人神之所法，气口精明，三百六十五络，皆上归于头。头者，诸阳之会也。"（《备急千金要方》）清·张石顽在《张氏医通》中也说："头者，天之象，阳之分也。六腑清阳之气，五脏精华之血，皆朝会于高巅。"说明头脑为阳气之所聚，故一身清窍在上。智慧技巧、认识思维、分析决断、情绪情感、感觉联想等精神活动都是脑的生理功能。

脑为诸神之聚，脑藏神。脑主神明，是机体行为、情性的物质基础；神、魂、魄、意、志，为脑的生理功能；喜、怒、哀、乐、爱、恶及忧、思、悲、恐、惊等是脑受到各种刺激反应于外的表现。昔谓之曰："（神）在头，曰：泥丸君。总众神也，照生识神，人之魂也。司命处心，纳心源也；无荣居左，制三魂也；白元居右，拘七魄也；昭诸百节，生百神也。所以周身神不空也。元气入鼻，灌泥丸也。所以神明，形固安也。运动住止，关其心也。所以谓生有由然也。子内观之，历历分也。"（《内观经》）可见，五脏神上归于脑，脑是元首，为诸神之所聚。晋·魏华存对此多见论述，曰："泥丸百节皆有神"，"一面之神宗泥丸，泥丸九真皆有房，方圆一寸处此中"，"但思一部寿无穷"，"非名别住处此中"，说明脑藏神，主精神意识思维活动。后世在此基础上又有发挥，而有"脑为一身之祖窍，万神汇集之都""一身之宗，百神之会"的论述。

脑为身之元首。头脑为一身精华之所在，协调内在脏腑功能，联系全身各部，稳定自身，拒邪于外，安神于内，故《元气论》说："脑实则神全，神全则气全，气全则形全，形全则百关调于内，邪消于外。"（《云笈七签》）说明脑实神全，脑神作用于全身，内外上下，前后左右，稳定协调。

综上所述，说明脑司控一切精神意识思维活动及脏腑功能和肢体运动，人体精神意识藏之于脑，从脑发出，以认识世界，维持人体与自然、社会的相对稳定状态，和调情绪，促进形体和精神健康。

石院士认为，过去"将脑的功能从属于五脏，特别是心"（《中医学基础》全国高等医药院校中医专业用教材），是由于受当时历史条件所限而限制了对脑的结构和功能的充分认识，而谓之"心主神明""心藏神"以便于解释人体的一切功能活动都由神所司控，而这种神又是一具体的物质器官所化生。而今天，我们已经认识到，神实由脑所主宰，由脑所藏。

而医学的发展总是建立在这样两个基础上，一是随着人们对这一领域认识的更新和发展而发展，二是医学作为一门实用科学的临床治疗的客观需求。二千多年来的中医学的发展过程始终经历着萌芽、初始、发展、成熟、完善的过程，中医学的发展与完善既是古代医家的任务，也是当代医家的任务，同样也属于未来。每一时代的医家在中医学发展的长河中都负有不可推卸的责任，对于中医学中传统认识因限于历史条件而存在的不足，以及伴随着整个生命科学的革命和不断创新的科研成果对传统认识的某些不足环节的冲击，不认识不行，认识而不审慎修善也不行，这是时代的责任。中医学对于神的认识即体现了这样一个发展过程，尽管神的内涵十分复杂，涉及面很广，既涉及中医理论的各个角落，也涉及临床各科的医疗实践，但这是医学发展的需求。基于这样的认识，石院士最早在天津中医学院（现为天津中医药大学）第一附属医院建立了脑病科，并呼吁创立脑病学科。时至今日，脑病研究已取得较大进展。如《实用中医脑病学》等专著的出版；特别是1997年颁布的中华人民共和国国家标准（GB）《中医临床诊疗术语·疾病部分》已明确列出"脑系病类34种"：如痫病、癫病、狂病、多寐、不寐、脏躁、百合病、中风（出血中风、缺血中风）、风（暗）痱、厥（真）头痛、各种厥证、脑瘤、脑络痹、痴呆、颤病、口僻（面瘫）、偏头风（痛）、面风痛、脑鸣、晕动病、头部外伤等，成为继承发扬中医"脑主神明"论，突破"心主神明"说和五行学说的重要标志。

第四节　治"神"理论

一、神的概念

"神"是个抽象的代名词，原指人的思想、意识等一切精神神志活动，同时也是一切生命活动的概括。神的物质基础是精，阴阳两精结合后才能产生生命动力，即称之为神，故此经云："两精相搏谓之神。"可见神来源于精，是人体精神活动、思维意识、感知闻嗅、躯体运动等功能活动的能力，也是脏腑功能盛衰、气血津液盈亏的外露征象。因此，它是人体整个生命活动的主宰。

神之本义，正如《周易·系辞》中所云："变化不测之谓神。"神这一概念引用到医学理论，则又赋予了多种涵义，用以解释人体生命活动的复杂功能以及与自然界的密切联系。神有广义和狭义之分，狭义的神，专指人的精神意识活动；广义的神，泛指自然界物质变化的功能，在人体生命科学中即指人体生命的一切功能活动的能力，以及通过各种功能活动而产生的有形物质的外部征象。归纳起来，主要有以下三类。

（一）神系指自然界物质运动变化的本能和规律

《素问·天元纪大论》云："神，在天为风，在地为木；在天为热，在地为火；在天为湿，在地为土；在天为燥，在地为金；在天为寒，在地为水。故在天为气，在地成形，形气相感，而化生万物矣。"《素问·阴阳应象大论》云："阴阳者，天地之道也，万物之纲纪，变化之父母，生杀之本始，神明之府也。"风、热、温、燥、寒是五种自然气候，属无形之气；木、火、土、金、水是自然界的五种物质元素，属有形之物。无形之气和有形之物相互通融交感，则万物由此化生。古人把这种莫测的变化称之为"神"。又如《荀子·天论》云："万物各得其和以生，各得其养以成，不见其事而见其功，夫是之谓神。"《淮南子·秦训篇》亦云："莫见其所养而物长；其杀物也，莫见其所丧而物亡，此之谓神明。"这些均与《内经》中所述之神的涵义是一致的。一方面，《素问·天元纪大论》中提出："阴阳不测谓之神。"另一方面，却又在《素问·移精变气论》中提出："理色脉而通神明，合之金木水火土、四时、八风、六合，不离其常。"这说明物质世界的复杂运动变化和规律，都是神所支配的。

（二）神系指主宰人体生命活动的能力

《素问·五常政大论》云："根于中者，命曰神机，神去则机息。"《素问·六微旨大论》云："出入废，则神机化灭；升降息，则气立孤危。"很明显，这里把人体的生命活动称为神机，而神则是主宰人体生命活动的动力性物质。在中医临床医学中诸如人体形象、面色、眼光、言语、反应、动作及姿态等都是神的外现。人体的生、长、存、亡又无不依赖于人体之神的功能作用。可以说在人体整个生命活动的全部过程中，一切精神意识、思维活动以及各个组织器官的功能活动，无一不是神在发挥其作用，如目之所以能视、耳之所以能闻、鼻之所以能嗅、口之所以能言、体之所以能动等，均属神的功能活动的表现形式。神气充足，则脏腑的功能旺盛而协调，精神活动强健，言语洪亮，听视清晰，嗅觉灵敏，行动敏捷，生命也就有了活力。相反，如果神气不充，则脏腑功能紊乱而失调，组织器官衰弱而不用，耳不聪，目不明，精神错乱，反应迟钝，体动不利，假使神气荡然无存，生命随即告终。故《素问·移精变气论》云："得神者昌，失神者亡。"值得注意的是五脏所藏之神：神、魄、魂、意、志虽然属于思维意识和精神活动的范畴，但这种功能活动又与人体的四肢、肌肉、骨骼的运动发生着紧密的联系。《素问·宣明五气》中说："五脏所藏，心藏神、肺藏魄、肝藏魂、脾藏意、肾藏志，是谓五脏所藏。"五脏所藏之神称为五脏神。五脏神总为一体，分而不同，各有其生理功能而又相互为用，相互制约，在病理上，如果神有所伤，故然要出现各种精神意识活动方面的改变，如惊恐不安、脏气竭绝，甚至昏厥猝倒、神迷不治，同时，神被伤又会影响到人体各种功能活动，《灵枢·本神》云："神伤则……破䐃脱肉"，"意伤则……四肢不举"，"魂伤则……当人阴缩而挛筋，两胁骨不举"，"魄伤则……皮革焦"，"志伤则……腰脊不可以俯仰屈伸"，明确指出神伤不仅可直接产生神志方面的变化，而且也可以直接影响各种器官、肢体、筋肉的功能，一言以蔽之，机体表现于外的"形征"及功能活动都由神所主宰。

（三）神系指人的精神、意识、思维活动

神是人体各部功能活动的最高主宰，因此，精神活动的各个方面，无处不在显示着神的作用。人体的精神、意识、思维活动，包括了两个方面的内容：一是神志活动，诸如意、志、思、虑、智等，《灵枢·本神》云："所以任物者谓之心，心有所忆谓之意，意之所存谓之志，因志而存变谓之思，因思而远慕谓之虑，因虑而处物谓之智。"在生理上，神的功能正常，则精神振奋，神志清楚、思维敏锐、反应灵活、记忆清晰，在病理上，则出现精神、意识、思维的异常，临床可见失眠、多梦、谵妄、健忘、愚昧乏识、反应迟钝，甚或神魂颠倒、精神恍惚、意识模糊或丧失而见昏迷、晕厥、不省人事等，正如经文所说："神伤则恐惧自失"，"意伤则悗乱"，"魂伤则狂妄不精"，"魄伤

则狂，狂者意不存人"，"志伤则喜忘其前言"；二是五志或七情的变化，前者为喜、怒、思、忧、恐，后者为喜、怒、忧、思、悲、恐、惊，后世医家把悲和惊分别隶属于忧和恐。情志是人的精神意识对外界事物的情绪反应，人们喜怒哀乐、愁思恐骇的情志变化，是精神活动的重要组成部分和功能体现，而精神活动又是整个生命活动的重要方面，因此，五志的功能活动和七情的变化与其他功能活动一样，必然受到神的调节和控制。中医学认为，情动于外而神舍于内，情志的变化依赖于神的运握，二者在生理上互相寄托，互相为用，神气有余，内舍职守，则哀愁喜怒因事而至，随时而消；在病理上又互为因果，互相累及，情伤是病变的基因，神伤则是病变的归宿，当情志伤郁，化邪内淫，舍及神空时，则神离其位，揆度失灵，运筹无度，从而出现哭笑无常、恐惧悲哀、忧思气结或骂詈叫嚎、伤人毁物，正如《素问·调经论》所云："神有余则喜不休，神不足则悲。"

　　由于心神、肝魂、肺魄、脾意、肾志皆属于人体神的一部分，而神又主司五脏功能活动的平衡协调，所以神通过调节五脏功能而调节情志，《灵枢·本脏》说："志意者，所以御精神，收魂魄，适寒温，和喜怒者也……志意和则精神专直，魂魄不散，悔怒不起，五脏不受邪矣"，即指出了神与情志的关系。"情"与"志"，在中医学的词汇中每多并称，寓于一理，实则二者又有其不同之处。"情"往往流露于外表，而"志"则潜蛰于体内，五志为正常的精神活动，而外情则多为致病的基因。诸如内志忧伤，则外情抑郁、内志喜乐，则表情兴奋，二者密切相关，内外协调，情应其志，志能度情。

　　在少数情况下，神亦被用来指巧妙、高明和正气，前者如《灵枢·邪气脏腑病形》所云："知一则为工，知二则为神，知三则神且明矣。"《难经·六十一难》云："经言：望而知之谓之神，闻而知之谓之圣。"后者如《灵枢·小针解》所说："神客者，正邪共会也，神者正气也，客者邪气也。"

　　然而，神虽有广义、狭义之分，二者又不可截然分开，一般而言，狭义之神蕴育在广义之神中，而广义之神，又必须通过狭义之神来体现。总之，中医理论中的"神"主要是指人体生命活动的能力，它主宰着包括精神意识思维活动在内的人体一切生命运动及变化，同时也是脏腑气血盛衰显露于外的征象。

二、神的生成

神生于先天之精，随父母之精的结合而蕴育。《灵枢·本神》中"故生之来谓之精，两精相搏谓之神"的精辟论述，即从根本上揭示了神产生于原始生命物质。随神而来的魂、魄、意、志、思、虑、智，也无不都产生于父母之精，故生之后人的形体类似父母，就连神情、气质也受先天影响。然神之所生，虽源于先天，禀于父母，但又必须赖后天脾胃所化生的水谷精微的长养，五脏六腑精气之充实，方能保持神的昌明旺盛。《灵枢·平人绝谷》云："神者，水谷之精气也。"《素问·生气通天论》也指出："精气者，精则养神。"即是说明神的长养，必须依赖于后天水谷之精气的不断补充。《灵枢·本神》云："肝藏血，血舍魂，……脾藏营，营舍意，……心藏脉，脉舍神，……肺藏气，气舍魄，……肾藏精，精舍志"，由于神、魂、魄、意、志分别由五脏所藏，故神的昌明还必须依靠于五脏功能的旺盛。《素问·阴阳应象大论》说："人有五脏化五气，以生喜、怒、悲、忧、恐。"肝在志为怒，心在志为喜，脾在志为思，肺在志为忧，肾在志为恐，这些神志的活动各依附于不同的脏腑，脏腑精气充实，则神气充沛其活动正常；脏腑精气空虚，就会出现易怒、健忘、悲伤、恐惧，甚至精神失常等一系列证候。此外，神的生成还有赖于气血的充实，两者关系极为密切。《脾胃论·省言箴》认为："气乃神之祖……气者精神之根蒂也。"《灵枢·平人绝谷》指出："血脉和利，精神乃居"，即说明气血也是神志活动的物质基础之一。

综上所述，神由先天之精化生而来，赖后天水谷之精的营养，舍于五脏，集藏于脑海，布行于气血，依附于身形，从而主持人的生命活动。

三、神的功能

神不仅主持人体精神意识思维活动，又为身形之主，而脏腑的功能活动、气血的运行、形体的运动也无不受到神的控制，在神的统一调节下进行着规律性活动。神的作用既向内，又向外，"具众理而应万事"，协调脏腑，调整形神，通关窍，泽肌肤。神具有独特而复杂的功能。

（一）神对阴阳变化的调节

形体的动与静；精神的兴奋与抑制；情绪的喜与怒，哀与乐，爱与恶；个性的刚与柔，静与躁；气体交换的呼与吸；身体动作的出与入，屈与伸，进与退……所以能对立统一而处于相对稳定状态，正是因为神的作用，神平秘阴阳的结果。《鬼谷子》曰："神为之长，心为之舍，德为之人，养神之所归诸道。道者，天地之始，一其纪也，物之所造，天之所生，包宏无形，化气先天地而成……五气得养，务在舍神，此之谓化。化有五气者，志也、思也、神也、德也。神其一长也静。和者养气，养气得其和，四者不衰，四边威势，无不存而舍之，是谓神化归于身。"说明神调节矛盾双方，养和五气，维持一身的集中统一，平秘身之阴阳。由此可见，在正常生理情况下，身体没有动而不止、静而不动的；没有只呼不吸、只吸不呼的；也没有只纳不泄、只泄不纳的。身体总是处在阴阳变化之中，对立的双方得到适当的调节，调节的枢机是神。

（二）神对形体的协调平衡

神指精神活动，形体活动的枢机；形体是构成身体的各部组织。神与形体的关系是：形生神，有形体而后生精神；神御形，精神支配形体，是形体各部组织活动、感觉的中心，形体的任何运动，都是在神的作用下平衡协调。故晋·嵇康曰："精神之于形骸，犹国之有君也。神躁于中而形丧于外，犹君昏于上，国乱于下也。"（见《嵇中散集·卷三·养生主》）说明形神相互为用，但神起主导作用，神调节形体的功能作用，保持形体自身的协调与稳定。

（三）神对内脏的协调平衡

以全身来说，形体与精神各是一个方面；以内脏来说，五脏实体与五脏所藏之神又是各居一方。矛盾双方的对立统一是身体稳定的关键。形神的协调与平衡是神的作用；而五脏实体与五脏所藏之神的协调平衡同样也是神的作用，是人体神作用于五脏神的结果，故《黄庭中景经》说神"下和六腑绍五宫"，认为神有调和脏腑功能的作用。神调于心，则心神内羁，帷幄有度，神识清爽，表情欣喜，语言清晰；神离职守，则君昏臣败，精神错乱，表情呆板，语无伦次。神调于肺，则肺魄不散，助君得力，悲愁易解，嗅觉灵敏；

魄离肺体，则金侮君体，善悲易哭，甚或妄闻嗅异。神调于肝，则魂舍其内，气机畅通，逢怒而解，遇气而消，视物清晰；魂不附体，则易怒不解，决断不力，歧视妄见。神调于脾，则意藏于脾，四肢强劲，思维敏锐；脾意不藏，则四肢不举，思维迟钝。神调于肾，则肾志坚毅，志意坚忍，耐惊无恐，记忆犹新，听力健敏，二便如常；肾志脆弱，善惊易恐，记忆力减退，耳聋耳鸣，甚则二便失禁、两耳妄闻等。

石院士积极倡导"脑主神明"，认为神来源于精血，神能使气，则"神明"，表现为精神意识思维活动正常，五脏六腑功能正常，肢体灵活有力。注重"神不导气是百病始生"的关键，神不能导气，不能任物，则出现神识异常，全身各种功能失常。所以神匮、神散、神失、神昧、神痴、神呆等是各种脑病的基本病因病机。

四、"醒神""调神"的学术思想

石学敏院士从临床实践出发，遍览医籍，深刻体悟，认为百病之始，皆本于神，凡刺之法，先醒其神，神调则气顺，从而形成了"醒神""调神""安神""养神"为特点的独特的"治神"学术思想，成为中医脑病治疗的新法则，内关、人中醒脑开窍，印堂、上星透百会醒神调神，百会、四神聪安神宁神，风池、完骨、天柱养神健脑，风池、完骨、翳风通关利窍，四白调神开窍等一系列针刺配方，不仅应用于中风病、血管性痴呆、脑外伤或脑部肿瘤手术后恢复期、多发性硬化等脑系病变，在周围神经损伤、各种痛证的治疗中也收到理想效果。除此之外，还大量应用于抑郁症、焦虑症、癔症等精神障碍性疾病。

（一）治以调神为根本

石院士积多年临证之心得，提出："神之所在——脑为元神之府；神之所主——人体一切生命活动的表现；神之所病——百病之始，皆本于神；神之所治——凡刺之法，必先调神。"从神的生理、病理、治疗上剖析了神的内涵，形成了其治神的学术体系。他认为神是人体整个生命活动的最高主宰，代表了人体的生命活动力，而一切生命活动的动力是"气"，所以神是气的总概括。气为神之使，神为气之用，神存则机生，神去则机息。神伤不仅可发生神志之疾，更能使脏腑气血、四肢百骸功能失常，而变生诸病，所谓"主不明，则十二官危"。故疾病的治疗必须以患者神气的盛衰为依据，以调理神气为根本，此为治病取效之关键。

（二）针以守神为首务

历代医家都非常重视"神"在针刺治病当中的作用。《素问·宝命全形论》曰："凡刺之真，必先治神。"这就是说：在针刺临床工作中，针刺质量的好坏，针刺效果的成败，"治神"起着重要关系的决定性因素。但如何"治神"，历代医家所论模糊不清，均没有指出具体方法。《灵枢·终始》中有"凡刺之法……深居静处，占神往来，闭户塞牖，魂魄不散，专意一神，精气之分，毋闻人声，以收其精，必一其神，令志在针"的记载。元·窦汉卿《针经标幽赋》亦云："凡刺者，使本神朝而后入；既刺也，使本神定而气随。神不朝而勿刺，神已定而可施。"明·张介宾亦说："医必以神，乃见无形；病必以神，血气乃行，故针以治神为首务。"如此等等，都说明了"神"在针刺施治中的重要性。石院士非常重视"神"在针术中的运用，强调"神与气相随"，谆谆教导针灸医生在施术时必须把精神全部集中于整个操作过程中，细心体察针下经气之虚实强弱变化，调整针刺手法；注意观察患者的表情与反应，审慎从事，使神与气相随，神至气至。他认为在施针过程中，针对术者，"神"的应用有三个层次的变化：首先注意病者，细察施术处有无瘢痕、血管以避之；其次注意术者刺手与针之着力点，以便于施术；最后意守针尖，细细体会针下得气的情况和经气的盛衰，或补或泻，使心手相应。针对患者，首先要细细观察患者神气的盛衰，以决定施术的方法；其次观察施术后患者神应与否，以判定施术的成败。例如石院士所创之"醒脑开窍"针法，针取极泉时，考虑到原穴处之腋毛多，血管丰富，易痛易感染，而改取原穴沿经向下1寸处，即是注意病者之典型范例。

（三）效以神应为保证

针灸、药物作为治疗疾病的手段和方法能否产生治疗效果，关键取决于患病机体神的作用状态。疗效的有无，以神气的有无为前提，若神气丧失，不能遣使针灸药物达到病所，发挥治疗作用，则病不能治。其次疗效的高低，以神气的盛衰为基础，神气旺盛，则五脏精气充盛，正能胜邪，预后良好；

神气虚弱，则五脏精气衰败，正不胜邪，则预后不良。正如张介宾所云："凡治病之道，攻邪在乎针药，行药在乎神气。故施治于外，则神应于中，使之升则升，使之降则降，是其神之可使也。若以药剂治其内，而脏气不应，针艾治其外，经气不应，此神气已去，而无可使矣。"因此石院士常常叮嘱，临床治病当时刻关注患者神气的盛衰。他认为针刺之"得气"即是神应的一种表现，而得气与否，以及得气的迟速，不仅关乎针刺的疗效，而且也可据此判断疾病的预后。得气为神应，神应而有效（气至而有效），气速为神旺，神旺而效速，气迟为神弱，神弱而效迟。如临床治疗中风病急性期患者时，应用"醒脑开窍"针法，除选穴重在醒神、调神外，要求针刺手法如针刺水沟，必须施雀啄手法达到以眼球湿润为度，针刺极泉、委中、三阴交，以肢体抽动 3 次为度，皆在于强调"神应"。"神应"（得气）是疗效的保证。

（四）"醒神""调神"，注重脑府

近年来，脑的功能被广大中医工作者所接受，将脑主神明的观点不断应用于临床中。石学敏院士认为脑主神明的功能对针刺"治神"有着重要的意义。中医"心主神明"的理论主要源于《素问·灵兰秘典论》中"心者，君主之官，神明出焉"。随着实践经验的进一步总结以及其他学科的发展，使脑的功能越来越受到重视，《素问·脉要精微论》指出："头者精明之府。"《三因极一病证方论》也提出："头者，百神所集。"《东医宝鉴·外形篇·头》则指出："头为天谷以藏神。"而接受过西医思想的近代医家张锡纯在《医学衷中参西录·治癫狂方》中提到："神明之功用，原心与脑相辅而成。"石院士指出，脑主神明与心主神志是并存的，但是脑所主之神是广义的神，它包括机体的外在生命活动和内在精神活动，起着决定性作用。心主神志指狭义的神，是广义神的一部分，是在心主血脉的基础上派生出来的。脑是人体耗氧量最多的地方，它对血液的要求也非常多，所以脑功能的正常发挥与心把血液推动到脑密切相关。《灵枢·营卫生会》篇曰："血者，神气也。"《灵枢·平人绝谷》篇曰："血脉和利，精神乃居。"石院士通过大量的临床观察指出，血是精神活动的重要物质基础。心血虚，常出现惊悸、失眠、多梦等症状，甚至出现烦躁、恍惚、昏迷等神志失常改变，说明血与精神、神志、情志活动密切相关。正如《素问·八正神明论》所言："血气者，人之神，不可不谨养。"

可以说心通过主血脉来完成其主神志的功能，而人体一切精神、思维、记忆、神志、情绪、意志等心理活动都受脑神的统配，心神功能的发挥，隶属于脑主神明的功能之下。而如何治神与此思想密切相关。

1. 治神要求情绪稳定

石院士认为，脑主神明的功能包括了针刺的"治神"。脑主神明首先是指脑主机体的内在精神活动。所以治神要求医生和患者都要心情平静，情绪稳定，《灵枢·邪客》篇中强调："持针之道，欲端以正，安以静。"情绪是内外刺激的一种客观表现，又是一种主观体验。当人的情绪处于低潮或不稳定时，人的兴奋性随之而下降，生理功能、心理承受能力、机体的免疫功能也随之下降。就针刺治病而言，它的作用在于激发、推动机体的自我调整能力，调动机体固有的积极因素使机体的正气上升，邪气下降，即扶正祛邪，从而达到机体正常的气血平衡，阴阳平衡，动静平衡，实现机体由病理状态向生理状态的转化。这个转化过程的实现，有赖于患者情绪的支持。正如《金针梅花诗抄》所说："病者之精神治，则思虑蠲，气血定，使之信针不疑，信医不惑，则取效必宏，事半功倍也。"《标幽赋》上说："凡刺者，使本神朝而后入，既刺也，使本神定，而气随。神不朝而勿刺，神已定而可施。"这充分说明患者神志安定才能施针，未安而勿刺。石院士在临证中发现，安静状态有助于提高针刺疗效。当患者心情平静、身体放松时，其心理负荷显著下降，心理能量消耗明显减低，通过改变人体中枢神经系统特别是大脑皮层功能状态使机体对针刺的排斥性达到最低，从而获得最佳效果。

2. 治神要求得气

得气就是针感效应，即患者的针感与医者的手感，这种感觉和表现依赖于医患双方的密切配合，认真体会，细心观察，准确把握，及时捕捉。石院士提到，人的感觉与脑主神明密切相关，所以得气与否对于治神十分重要。他认为针刺之"得气"即是治神而神应的一种表现，而得气与否，以及得气的迟速，不仅关乎针刺的疗效，而且也可据此判断疾病的预后。得气为神应，神应而有效，神旺而效速，神弱而效迟。而为达到针行神应的效果，针灸医师必须苦练基本功——手法，做到针体和周围组织之间能够和谐相处。

石院士的针刺手法独成一家，稳健、轻柔、有韵律，充满灵活机动，循、摄、弹、旋、刮、震、颤，或慢如流水，或急如闪电，潇洒自如，尤其他的凤凰展翅手法更是惟妙惟肖，宛如凤凰飞翔之美姿。他指出：进针时既要遵循《素问·针解》篇中的"义无邪下者，欲端以正也"，必须做到进针的姿势端正，又要遵循《针灸大成》所云："凡下针要病人神气定，息数匀，医者亦如是，切不可太忙，又须审穴在何处……少待方可下手"，只有这样才能达到无痛入穴的要求。欲使针感直中病所，必须注意治神和守神，不断实践。他要求医生专心致志，按《灵枢·终始》规定：医者应严肃认真，"必一其神，令志在针"，如此才能使医患之间心心相印，神气相随，得神取气，提高疗效。二要凝意治神：即针刺或艾灸时，嘱咐患者将注意力有意识地移往病所，守定不移；医者根据患者神气的变化，选用适当的针刺补泻手法。针刺时针尖方向依病情而定，为达到气至病所，针尖方向应朝向病所，配合适当的手法。三是密意守神：《内经》谓："针已得气，密意守气勿失。"针刺或艾灸时，出现经气感传，针刺得气后，病人应摒弃杂念，牢牢意守病所，以意领气，自然气至病所。即《灵枢》中"刺之而气至，乃去之，勿复针"。亦即《灵枢·终始》中"气至乃休"之意。另外，接经通气也是重要方面：若患者因个体差异或精力分散，一时未能获得经气感传时，医患双方应进一步强化诱导，彼此配合密切，遵照《灵枢》"刺之而气不至，无问其数"的古训，或用后世的"接经通气法"，在同一经脉距离病所的近端，选2~3个穴位依次针刺，或用"以意通经广按摩法"，在与病所相同的经脉路线上，循、切、扣和按，使其经气感传，"气至病所"以获良效。

3. 治神要求医生身体健康

石院士指出，脑主神明还包括人体的外在生命活动，只有在施术者身体健康、阴阳平衡的状态下，人体的生命活动才正常，脑主神明的功能才能正常发挥，也只有在此条件下医生才能在针刺过程中更好地治神。

第五节　醒脑开窍针刺法

"醒脑开窍"针刺法是石学敏院士1972年设立的治疗中风病的大法。"醒脑开窍"法以脑府立论，依"主不明则十二官危"的理论根据，历经50年的临床与基础研究，已经形成以"醒脑开窍"针刺法为主的一套科学的、系统的、规范的中风病综合诊疗体系。该体系充分得到业内专家的肯定，被国家中医药管理局列为重点科研成果推广项目之一。此理论已成为目前指导临床治疗脑中风最为普遍的理论，被推广到全国40多个地区。"醒脑开窍"针法是中医脑科学的临床典范，也是针灸"治神"理论的典范。临床应用范围进一步拓展至各种急症、顽固性疼痛、脑病、泌尿生殖及各种疑难杂症，疗效显著。

一、中风病因病机

历史上对于中风病的病因病机认识可分为不同阶段，《内经》论中风是内伤外因兼论，仲景论中风以外风为因，宋元以来对中风病因出现争鸣，宋元以后非风学说占主导位置，近代以肝阳上亢、肝风内动、气血冲逆于上立论。石院士通过精研古典文献，认为中风病的认识是源于《内经》，莫衷一是；误于《金匮要略》，迷至唐宋；悟于金元，内因始萌；昭于明清，仍留弊端；昌于现代，方法荟萃。

在继承古代各家理论的基础上，结合对"脑"和"神"的深刻领悟，根据自己多年来的临床实践观察，吸收西医学知识，用夏变夷，明确提出"脑主神明"论，创研"醒脑开窍针刺法"。

石院士研读经典，从中汲取精华；他更重视继承基础上的创新。他认为，历代医家对中风病的认识虽然观点不一，但纵观历史，中医对中风病因病机由浅入深、由表及里的认识，对后世临床实践有很大的指导意义。但对中风病的病理机转，中医学以往的认识是不够精确、不够具体的。具体地说：①对于脑的功能认识不足，只认为"脑为髓之海""脑为精明之府""头为诸阳之会"等，没有认识到脑的复杂结构和各种支配的功能。②把脑的功能归纳为心脏的生理功能，如"心为君主之官""心主神明"等，而没有认识到脑为人体之最高统率，主宰五脏六腑。③把"神"的功能活动（也就是脑的功能）局限于思维、意识、智慧等精神活动方面，而没有认识到"神（脑）"在语言、五官、内脏以及全身运动、感觉等方面的支配（中枢）作用。故有关的生理认识有待于进一步充实、完善。

临床诊治实践中，通过系统地观察和治疗发现，尽管有一些中风患者无昏迷、嗜睡等狭义"神"的病变，但绝大多数中风患者均有程度不同的表情淡漠、反应迟钝、两目无神、语言低微等"神"的失常表现。而中风的其他症状如失语、偏瘫等也是广义"神"的作用失常之表现。故认为伤"神"是中风病机中的关键，而阴虚阳亢、阳化风动、冲脑达颠是中风的病因，并非中风病机关键。中医学所谓的"神"，决非限于精神、意识。"神"不仅指神志，"神"的主要功能包括在脑的功能之中，脑主神明。而神伤、神昧不明不能片面地理解为昏厥、迷乱。所以中风病的病机关键是"窍闭神匿，神不导气"。

应当指出的是，当代针灸医家王乐亭提出了中风病神昏窍闭的病机认识，但其主要针对中风卒中期出现神志昏迷的患者，而石院士提出"窍闭神匿"是形成各种不同类型、不同时期中风病的总病机。窍闭指脑窍闭塞，为神之大府受罹，风夹火、痰、瘀血，上扰神窍（脑），致脑络阻遏，窍闭神匿，神不导气，发为中风。

二、针刺法则的确立

石院士通过对中风病因病机的深刻分析，提出形成中风病的总病机是"窍闭神匿，神不导气"，因此，无论何种证型的中风，其病因病机发展都最终要通过这一总病机，方可形成中风病。可见，"窍闭神匿、神不导气"是中风这一疾病的根本病理基础和关键环节，那么，从辨病论治的角度看，切断这一关键环节，是治疗中风病的关键。所以中风的治疗当以"开窍醒神"最为首要，"醒脑开窍"针刺法的宗旨也在于此，开脑窍、醒脑神，使神能导气于五官九窍，导气于肢体，恢复脑神的功能。故确立"醒神（脑）开窍"这一首要治则；同时，在认识中风病因病机发展过程中充分注意到，虽然其起病突然、发病迅速，但其病理基础的形成则决非一朝一夕之变故，而是长期起居失宜、情志不调、饮食不节、劳逸无度而造成下焦肝肾亏虚、阴阳失调，在此基础上，故或有积损正衰，或有阴虚阳亢，并进一步发展至窍闭神匿、神不导气而成中风，因此，从辨证论治的观点出发，又十分注重肝肾亏损这一最常见、最重要的证型基础，从而同时确立"滋补肝肾"这一治则；另外，通过对中风病临床症状的分析，虽然中风病之半身不遂并非外邪同时而直接侵袭半侧肢体而为，但脑窍闭塞或昏仆或瘫痪后，患侧肢体功能活动受限，必然导致气血运行不畅，经络阻滞。因此，为了加快患者复苏和肢体功能恢复，也应当同时确立疏通经络的治则。由上所述，根据辨病论治与辨证论治相结合的原则，确立了中风病的治疗法则，即"醒脑开窍、滋补肝肾为主，疏通经络为辅"。

三、针刺腧穴的选择

传统治疗中风多宗散风活络之法，明显受外风致病说及治痿独取阳明的理论影响，选穴时以阳经穴为主，特别是多气多血之阳明经，选用肩髃、曲池、合谷、环跳、绝骨、解溪、足三里等。而石院士在取穴配方上，根据新的针刺治疗法则及中风病病情重、并发症多、病程长、病位深的特点，选择有醒脑神、开脑窍、通关启闭、通经导气作用的腧穴，以阴经穴为主、阳经穴为辅，改变了过去常规取穴，选用内关、人中为主穴，三阴交、极泉、尺泽、委中为副穴的配方，并针对中风后吞咽障碍、抑郁症、肌挛痿、手握固不伸、足下垂内翻、失眠、痴呆等不同的并发症、后遗症随证加减，发展成为一整套科学的、系统的、规范的治疗中风病等脑病为主的针刺方法。

"醒脑开窍"针刺法以内关、人中为主穴。人中为全身中痛觉最敏感的穴位，临床中也发现，长期针刺，有些人耐受较差，故选取印堂、上星透百会为第二主方。

内关为八脉交会之一，属心包络经之络穴，心包络为心之外卫，即可代心受邪，也能代心行令。《内经》认为心主神明，实际上指心脏功能对元神具有重要影响，与脑之关系密切而已。它主要通过心主血脉这一功能实现的。正如《灵枢·本神》篇之"心藏神，脉舍神"；《灵枢·营卫生会》篇之"血者，神气也"所云。西医学发现，脑本身几乎无能量储备，它的氧耗以及能量供给，完全依靠血液循环的补充，如果血供一旦减少或停止，则会引起脑功能及实质的损害。所以针刺内关可以调神开窍，使心神复明，对在里的神闭昏迷不语，在表的神不导气、肢体不用等都有治疗作用。

人中，为督脉、手足阳明之合穴，督脉为人体阳经之总汇，主一身之阳气，称为诸阳之首，督脉起于肾下胞中，上行入脑达颠，与心肾脑密切相关，而阳气的功能活动就是神的表现，所以针刺人中调节督脉，可以起到督统阳气、驾驭神机的作用，因而人中穴善于开窍、通关、醒神。历代医家极为常用。但多限于中风等症的急救。《针灸大全》记载："人中配中冲、合谷治中风不省人事。"《中风大全》记载："水沟、合谷等穴之针刺，以会知觉，皆是开关捷决。"《中国针灸学》也载明："水沟、百会通调督脉经气有开窍醒脑作用。"另外督脉为奇经之首，善能联系通调十二经，对全身阳气都有重要调节作用，所以针刺人中，不仅可以开窍，而且可以调理周身病变。

印堂为经外奇穴，属于头面，位于督脉循行线上，具有醒神清窍之功能。中医认为人头形圆象天，上星穴居头上，如星在天而得名，与百会穴同属督脉，百会穴在头的颠顶部，是足三阳经、肝经、督脉等多经之交会部位。督脉循行入脑，上颠与肝经相会，且督脉与任脉相接与冲脉同出一源，故针上星透百会可调阴阳，平肝息风，填精补髓，益气养血，醒神开窍。

三阴交属足太阴脾经，系足太阴脾、足厥阴肝、足少阴肾经之交会，有补肾滋阴、生髓的功能，髓主精，精生髓，脑为髓海，髓海有余则可促进大脑生理功能的恢复，三阴交还有通经导气的功能。极泉、委中、尺泽司疏通经络。

这体现了"以醒脑开窍、滋补肝肾为主，疏通经络为辅"的治疗原则，所以调元神，使之明达；顺阴阳，使之平衡；理气血，使之冲和；通经脉、穴道，使之遏制，虚实有别，兼而顾之。

四、针刺手法的确定

"虚则补之，实则泻之"是中医治疗大法，也是针刺手法的基本原则。由于针刺治疗的特殊性，同一选穴配方的进针方向、深度及施术手法的不同，其针刺效应也有差异。历代医家在漫长的临床实践中，不断总结创立了很多古典的针刺手法及对穴位深浅、方向的具体要求，大多数至今仍为针灸临证所沿用，但是，应当看到，由于历史条件的限制和各种因素的影响，有些内容还不尽完善。石院士通过对中风病之特点、所选腧穴的特异性的分析和临床实践的不断探索，对这一针刺治疗方法的穴位，在进针方向、针刺深度和施术手法等方面做了重大创新，使之操作严格规范，有量学相应指标，这样使本法的操作趋于科学化、规范化及实用化，这种规范操作临床可重复性极强，也是提高临床疗效的关键。

五、醒脑开窍针刺法组方及操作

醒脑开窍针刺法之所以有效的重要原因之一，是其有严格的组方原则，尤其在操作上有着特殊的规定。临床应用中主穴是最为重要的，起到醒神开窍、通调元神的主要功效，也是醒脑开窍针刺法区别于传统针刺法的核心之一。

在长期大量的脑卒中临床工作中发现如果每日针刺内关、人中穴时间过久，随着病情的好转，患者意识、运动及感觉功能的恢复，有些患者因为疼痛而拒绝再继续针刺内关、人中穴，同时如果针刺次数过多，上述二穴的局部皮肤、肌肉组织增生，局部变红变硬，更加重针刺时的疼痛，也影响施针。于是石学敏教授又提出醒脑开窍的第二组主穴，主要作为主穴之方 I 的替换穴位使用。

（一）主方 I ——人中、内关、三阴交

先刺双侧内关，继刺人中。内关位于腕横纹中点直上 2 寸，两筋间，直刺 0.5~1.0 寸，采用提插捻转结合的泻法。即左侧逆时针捻转用力，自然退回；右侧顺时针捻转用力自然退回。配合提插，双侧同时操作，施手法 1 分钟。人中位于鼻唇沟上 1/3 处，向鼻中隔方向斜刺 0.3~0.5 寸，采用雀啄手法（泻法）。针体刺入穴位后，将针体向一个方向捻转 360°，使肌纤维缠绕在针体上，再施雀啄手法，以流泪或眼球湿润为度。

（二）主方 II ——内关、印堂、上星透百会、三阴交

先刺内关，手法操作同上。再刺印堂，继刺上星。印堂穴刺入皮下后使针直立，采用轻雀啄手法（泻法），以流泪或眼球湿润为度。上星沿皮刺透向百会，施用小幅度、高频率、捻转补法，即捻转幅度小于 90°；捻转频率为 120~160 转 / 分钟，行手法 1 分钟。

三阴交位于内踝直上 3 寸，沿胫骨内侧缘与皮肤呈 45° 角斜刺，进针 0.5~1.0 寸，针尖深部刺到原三阴交穴的位置上，采用提插补法，即快进慢退，或者可以形容为重按轻提。针感到足趾，下肢出现不能自控的运动，以患肢抽动 3 次为度。三阴交仅刺患侧，不刺健侧。

学术思想

（三）辅穴——极泉、尺泽、委中

根据极泉穴的解剖特点，醒脑开窍针刺法将其延经下移 1~2 寸，避开腋毛，在肌肉丰厚的位置取穴。直刺 1~1.5 寸，施用提插泻法，以上肢抽动 3 次为度。

尺泽取法应屈肘为内角 120°，术者用手托住患肢腕关节，直刺进针 0.5~0.8 寸，用提插泻法，针感从肘关节传到手指或手动外旋，以手外旋抽动 3 次为度。

委中取仰卧位抬起患肢取穴，术者用左手握住患肢踝关节，以术者肘部顶住患肢膝关节，刺入穴位后，针尖向外 15°，进针 1~1.5 寸，用提插泻法：以下肢抽动 3 次为度。

主穴之方 I、方 II，侧重于醒脑开窍、滋补肝肾，通过调元神、利脑窍、补肝肾、充脑髓，达到以神导气、以气通经的功效。

辅穴则侧重于疏通经脉、调和气血，通过经络通畅、气血顺调，达到气行血和、神安窍利，以利于痿废功能的康复。

所以，醒脑开窍针刺法的主穴方 I、方 II 和辅穴适用于脑卒中的各个阶段，也适合用于脑卒中的各种证型。一般来说，只要没有系统地接受正规醒脑开窍针刺治疗的患者，开始治疗的前 3 天使用醒脑开窍针刺法主穴之方 I。3 天以后主穴之方 I 和主穴之方 II 可以交替使用，或仅用主方 II。

当然，醒脑开窍针刺法的选穴、配方、进针手法、方向、深浅等认识，不是一气呵成的，也经历了一个由浅入深、反复实践、不断提高、逐步完善的过程，这一过程大体可分为 2 个阶段，1976 年以前为试验阶段，1976 年以后为比较成熟阶段，而且随着疗法的不断完善，疗效也逐步提高。在醒脑开窍针刺法的提出、形成、发展到完善的整个过程中，始终立足于整体，着眼于治病求本的原则。

六、"醒脑开窍"系列针刺法的特色

中风急性期病机关键为"窍闭神匿、神不导气"。故治疗重在开窍醒神，恢复神气的支配作用，使神能导气于偏瘫肢体，偏瘫肢体导气要先阴后阳。神气以"动"为表现，"针刺之要，气至而有效"，而肢体运动以手足三阴经经气为主为先，手足三阳经经气为辅为后，故先取阴经穴位，极泉、三阴交等要求针感"窜、动、抽"，以"动"治静。脑病的另一个病机就是升降失司，清浊混淆。中风中后期则用升清降浊之法，以防窍闭日久，元神损伤，心神不能复明，临床导致意识丧失、痴呆及运动功能的永久性丧失。故神醒之后则需要养神、调神。所以说，醒脑开窍系列针刺法是全面治疗中风和针灸治神理论的典范。"醒法"不仅用于治疗中风，还广泛地应用于各种脑病，特别是治疗中风病急性期的关键在于注重神的治疗，主、副、配穴合理组合，针刺方法独特，注重激发经气，手法量学标准，注重科学规范。

七、"醒脑开窍"针刺法的创新点

（一）中风病病因病机上的创新

"窍闭神匿"为中风病根本病机。

（二）选穴、配方上的继承与创新

（1）以阴经穴为主、阳经穴为辅，改变了历代沿用的以阳经为主、阴经为辅的治疗原则。

（2）在主治功能上以"开窍启闭"改善元神之府大脑生理功能为主，以疏通肢体经络之气为辅。

（三）在针刺方向、深浅及施针手法上的继承与创新

具有规范化的针刺手法量学标准。

第六节　针刺手法量学

石院士认为针刺治病的过程就是在明辨虚实、确定选穴的基础上运用各种手法予以补泻的过程，以达到补虚泻实、调整阴阳的治疗目的。针刺手法是针灸治疗学中的重要组成部分，与临床疗效直接相关。针灸并不是仅仅把针扎入穴位那么简单，针灸手法如同外科手术的基本术式，有自身的特点。打针、输液、口服药物都有剂量的要求和次数的要求，这是基于药代动力学

等一系列研究所然。各种针刺手法从性质上讲，均属于机械性刺激，所以无论是补法还是泻法也都涉及一个刺激量即治疗剂量的问题。各种补泻手法在操作时采用多大的"剂量"，这是历代未能搞清的问题，也是困扰针灸传承的一个问题。医家们或据师承之法，或凭有限的经验来确定针刺的量，缺乏标准。

针灸刺激量的标准化直接关系到针灸的临床疗效，是当今针灸学者研究的重要课题之一，也是针灸治疗学从临床经验学说跨越到科学数据总结的重要一步。针刺手法量学是关系到针刺疗效的关键环节，历代针刺手法在这方面概念模糊，缺乏规范操作，医者难以掌握。他认为，针刺手法的实施是针刺技术层面的核心，而现在针灸临床上有一种忽视甚至不讲手法的趋势，这是倒退，是不对的。每一位针灸学者都应该将治疗有效病种的处方与腧穴、针刺方向与深度、选择手法与施术及留针时间、针刺间隔时间等最佳参数详细记录或报道。有条件者，还应进行规范和非规范针刺手法的对比研究，为整体针灸量学标准化增砖添瓦。

一、《黄帝内经》中手法量学的雏形

石院士认为，早在《黄帝内经》中就已有诸多有关针灸"量"的论述，尽管在"量"的描述方面还很模糊，甚至对有些论述非常费解和不可思议，但从多角度做了许多原则性的提示，反映了手法量学的思想，体现了处于萌芽状态的量学观。这对后世针刺手法的发展具有一定的影响。

针刺深浅、留针时间等是针刺手法操作的重要环节之一，对针刺手法的治疗剂量有一定影响。一般而言，针深则刺激量较大，针浅则刺激量较小。留针时间的长短是影响维持针刺刺激量的一个重要因素，它可使针刺的刺激得以持续。关于针刺深浅、留针时间，《内经》从病程长短、病证虚实寒热及患者体质等方面进行了论述，多用"留之""留久之"等做了较笼统的规定。《灵枢·经水》篇以呼吸次数规定了十二经脉留针时间，但其最长"留十呼"，最短"不过一呼"。石院士认为，若按脉搏每分钟跳动 70 次左右，并结合《素问·平人气象论》篇"人一呼脉再动，一吸脉亦再动"，计算 1 分钟呼吸次数在 18 次左右。这就是说"经水"篇所云的时间最长半分多钟，最短 1/18 分钟（约 7.5 秒）。这里的呼吸次数，似可理解为进行手法操作的时间而非留针时间。两次针刺之间间隔多长时间以及总的针刺次数（疗程）反映了刺激频度和蓄积量，是针刺手法量学的一个重要方面。

二、手法量学概念

针刺与药物治疗不同，是通过对机体特定部位的刺激（经络、腧穴、经筋、皮部等）来调整、调动、修复、改善自身平衡和祛除疾病的方法，最终完成机体的康复，没有任何物质输送给机体。影响针刺对机体刺激的反映的一些因素应归属于手法量学的范畴。包括处方与腧穴的有效性、体位与取穴的准确度、针刺方向与进针深度的标准、选择规范手法与施术时间的标准、针刺效应在机体内持续时间与衰减过程等。

石院士从20世纪70年代开始，就先后对针灸治疗有效的10余种疾病进行了手法量学研究，初步探求了针刺手法量学的规律，为针刺手法量学标准化研究奠定了基础。在以醒脑开窍针刺法治疗中风病的量化手法研究基础上总结了"椎基底动脉供血不足""无脉症""支气管哮喘""冠心病""胆石症""高血压""习惯性便秘""截瘫""颈椎病及腰椎间盘突出症"等9种病证的针刺量学规律，并通过严谨的实验研究，率先提出针刺作用力方向、大小、施术时间及两次针刺间隔时间等针刺手法量学的四大要素，改变了历代针刺缺乏计量的状态，确立了针刺手法量学的概念和内涵，使传统的针刺手法向规范化、量化发展，丰富和发展了刺灸学。另外，历代文献对于腧穴主治功效的认识只是罗列了一些病证，而缺乏用中医理论对穴位的功效进行高度的归纳和总结，以明确其主治证候，他根据历代文献并结合现代临床实践，首次对14条经脉361个穴位的功效进行了系统的归纳和总结，完善了腧穴学的理论体系。

（一）针刺补泻手法的定义和理解

有关捻转补泻手法，古今论述颇多。近代规定：大指向前为补，向后为泻；捻转幅度小、用力轻为补，幅度大、用力重为泻。这是迄今比较具体的操作手法及顺序，在临床上确有一定的指导作用，但在操作时，仍有迷惑不解之处，如"大指向前为补，向后为泻"，医生和患者成什么体位，医生用左手还是右手施针，或两手施针，均未具体说明，故单纯提大指向前或向后是说明不了问题的。另外，捻转幅度小，用力轻和捻转幅度大、用力重，其轻重大小均无量学概念，致使医者处于茫然状态。经临床及电生理观察，特提出如下理解。

1. 作用力方向的捻转补泻

古代记载的"拇指向前为补，拇指向后为泻"就是指医者在施行手法时拇指开始作用的作用力的方向。只是古人并未标明医患所处的体位，使后世医家难以遵循。通过大量临床对比试验，在诸多疾病中发现比较一致的规律性。归纳出：以任督二脉为准，左右侧捻转时作用力的方向，向心者为补，离心者为泻，机体左侧作用力方向顺时针，右侧逆时针捻转用力为补法。具体操作为捻转时加压用力，倒转时自然退回，一捻一转连续不断，即为捻转补法。至于捻转泻法，其作用力的方向左右两侧均为离心，即左侧为逆时针、右侧为顺时针者为泻。任督二脉的经穴多采取小幅度高频率为补、大幅度低频率为泻的捻转手法。当然，此处所述的捻转是指作用力的方向，向确定的方向用力捻转，然后使针体自然退回原位。用力捻转的幅度与自然退回的幅度相等。

2. 作用力大小的捻转补泻

捻转作用力的大小，实际是捻转手法对局部的刺激强度的衡量，换言之，就是刺激不同患者的感觉不同。捻转补泻手法中，"捻转幅度小用力轻为补，幅度大用力重为泻"的概念，经实验证明：前者是指捻转时施行小幅度高频率捻转，其捻转幅度＜90°、频率在120次/分以上，才能达到补的作用；后者是指大幅度低频率的捻转，其捻转幅度＞180次/分、频率在40~60次/分，才能达到泻的作用。

3. 捻转手法持续施术时间

通过大量多病种研究证明，捻转手法的刺激时间（手法持续施术时间）1~3分钟为最佳参数。

4. 治疗作用在机体内持续时间的最佳参数

通过大量多病种研究和部分实验研究证明：针刺治疗作用一般在机体内存留6~8小时后开始衰减，24~48小时基本恢复到针前水平。对于提插手法也具体提出：提插形式、针刺效应以及效应程度多项量学标准。这使传统的针刺手法向规范化、量化的方向发展，使针刺疗法更具有规范性、可重复性、可操作性，填补了针灸学历史上的一个空白。

临床上应根据以上四大要素来决定"计量"。当然，机体接受刺激的强度存在较大的个体差异，还应根据患者的体质、胖瘦等因素进行适当的调整，但不能因此而认为针刺手法的刺激量是不能确定的。另外，针刺的深度实际上是决定针刺刺激量的另一重要参数，临床应予以重视。如中风病针刺极泉、委中、三阴交等穴以提插手法，至上下肢抽动3次为度，外伤性截瘫的夹脊针刺（不全损伤），用提插手法使胸椎夹脊穴产生躯体紧束感，腰椎夹脊穴产生向外生殖器及双下肢放射感，都是提高疗效的重要环节。通过针刺手法量学的研究将针灸治疗学剂量标准化、临床治疗理论科学化，这项研究为针灸治疗学奠定了科学化的基础。他主持完成的"针刺手法量学研究"成果获得1986年度全国（部级）中医药重大科技成果乙等奖。

（二）捻转补泻手法量学的要素

（1）作用力的方向是决定补和泻的重要因素之一。

（2）捻转的补泻和作用力的大小有直接关系。

在施行补法时，医者手指轻轻地捻转，然后自然退回，形成一个有节奏的捻转频率，以达到徐徐地激发经气的作用。如治缺血性的头痛或眩晕，补法针风池穴时，从脑血流仪上可反映出脑血管缺血状态得到逐渐改善，其临床症状随之解除。在施行泻法时，医者手指、腕及全臂协调用力，其作用力较大，能迅速激发经气，以达到气至病所的目的。如胆结石患者，当取阳陵泉和日月时，可迅速促使胆囊收缩加强，Oddi 括约肌松弛，以达到排石作用。

（3）施行捻转补泻手法所持续时间的最佳参数。

在手法中施术所持续的时间与治疗效果有着至关重要的意义，亦是手法量学中的核心。究竟施术多长时间为最佳治疗参数，在古典医籍中如《针灸甲乙经》只提到某穴在施行手法时留一呼一吸或两呼两吸，按照这种量学规定是远远达不到治疗作用的。我们认为：捻转补泻手法最佳施术参数，每个穴位的操作时间为1~3分钟。如"无脉症"取太渊、人迎穴施手法1分钟为最佳治疗参数。因此，只有找出和确定每一个证或病的最佳治疗参数，才能使针灸的临床研究提高一步。

（4）施行捻转补泻手法后，其治疗作用持续时间的最佳参数。

临床上嘱患者每天针灸1次或隔日1次或每周2次，往往缺乏科学根据。石院士经过10年临床观察认为，每次针刺治疗后都有一定的、持续的治疗作用，其持续时间因病而异。如针刺人迎穴治疗脑血管疾病（中风），1次治疗所持续的最佳治疗作用时间是6小时。在针刺过程中发现，针刺后20分钟，其脑血流图改变最明显，持续到6小时，供血开始衰减，为此应6小时蓄积一次针刺治疗。在研究针刺治疗"支气管哮喘"时，当施行捻转补法1~3分钟后，肺内哮鸣音逐渐消失，患者症状缓解，最佳有效治疗时间可达3~4小时，此后继续进行针刺治疗，才能达到有效的蓄积作用。

近年来，在临床中对一些疾病采用针刺最佳施行手法的时间进行了观察研究，找到了某些规律。

第一，椎基底动脉供血不足。包括脑动脉硬化反映在基底动脉方面的症候群，或因颈椎增生压迫椎动脉而供血不良，共54例患者，取风池、天柱、完骨三穴，各穴均以小幅度高频率捻转补法3分钟，每日治疗2次。通过脑血流图对比枕乳导联的波幅均高于治疗前的水平，患者自觉症状亦得到相应的改善。同时对部分患者用XLJI型双导脑血流图分别描记，施手法后即刻、2小时、4小时、6小时的枕乳导联图型，观察结果为：波幅增高，重搏波出现，提示供血有改善，血管弹性增加，这同临床改善是一致的。

第二，无脉症。15例患者取穴人迎、太渊（下肢无脉同时加气冲、冲阳），均采用小幅度高频率捻转补法，每穴施手法1分钟，唯针刺人迎穴时直刺进针，让针感放射直达指端，然后稍提针，再施小幅度高频率捻转手法1分钟，每日2次，寸口脉当即可触之，但不持久，经3~5天治疗，脉搏可触及，患肢血压接近正常水平，患者自觉症状相应好转。对半数患者做了针刺前后肢体血流测定，经治疗后肢体血流波幅明显增高，提示患肢供血状况得到改善。

第三，支气管哮喘、哮喘型支气管炎。取大椎、大杼、风门、肺俞、心俞、膈俞，均为小幅度高频率捻转补法，基本上每穴施针1分钟，听诊肺中哮鸣音逐渐消失。如哮鸣音存在说明还未达治疗量，继续运针施法，直至哮鸣音消失为止，最长施手法时间3分钟左右。

第四，冠心病。取内关、心俞、膈俞、膻中，均用捻针补法，施针2分钟。

共观察20例患者，S~T段在原来基础上有所提高，T波波幅相应增加；

捻转泻法，使 S~T 段在原来基础上有所下降，T 波波幅无明显改变。这为针刺治疗冠心病的配穴及使用补法打下了基础。

临床上应根据以上四个要素来决定"剂量"。当然，机体接受刺激的强度存在较大的个体差异，但不能因此而认为针刺手法的刺激量是不能确定的。人虽各不相同，但就像各项生理参数的正常值一样，各有一定限度，超过则患者不能忍受；不及则起不到治疗作用。因此除上述四大要素外，临床上还应根据患者的体质、肥瘦等因素对手法量学进行适当的调整。另外，针刺的深度实际上是决定针刺刺激量的一个重要参数，临床应予以重视。这里由于主要讲的是在针刺一定深度后进行捻转补泻的手法量学，故未讲针刺的深度。手法量学的研究工作十分艰巨，其影响的因素很多。因此，研究工作应该逐步进行。如果我们的针刺手法能够具有科学的量的规范，那将不仅是手法研究的一大突破，亦是针灸治疗学的重大突破。

第七节　经筋刺法

"经筋刺法"是石学敏院士汲取中医学"经筋理论"的精华，并结合长期临床实践及西医学而创立的，对经筋病的理、法、方、穴、术见解独特，具有丰富的思想内涵及学术价值。

一、对经筋概念的认识

十二经筋出自《灵枢·经筋》，是经络系统的重要组成部分之一。《说文解字·筋部》："筋，肉之力也。从力，从肉，从竹。竹，物之多筋者。"石院士认为，今天我们知道人体产生力量靠的是神经冲动和肌肉收缩，从现代意义看，《内经》中所指的筋就是神经和肌肉（包括结缔组织）。《素问·厥论》："前阴者，宗筋之所聚，太阴阳明之所合也。"这指出生殖股神经和髂腹股沟神经直通于生殖器，宗筋是最粗大的腰骶神经干。《素问·痿论》提出："宗筋主束骨而利机关者也。"束骨即指骨的关节连结处，涉及的是解剖学的韧带学内容。关节面、关节囊和关节腔、滑膜皱襞、韧带、关节盂、关节盂缘等，均属于经筋学的范畴。具有"利机关"主司关节运动的功能。《素问·五脏生成》曰：

"诸筋者皆属于节。"筋连于关节，能屈能伸，故诸筋者，皆属于节。另外筋具有保护作用。筋满布于躯体和四肢各部，对人体重要的脏器组织能起到一定的保护作用。《灵枢·经脉》："骨为干，脉为营，筋为刚，肉为墙。"《灵枢》专立"经筋"篇，其与"经脉"篇相映对举，在书写风格、主病、治则诸方面均分别对应描述，充分体现了"经筋"与"经脉"的独立地位和各自的相应学术体系和应用范围。《内经》以后，对经筋理论和应用的研究不多。经筋病变有其特殊的发病机制和发生、发展、传变规律。随着对它的深入研究，经筋理论将成为中医学辨证论治体系的一门新学科。

二、经筋病候特点

石院士认为，《灵枢·经筋》篇里记载的十二经筋病候既包括在十二经脉病候之中，又有经筋为病的特点。病理情况下经筋的病候主要表现为该经筋循行所过之处的筋肉发生与运动障碍和疼痛有关的疾患，如弛纵、挛急、掣痛、转筋、强直、口僻及肩不举、膝不可屈伸之类。如《素问·痹论》："痹在于筋，则屈不伸。"《素问·长刺节》："病在筋，筋挛节痛，不可以行，名曰筋痹。"《灵枢·经筋》："经筋之病，寒则反折筋急，热则筋弛纵不收，阴痿不用，阳急则反折，阴急则不伸。"此外，还有如耳痛、耳鸣、视力不足等五官证候及喘息等内脏证候，这都是由于经筋所"结"的部位而致。临床上常见的周围性面神经麻痹，因闪挫伤引起的肌腱或韧带等软组织损伤以及肌肉的萎缩不用等，也都属于经筋病的范畴。病理过程主要为经筋受损和经筋失养，其病因病机主要有风寒湿热之邪外侵、跌打闪挫、强力负重、脾胃虚弱、肝血不足等。临床上多用于治疗面神经麻痹、软组织损伤、肌肉萎缩、顽固性疼痛等病症。

三、经筋病辨证要点

《灵枢·经筋》记载十二经筋所主病候几十余种，涉及四肢、关节、头项、五官、躯干、脏腑多个部位。临床辨别诸多经筋病，当掌握以下要点。

1. 辨病位

即根据经脉（筋）循行部位和脏腑所属部位确定经筋病位。具体方法：

从经筋病症出现部位进行定位；从经筋功能异常的局部进行定位；从经脉（筋）相关脏腑功能特性进行定位。

2. 辨病性

即综合患者一系列症状、体征，按照八纲进行辨证，确定疾病性质。

3. 辨阴阳

阴阳在经筋病候中表现为：两组相拮抗又相互协调肌群的病变；筋肉组织中两种相对立的病理变化，即筋急为阳、筋缓为阴。通过阴阳辨证可掌握经筋病变部位及机体功能状态。

4. 辨寒热

寒热在经筋发病中，属病因辨证范畴。《灵枢·经筋》曰："经筋之病，寒则筋急，热则筋弛纵不收。"通过寒热辨证可掌握经筋病候发病原因及病情发展变化情况。

5. 辨表里

在经筋中，行于体外者属表，行于体内者属里，病发于表出现四肢、躯干、头面部筋急、疼痛及功能障碍等，病发于里则出现脏腑病症。

6. 辨虚实

经筋病属实者多为感受外邪、跌打损伤所致，属虚者多为脏腑虚弱、气血不足所致。通过虚实辨证可掌握机体邪正盛衰的状态，以判断预后。

四、经筋刺法特点

根据经筋病候特点而立的"经筋刺法"是石学敏院士汲取中医学"经筋理论"的精华，并结合长期临床实践及西医学而创立的。《素问·调经论》云："病在筋、调之筋。"《灵枢·经筋》："治在燔针劫刺，以知为数，以痛为腧。"杨上善道："腧，谓孔穴也，言筋但从筋所痛之处，即为孔穴，不必要须依诸腧也。以筋为阴阳气之所资，中无有空，不得通于阴阳之气上下往来，然邪之入膝袭筋为病，不能移腧，遂以病居痛处为腧。"石学敏院士依据现代临床知识，将这里的"腧"引申理解为压痛点、反应点、高应力点，更体现了《素

学术思想

问·调经论》中"病在筋，调之筋"的经筋病治疗思想。

《灵枢·卫气失常》中指出："筋部无阴无阳，无左无右，候病所在。"经筋病阴阳辨证不明显，故针刺筋之左右、无伤骨骼、血脉、脏腑。基于此石学敏院士指出，经筋刺法应多采取浅刺、排刺及一针多向透刺、围刺等针法，该针法综合了《灵枢·官针》篇中的分刺、恢刺、合谷刺等，即"分刺者，刺分肉之间也""恢刺者，直刺傍之，举之前后，恢筋急""合谷刺者，左右鸡足，针于分肉之间"。

第八节　刺络疗法

近世针灸临床有存毫针刺法和部分灸法而忽视九针中砭法的倾向。石院士详研刺血疗法，临证善用泻血之法。沉症顽痼多有瘀阻脉络之特征，泻血可使瘀浊即去，经络顿通，常奏桴鼓之捷效。如：《灵枢·小针解》篇云："满则泻诸，气口盛当泻也，菀陈则除之，去血脉也。"《素问·腰痛》篇云："刺之血射以黑，见赤而已""横脉出血，血变而止"等等，指出：刺络疗法具有清热解毒、通经活络、消痈散结、活血止痛、祛瘀除邪之功效，对于表虚阳热，气血瘀阻，风毒疫邪所致之病症确有良效，只要辨证准确尽可大胆用之。石院士对支气管哮喘、三叉神经痛、面肌痉挛、周围型面瘫急性期、风湿性关节炎、类风湿关节炎、诸神经痛、软组织损伤、丹毒、急性乳腺炎、淋巴腺炎、静脉炎和带状疱疹等多种疾病应用刺络疗法。

一、历史沿革

刺络拔罐的基础是放血疗法。其历史可追溯到史前的新石器时代的砭石治病，如《说文解字》所说："砭，以石刺病也。"其中就包括了放血和排脓的治法。刺血法最早的文献记载见于马王堆出土的《五十二病方》。先秦时期的《黄帝内经》中明确有刺血疗法的论述就有40多篇，标志着刺血疗法已达到了一个新的高度。首先，金属针具代替了砭石，《灵枢·九针十二原》中的"九针"，其中锋针"刃三隅"，接近现代的三棱针，是放血的专用工具，可以治疗"痼疾"。其次，在理论方面提出了"满则泄之，菀陈则除之"（《灵枢·九针十二原》)的治疗原则,《灵枢·小针解》进一步解释:"菀陈则除之者,去血脉也。"并认为"凡治病必先去其血"(《素问·血气形志》)。对瘀血证的诊断、治疗颇为详尽。此外,《内经》还比较详细地介绍了用刺血法治疗各种疾病,包括发热、各种疼痛、疟疾、臌胀、癫狂、痉病、癃闭、咳喘、喉痹、疝瘕、闭经、目赤肿痛、疮疖肿毒、扭挫伤等。刺法也多种多样,如"络刺""赞刺""豹文刺"等,以适应不同病证的需要。后世刺血疗法也有较大的发展,并在实践过程中与拔罐法相结合,形成了刺络拔罐法。晋代葛洪《肘后备急方》有用"针角"之治病的记载,已经把针刺与拔罐(拔罐法古代又称为"角法")相结合用于临床。唐代王焘《外台秘要》也较为明确地记载了用刺络拔罐法治疗疾病,其云:"先以针刺蛰处出血,然后角之。"但是不论操作方法或临证施治,都比较简单、粗浅,没有形成系统的理论体系。此后,刺血疗法的治疗范围不断被扩大,广泛应用于内、外、五官等科。历代医家中,许多名医都擅长刺血疗法,其中以金元四大家的张从正最具代表,他用刺血疗法治愈了自己顽固的目疾,故对该疗法极为推崇,理论上也有新意,他认为刺血疗法属汗法,"出血乃发汗之一端",汗血同源,邪可从汗而散,也可随血而泄,并认为刺络放血攻邪最为迅速。此外,《儒门事亲》中记载的针刺医案共30余则,几乎都是刺血疗法的案例。李东垣对刺血疗法仅用于实热证的观点有所突破,将点刺出血应用于某些虚证的治疗。明清时期,刺血疗法还被广泛用于急症、重症,如昏迷、瘟疫等,如清代郭志邃在《痧胀玉衡》一书中,共载各种痧证80余种、附案20余例,其中绝大多数为放血或配合药物治疗而愈。

二、理论基础

刺络疗法源于《灵枢·官针》中"凡刺有九"的"络刺","刺小络之血脉也",可泻瘀血邪气,固守经隧,以防大乱。《灵枢·小针解》云:"满则泻之者,气口盛而当泻之也,菀陈则除之者,去血脉也。"《素问·刺腰痛》说:"刺之血射以黑,见赤而已","横脉出血,血变而止"。《灵枢·官针》说:"四曰络刺,络刺者刺小络之血脉也",其作用特点在于泻"阴阳俱有余"而不伤正气,这说明刺络疗法是否能取得良好疗效,出血量是关键。并指出,出血量的判定,应以出血颜色的变化为依据。因邪气居于人体,所以刺其病变部位,

学
术
思
想

75

出血"其色必黑"，而当"血尽邪出"则出血颜色变红。正如《医学源流论》说："凡血络有邪者，必尽去之，若血射出而黑，必会变赤，见赤为止，否则病必不除而反为害。"单纯刺络法为血液自然流出，这样很难达到《内经》所要求的出血量，往往不能获取良效。在临床中，石学敏院士观察到若血液自然流出，或稍稍挤压针刺局部，往往瘀血留注不消，贼邪伏而不退，虽有祛邪散风、疏经通络之作用，但难求其尽，不能达到尽去其邪之效果。故施加压之法，于病变部位点刺后加以拔罐，这样医生可以透过玻璃罐直接观察血量，达到预定标准，即行起罐，血尽邪出，所以疗效迅速。

三、针法特点

刺络拔罐是刺血术与拔罐法相结合的独特针刺方法。临床操作是在辨证选取穴区的前提下，用三棱针或七星针、梅花针等，对穴区点刺或叩刺，再行拔罐，在局部吸拔出较多瘀血，从而达到疏通经络、祛瘀生新、调整阴阳的治疗目的。石学敏院士根据多年临证体会，认为瘀血邪气的成因有多种，包括外伤跌仆、风寒入络、痰瘀痹阻以及正气不足等。通过刺络拔罐来疏通经络中壅滞的气血，使机体的生理功能恢复正常。石院士的刺络术操作包括刺络术、闪火拔罐术。石学敏院士运用刺络疗法，强调选穴配方。如对臂丛神经痛，石院士治以行气活血、通经止痛之方。养老为手太阳郄穴主治急性疼痛，天宗、肩外俞系小肠经穴，痛点多位于手太阳小肠经之所过，取之可疏通经络、活血以止痛。

四、机制探讨

关于刺络拔罐法的作用机制探讨，古今文献均较少论及。根据石学敏院士的多年临证体会，认为瘀血邪气的成因有多种，包括外伤跌仆、风寒入络、痰瘀痹阻以及正气不足等。因此，刺络拔罐的作用是多方面的：既可祛邪，也可补虚；既可温经，又可泄热。

（一）活血通络

活血通络是通过刺络拔罐来疏通经络中壅滞的气血，使机体的生理功能恢复正常，是刺络拔罐最主要、最直接的作用，凡临床有瘀血阻络之病证，皆可用刺络拔罐法治疗。如临床研究证明，高血压病往往与血液动力学异常有关，采用刺络拔罐治疗后在血压降至正常的同时，较高的血黏度指标也得以下降，证明刺络拔罐确有活血化瘀之效。治疗颈椎病时，则可见微血管襻扩张，血流加快，改善局部的血液循环，促进新陈代谢，加速对劳损组织的修复。

（二）祛瘀生新

某些疾病因经脉不通，导致气血不和，阴阳失调，进而影响五脏六腑的功能，气血失其温煦、濡养的作用，使肌肉、筋脉、腠理无以滋养，所谓"瘀血不去，则新血不生"。此类患者常表现为虚实夹杂证，刺络拔罐有活血祛瘀通络之功，可起到泻实补虚、祛瘀生新的目的。从西医学理论分析，刺络拔罐可刺激骨髓造血功能。此外，刺络拔罐可造成局部组织高度充血，一方面可刺激网状内皮细胞的吞噬功能；另一方面，出血可造成自身溶血现象，细胞内释放的组织胺等物质可刺激机体加强免疫功能，增强机体的抗病能力，从而有益于身体的康复。

（三）温经散寒

张从正认为"出血乃发汗之一端"，这也反映了刺络拔罐有祛风散寒的作用。在临床治疗过程中，我们经常听到患者的反映，说原先畏寒怕风的部位，经刺络拔罐后局部感觉温暖，畏寒的症状逐渐消失。究其原因，石学敏院士认为此与活血化瘀、改善局部的血液循环有关，所以刺络拔罐法可广泛适用于风湿痹痛，如骨质增生、漏肩风、类风湿关节炎、腰肌劳损等。

（四）祛风除湿

临床上有时可见拔出的瘀血颜色较淡、水分较多，中医认为这些患者湿邪偏重，而西医学则往往认为局部有水肿，如周围性面瘫急性发作期、风湿性骨关节炎等，在水肿局部刺络拔罐，一方面可以使血管扩张，加快局部的血液循环，促进水肿的消散；另一方面火罐的负压直接把局部的水液吸出来，减轻对病变组织的压迫。所以当拔出大量水分时，患者的症状可以得到迅速的改善。

（五）通络止痛

石学敏院士在临床治疗中发现刺络拔罐具有极好的止痛作用，尤其对运动系统软组织急性扭伤或劳损引起的疼痛，疗效颇佳。其止痛作用机制是通过活血通络实现的，正所谓"不通则痛""通则不痛"。从西医学角度来分析，则是刺络拔罐对损伤局部起到了减压作用，当拔出大量瘀血时，原来肿胀对皮下痛觉感受器的挤压、刺激减少。另外，刺络拔罐可改善损伤局部的血液循环，加速对致痛物质的稀释，从而减轻了疼痛的感觉。

（六）泄热消肿

对热毒壅结之疮痈疖肿等外科病证，也可用刺络拔罐法治疗。本法可直接通过火罐的负压作用，清除局部脓毒瘀血，刺络则使其更易拔出，从而加速局部炎症的消散，促进创口愈合。

临证经验

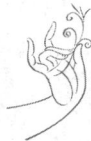

第一节　内科疾病

一、脑卒中

脑卒中，为急性起病、迅速出现局限性或弥漫性脑功能缺失征象的脑血管性临床事件。如短暂性脑缺血发作、脑梗死（如脑血栓形成、脑栓塞、腔隙性梗死）、脑出血、蛛网膜下腔出血、其他动脉性疾病（如脑底异常血管网病、脑动脉盗血综合征、脑淀粉样血管病、伴有皮质下梗死和白质脑病的常染色体显性遗传性脑动脉病）、颅内静脉窦及脑静脉血栓形成等。本节重点涉及短暂性脑缺血发作、缺血性脑卒中、脑出血、蛛网膜下腔出血等。

本病属于中医学"中风"范畴。正气不足，邪气入侵，外风引动痰湿；或肝肾阴虚，阴虚阳亢，阳化风动；或五志过极、妄自过劳，化火动风；或痰湿内蕴，热痰搏结；或气滞血瘀；均可蒙蔽清窍、窍闭神匿发为中风。本病是虚（阴虚、气虚）、火（肝火、心火）、风（肝风）、痰（风痰、湿痰）、气（气逆）、血（血瘀）六方面相互影响、相互作用的结果。病位在脑，与心、肝、脾、肾相关。石学敏院士认为以肝肾阴虚为根本，窍闭神匿、神不导气为病机关键。

针灸治疗中风是中医的特色之一，历代至今，皆以"潜阳息风，疏通经络"为主要治则，取穴则遵循"治痿独取阳明"的原则，以多气多血之阳明经穴为主。石院士继承创新，突破古训，针对"窍闭神匿"之病机，创"醒脑开窍"针刺法治疗中风，以督脉穴位和阴经穴为主，配合严格的针刺手法量学，以外达内，激发神气，可收立竿见影之效。

【针灸治疗】

1. 治则

醒脑开窍，滋补肝肾，疏通经络。

2. 处方

（1）主方

主方Ⅰ：内关、水沟、患侧三阴交。

主方Ⅱ：内关、上星透百会、印堂、患侧三阴交。

（2）辅穴：患肢极泉、患肢尺泽、患肢委中。

（3）配穴：椎基底动脉供血不足者，加风池、完骨、天柱；手指握固者，加合谷、上八邪；吞咽障碍者，加风池、廉泉、天突；语言謇涩或舌强不语者，加上廉泉、金津、玉液点刺放血；足内翻者，丘墟透照海；症状性癫痫者，加大陵、鸠尾；便秘者，加双侧丰隆，左侧水道、归来，左外水道、外归来（自定腧穴）；小便失控者，加关元、中极、曲骨；肩周炎者，加肩髃、肩髎、肩贞、肩中俞、肩外俞，痛点阿是穴刺络拔罐；血管性痴呆者，加百会、四神聪、四白、太冲。

（4）操作：主方Ⅰ先刺双侧内关，位于腕横纹中点直上2寸，两筋间，直刺0.5~1.0寸，采用提插捻转结合的泻法。内关穴捻转法，采用作用力方向的捻转泻法，即左侧逆时针捻转用力，自然退回；右侧顺时针捻转用力自然退回。配合提插，双侧同时操作，施手法1分钟。继刺人中，位于鼻唇沟上1/3处，向鼻中隔方向斜刺0.3~0.5寸，采用雀啄手法（泻法）。针体刺入穴位后，将针体向一个方向捻转360°，使肌纤维缠绕在针体上，再施雀啄手法，以流泪或眼球湿润为度。再刺三阴交，位于内踝直上3寸，沿胫骨内侧缘与皮肤呈45°角斜刺，进针0.5~1.0寸，针尖深部刺到原三阴交穴的位置上，采用提插补法，即快进慢退，或者可以形容为重按轻提。针感到足趾，下肢出现不能自控的运动，以患肢抽动3次为度。三阴交仅刺患侧，不刺健侧。

主方Ⅱ先刺印堂，刺入皮下后使针直立，采用轻雀啄手法（泻法），以流泪或眼球湿润为度。继刺上星，选3寸毫针沿皮刺透向百会，施用小幅度高频率捻转补法，即捻转幅度小于90°；捻转频率为120~160转/分钟，行手法1分钟。内关穴、三阴交穴操作手法同主穴之方Ⅰ。

极泉，部分古籍记载极泉穴为禁针穴，究其原因有以下几点：①极泉穴部位腋毛茂密，不易消毒。②极泉穴部位汗腺丰盛，细菌容易滋生。③极泉穴部位组织疏松，对穴位部位中的血管缺少压迫，容易出现皮下血肿。根据极泉穴的解剖特点，醒脑开窍针刺法将其延经下移1~2寸，避开腋毛，在肌肉丰厚的位置取穴。直刺1~1.5寸，施用提插泻法，以上肢抽动3次为度。尺泽取法应屈肘为内角120°，术者用手托住患肢腕关节，直刺进针0.5~0.8寸，用提插泻法，针感从肘关节传到手指或手动外旋，以手外旋抽动3次为度。委中取仰卧位抬起患肢取穴，术者用左手握住患肢踝关节，以术者肘部顶住患肢膝关节，刺入穴位后，针尖向外15°，进针1~1.5寸，用提插泻法：以下肢抽动3次为度。

双侧风池：向对侧眼角直刺1~1.5寸，施用小幅度；高频率捻转补法，即捻转幅度小于90°；捻转频率为120~160转/分钟，行手法1分钟。要求双手操作同时捻转，留针20~30分钟。双侧完骨：直刺1~1.5寸，手法同风池。双侧天柱：直刺1~1.5寸，手法同风池。合谷：向三间穴方向（既第二指掌关节基底部）透刺，进针1~1.5寸，施用提插泻法，以握固的手指自然伸展或食指不自主抽动3次为度；再取1.5寸毫针1支，仍在合谷穴位置针刺向第一指掌关节基底部透刺，进针1~1.5寸，施用提插泻法，以拇指不自主抽动3次为度，合谷穴两针均留针30分钟以上。

上八邪：分别在2~3、3~4、4~5指掌关节上1寸，向指掌关节基底部斜刺，进针1~1.5寸，施用提插泻法，以各手指分别不自主抽动3次为度，留针30分钟以上。

上廉泉：位于任脉走行线上，舌骨上缘至下颌之间1/2处，向舌根部斜刺，进针2寸，施用提插泻法，以舌根部麻胀感为度。金津玉液：用舌钳或无菌巾将患者舌体拉起，在舌下可见两支静脉，用三棱针点刺舌下静脉，以出血1~3ml为度。

丘墟透照海：首先将患者内翻的患足强迫摆放成正常的生理位，患足用沙袋固定；或者术者以手将其固定。在患足处于生理位状态下自丘墟穴进针向照海部位透刺，透刺过程应该缓慢前进，从踝关节的诸骨骨缝隙间逐渐透过，进针深度为2~2.5寸，以照海穴部位看到针尖蠕动即可，施用作用力方向的捻转泻法，即左侧逆时针；右侧顺时针捻转用力，针体自然退回，行手法30秒钟，手法结束后，将针体提出1~1.5寸，留针30分钟。注意：在进针和施术的过程中，术者应控制患者下肢，避免患侧下肢出现三屈反射，将针体夹弯，甚至出现折针或断针现象。

大陵：位于内侧腕横纹中央，于皮肤呈75°角，稍向掌心斜刺，进针0.3~0.5寸，施用作用力方向的捻转泻法，即左侧逆时针；右侧顺时针捻转用力，针体自然退回，行手法1分钟，留针30分钟。鸠尾：位于腹部正中线上，剑突下。施术前必须认真触诊，患者是否存在剑突下肝大。如果肝大，鸠尾穴应避免使用。施术时令患者双手抱头，将胸廓提起，吸气时进针，直刺1寸，施用捻转平补平泻30秒钟，不留针。

双侧丰隆：直刺1.5~2寸，施用作用力方向的捻转泻法，即左侧逆时针；右侧顺时针捻转用力，针体自然退回，行手法1分钟，留针30分钟。左侧水道、归来和外水道、外归来：左侧外水道、外归来分别位于水道、归来旁开2寸。4穴均直刺，进针2.5~3寸，施用大幅度；低频率捻转泻法，即捻转幅度大于180°；捻转频率为40~60转/分钟，行手法1分钟，留针30分钟。注意：此穴虽属捻转泻法，但用力应轻柔，避免腹膜纤维缠绕于针体，造成牵拉，形成机械性腹膜炎。

关元、中极：直刺1.5~2寸，施用呼吸补法，行手法1分钟，针后加温针灸。以1.5cm长度艾条插入针柄，点燃至燃尽。注意：温针灸时在针体与皮肤接壤处应该放置隔热垫，防止患者皮肤烫伤。曲骨：直刺1~1.5寸，施用捻转平补平泻，行手法1分钟。留针20~30分钟。

肩髃、肩髎、肩贞、肩中俞、肩外俞，针刺均采用捻转提插泻法，每穴行手法1分钟。术者为患者做上肢被动运动，认真寻找肩部痛点。在痛点位置上用三棱针点刺3~5点，加用闪火罐，视其出血状况。一般出血5~10ml即可。拔罐时间不宜超过5分钟。

百会、四神聪均向后斜刺，进针0.3~0.5寸，施用捻转平补平泻，行手法

1 分钟，留针 20~30 分钟；四白直刺，进针 0.8~1 寸，施用小幅度高频率捻转补法，即捻转幅度小于 90°；捻转频率为 120~160 转 / 分钟，行手法 1 分钟，留针 20~30 分钟。太冲直刺，进针 0.8~1 寸，施用作用力方向的捻转泻法，即左侧逆时针；右侧顺时针捻转用力，针体自然退回，行手法 1 分钟，留针 20~30 分钟。

【应用要点】

1. 应用范围

脑卒中的关键性病理改变在于中风所致的"窍闭神匿"。内关、人中、上星、百会、极泉、尺泽、委中等穴可开窍醒神通络，补三阴交即可生髓醒脑，又可滋水息风、补泻兼施，则收到标本兼顾、相得益彰之效。醒脑开窍针刺法穴位腧穴组成的精华在于主穴和辅穴的配伍。主穴之方Ⅰ、方Ⅱ，侧重于醒脑开窍；滋补肝肾，通过调元神、利脑窍、补肝肾、充脑髓，达到以神导气、以气通经的功效。辅穴则侧重于疏通经脉、调和气血，通过经络通畅、气血顺调，达到气行血和、神安窍利，以利于痿废功能的康复。所以，醒脑开窍针刺法的主穴方Ⅰ、方Ⅱ和辅穴适用于脑卒中的各个阶段，也适合用于脑卒中的各种证型。从安全性角度上，除人中穴在出血性脑卒中早期（24 小时之内）应视其血压水平慎重选用外（因为针刺人中可以短时间提高血压 30~40mmHg），其他腧穴安全实验均为良性导向。

2. 主方选择

两个主方分别用于脑卒中的不同临床阶段。在长期大量的脑卒中临床工作中发现如果每日针刺内关、人中穴时间过久，随着病情的好转、患者意识、运动及感觉功能的恢复，有些患者因为疼痛而拒绝再继续针刺内关、人中，同时如果针刺次数过多，上述二穴的局部皮肤、肌肉组织增生，局部变红变硬，更加重针刺时的疼痛，也影响施针。于是石学敏院士提出醒脑开窍的第二组主穴，主要作为主穴之方Ⅰ的替换穴位使用。因此，醒脑开窍针刺法规定：脑卒中发生后任何时期（包括：中风先兆、中经络、中脏腑、急性期、恢复期和后遗症），只要没有系统地接受正规醒脑开窍针刺治疗的患者，开始治疗的前 3 天均必须使用醒脑开窍针刺法主穴之方Ⅰ。主穴之方Ⅰ的醒神开窍、通调元神的作用比主穴之方Ⅱ作用强，3天以后如果患者意识障碍尚未解除，主穴之方Ⅰ应该继续应用；如果意识障碍解除，但主动运动尚未出现，则主穴之方Ⅰ和主穴之方Ⅱ可以交替使用；如果意识障碍解除，主动运动出现，仅是力量不足或精细动作差，可以用主穴之方Ⅱ代替主穴之方Ⅰ。比较而言，主穴之方Ⅱ更多用于中风的恢复期、后遗症期及非器质性的心悸、疼痛、遗尿、阳痿及遗精等证。

3. 椎-基底动脉供血

椎-基底动脉系统是颅脑供血的一部分，负责颅内1/3的血供，与颈内动脉系统有丰富的吻合支，是脑卒中患者侧支循环建立的重要组成部分。风池、完骨均为胆经近脑的腧穴，胆为中正之官，主决断，胆之经气升则十一经脉经气随之而升。风池、完骨既是近脑的腧穴，又可率十一经气血上升濡脑养髓，髓海充实则元神安使。天柱为足太阳膀胱经近脑的腧穴，太阳为阳中之最，阳气者柔则养筋、精则养神。天柱穴即为太阳膀胱经出入脑的部位，具有非常显著的健脑养神的作用。大量的临床实验证实：风池、完骨、天柱规范手法操作有非常显著地改善椎-基底动脉血运的作用，对颅内血液动力学具有良好的调整功效。

4. 预后

脑卒中预后与梗死或出血的位置、范围大小相关。梗死面积大、出血量多或病变位于脑干部位多预后差。针灸治疗脑卒中疗效显著，尤其对于神经功能的康复如肢体运动、语言、吞咽功能等有显著的治疗作用，能够明显提高患者的生存质量，降低致残率。

【验案】

病例1 李某某，男，65岁。初诊日期：2008年12月4日。

[主诉] 左半身不遂伴语言謇涩4小时。

[病史] 患者于2008年12月4日受凉，突然出现左侧肢体活动不利，伴语言謇涩，当时神清，头晕，无恶心呕吐及二便失禁，就诊于我院急诊，测血压140/80mmHg，左上下肢肌力3级，查颅脑MRI示：右基底节脑梗死，予静脉滴注奥扎格雷钠注射液，为进一步治疗收入我病区，由平车推入

病房。现症：神清，精神弱，语言謇涩，饮水咳呛，左侧肢体不遂，左上肢无主动运动，左下肢稍抬离床面，轻度头晕，呼吸平稳，纳可，寐安，二便自控。

[查体及实验室检查] 左侧中枢性面舌瘫，左上肢肌力 0 级，左下肢肌力 3 级，左侧巴氏征、查多克征（＋）。舌淡红、苔白腻，脉沉弦。

[西医诊断] 脑梗死。

[中医诊断] 中风（中经络）。

[中医辨证] 肝肾阴虚证。

[治则] 醒脑开窍，滋补肝肾，疏通经络，补益脑髓。

[选穴] 内关、人中、三阴交、风池、完骨、天柱、极泉、尺泽、委中（左）、太溪、翳风、金津、玉液。

[治疗过程] 操作：内关捻转提插泻法 1 分钟；人中雀啄泻法至眼球湿润为度；三阴交提插补法至肢体抽动 3 次为度；风池、完骨、天柱捻转补法 1 分钟；极泉、尺泽、委中提插泻法至肢体抽动 3 次为度（不留针）；太溪捻转补泻 1 分钟；翳风穴向结喉方向深刺 2.5~3 寸，做捻转补法 1~3 分钟，针感要求咽喉部麻胀；金津、玉液点刺放血。

[治疗结果] 采用上法，每日 1 次，治疗 1 周后，左上肢可轻微平移，左下肢可抬离床面 30°。治疗 2 周后，患者左上肢可抬离床面 10°，左下肢可抬离床面 30° 并坚持 10 秒不下落。

按语：金津、玉液点刺放血，刺血以调血，以血调气，活血祛瘀，疏通经络，平衡阴阳。

病例 2 康某某，女，59 岁。初诊日期：2015 年 11 月 25 日。

[主诉] 左侧肢体瘫痪 11 个月。

[病史] 患者于 2015 年 1 月 18 日早晨起床时发觉左半身无力，不伴有头晕、呕吐等，急至某医院急诊，诊为脑梗死超早期，符合溶栓要求，建议溶栓治疗，未同意。随收入院。当晚症状加重，左侧肢体瘫痪，经脱水降颅压、营养神经等对症治疗好转出院。现神志清，精神可，语言流利，左半身瘫痪，上肢挛缩，手指握固，下肢膝屈伸不利，足下垂内翻，舌淡红、苔薄白，脉细弦。有高血压病史 20 年。

[诊断] 脑梗死后遗症。高血压 3 级。

［治则］醒脑开窍，滋补肝肾，疏通经络，补缓泻急。

［选穴］内关、人中、风池、完骨、天柱、极泉、尺泽、合谷、委中、复溜、丘墟透照海、解溪、足临泣、手甲根点刺、头针运动区。配合三阴经推拿和筋骨针。

［操作］先进行三阴经推拿手法，再针内关、人中、风池、完骨、天柱，按照醒脑开窍针刺法量学标准操作。极泉采用从阴引阳针刺法，合谷分别向二间和拇指方向透刺，丘墟透照海用 3 寸针深刺，头针平刺至腱帽下，接电针。筋骨针选取肘关节肱二头肌腱处和腕关节内侧。

［治疗经过］治疗 15 次后肢体张力明显缓解，放松状态下肘关节、手指可伸展，足下垂改善。35 次后上肢肘关节伸直状态下可上举超过 90°，仅在精神紧张时屈曲，足内翻下垂明显改善。

按语：脑梗死属中医"中风"范畴。阴虚阳亢，肝风内动，挟气、血、痰、火上侮清窍，神明被扰，窍闭神匿，神不导气，中风乃发。经临床实践表明，醒脑开窍针刺法适用于脑梗死各期的治疗，且针刺介入越早疗效越好。必须严格按照本法规范的要求去做。很多患者经本法治疗 1 次，即能产生立竿见影的效果。对于后遗症期，肌张力明显增高者，可配合三阴经推拿和筋骨针法，可收良效。另外，此病患者多为老年人，合并症较多，应同时积极治疗。

病例 3 霍某某，男，53 岁。初诊日期：2013 年 6 月 23 日。

［主诉］头晕，左侧肢体麻木无力，语言不清，声音嘶哑，吞咽困难 5 天。

［病史］患者既往有高血压病史 3 年。昨日无明显诱因出现头晕，左侧肢体麻木无力，语言不清，声音嘶哑，吞咽困难，遂就诊于我院急诊，查 MRI 示：延髓左侧梗死，小脑胼胝体膝部左侧梗死。为进一步治疗，收入我病区。现症：神清，精神可，头晕，左侧肢体不遂，语言不清，声音嘶哑，吞咽困难，夜寐安，二便调。

［查体及实验室检查］神清，双瞳孔不等大，右＞左，光感存在，双眼水平震颤，左眼裂变小，咽反射减弱，左侧面部出汗减少，左侧面部及右侧肢体痛温觉消失，左侧肢体肌力均为 4 级，右侧肢体肌力均为 5 级，左侧巴氏征（＋），左侧指鼻试验不满意。MRI 示：延髓左侧梗死，小脑胼胝体膝部左侧梗死。喉科检查提示：左声带不全麻痹。

［西医诊断］脑梗死（瓦仑泊氏综合征）。

［中医诊断］中风。

［中医辨证］痰浊中阻证。

［治则］醒脑开窍，疏通经络，利关通窍。

［选穴］内关、水沟、三阴交、下极泉、尺泽、合谷、委中、风池、完骨、天柱、翳风、廉泉、睛明、四白、阳白、攒竹、太阳、头皮针晕听区。

［治疗过程］严格按照醒脑开窍针刺法要求规范操作。先取双侧内关，直刺 0.5~1 寸，采用捻转提插泻法，捻转频率为 50~60 转／分，施手法 1 分钟；继刺水沟，向鼻中隔方向斜刺 0.3~0.5 寸，用重雀啄法，直至眼球湿润或流泪为度；再刺三阴交，沿胫骨后缘与皮肤呈 45° 角斜刺，进针 1~1.5 寸，用提插补法，使患者下肢抽动 3 次为度；下极泉（极泉穴沿经下移 2 寸，避开腋毛）直刺 1~1.5 寸，用提插泻法，使患侧上肢抽动 3 次为度；尺泽曲肘 120° 取穴，直刺 1 寸，用提插泻法，使患者的前臂及手指抽动 3 次为度；委中，仰卧直腿屈髋取穴，直刺 1 寸，用提插泻法，使患者下肢抽动 3 次为度；风池、完骨、天柱、翳风针向结喉，进针 2~2.5 寸，施小幅度高频率捻转补法 3 分钟，捻转频率为 120 转／分；睛明穴常规消毒后，令其目睛下视，从目内眦角 1 分处垂直进针 0.5~1 寸，平补平泻捻转手法，以眼球酸胀为度；攒竹穴沿皮刺向鱼腰穴，捻转泻法，以酸胀为度；阳白沿皮刺向睛明穴，捻转平补平泻手法；太阳直刺 0.5~1 寸，捻转平补平泻手法，以酸胀为度；廉泉垂直进针 1~1.5 寸，捻转平补平泻手法，令局部酸胀为度；头皮针晕听区，在晕听区间隔 1 寸布针，斜刺至帽状腱膜，均施小幅度高频率捻转补法，捻转频率为 120 转／分，施术 3 分钟，接低频脉冲电刺激 30 分钟。每日针 2 次，45 天为 1 个疗程，治疗 1 个疗程判断疗效。

［治疗结果］治疗 15 天语言及吞咽功能恢复，诸症减轻；1 个疗程后诸症明显改善，生活自理，临床痊愈。

病例 4 周某某，男，60 岁。初诊日期：2010 年 9 月 20 日。

［发病节气］白露。

［主诉］左侧肢体活动不利，伴持续性疼痛半月余。

［病史］患者于 2010 年 9 月 20 日无明显诱因突然昏倒，经天津市武警医院抢救，CT 显示右侧基底节部位脑出血，出血量 6.7ml，行保守治疗。现逐

渐出现左侧上肢、下肢、面部、眼及舌疼痛，自觉有麻辣痛感，感觉疼痛敏感。寐可，纳可，二便调。

[查体及实验室检查] 舌红，脉弦。

[西医诊断] 丘脑痛。

[中医诊断] 中风后遗痹症。

[中医辨证] 瘀血阻络证。

[治则] 醒脑开窍，活血通脉，清心止痛。

[选穴] 主穴：内关、人中、郄门、阴郄、血海、照海；配穴：外关、极泉、阳陵泉、委中等。

[治疗过程] 郄门、阴郄均直刺 8~15mm，施提插泻法；血海、照海均向后斜刺 20~40mm，施提插泻法；内关、人中、极泉、阳陵泉、委中予醒脑开窍针刺法以恢复肢体功能，均行针 1 分钟，留针 30 分钟。治疗后 6 天：诉下肢疼痛感减轻；治疗后 10 天：患者双上肢痛感也减轻；治疗 2 个疗程后：患者痛觉均减轻，仍遗留肩关节上举时疼痛，舌根部感觉麻木不舒；治疗 2 个月后，对于疼痛的敏感性已基本消除，遗留轻度的麻木。基本不影响正常生活，故停规律性治疗。

按语：丘脑痛是丘脑脑卒中后的常见症状之一，是典型的中枢神经源性疼痛（中枢痛）。隶属中医"中风""痹证"范畴。石学敏院士根据《素问·灵兰秘典》"主不明，使道闭塞不通"之意，认为疼痛病机在于各种原因引起的经脉气血运行不畅，而经脉气血的流行又与心和神关系密切，神能导气，气畅则道通，通则不痛，"心寂则痛微"。故治以调神法。重用内关、人中理气调神而镇痛；阴郄、郄门分别为手少阴心经和手厥阴心包经的郄穴，可发挥镇痛缓急、清心通脉、宣畅神气的作用；血海为足太阴脾经腧穴，具有活血通络止痛之功；照海为足少阴肾经腧穴，为八脉交会穴，通阴跷，阴跷"主司目之开阖"，故针刺照海可以滋阴益肾，上济于心，使心火不亢，从而起到宁心安神的作用。纵观该组方具有清心调神、活血止痛之功。丘脑痛是中风病后遗留的疾病，西医学在药物治疗、外科手术治疗、伽玛刀治疗、物理治疗各方面都有一定的方法，但反应并不够理想。由于丘脑痛治疗的困难和复杂性，导致迄今为止没有可以通用的、有效的方法，在治疗中更多的努力是在于缓解疼痛而难以彻底治愈。相对而言，针灸治疗的效果还是值得肯定的。

病例5

美国女性患者，45岁。主因"右半身感觉障碍，肢体活动不利，平衡能力差3年"入院治疗。3年前患者因工作紧张，血压升高为180/120mmHg，发生脑出血，昏迷。头部MRI检查显示：左桥脑出血约10ml。患者遗留有右半身感觉障碍（束带感），肢体活动欠灵活，手指精细动作不能完成；行走不稳，蹒跚步态；复视、眼球震颤，阅读困难；小便失控；平衡性差，反应迟缓，出现易激动等症状。3年来，患者坚持肢体功能康复锻炼，肌张力、肌容量正常。为进一步改善症状，患者来我院寻求中医治疗。

［西医诊断］左桥脑出血后遗症，高血压病Ⅲ期。

［中医诊断］卒中后遗症（窍闭神匿、神不导气、肝肾阴虚、髓海不足）。

［治则］以醒脑开窍、疏通经络、滋补肝肾、补益脑髓针法为主。取内关、人中、三阴交、极泉、尺泽、委中、风池、完骨及天柱。严格按照石院士针刺手法量学规定操作。

［治疗结果］第1周患者神志清楚，情绪稳定。语言流利，反应迟缓。左面颊感觉较前有所恢复，右眼偶尔流泪、有复视，小便有知觉。右上肢肌力Ⅲ～Ⅳ级，双上肢感觉对称，手指感觉较差，右手可捏药粒；下肢肌力Ⅳ级，可独立行走，步态不稳，平衡性差，双下肢股内侧感觉对称。舌暗红、苔白，脉弦细。血压：120/80mmHg。1个月时，语言清晰流利，反应较前灵敏。左面颊感觉恢复正常，流泪好转、无复视，无水平眼球震颤，双上肢感觉对称，可抬举至头，手握力好转，精细动作缓慢；下肢肌力Ⅳ级，可独立行走，步态较前平稳。肢体活动欠灵活、准确，平衡性差。纳好，寐安，二便正常。舌暗红、苔白腻，脉弦滑。血压：110/70mmHg。2个月时，双目视物微颤，无流泪，能够读书；右侧感觉基本恢复，右侧膝关节有覆物感。右侧上、下肢肌力Ⅴ级，右手指活动较前灵活，对指可以完成，握力基本正常，精细动作缓慢，能够完成指鼻试验，可以敲击键盘；平衡感好转，独立行走稳健，可以行走2小时左右。舌红、苔白腻，脉弦滑。血压：120/80mmHg。4个月出院时，患者神志清楚，精神好，可以控制情绪。语言流利，反应灵敏，思维敏捷，能够读书；右侧感觉基本恢复。右侧上、下肢肌力Ⅴ级，右手指活动较前灵活，对指可以完成，握力基本正常，精细动作较前敏捷，能够完成指鼻试验，可以敲击键盘，平衡感明显好转，独立行走稳健，可以

行走 3 小时以上。纳好，寐安，二便正常。舌红、苔黄腻，脉弦滑。血压为110/70mmHg。患者出院后，著书立说，宣传针灸神奇疗效，成为中美中医文化交流大使。

二、吞咽障碍

吞咽障碍是神经系统疾病中常见的合并症。脑卒中后吞咽障碍的发生率较高，吞咽障碍即包括双侧皮质延髓束损伤后，上运动神经元性的假性延髓麻痹；也包含脑干延髓梗死，疑核本身功能减退后，下运动神经元性的缺血性延髓麻痹，现在统称为吞咽障碍。吞咽障碍至今为止仍然是西医学无法积极治疗的疑难病症，消极的支持疗法，不能保证患者的生活质量。吞咽障碍可引起吸入性肺感染、营养不良、脱水、食管破裂、气道阻塞等各种并发症，这些均导致患者死亡率明显增高和生活质量下降，并直接影响患者的独立生活自理能力和卒中的康复。

以往曾有人将吞咽障碍归类于"喉痹"，石院士认为不妥，临床不能混为一谈。《素问·脉解》云："所谓入中为喑者，阳盛以衰，故为喑也，内夺而厥，则为喑痱，此肾虚也，少阴不至者，厥也。"所谓"搏阴则为喑"，即内伤劳损致肾虚，肾虚导致"喑"，可见肾虚是致"喑"的一个主要原因。石院士认为本病病在脑，表现在口舌、咽喉等器官，中风后若脑窍蒙闭，神不导气于口舌咽喉等关窍，导致关窍痹阻而不能发挥正常言语、吞咽功能。因此，该病的病理机制可概括为"窍闭神匿，神不导气，关窍痹阻"。

因此本病治疗上以滋阴活络、通关利窍为主。治疗本病关键应施以醒脑开窍、疏理经筋、通关利窍之法。既可用于假性延髓麻痹导致的吞咽障碍，也可治疗真性球麻痹引起的吞咽障碍。临床应注意与运动神经元病（进行性延髓麻痹）相鉴别。进行性延髓麻痹也可出现吞咽困难、饮水发呛、语音嘶哑，但起病缓慢，进行性发展，逐渐形成舌肌萎缩、肌束颤动、咽反射减弱或消失。虽然醒脑开窍法亦皆有一定疗效，但其预后有别。

【针灸治疗】

1. 治则

调神导气，滋补三阴，通关利窍。

2. 处方

（1）假性延髓麻痹致吞咽障碍处方：内关（双侧）、人中、风池（双侧）、完骨（双侧）、翳风（双侧）、三阴交（双侧）。金津、玉液、咽后壁。

（2）真性延髓麻痹致吞咽障碍处方：内关（双侧）、人中、风池（双侧）、完骨（双侧）、翳风（双侧）、三阴交（双侧）、天突。

（3）操作：选用0.30mm×75mm毫针，风池穴针向喉结，震颤徐入2.5~3.0寸（45~75mm），施小幅度高频率捻转补法1分钟，以咽喉麻胀为宜；翳风或完骨穴操作同风池。风池、翳风、完骨、三阴交每日1次。三阴交、人中、内关穴选用0.30mm×40mm毫针，其中三阴交双侧直刺1.0~1.5寸（25~40mm），行提插补法1分钟；内关行提插捻转泻法1分钟；人中穴行雀啄手法，使眼球湿润或流泪为度。天突沿胸骨柄向下皮刺1.5寸有针感后不留针；金津、玉液点刺放血。咽后壁点刺。首次治疗先针刺内关、人中，此二穴以后每2~3天1次。2次/日，4周为1个疗程。

【应用要点】

1. 针刺方法

针刺手法依据历代医家所强调的气至病所、气至而有效、病重宜深刺原则，颈部取穴深度普遍打破一般常规，针刺方向刺向咽喉部，震颤徐入2.5~3.0寸。针刺手法应轻柔，不要强捻猛捣，在有放电感及强烈针感出现时应轻轻退针或变换方向，不宜再作强手法，以防损伤神经和脊髓。

2. 治疗时间

有研究表明，脑卒中后恢复速率在病后3个月内，特别是最初4周内最快。在临床工作中我们也发现，治疗时机是影响治疗脑血管病致假性延髓麻痹疗效的重要因素之一，重视早期治疗对于促进病情好转、预防慢性致残有必要，一旦发病应立即应用"通关利窍"针刺法。

3. 可能的意外情况及处理方案

（1）晕针：立即停止针刺操作，患者平卧床上，采用头低足高位，松开患者衣领，开窗通风，并注意保温，给患者饮温开水或糖盐水。一般经上述处理后，大部分患者能在 5~10 分钟内恢复正常。但也有少部分患者较严重，除以上处理外，加刺足三里、人中穴，若仍无缓解再对症急救处理。

（2）蛛网膜下隙出血：在项部针刺，若手法不当、针刺方向错误、针刺过深，可能会引起蛛网膜下隙出血等。此时，应立即起针，密切观察，一旦出现危险情况，立即对症处理。

4. 预后

脑血管患者中，约有 42% 合并假性延髓麻痹，4% 合并真性延髓麻痹。真性延髓麻痹几乎都属危重症，要靠鼻饲维持营养需求，常因继发严重的吸入性肺炎，呼吸衰竭或营养极度耗竭而死亡。针刺对假性延髓麻痹和真性延髓麻痹都有良好的临床疗效，假性延髓麻痹可完全恢复吞咽功能，部分真性延髓麻痹经治疗后也可达到恢复吞咽功能或部分依赖鼻饲。这提高了脑血管病患者的生存质量。

【验案】

病例 1 陆某，女，52 岁，汉族。初诊时间：2015 年 11 月 17 日。

［主诉］吞咽障碍 1 个月余，脑膜瘤术后 1 周伴吞咽障碍 7 天。

［现病史］患者因反复头痛 6 个月致吞咽障碍 1 个月于 2015 年 10 月 25 日就诊于某西医院，行头颅 MRI 检查确诊：脑膜瘤（枕骨大孔区）。于 10 月 30 日行开颅巨大肿瘤切除术后，头痛好转，但仍有吞咽困难存在，为求进一步诊治来我院。患者既往有高血压、糖尿病史 10 年。

［查体］神志清，精神好，反应灵活，语言清晰，声音正常，鼻饲进食，伸舌右偏，右侧舌体萎缩，悬雍垂右偏，舌苔白厚腻。

［西医诊断］脑膜瘤术后（枕骨大孔区）。

［中医诊断］中风；喑痱。

［治则］升清降浊，通窍利咽。

［选穴及操作］风池、翳风、完骨，采用 4 寸长针，针尖向舌根方向，行小幅度高频率捻转补法；舌针及咽喉壁点刺，满刺全舌，重刺舌尖，轻刺舌根、金津、玉液重手法点刺放血，以重泻瘀浊，舌下穴轻快针刺，印堂、上星透百会平补平泻；开"四关"，即合谷、太冲用泻法。配以曲池、列缺、足

三里、丰隆直刺提插平补平泻，升清降浊。针灸 2 次后，患者自觉吞咽功能改善，针灸 5 次后，患者可进食馄饨、面条等食物，仍偶有饮水呛咳，继续行针灸治疗 5 次。

病例 2 陆某，男，54 岁。初诊日期：2015 年 3 月 31 日。

[主诉] 吞咽困难、饮食水咳呛伴语言謇涩 3 个月余。

[病史] 患者 3 个月前于天津医科大学总医院行脑动脉瘤切除术后出现昏迷，颅脑 CT 示脑出血，经治神志转清，遗留饮食水咳呛、吞咽困难、构音障碍。初诊时神清，精神可，时有烦躁不安、不配合治疗，语言謇涩，四肢肌力 5 级，饮水咳呛，口腔分泌物较多，鼻饲饮食，寐安，二便调，舌淡、苔白腻，脉滑。

高血压病史 10 年，最高达 200/140mmHg，曾口服厄贝沙坦 150mg Qd，后因血压控制不佳（180/130mmHg），改为硝苯地平 30mg Qd，血压控制在140/100mmHg 左右。

[查体及实验室检查（阳性指标）] 颅脑 CT（2014 年 12 月 25 日，天津医科大学总医院）：脑出血。

[西医诊断] 脑出血、脑动脉瘤术后、高血压病 3 级（极高危）。

[中医诊断] 中风（中脏腑转中经络——肝阳暴亢证）。

[治则] 通关利窍，活血散风，调和肝脾。

[选穴及操作]

主穴：内关、三阴交、风池、完骨、天柱、人迎（均为双侧）、人中。辅穴：廉泉、翳风（双）、百会、四神聪、神庭、印堂，曲池、合谷、太冲、足三里（均为双侧）。操作：先刺双侧内关，直刺 1~1.5 寸，捻转提插泻法，施术 1 分钟，使针感向上臂传导；继刺人中，向鼻中隔斜刺 0.5 寸，施雀啄手法，以患者流泪或眼球湿润为度；再刺双三阴交，直刺 1~1.5 寸，捻转提插补法，施术 1 分钟，以下肢抽动 3 次为度；双风池、完骨、天柱向喉结方向震颤徐缓进针 1.5~2 寸，行小幅度高频率捻转补法，施术 1 分钟；双翳风穴向咽喉方向缓缓进针 1.5~2 寸，手法同风池；廉泉穴向舌根方向进针 1~1.5 寸，提插泻法 1 分钟；双侧人迎直刺 1.5 寸，视针体随动脉搏动节律而晃动时，施用小幅度、高频率捻转补法 1 分钟；双侧曲池直刺 1~1.5 寸，捻转提插泻法 1 分钟；双侧合谷、太冲，分别直刺 0.8~1 寸，捻转提插泻法 1 分钟；双侧足三里直刺 1~1.5 寸，捻转提插补法 1 分钟。余穴常规针刺。每日治疗 1 次，每次留针 30 分钟，每周 6 次，10 次为 1 个疗程。配合金津、玉液点刺放血，隔日 1 次。

［治疗经过］治疗 2 次后，患者吞咽症状即明显好转，可少量进食，治疗 4 次后胃管拔除。至 2015 年 4 月 29 日，患者吞咽症状显著改善，口腔分泌物减少，可正常进食，饮水仍偶呛，精神状态亦明显改善，未发烦躁。高血压治疗情况：患者自接受针刺治疗之日起，即停止服用降压药物，单纯以针刺改善血压，现血压维持在 130/90mmHg 左右，病情平稳，血压控制良好。

三、高血压

高血压是心脑血管疾病最重要的危险因素，其并发症如脑卒中、心脏病及肾脏病等严重危害人类的健康，且致死率、致残率高。我国居民高血压患病率持续增长，现估计高血压患者达 2 亿人。知晓率、服药率、达标率分别为 50%、30% 和 10%。心脑血管病死亡居我国居民死亡原因首位，已成为威胁我国居民健康的重大疾病。心脑血管病的发生和死亡一半以上与高血压有关，控制高血压是防治心脑血管病的关键，也是心脑血管病二级预防的关键，可明显降低致死性和非致死性心脑血管事件的发生，显著降低脑卒中复发和死亡危险。

在中医古籍中并无此病名，多属于中医学"头痛""眩晕"等范畴，并与"心悸""胸痹""中风"等有一定关系。"风、火、痰、瘀、虚"是主要病因，病机为五脏气血阴阳失衡，脏腑间协调平衡关系破坏，病位在肝，同脾肾关系密切。早期以实证或本虚标实为主，晚期以虚证为主。

石学敏院士早在 20 世纪 70 年代，在醒脑开窍针刺法治疗脑卒中研究的同时，即针对高血压进行了探索，把治疗重心前移，对于脑卒中的一、二级预防具有重大意义。

石学敏院士基于对高血压的认识，并在深刻理解中医"气海理论"，以及"无虚不作眩""无痰不作眩""无风不作眩"等理论后，认为"四海"理论中的"气海"理论囊括了人体卫气血脉等重要体系，与西医学中血压的形成、维持及调节高度吻合。"气海理论"是中医学认识、分析及治疗高血压病的根本理论基础。首次提出了高血压病的病机为"气海失司"，首创以"活血散风、疏肝健脾"为治疗原则，以人迎为主穴，具有明确手法量学标准的针刺治疗高血压的治疗纲法。

【针灸治疗】

1. 治则

活血散风，疏肝健脾。

2. 处方

（1）主穴：人迎、曲池、合谷、足三里、太冲。

（2）操作：人迎垂直进针，缓缓刺入 0.5~1.0 寸，见针体随动脉搏动而摆动，施以小幅度（＜90°）、高频率（＞120 次 / 分钟）捻转补法 1 分钟，留针 30 分钟。合谷、太冲垂直进针 0.8~1.0 寸，施以捻转泻法，即医者采用面向患者的体位，以任脉为中心，拇指捻转作用力为离心方向，捻转 1 分钟，留针 30 分钟。曲池、足三里垂直进针 1.0 寸，施以捻转补法，即医者采用面向患者的体位，以任脉为中心，拇指捻转作用力为向心方向，捻转 1 分钟，留针 30 分钟，1 次 / 日，3 个月为 1 个疗程。

【应用要点】

（1）主穴：人迎穴深层为颈动脉窦，是压力感受器，进针时要以一手示指、中指轻轻置于人迎穴处，胸锁乳突肌内缘，将动脉拨开，针体沿动脉外缘进针，刺入后可见针体随动脉搏动。但不可伤及脉管。严格掌握方向和针刺深度。行针手法要柔和。

（2）预后高血压是心脑血管病最主要的危险因素，高血压控制不良，其脑卒中、心肌梗死、心力衰竭及慢性肾脏病等主要并发症，致残、致死率高。针刺配合药物治疗高血压，可减轻头晕症状，有利于平稳降压、减少血压波动性，长期应用，可减少合并用药。

【验案】

病例 1　周某，女，64 岁。初诊日期：2013 年 7 月。

［主诉］头痛头晕间作 20 余年。

［病史］患者有高血压家族史，高血压病史20年。开始时口服短效降压药，血压可控制在正常范围内。近4年改为长效降压药，血压控制良好，但头晕头痛间作无明显改善，24小时动态血压监测检查结果显示患者24小时平均血压133/70mmHg，日间平均血压134/70mmHg，夜间平均血压129/68mmHg，收缩压及舒张压的昼夜节律分别为3.8%和2.8%。

［诊断］高血压病。

［治则］活血散风，疏肝健脾。

［选穴及操作］在目前服药的基础上进行针灸治疗，治疗取人迎为主穴，辅以曲池、合谷、足三里、太冲，采用"活血散风、疏肝健脾"针刺规范操作。每次治疗留针30分钟，1次/天，连续治疗30次后，再次行动态血压监测结果显示：24小时平均血压为128/69mmHg，日间平均血压132/71mmHg，夜间平均血压112/58mmHg，收缩压昼夜节律为15.6%，舒张压昼夜节律为18.2%。患者平均血压水平较治疗前有所降低，收缩压及舒张压昼夜节律均＞10%，血压形态恢复为杓型血压。

病例2 刘某，男，56岁。身高165cm，体重75kg。初诊日期：2012年9月24日。

患者高血压病程5年，平素血压水平160/85mmHg。2012年6月患者开始服用厄贝沙坦150mg和苯磺酸左旋氨氯地平片2.5mg，1次/日，服用药物后面红、产生头晕、心悸、便秘、性功能障碍等不适。

［治则］活血散风，疏肝健脾。

［选穴］人迎、曲池、合谷、足三里、太冲。

操作手法同"活血散风、调和肝脾"针刺降压法。

2012年9月24日开始第一次针刺治疗，每天1次，5~6次/周，共12周。治疗6周时日间收缩压负荷从85%降到12%，日间舒张压负荷从95%降低到32%，夜间收缩压负荷从100%降低到50%，夜间舒张压负荷从100%降低到30%。患者在针刺3周时血压明显下降，4~7周有所升高，但最终缓慢下降到130/80mmHg。第10周时，患者停止服用降压药。治疗期间患者血压波动考虑与气温变化有关。对该患者进行了6个月的随访，患者血压平稳，一直维持在（130~140）/（80~88）mmHg，仅情绪波动、失眠等情况下偶有血压升高出现，生活质量较前提高。

四、头痛

头痛是患者自觉头部疼痛的一类病证，是临床常见症状之一。可以单独出现，亦可见于多种急、慢性疾病中。头痛主要分成三类：①原发性头痛：包括偏头痛、紧张性头痛、丛集性头痛和其他三叉自主神经性头痛、其他原发性头痛。②继发性头痛：包括缘于头颈部外伤的头痛，缘于头颈部血管病变的头痛，缘于非血管性颅内疾病的头痛，缘于某一物质或某一物质戒断的头痛，缘于感染的头痛，缘于代谢障碍的头痛，缘于头颅、颈、眼、耳、鼻、鼻窦、牙、口或其他头面部结构病变的头面痛，缘于精神疾病的头痛。③三叉神经痛、中枢和原发性颜面痛及其他头痛。目前常见的以针灸为主要治疗手段，或可作为配合治疗手段的头痛，包括：偏头痛、丛集性头痛、紧张性头痛、高血压性头痛、宿醉头痛、精神性头痛、头部损伤引起的头痛、颅压变化引起的头痛等。

头痛在中医学中，亦有"真头痛""脑痛"之称，中医认为：头为诸阳之会，脑为清灵之腑；五脏六腑之精皆上注于此；督脉，手、足三阳经和足厥阴肝经均循行于头面。故各种外感和内伤因素导致头部经络功能失常，皆可导致气血逆乱，升降失常，清阳不达，脑络受阻而发生头痛。正如《类证治裁》一书所说："头为天象，诸阳经会焉，若六气外侵，精华内痹，郁于空窍，诸阳不运，其痛乃作。"

石院士根据"经脉所过，主治所及""不通则痛，久疼必瘀"为理论依据选取腧穴，辅以"调神法"重用内关、人中理气调神，"调其神，令气易行"能收"以意通经"而达镇痛之效。

【针灸治疗】

1. 治则

通经活络止痛。

2. 处方

（1）毫针刺法

主穴：风池、完骨、头维、率谷、太阳、外关、足临泣、人中、内关。

配穴：太阳头痛加天柱、后顶；少阳头痛加丝竹空；阳明头痛加阳白、攒竹、内庭；厥阴头痛加通天、行间；太阴头痛加丰隆。外感风寒头痛加列缺、风门；外感风热头痛加大椎；肝阳上亢加百会、悬颅；痰浊头痛加中脘、丰隆、阴陵泉；瘀血头痛加血海、三阴交；血虚头痛加脾俞、足三里；肾虚头痛加肾俞、悬钟、太溪。

操作：风池、完骨直刺 1~1.5 寸，捻转补法；头维透率谷平刺 1.5 寸，太阳、太冲、外关直刺 1~1.5 寸，捻转泻法；人中，直刺 0.1~0.2 寸，雀啄泻法；内关，直刺 0.5~1.0 寸，捻转补法。太阳可三棱针点刺放血，头部穴位可加电针。留针 20 分钟，1 次 / 日，10 次为 1 个疗程。

（2）头针疗法

前额痛取对侧感觉区下 2/5；后头痛取对侧感觉区上 1/5；配运动区、足运感区。沿刺激区平刺，强刺激，留针 30 分钟，留针时每 10 分钟强捻转一次，1 次 / 日，10 次为 1 个疗程。

【应用要点】

1. 穴位选择

根据"经脉所过，主治所及"及"不通则痛，久疼必瘀"为理论依据，选取腧穴。以少阳、阳明经穴为主，局部、远端穴位相配合，辅以内关、人中，醒脑开窍，以达通经络、清头窍、调气血、止痛作用。

2. 针刺方法

治疗中按手法要求操作，是即刻取得疗效的关键。

3. 预后

原发性头痛预后较好，继发性头痛预后与原发病性质、轻重有关。针刺对多种头痛均有显著的治疗效果，可明显减轻疼痛程度，降低发作频率和发作次数，部分原发性头痛可达到治愈的效果。

【验案】

病例 1　狄某，男，18 岁。初诊日期：2011 年 11 月 9 日。

[主诉] 头痛 2 个月余。

［病史］患者2个月前自觉两侧太阳穴处疼痛，眩晕欲吐，胸膈满闷，咯痰不爽，曾用西药（不详）治疗未见明显疗效。现症：两侧太阳穴处跳痛，眩晕欲吐，胸膈满闷，咯痰不爽，日发数次，每次持续数分钟。

［查体及实验室检查］查头颅MR未见异常，舌淡红边有齿痕、苔白腻，脉弦滑。

［西医诊断］偏头痛。

［中医诊断］头痛。

［中医辨证］痰湿中阻证。

［治则］化痰健脾，通络止痛。

［选穴］风池、印堂、上星、外关、足临泣、阴陵泉、丰隆。

［治疗过程］阴陵泉、丰隆捻转泻法1分钟，余穴常规操作。

［治疗结果］上穴针刺2次后，疼痛明显减轻；针刺3次后，痛势显著减轻，余症亦减，巩固治疗7次后疼痛消失。患者临床痊愈。

病例2 胡某某，男，26岁，工人。入院日期：1979年4月29日。

［主诉］头痛、右半身不遂伴恶心3个月。

［病史］患者于1月23日在走路时被一根约40kg重铁管砸伤左侧头部，当即昏不知人，左头部突起约拳头大小肿块，半小时后苏醒，出现左半身运动不灵活，搀扶可行走。急送内蒙古地区医院，拍颅平片及颈椎片报告：颅骨正常，颈椎4、5轻度错位。诊断"脑震荡综合征"，予输液及口服谷维素、脑宁片、维生素B_{12}等药物。服药后症状无好转趋势，且右上下肢逐渐不能运动，头痛，伴恶心欲吐。于3月12日来津到我院就医，经门诊收住院。

［查体］精神弱，语音低微，面色少华，两目有神，头痛，恶心欲呕，右半身不遂，舌红苔白，脉有力。瞳孔（－），无面瘫，颅神经（－），心肺（－），右侧肌张力正常，肌力Ⅰ～Ⅱ级，右侧浅感觉减弱，生理反射存在，右霍夫曼征（＋），巴宾斯基征（－），血压130/80mmHg。

［诊断］①中医：头痛，半身不遂。②西医：脑挫伤后遗症。

［中医辨证］患者脑部铁器损伤，瘀血阻络，伤及脑腑，脑为神明之府，故扰乱神明致神昏，神不导气，"主不明，使道闭塞不通"而经脉气血流行不畅，不通则痛故见头痛，瘀血阻于经脉可见半身不遂。

［治则］活血化瘀，醒脑通络。

［选穴及操作］内关、人中、合谷、太冲、风池、极泉、委中、三阴交。诸穴常规操作。

［治疗经过］上穴每日针2次，15天治疗后患者精神较前振奋，右上下肢可在床上小幅度运动，25天治疗后能独立站起，坐卧，但力弱，1个月后可伸展上肢并能独自行走，头痛大减，继针2周诸症消失，唯右手精细动作稍差，临床治愈。

五、梅尼埃病

梅尼埃病是一原因不明的、以膜迷路积水为主要病理特征的内耳病。临床表现为反复发作性眩晕，波动性、进行性感音神经性聋，耳鸣，可有耳内胀满感；一般单耳发病，随着病程延长，双耳均可受累。本病确切病因未明，一般认为其发病与内淋巴吸收障碍、免疫反应、自主神经功能紊乱、内淋巴生成过多、病灶及病毒感染、内分泌障碍等引起的膜迷路积水相关。

本病属于中医"耳眩晕"范畴。中医认为本病有虚实之分，风邪外袭、痰浊中阻、肝阳上扰、寒水上泛，扰乱清空或髓海不足、上气不足、清窍失养，均可发病。

【针灸治疗】

1. 治则

安神醒脑，调和阴阳。

2. 处方

（1）主穴：上星透百会、风池、四神聪、神门、内关、听宫、晕听区。

（2）配穴：风邪外袭者，配合谷、外关；肝阳上亢者加太冲、太溪；痰湿中阻者加丰隆、中脘；气血两虚者加气海、脾俞；寒水上泛者，配肾俞、命门；肾精亏虚者加悬钟、三阴交；上气不足者，配足三里、脾俞、气海。

（3）操作：风池向外耳道斜刺1~1.5寸，施捻转泻法1分钟。印堂施雀啄泻法1分钟。上星透向百会进针3寸，小幅度高频率捻转1分钟。四神聪进针 0.2~0.5 寸，平补平泻。听宫张口取穴，直刺 1~1.5 寸，施捻转泻法 1 分钟。头皮晕听区沿皮刺入帽状腱膜下，施小幅度高频率捻转手法，再配合电针增加刺激量。每日治疗 2 次，7 天为 1 个疗程。

【应用要点】

1. 穴位选择

取印堂、上星透百会、四神聪以安神醒脑，"主明则下安"。风池为治眩晕之要穴，《资生经》云："风池治目眩苦头痛。"《通玄指要赋》云："头晕目眩，要觅于风池。"神门、内关镇心安神。与头皮晕听区相配合，疗效可靠。针听宫可止耳鸣。

2. 预后

本病易复发，预后较好。针灸治疗见效快，能及时缓解症状，防止听力损伤。

六、舞蹈病

舞蹈病是椎体外系疾病的一种常见疾病，主要表现为舞蹈样动作。舞蹈样动作是一种无目的、没有预兆、没规律、不对称、幅度不等的快速不自主运动。表现形式复杂多样，如张口、噘嘴、伸舌、扮鬼脸、耸肩、头前屈后仰、手足舞动等，情绪激动时加重，睡眠时消失。语言、书写功能常受影响。舞蹈病分为原发性舞蹈病和继发性舞蹈病两个类型。本节重点介绍小舞蹈病。

本病属于中医"瘛疭"范畴，认为本病主要由于先天之气不足，后天颐养失度，以致脾、肾两亏，精、气、血化生之源不足，肝不藏血，筋脉失去濡养而致病。因肝虚内风发动，每于外感风邪侵入、发热时，常内外风合而发病。

石院士认为本病除与肝脏功能失调有关外，还与脑心有密切关系。脑为元神之府，心主神明。表现为神不守舍，神明失用。因此，根据肝主筋、肾藏精、脑为元神之府的理论，制定了针灸治疗舞蹈病的治疗方案，临床收到了理想的效果。

【针灸治疗】

1. 治则

醒脑安神息风。

2. 处方

（1）毫针刺法

主穴：内关、人中、风府、后溪、申脉。

配穴：肝风内动者，加风池、合谷、太冲。阴血不足、血虚生风者，加足三里、复溜、脾俞、胃俞。

操作：先令患者坐位，垂头取风府穴，直刺约1寸，施雀啄手法，当电击感达全头或上肢后即刻出针；复令患者仰卧，直刺双侧内关穴，施捻转提插泻法；人中穴针尖刺向鼻中隔，施雀啄手法，以眼球湿润为度；后溪、申脉穴直刺，施捻转、提插泻法。合谷、太冲、足三里可加电针，各穴在进针得气后接脉冲电，频率以患者可耐受为度，10~15分钟，1次/日。风池穴向对侧眼球斜刺，进针1寸，施捻转补法1分钟。太冲、合谷穴直刺0.5寸，施捻转泻法。足三里穴直刺1~1.5寸，施捻转补法；复溜穴直刺1寸，施捻转补法；脾俞、胃俞均向脊柱方向斜刺施捻转补法。急性期每日2次，15天后视其症状改善程度。稳定期1次/日，疗程一般为1个月。后遗症期疗程长。

（2）耳针疗法

取脑点、神门、手、胫、口、躯干。王不留行籽以胶布粘贴于选穴上，每日按压2~3次。

（3）头针疗法

取舞蹈震颤控制区。一侧症状者针刺健侧，双侧症状者针刺两侧，1次/日。

【应用要点】

1. 病因病机

舞蹈病的发生一为感受热邪，同气相感，引动肝风，上扰神明，引起肢体不规则舞蹈样动作；二为筋膜不能直接受肝之阴血滋养有关。当肝之阴血不足，经脉筋骨失养，可致筋脉及关节运动失常。石学敏院士在前人基础上，注重醒神开窍，以内关、人中作为主穴，取得了较好的效果。

2.预后

舞蹈病预后与病因相关。小舞蹈病为自限性，3~6个月后也可自行缓解；适当治疗可缩短病程。约1/4患者可复发。亨廷顿舞蹈病患者一般在症状出现后15~20年死亡。针刺治疗能够有效缓解舞蹈样症状，提高生活质量。研究显示针刺治疗可调节脑血管及脑神经、改善脑部血液循环，来改善动脉炎症及神经细胞变性状况。

【验案】

病例1 患者，男，70岁。入院时间：2009年6月19日。

[主诉] 右侧肢体不自主舞动7天。

[病史] 患者神清，精神可，右侧肢体不自觉舞动，舞动无规则，不定型，不能自控。患者主诉：肢体不自觉舞动症状每因情绪激动而诱发或加重，睡眠后症状消失。寐欠安，纳可，二便调。

[查体（阳性指标）及辅助检查] 患者神清、面色红赤、双瞳孔等大等圆，对光反射存在，肌力正常，生理反射存在，病理反射右巴宾斯基征（+）。舌红少津、脉弦细。脑CT示：左基底节及脑干腔隙性梗死，皮层下动脉硬化性脑病、脑萎缩。

[西医诊断] 老年性舞蹈病。

[中医诊断] 瘛疭。

[中医辨证] 肝肾阴虚，肝阳上亢。

[治则] 滋补肝肾，平肝潜阳。

[选穴] 内关、人中、三阴交、风池、完骨、天柱、合谷、太冲、上星透百会、四神聪、后溪、申脉、血海、头针舞蹈震颤区。

[操作过程] 内关直刺1寸，捻转提插泻法，施术1分钟；人中用重雀啄手法以眼球湿润或流泪为度；风池、完骨、天柱以小幅度高频率捻转补法；合谷、太冲、后溪、申脉施捻转泻法。余穴均施补法按常规取

穴，舞蹈震颤区采用平刺法，间隔 1 寸施针 1 枚，以小幅度高频率捻转手法或用低频脉冲电（电流强度 1~2mA，频率 50~100 次 / 秒），留针 20~30 分钟。

［中药］怀牛膝 30g，代赭石 30g，龙骨 15g，牡蛎 15g，龟甲 10g，白芍 15g，玄参 12g，天冬 20g，茵陈 10g，川楝子 15g，甘草 10g。

水煎 150ml 口服，2 次 / 日。

［西药］口服氟哌啶醇片 1 片（2mg），2 次 / 日。

［治疗结果］

第 5 天，患者神清，精神可，右侧肢体仍不自觉舞动，舞动无规则，不定型，不能自控，但舞动动作减少，寐欠安，纳可，二便调。

第 10 天，患者神清，精神可，右侧肢体不自觉舞动，但舞动动作明显减少，幅度明显减少，寐欠安，纳可，二便调。

第 15 日，患者神清，精神可，右侧肢体舞动动作基本消失，寐安，纳可，二便调。

病例 2 江某，男，55 岁。初诊日期：2011 年 10 月 6 日。

［主诉］肢体不自主舞蹈样动作 5 年余，加重 1 个月。

［病史］患者于 5 年前无明显诱因出现四肢肢体不自主扭动，遂就诊于天津某医院，诊断为亨廷顿舞蹈病，予服用相应西药（具体不详）治疗，症状未见明显缓解。1 个月前，患者因四肢扭动幅度明显加大伴头颈、躯干也均出现不自主扭动症状，就诊于天津另一家医院，查头 CT 示脑萎缩，诊断同前，予相关药物治疗后症状仍未见改变。后因朋友介绍遂求治于我院针灸科。现症：神清，精神可，面部表情无异常，四肢、头颈及躯干不自主扭动，四肢扭动幅度较大，入睡后停止，生活不能自理，记忆力无明显减退，夜寐安，二便调。

［查体及实验室检查（阳性指标）］颈部、躯干扭动，四肢持续性不自主大幅度舞动，舌淡紫、苔微黄，脉弦缓。

［西医诊断］舞蹈病。

［中医诊断］颤证。

［中医辨证］气虚血瘀，肝风内动。

［治则］镇静安神，平肝息风，疏经通络。

［选穴］主穴：百会、上星、印堂、头维；配穴：风池、翳风、合谷、外关、中渚、足三里、阴陵泉、丰隆、悬钟、太溪、承山、太冲。

［治疗过程］头皮针采用平刺法，余穴均采用直刺法，诸穴均浅刺，采用小幅度、高频率捻转补法，各穴位操作1分钟，留针30分钟。

［治疗结果］首次针刺前，患者因动作幅度大，不能长时间平卧于病床上；治疗7次后，患者舞动症状减轻，停留于病床上的时间较前延长；治疗2周后，患者可以久坐，但仍有不自主地扭动；1个月后，患者肢体摆动幅度减小，仅见上肢及躯干偶有轻微摆动，下肢腓肠肌肌腹时有抽动，并能亲自穿衣、吃饭；再巩固治疗1周，患者舞蹈样动作基本控制，生活基本自理。

七、帕金森病

帕金森病，又称震颤麻痹，是发生于中老年人群的进展性神经系统变性疾病。其主要病理改变为以黑质部位为主的多巴胺能神经元的进行性丢失以及残存神经元内路易氏包涵体形成。确切病因尚不清楚，可能与遗传因素、环境因素、免疫学异常、线粒体功能障碍和氧化应激过度、年龄老化、细胞凋亡等诸多因素有关。主要临床特征为静止性震颤、肌强直、运动迟缓和姿势反射障碍。中医将震颤麻痹称之为"瘛疭"。

中医认为年老体虚或情志过极、饮食不节和劳逸失当等致肝肾亏虚、脑髓失养、气血不足致瘀血阻滞、痰热内积、虚风内动，发为颤证。本病病位在脑，病变脏腑主要在肾、脾，涉及肝。

"脑为元神之府"为五脏六腑之大主，脑神不足，调控失司，神不导气，震颤不得自控。石学敏院士在传统的治疗方法基础上提出培元固本、宁神定颤的治疗法则，临床收到较好的疗效。

【针灸治疗】

1.治则

培元固本，宁神定颤。

2. 处方

（1）毫针刺法

主穴：关元、中脘、天枢、列缺、照海、后溪、申脉、百会。

配穴：肝风内动加风府、合谷；痰热动风加合谷、丰隆、中脘；肾阴不足加复溜、后溪、三阴交；气血两虚加足三里、三阴交、血海。

操作：关元，直刺 1 寸，捻转补法；中脘，直刺 1.5 寸，呼吸补法；天枢，直刺 1.5 寸，捻转泻法；列缺平刺，照海、后溪、申脉直刺 0.5~1 寸，捻转补法。百会直刺 0.2 寸，捻转补法。风府穴，直刺 1~1.5 寸，施捻转泻法，令针感向局部或四肢放射；合谷穴，直刺 0.5~1 寸，提插泻法，令针感向手指传导；丰隆，直刺 1~1.5 寸，施提插泻法；中脘，直刺 1~1.5 寸，施捻转泻法；三阴交穴，直刺 1~1.5 寸，施提插补法；复溜穴，直刺 1~1.5 寸，提插补法；太溪，直刺 1 寸，施捻转补法；足三里，直刺 1~1.5 寸，施捻转补法；血海穴，直刺 1~1.5 寸，施捻转补法。百会可加电针，进针后稍捻转，得气后连接电极，刺激强度以患者感觉适宜为止，通电 20~30 分钟。初期每日 2 次；2 周内应不间断治疗。2 周后视其症状可改为每日 1 次，其疗程一般为 1 个月。稳定期每日 1 次，疗程 2~3 个月。后遗症期每日 1 次，但疗程延长，预后较前 2 期差。

（2）头针疗法

取前神聪到悬厘连线，此线称顶颞前斜线，此线上 1/5 段主治下肢震颤，中 2/5 段主治上肢震颤，下 2/5 主治头摇、嘴震颤。一侧震颤针对侧顶颞前斜线，双侧震颤针顶颞前斜线。一般斜刺进针，进针深度为 0.5~1 寸，进针后捻转 3~5 分钟，留针 5 分钟，再捻转、再留针，反复 3 次，即可出针。1 次 / 日，3 个月为 1 个疗程。

【应用要点】

1. 穴位选择

以任脉、督脉、足阳明胃经经穴，八脉交会穴为主。关元，任脉经穴，足三阴、任脉之会，别称为"丹田"，为"生气之源"，取之培补元气。中脘，任脉经穴，胃经募穴；天枢，足阳明胃经经穴，两穴配伍，补益脾胃，升降气机。后溪、列缺、申脉、照海为八脉交会穴，后溪通于督脉，列缺通于任脉，取之通调阴阳之气，宁神止颤。跷脉从下肢内、外侧上行头面，具有交通一身阴阳之气，调节肢体运动的功用，且阴阳跷脉交会于目内眦，入属于脑。申脉通于阳跷，照海通于阴跷，取之息风定颤。百会，督脉经穴，安神定颤。诸穴配伍，以培元固本，宁神定颤。

2. 预后

帕金森病是一种慢性进展性疾病，具有高度异质性。不同患者疾病进展的速度不同。目前尚不能治愈。早期患者通过药物治疗多数可以很好地控制症状，疾病中期药物虽然仍有一定的作用，但常因运动并发症的出现导致生活质量的下降。疾病晚期由于患者对药物反应差，症状不能得到控制，患者会全身僵硬，生活不能自理，甚至长期卧床，最终多死于肺炎等并发症。针灸治疗能在一定程度上控制病情进展，改善运动和非运动症状，能够改善血液循环，可能有控制神经变性的作用。对病程短者疗效较好，须坚持较长时间治疗。

八、特发性震颤

特发性震颤是一种常见的运动障碍性疾病，临床上以上肢远端的姿势性或动作性震颤为特点，可伴有头部、口面部或声音震颤，30%~50% 的特发性震颤患者有家族史。

特发性震颤属中医"颤证""颤振"范畴，明代王肯堂所著《证治准绳》曰："颤振也，振动也，筋脉约束不住而莫能任持，风之象也。"

石院士认为该病的病机为肝肾不足，血虚生风，与肝肾脑有关。肝藏血，主筋；肾藏精，主骨；脑为髓之海，元神之府，筋骨肌肉皆依赖于元神的调节。肝肾亏虚，精血不足，髓海不充，经筋失养，则内风浮动，故见肢体震颤。治疗以镇肝息风、滋阴养血为主。

【针灸治疗】

1. 治则

镇肝息风，滋阴养血。

2. 处方

主穴：百会、三阴交、大陵、太冲、合谷、郄门、内关、太溪。

操作：百会用 1 寸毫针 15° 平刺 0.5~0.8 寸，施以捻转补法，至患者自觉头皮胀紧感为度；合谷、郄门、内关、太溪、三阴交用 1.5 寸毫针直刺 0.5~1 寸，施快速捻转提插补法，得气后缓慢刺入地部留针；大陵用 1 寸毫针，直刺 0.3~0.5 寸，捻转补法；太冲用 1 寸毫针直刺 0.5~0.8 寸，提插捻转泻法，得气后留针。每日 1 次，每次留针 30 分钟，14 次为 1 个疗程。

【应用要点】

1. 穴位选择

百会，亦名三阳五会、泥丸宫，位居颠顶，为足三阳、足厥阴、督脉等诸多经脉的交会穴，为督脉要穴，针刺百会有益气升阳、填髓充脑、息风开窍之功效。太冲与合谷，即四关穴，二者配伍，一气一血、一阳一阴、一升一降，相互为用，协同作用较强，针之可镇肝息风、醒脑开窍、行气活血。郄门、内关、大陵属手厥阴心包经，均为局部取穴，配太溪以滋水涵木，三阴交以滋补肝肾。诸穴合用，共同达到镇肝息风、滋阴养血的功效。

2. 预后

病情严重者随着震颤幅度的增加而出现明显的功能障碍，严重影响患者的社会活动、工作能力和日常生活能力。针灸治疗本病，在改善症状，延缓病情，改善患者生活质量方面，有一定的疗效。

【验案】

徐某，男，61 岁。初诊日期：2011 年 7 月 9 日。

[主诉] 双手颤抖 1 年余。

[病史] 患者于 2010 年 5 月无明显诱因出现双手软弱无力，自觉两手僵硬，写字时发抖，逐渐加剧，尤以紧张时更为明显，无肢体疼痛感。当地医院诊断为"特发性震颤"，经多方治疗病情无明显改善，遂来我院就诊。现该患者双手震颤不已，握物困难，写字不成形，头痛欲裂，寐欠安，二便尚调。

[查体及实验室检查] 一般情况良好。神经系统检查无阳性体征。甲状腺

功能、心电图、脑电图、头 CT 均示正常。舌红稍干、无苔，脉弦细。

［西医诊断］特发性震颤。

［中医诊断］颤证。

［中医辨证］肝阴不足，血虚生风。

［治则］镇肝息风，滋阴养血。

［选穴］百会、三阴交、大陵、太冲、合谷、郄门、内关、太溪。

［治疗过程］嘱患者取仰卧位，穴位处常规消毒，百会用 1 寸毫针 15° 平刺 0.5~0.8 寸，施以捻转补法，至患者自觉头皮胀紧感为度；合谷、郄门、内关、太溪、三阴交用 1.5 寸毫针直刺 0.5~1 寸，施快速捻转提插补法，得气后缓慢刺入地部留针；大陵用 1 寸毫针，直刺 0.3~0.5 寸，捻转补法；太冲用 1 寸毫针直刺 0.5~0.8 寸，提插捻转泻法，得气后留针。每日 1 次，每次留针 30 分钟，14 次为 1 个疗程，共治疗 2 个疗程。

［治疗结果］治疗 6 天后：患者双手震颤有所减轻，头痛症状改善；治疗后 14 天：患者双手震颤大有好转，震颤幅度减轻，右手勉强可以写字，字体歪斜，未再发头痛。共治疗 28 天，患者双手掌震颤停止。

九、多发性抽动症

多发性抽动症，又称抽动 – 秽语综合征。其临床特征为慢性、波动性、多发性运动肌快速抽搐，并伴有不自主发声和语言障碍。起病在 2~12 岁之间，病程持续时间长。本病病因尚不清楚，有认为本病与遗传及多巴胺系统受损有关，各种病因造成的基底节病变及抗精神病药物也可引起，精神刺激常为其诱因。

本病似属中医"瘛疭""搐搦"范畴，与先天禀赋不足、产伤、窒息、感受外邪、情志失调等有关，多由五志过极、风痰内扰所引发。病位主要在肝，与心、脾、肾密切相关。

石院士治疗本病重视心神不定，肝风内起。

【针灸配方】

1. 治则

醒神宁心，平肝息风，化痰开窍。

2. 处方

主穴：水沟、百会、大椎，双侧神门、肝俞、风池、合谷、太冲。

配穴：病程较长、心脾两虚，加脾俞、心俞、内关、足三里。

操作：水沟向鼻中隔斜刺 0.3 寸，施雀啄泻法，至眼球湿润或流泪；百会沿皮平刺 1 寸，施捻转平补平泻 30 秒；大椎直刺 0.5~1 寸，施捻转泻法 30 秒；神门直刺 0.3 寸，施捻转平补平泻 30 秒；肝俞向脊柱正中斜刺 1~1.5 寸，施捻转泻法 30 秒；风池向对侧眼角斜刺 1~1.5 寸，施捻转平补平泻 1 分钟；合谷、太冲直刺 1~1.5 寸，施捻转泻法 1 分钟；脾俞、心俞向脊柱正中斜刺 1~1.5 寸，施捻转补法 30 秒；内关直刺 1 寸，足三里直刺 1.5 寸，施捻转补法 1 分钟，诸穴针刺施术后留针 20 分钟。

每日或隔日 1 次，10 次为 1 个疗程。

【应用要点】

1. 穴位选择

水沟为醒神抑志之要穴；百会、大椎同属督脉，为诸阳之会，取之以统摄阳气、潜阳息风；配合神门安神宁心；肝俞以疏理肝气；风池疏泄肝阳，祛风止抽；合谷、太冲名曰四关，合谷为手阳明经之原穴，为阳中之阳，位上主气。太冲为足厥阴经之原穴，为阴中之阴，位下主血。平衡阴阳，调和气血，平肝息风。诸穴合用以达醒神宁心、平肝息风、镇静止抽之功。

2. 预后

儿童多发性抽搐症为一种慢性神经精神障碍疾病，若不积极治疗，大部分患儿到少年后期症状好转，也有部分患儿症状持续到成年，甚至终生。针灸治疗本病有良好疗效，能够显著降低发作频率、减轻发作程度、缩短病程，是治疗儿童多发性抽搐症的有效治疗手段之一，对于重症患儿可针药结合治疗，也应配合心理疗法。

【验案】

刘某，男，11 岁，学生。初诊日期：2009 年 10 月 30 日。

[主诉] 周身不自主活动 3 年，近日加重。

［现病史］患者 8 个月大时有跌仆史（枕部着地），3 年前出现不自主挤眉弄眼，并逐渐出现晃头，口中怪叫之症。1 年前又出现双手不自主舞动，受刺激后诸症加重，平素善恐易惊，曾诊于附近区中医院，服用中药至今，疗效不显。现症：患者神清，精神可，语言清楚，反应灵敏，问答切题，周身不自主活动，未闻及异常气味，神经系统检查未见异常。舌红苔白，脉弦细。颅脑 CT 检查未见异常。

［诊断］小儿抽动症。

［治则］醒神开窍，滋补肝肾，疏肝解郁。

［选穴］人中、内关、百会、印堂、四神聪、风池、肝俞、肾俞、合谷、太冲、足三里、三阴交。

［操作］人中向鼻中隔斜刺 0.3 寸，施雀啄泻法，至眼球湿润或流泪；内关直刺 1 寸，提插捻转泻法；印堂顺经刺 0.5 寸，捻转泻法；四神聪沿皮平刺 1 寸，施捻转平补平泻 30 秒；肝俞、肾俞向脊柱正中斜刺 1~1.5 寸，施捻转泻法 30 秒；风池向对侧眼角斜刺 1~1.5 寸，施捻转平补平泻 1 分钟；合谷、太冲直刺 1~1.5 寸，施捻转泻法 1 分钟；申脉、足三里、三阴交直刺 0.5~1 寸，施捻转补法 1 分钟。诸穴针刺施术后留针 20 分钟。

［治疗经过］治疗 10 次后，患者症状减轻，不自主活动次数减少，发作时间缩短。治疗 20 次后，患者能自觉控制行动，口中无异常声音，基本痊愈。

十一、急性脊髓炎

急性脊髓炎是各种感染后引起自身免疫反应所致的急性横贯性脊髓炎性病变，又称急性横贯性脊髓炎，是临床上最常见的一种脊髓炎，病损平面以下肢体瘫痪、传导束性感觉障碍和尿便障碍为特征。

石学敏院士认为，本病急性期，表现为湿热浸淫、经脉受损的证候，以"邪实"为主要特征；后遗症期，表现为肝肾精血亏虚，脾胃运动功能失调，筋脉失养的证候，以"正虚"为主要特征。根据"虚则补之""实则泻之"的原则治疗，分别采取清热利湿、疏调督脉及调补脾胃的法则。在针刺选穴上，前者以"泻"为主，后者以"补"为主，切中要害，有的放矢。

【针灸治疗】

1. 治则

急性期：清热利湿，通调经脉。

后遗症期：疏调督脉，调养脾胃。

2. 处方

（1）毫针刺法

主穴

急性期：华佗夹脊刺、秩边、委中、中极、水道、阳陵泉、足三里。

后遗症期：华佗夹脊刺、气海、三阴交、足三里、阳陵泉、双下肢脾胃经经脉排刺。二便障碍者加刺关元、中极。

操作：华佗夹脊刺在棘突旁开5分进针，进针1~1.5寸，施平补平泻手法；秩边直刺2.5~3寸，施提插之泻法；委中仰卧抬腿取穴，直刺1~1.5寸，施提插之泻法，令下肢连续抽动3次为度；中极、水道直刺进针1.5~2寸，施提插泻法；阳陵泉、足三里直刺1.5寸，均施捻转补法。三阴交直刺1.5寸，施提插补法，关元、气海直刺1~1.5寸，施提插补法；阳明经排刺，每穴间隔1寸，直刺1~1.5寸，施平补平泻手法。对瘫痪肢体肌肉循经、局部和损伤平面上下华佗夹脊穴可针刺后加脉冲电极，每次10分钟。电流强度以患者能耐受为度。每日均采用上、下午各针刺治疗1次的方法，上午以肢体穴位为主，下午予华佗夹脊刺。1个月为1个疗程。

（2）梅花针刺法

督脉旁开5分、1.5寸、3寸，手足阳明经循经，萎缩肌肉局部。华佗夹脊及膀胱经背部第一、第二侧线为皮肤针常规叩刺部位，自上至下反复轻叩打刺3次。

（3）耳针疗法

肝、脾、肺、肾、胃、三焦。用0.5~1寸毫针直刺达软骨，施小幅度捻转，每穴1分钟，留针30分钟。

（4）头针疗法

双侧足运感区、运动区上3/5。沿刺激区平刺，强刺激，留针30分钟，留针时每 10 分钟强捻转 1 次，每日 1 次。

【应用要点】

预后

本病如无严重并发症，多于 3~6 个月内基本恢复。完全性截瘫 6 个月后肌电图仍为失神经改变、MRI 显示髓内广泛信号改变、病变范围累及脊髓节段多且弥漫者预后不良。可合并泌尿系统感染、压疮、肺部感染。急性上升性脊髓炎和高颈段脊髓炎预后差。针刺在脊髓修复期，可显著提高肢体肌力、改善感觉障碍和二便障碍。

【验案】

张某，女，50 岁。初诊日期：2012 年 10 月 23 日。

[主诉] 双下肢麻木无力 1 个半月。

[病史] 患者于 1 个半月前，因受凉后出现右下肢疼痛，约半分钟后症状自行缓解，遂就诊于总医院，给予静脉滴注神经妥乐平治疗输液第 5 天，患者右下肢疼痛未再发作。但自觉双下肢无力，复诊于医大总医院，查胸椎MRI 示：胸 2~ 胸 8 椎体水平脊髓内异常信号，考虑脱髓鞘病变（炎性），予收住院治疗。住院第 2 天，患者双下肢瘫痪无知觉，给予营养神经、改善循环及针灸、理疗，并予泼尼松激素治疗，后病情平稳，遗留双下肢无力，收入我病区住院治疗。目前口服泼尼松 30mg，qd。

[查体及实验室检查（阳性指标）] 胸椎 MRI 示：胸 2~ 胸 8 椎体水平脊髓内异常信号，考虑脱髓鞘病变（炎性）。

[西医诊断] 急性脊髓炎。

[中医诊断] 痿证。

[中医辨证] 湿热下注型。

[治则] 滋补肝肾，疏通经络，益气活血。

[选穴] 以腰胸段夹脊刺为主，并配以下肢三阴交、太冲、足三里、阳陵泉及下肢阳经经筋排刺。

[中药] 益肾养肝口服液。

[西药原则] 西医治疗以营养神经为主，并辅以激素治疗。

[治疗结果] 患者经 3 周系统针刺治疗后，出院时可下地行走，家属需搀扶，双下肢肌力 4 级，浅感觉恢复。出院后坚持于门诊治疗 2 个月，激素停服，随访半年，未见复发。

十二、吉兰 - 巴雷综合征

吉兰 - 巴雷综合征，又名急性炎症性脱髓鞘性多发性神经病，是免疫介导的急性炎性周围神经病。病变主要侵犯脊神经根、脊神经节、脊神经和脑神经。临床以四肢软瘫，可以合并颅神经麻痹、脑脊液蛋白和细胞离解为特征。

本病属于中医"痿证"范畴，其病机多由湿热之邪浸淫筋脉所致。

石院士认为因为本病的发展过程，有不同的阶段特点，按急则治标、缓则治本的原则，分为急性期和恢复期辨证论治。

【针灸治疗】

1. 治则

急性期：清热利湿，通经活络。

恢复期：扶正培本，疏络和营。

2. 处方

（1）毫针刺法

主穴：华佗夹脊、足三里、局部循经取穴。

配穴：急性期加大椎、阴陵泉、三阴交、极泉、委中、合谷、外关、太溪、环跳等；恢复期加大杼、阳陵泉、绝骨、血海、大包。

操作：华佗夹脊刺针向棘突，进针 1~1.5 寸，施捻转泻法；大椎取坐位低头取穴，稍向上直刺 1.5 寸，用捻转泻法，使针感向下及两臂扩散为度；阴陵泉沿胫骨后缘进针，直刺 2 寸，用捻转泻法，令针感放散至腓肠肌为度；极泉直刺 1~1.5 寸，用提插泻法，使上肢抽动 3 次为宜；委中穴采取仰卧位直腿抬高取穴，进针 1 寸，用提插泻法，使下肢抽动 3 次即可；环跳针感要求放散至足心；肩髃抬臂直刺向极泉，进针 2.5 寸，令针感向前臂放射；外关针感麻散至手腕，上穴均施用提插泻法；合谷直刺 1 寸，用捻转泻法；曲池直刺

1.5 寸，用捻转提插相结合泻法。大杼斜刺 0.5 寸，大包穴斜刺 1 寸，均施捻转补法；三阴交向后斜刺 1.5 寸，施提插补法，以麻电感向下窜到足心为度；足三里直刺进针 1.5 寸，施捻转之补法；绝骨直刺进针 0.5~1 寸，阳陵泉、血海进针 1~1.5 寸，施捻转之补法。对瘫痪肢体穴位针刺后加脉冲电极，每次 10 分钟。电流强度以患者能耐受为度。2 次 / 日，上午以肢体穴位为主，下午予华佗夹脊刺。2 个月为 1 个疗程。

（2）梅花针刺法

督脉旁开 5 分、1.5 寸、3 寸，手足阳明经循经，萎缩肌肉局部。自上至下反复轻叩打刺 3 次。

（3）耳针疗法

取脾、胃、肺、肾、内分泌等。用 0.5~1 寸毫针直刺达软骨，施小幅度捻转，每穴 1 分钟，留针 30 分钟。

（4）水针疗法

选用维生素 B_1、维生素 B_{12}、当归注射液等。用其中一种药物每次选 2~3 穴，针刺后有针感可回吸无血推药，每穴注射 0.5ml，隔日 1 次。

【应用要点】

1. 穴位选择

华佗夹脊刺可直接刺激脊神经根，改善神经根的代谢，减轻水肿状态，从而促进脑脊液循环，加速神经功能的恢复。大椎为督脉及手足三阳之会，泻之可清热透邪。阴陵泉为足太阴脾经合穴，泻之可利湿运脾。三阴交通调三阴化湿清热。极泉通经除湿。足三里为胃经下合穴，取之通腑利湿。合谷为手阳明原穴，取之疏通阳明，以宁宗筋。取足少阴肾之原穴太溪，疏利水之下源，兼固筋骨。取局部诸穴疏导阳明以利筋脉。诸穴相伍共奏祛湿逐邪治标之效。

恢复期以四肢软瘫为主症。因病邪化热伤阴，经络久滞，血失濡润，故筋脉失养、气血不足。病机以虚为主，故治疗以扶正培本为大法，兼以疏络和营。方中大杼为骨之会，阳陵泉为筋之会，绝骨为髓之会，血海调血补血，足三里培补后天水谷之海，以化生气血、补虚益损。诸穴可达培元固本、益气养血、生精补髓、强筋健骨、振颓扶痿之效。大包穴为脾之大络，主网罗全身诸络之气，如其不足，则诸络陷下不举，四肢百节尽纵而不收，故取之可督统诸络，强筋利节。总之体现扶正为主，通络和营为辅的治则。对肌肉萎缩明显者，可行肌肉、肌群排刺，以改善局部经气运行，从而达到增加肌营养、促进肌肉萎缩的恢复。

2.预后

本病具有自限性，预后较好。瘫痪多在3周后开始恢复，多数患者2个月至1年内恢复正常，约10%患者遗留较严重后遗症，如足下垂、手肌萎缩、自主神经功能障碍等。年龄60岁以上，病情发展迅速并需要辅助呼吸者预后不良，部分患者死于并发症。针刺治疗可加速神经功能的恢复，减少后遗症，降低致残率，提高患者生活质量。

【验案】

孙某，女，23岁。初诊日期：2015年5月25日。

[主诉]四肢无力8年。

[病史]患者于2007年无明显诱因出现右下肢无力，足背屈不能，手指握力减弱，可见肌肉萎缩。2010年逐渐发展为双下肢肌肉无力，于北京301医院诊断为"吉兰－巴雷综合征"，予丙球蛋白注射治疗后肌肉无力症状有所缓解。为求进一步治疗，遂来我院国医堂就诊。首诊：神清，精神可，双下肢无力，足背屈不能，跖趾关节活动不能，双手握力减弱，大鱼际肌萎缩。纳可，寐安，二便调。舌淡红、苔薄白，脉弦细。

[查体及实验室检查（阳性指标）]双侧肢体肌力4级。

[西医诊断]慢性吉兰－巴雷综合征。

[中医诊断]痿证。

[辨证分型]脾肾亏虚证。

[中医治则]醒脑开窍，补肾健脾，疏通经络。

[西医治则]营养神经、免疫抑制、激素冲击治疗、对症治疗。

[选穴及操作]印堂、上星、百会捻转泻法，双内关捻转提插泻法1分钟，合谷、曲池、外关捻转提插泻法，双尺泽、双委中提插泻法至肢体抽动3次为度，双三阴交提插补法至肢体抽动3次为度，下肢阳明经排刺，丘墟透照

海提插，阳陵泉、丘墟、解溪、太溪、八风捻转泻法。绝骨电针断续波：双侧阳陵泉、绝骨。

［治疗结果］治疗1周后，四肢无力较前缓解，足背可稍屈曲。1个月后足背屈较前明显，跖趾关节可小幅度活动。治疗2个月后四肢力量较前明显增强，足背屈有力，跖趾关节活动幅度增大。目前正继续接受治疗。

十三、重症肌无力

重症肌无力是自身抗体所致的免疫性疾病，病变主要累及神经肌肉接头处突触后膜乙酰胆碱受体，致神经肌肉接头处传递功能障碍。临床表现为异常疲乏无力，受累的骨骼肌如眼肌、咀嚼肌、咽喉肌、肋间肌、四肢肌等活动后极易疲劳，出现眼睑下垂、吞咽无力、呼吸困难等症状；其临床特点是朝轻暮重，经休息或服用抗胆碱酯酶药物治疗后症状暂时减轻或消失。

根据本病的主要症状，眼睑下垂、吞咽困难、四肢无力等属中医"痿证"范畴，其病机在脾、肾、肝三脏，脾胃虚弱，气血生化不足，四肢百骸失于濡养；肾主骨，生髓；肝藏血，主筋，肝肾不足，筋脉失养，而致大筋软短、小筋弛长。

石学敏院士认为本病症状的核心为"疲倦乏力"。力由气生，而气又来源于脾肾，所以治疗上要以健脾补肾为主。

【针灸治疗】

1. 治则

健脾补肾，安神定志，疏通经脉。

2. 处方

主穴：关元、气海、中脘、足三里、肾俞、肝俞、三阴交、血海。

配穴：眼睑下垂加鱼腰、睛明、攒竹、四白；吞咽困难加风池、完骨、翳风、廉泉；全身无力加肩髃、曲池、外关、合谷、环跳、委中、阳陵泉、太冲。

操作：关元、气海、中脘直刺进针1~1.5寸，施呼吸补泻补法；足三里直刺进针1.5寸，施捻转之补法，针后加艾灸1~2壮；肾俞、肝俞均刺向横突进针 1~1.5 寸，施捻转补法，令局部酸胀感为度；三阴交向后斜刺 1.5 寸，施提插补法，以麻电感向下窜到足心为度；血海进针 1~1.5 寸，施捻转之补法。

鱼腰横刺进针 0.5 寸，施平补平泻法，令眼球胀感为度；攒竹向鱼腰方向横刺 0.5 寸，手法同鱼腰穴；取睛明穴嘱患者闭目，将眼球推向外侧，然后沿眼眶上缘缓慢进针 1~1.5 寸，施小幅度捻转手法，令局部及眼球发胀为度，行针 15 分钟将针取下；四白向下斜刺，进针 1 寸，施平补平泻手法。

风池穴向结喉方向深刺 2.5~3 寸深，施捻转补法 1~3 分钟，以咽部麻胀为得气针感。完骨、翳风穴同风池穴；廉泉在舌骨体上缘取穴，针向咽部，进针 2~3 寸，以咽部酸胀为度。

肩髃抬臂直刺向极泉，进针 2.5 寸，令针感向前臂放射；外关直刺 1.5 寸，针感麻散至手腕，两穴均施用提插泻法；合谷直刺 1 寸，用捻转泻法；曲池直刺 1.5 寸，用捻转提插相结合泻法；环跳侧卧屈腿，股骨大转子最高点与骶骨裂孔连线外 1/3 与内 2/3 交界处取穴，针 2.5 寸，施提插泻法；委中仰卧抬腿取穴，进针 1.5 寸，施提插泻法，令麻电感窜至足，使下肢连续抽动 3 次为度；阳陵泉直刺 2 寸，施提插泻法，酸胀感向下放散至足跟；太冲直刺 0.5~1 寸，施提插泻法。每日均采用上、下午各针刺治疗 1 次的方法，1 个月为 1 个疗程。

【应用要点】

1. 穴位选择

治疗以健脾补肾为基础，故以关元、气海、中脘、足三里补脾益气，肾俞、三阴交、血海、肝俞滋补肝肾。配合安神定志及疏肝理气穴位如神门、内关、四神聪、太冲等，可获得显著疗效。

2. 预后

本病缓解与复发交替。晚期患者休息后不能完全恢复。多数病例迁延数年至数十年，靠药物维持。少数病例可自然缓解。当呼吸肌受累需用呼吸机辅助通气时，多预后不良，是致死的主要原因。针刺可调控机体免疫功能，提高神经肌肉接头的传递，有效改善肌肉运动功能，显著缓解重症肌无力症状，改善患者生活质量。

【验案】

患者，女，35 岁。

［病史］于 2006 年 3 月初自觉四肢无力，行走时间长则下肢无力感加重，休息后可缓解，未予重视；1 个星期后自觉双侧眼睑上抬无力，视物重影，右眼外展困难，就诊于我院。查体见神清，精神疲惫，语声嘶哑，双睑下垂，右眼外展不能。骨骼肌疲劳试验阳性，新斯的明试验阳性，血清乙酰胆碱受体抗体阳性，X 线胸片检查未见明显异常改变。

［西医诊断］重症肌无力。

［中医诊断］痿证。

［治疗经过］该患者因拒绝服用西药，要求针灸治疗。取穴四神聪、上星、太阳、睛明、内关、神门、臂臑、阴陵泉、足三里、三阴交、太冲。穴位皮肤常规消毒后，选 0.30mm×40mm 毫针针刺上星，针尖向百会方向透刺，得气后快速捻转 200 转/分钟。睛明选用 0.25mm×40mm 毫针，要求针具质量好，针尖锐利，针身不能毛糙，直刺 1.2 寸，手法轻巧柔和，出现酸胀感即可，不施加手法，静置留针。臂臑采取合谷刺法，具体针法是先取一针，呈 45°角向肩关节方向斜刺，再取二针，从同一点进针，分别呈 45°角沿三角肌前后缘向上斜刺，所刺三针之夹角亦为 45°角，进针深度约为 1~1.2 寸，施提插泻法。其余各穴均按常规手法，针刺得气后施提插泻法，留针 30 分钟。睛明起针后用干棉球按压片刻，以防出血。每日针刺 1 次，12 次为 1 个疗程。针刺 1 个疗程后患者自觉四肢乏力的症状减轻，眼睑上抬力量增强，右眼外展较前明显好转。经治疗半年后，四肢无力的症状基本消失，眼睑正常上抬，自诉在劳累后仅出现手脚无力，且休息后能很快缓解。

十四、运动神经元病

运动神经元病是一组病因未明的选择性损害脊髓前角细胞、脑干运动神经元（或）锥体束的慢性进行性疾病。主要表现为受累部位的肌肉无力、萎缩和（或）锥体束损害征。感觉系统一般不受侵犯。临床上有进行性脊肌萎缩、进行性延髓麻痹、原发性侧索硬化和肌萎缩侧索硬化等类型。发病原因未明。

有报告认为可能与某些植物毒素或重金属中毒、慢病毒感染、遗传、免疫功能异常等因素有关。通常在 40~50 岁起病，30 岁以前少见，男女比约为 2∶1。起病隐匿，缓慢进展，偶见亚急性进展者。

根据临床表现主要是肌无力与肌萎缩，属于中医"痿证"范畴，但其同时有上运动神经元病变的表现如下肢肌张力增高、反射亢进等尚需考虑兼有"痉证"的病机。

石学敏院士认为肝肾之阴血内耗，肝主筋为藏血之脏，肾主骨乃藏精之所，肝肾精血亏损，筋骨经脉失养，故肢体废痿不用。因此治以滋补肝肾，疏通经脉。

在此章节仅讨论损害脊髓前角细胞，表现为无力和肌萎缩而无锥体束征的进行性脊肌萎缩及上、下运动神经元均有损害，表现为肌无力、肌萎缩和锥体束征的肌萎缩侧束硬化。

【针灸治疗】

1. 治则

滋补肝肾，疏通经脉。

2. 处方

（1）毫针刺法

主穴：风池、完骨、翳风、华佗夹脊、大椎、肝俞、肾俞、阳陵泉、绝骨、血海、足三里、极泉、合谷、曲池。

配穴：根据影响的不同肌肉、部位，可局部取穴。

操作：风池、完骨、翳风向结喉方向刺 1.5~3 寸，施捻转补法 3 分钟，以咽部麻胀为得气针感；华佗夹脊刺针向棘突，进针 1~1.5 寸，施捻转泻法；大椎取坐位低头取穴，稍向上直刺 1.5 寸，用捻转泻法，使针感向下及两臂扩散为度；肝俞、肾俞均刺向横突进针 1~1.5 寸，施捻转补法，令局部酸胀感为度；绝骨直刺进针 0.5~1 寸，阳陵泉、血海进针 1~1.5 寸，施捻转之补法；足三里直刺进针 1.5 寸，施捻转之补法；极泉直刺 1~1.5 寸，用提插泻法，使上肢抽动 3 次为宜；合谷直刺 1 寸，用捻转泻法；曲池直刺 1.5 寸，用捻转提插相结合泻法。肢体穴位、华佗夹脊穴，针刺后可加脉冲电极，每次 10 分钟。

电流强度以患者能耐受为度。每日均采用上、下午各针刺治疗1次的方法，上午以肢体穴位为主，下午予华佗夹脊刺。2个月为1个疗程。

（2）梅花针刺法

取督脉旁开5分、1.5寸、3寸，手足阳明经循经，萎缩肌肉局部。自上至下反复轻叩打刺3次。

【应用要点】

1.穴位选择

风池、完骨、翳风补益脑髓，通关利窍，改善吞咽功能、舌肌功能；华佗夹脊刺可直接刺激脊神经根，改善神经根的代谢，加速神经功能的恢复。大椎为督脉及手足三阳之会，阳陵泉为筋之会，绝骨为髓之会，血海调血补血，足三里培补后天水谷之海，以化生气血、补虚益损。极泉、合谷为手阳明原穴，取之疏通阳明，以宁宗筋。取局部诸穴疏导阳明以利筋脉。诸穴可达生精补髓、强筋健骨、疏通经脉之效。对肌肉萎缩明显者，可行肌肉、肌群排刺，以改善局部经气运行，从而达到增加肌营养、促进肌肉萎缩的恢复。

2.预后

运动神经元病的预后因不同的疾病类型和发病年龄而不同。进行性脊肌萎缩病程可达10年以上，晚期发展至全身肌肉萎缩、无力，生活不能自理，最后因呼吸肌麻痹或肺部感染而死亡。少数早期波及延髓肌者，1~2年内可并发肺部感染而死亡。肌萎缩侧索硬化预后不良，多在3~5年内呼吸肌受累，死于呼吸肌麻痹或肺部感染。本病早期针刺治疗，针刺8个月/年以上，连续5年，可达到治愈效果。晚期针刺长期治疗，可改善肌力，一定程度上减轻症状，提高生存质量。呼吸肌已受影响者，针刺效果不佳。

【验案】

刘某，男，53岁。初诊日期：2013年6月13日。

［主诉］双侧肢体麻木无力伴语言不利、声音嘶哑渐进加重1个月。

［病史］患者于2013年5月1日上午8时许，暴饮冷食后突然出现持续语言欠利、声音嘶哑，当时神清，无头晕头痛，及无胸闷憋气、二便失禁等

症，2周后语言欠利、声音嘶哑好转，出现四肢麻木无力，渐进加重，就诊于天津市西青医院，考虑糖尿病神经炎。5月30日查喉镜：急性喉炎、声带麻痹，查颅脑 MRI 示未见新鲜梗死，治以营养神经，予静脉滴注小牛血清去蛋白提取物注射液、血必净，经治病情加重，为进一步治疗收入我病区。现症：神清，精神可，语言不利，持续双侧肢体麻木无力，感觉减弱，未诉心前区不适，纳可，寐欠安，小便调、大便干燥。

[查体及实验室检查（阳性指标）]双侧上肢肌力4级，下肢肌力4级，双侧病理反射（−）。颅脑 MRI（2013年6月3日，天津市西青医院）：右基底节区血管周围间隙。颈椎 MRI（2013年6月3日，天津市西青医院）：颈椎生理曲度变直，颈2/3、3/4、4/5椎间盘变性，颈7胸1间盘轻度突出。ECG（2013年6月13日，天津中医药大学第一附属医院）：心肌缺血。

[西医诊断]运动神经元病、多系统萎缩、慢性格林巴利病、糖尿病、高血压Ⅲ、冠状动脉粥样硬化心脏病、颈椎病。

[中医诊断]痿证。

[中医辨证]脾胃虚弱。

[中药治则]醒脑开窍，滋补肝肾，疏通经络，补益脑髓。

[选穴]内关、人中、三阴交、极泉、尺泽、委中、风池、完骨、天柱。

[治疗过程]常规消毒，取内关（双），施捻转提插泻法1分钟；人中，施雀啄泻法至眼球湿润为度；三阴交，施提插补法，至肢体抽动3次为度；极泉、尺泽、委中，施提插泻法至肢体抽动3次为度，不留针；风池、完骨、天柱，施捻转补法1分钟，留针30分钟。

[中药]丹芪偏瘫胶囊4粒，3次/日，以活血通络。

活血通络汤剂1剂，外洗 Qd，以活血祛瘀通络。

[西药原则]控制血压、控制血糖、改善脑循环。

[治疗结果]患者2013年6月13日12:08住院，经治好转，2013年7月1日8:00出院，共住院治疗21天。神清，精神可，语言欠流利，双侧肢体麻木无力，上肢肌力4级，下肢肌力4级，饮食水偶咳呛，纳可，寐安，二便调，舌暗红、苔白厚，脉浮滑。

十五、脊髓空洞症

脊髓空洞症是一种慢性进行性脊髓退行性改变，主要累及脊髓的慢性进行性变性病，脊髓中央管室管膜内外有液体积聚，且呈筒样串联。好发于脊髓颈下段和胸上段，脊髓胸下段和腰段受累少见。凡能引起颅脊蛛网膜下腔阻塞，如枕大孔区畸形、小脑扁桃体下疝、髓内肿瘤小脑和（或）颈髓血管网状细胞瘤、四脑室和小脑肿瘤时，也可见有脊空症，甚至腰椎陈旧性压缩骨折时，也能见到延伸至上颈段的脊髓空洞症。临床主要表现为有触觉与痛、温觉感觉分离，运动障碍和长束体征及自主神经功能障碍。

本病属于中医"痿证"范畴。先天或后天因素导致肾精不足、气血虚衰，发为本病。石院士治疗本病注重从肾、脾胃论治。

【针灸治疗】

1.治则

补肾益精，调补气血。

2.处方

主穴：肾俞、华佗夹脊、太溪、气海、三阴交、足三里、阴陵泉、病变部位阳明经。

操作：肾俞、足三里、阴陵泉直刺1寸，捻转补法；华佗夹脊向脊柱斜刺1寸，捻转补法；太溪、三阴交直刺0.5~1寸，捻转补法；阳明经排刺。华佗夹脊温针灸，气海温和灸。

【应用要点】

1.穴位选择

肾俞、太溪以滋养元阴，强壮筋骨；再配气海、三阴交补肾滋阴。阳明经排刺取其《内经》"治痿独取阳明"之意，阳明为多气多血之经，主润宗筋，"宗筋主束骨而利关节也"，方中胃经"合"穴足三里，脾经合穴阴陵泉，其意在于脾与胃一纳一运，燥湿相济，升降相因；共同维持人体消化、吸收的功能。若脾气不升，失其健运则肌肉痿废；胃气不降，失其受纳则水谷精微不能得以输布。又因"合"治气逆而逆，可通调气机。二穴配合可使清阳之气输布周身，四肢百骸得以水谷精微之灌溉，则肌肉丰满，四肢轻劲。

2.预后

疾病缓慢进展，可致神经损害加重，甚至致残，影响生活质量。针灸可有效减轻神经损害程度，改善运动障碍和感觉障碍，提高生活质量。

【验案】

病例1 金某某，女，18岁，工人。初诊日期：1980年9月17日。

[主诉]右上肢麻木无力伴肌肉萎缩，痛觉消失1年。

[病史]患者1年前发现右手肌肉萎缩，逐渐发展至上肢，并且出现因不知冷、烫伤手指及右下肢无力、行走不稳现象，经某院中西药治疗未见显效，故来我科接受针灸治疗。

[查体]精神好，面色润泽，两目有神，右上肢麻木不仁，肌肉枯萎，舌质淡，脉细无力。颅神经正常，眼底视盘无水肿，心肺正常，右上肢肌力Ⅱ级，肌张力低下，右肱二、三头肌腱反射减弱，痛温觉消失，触觉存在，右下肢肌张力偏高，腱反射亢进，巴宾斯基征（＋），右侧躯干胸3~胸7痛温觉减退，触觉存在，脊柱侧弯，无压痛，腰穿压力160mmH$_2$O，常规及生化检查均正常。

[中医诊断]痿证。

[西医诊断]脊髓空洞症。

[中医辨证]少壮之年，肌萎肉陷，乃后天调摄失宜，损伤脾胃。脾胃为后天之本，气血生化之源，脾主四肢主肌肉，胃主受纳主运化。《素问·痿论》中有"阳明者，五脏六腑之海，主润宗筋，宗筋主束骨而利关节也"之说，调摄失常，脾胃运化功能衰退，气血生化无源，四肢百骸失其所养，渐至宗筋弛缓不收，故见肌肉枯萎削瘦。舌质淡、脉细无力为脾胃气虚之象。

[治则]扶正培土，补益气血。

[选穴]华佗夹脊刺、足三里、三阴交、气海、右上肢阳明经排刺。

[操作]华佗夹脊刺斜向棘突间韧带进针1.5寸，施捻转补法，令放电感向肋间放散为度，足三里直刺2寸，三阴交直刺1.5寸均施捻转补法，气海穴

灸三壮，排刺均进针 1 寸，施平补平泻法。

[治疗经过]以上穴位日针 1 次，20 次后，患者自觉右上肢肌力增加，握拳有力，35 次后，右上肢略有痛觉，肌肉有所增长，50 次后右上肢痛温觉明显恢复，后因随父迁居外地中断治疗。

病例 2 刁某某，女，17 岁，学生。初诊日期：1978 年 8 月 4 日。

[主诉]两上肢无力，痛觉丧失 1 年，肌肉萎缩半年。

[病史]患者于 1977 年 2 月初双手端锅时被烫伤，但不知疼痛，渐觉双上肢无力。自 1978 年 2 月发现双上肢削瘦，经某院脑系科诊为"脊髓空洞症"，曾口服同位素碘 -131，效果不显，转我院针灸治疗。

[查体]精神好，面色少华，两目有神，双上肢肌无力，不能持重物，可见肌肉震颤，右手可见烫伤斑痕，舌质淡，脉弦细，颅神经正常，眼底视盘无水肿，双上肢痛温觉消失，触觉存在，肱二、三头肌腱反射减弱，霍夫曼征（+），双上肢可见肌肉萎缩及肌纤维震颤，胸 4~ 胸 7 椎骨后凸，血压 120/80mmHg，心肺正常；腰穿压力、生化检查均正常。

[西医诊断]脊髓空洞症。

[中医诊断]痿证。

[中医辨证]成长少年饮食不节，后天失调，脾胃虚弱，脾运不健，不能为胃行其津液，致水谷精微不能充养四肢肌肉，则痿软无力。病久伤阴，暗耗气血。肝藏血主筋，肝阴不足，肝阳上亢，化风掉动则筋惕肉瞤。《素问·太阴阳明论》曰："四肢不得禀水谷气，气日以衰，脉道不利，筋骨肌肉，皆无气以生，故不用焉。"舌淡、脉弦细为气阴两虚。

[治则]健脾养胃，滋阴益气。

[选穴]足三里、三阴交、华佗夹脊刺、气海、阳明经排刺、阴陵泉、太溪。

[操作]阴陵泉直刺 1.5 寸，施捻转提插补法，太溪直刺 5 分，施呼吸补法，二穴均局部酸胀为度。余穴同前。

[治疗经过]以上穴位日针 1 次，30 次后自觉双上肢力量明显增强，有握力，痛觉有所恢复，可知针刺疼感，后改隔日针 1 次，20 次后肌肉震颤基本消失，临床显效。

十六、多发性硬化

多发性硬化是神经系统一种常见的中枢系统脱髓鞘疾病，多有缓解和复发之特点。临床主要表现为肢体无力，行走不稳，甚者瘫痪以及肢体麻木、疼痛，腰背部束带感，视物不清等症状。多数患者在神经症状出现前数周可有疲劳、精力减退、肌肉关节隐痛、体重减轻等前驱症状。约半数患者以肢体无力、麻木或二者并存为首发症状，表现为一侧或双侧下肢痉挛性或共济失调性轻截瘫，腱反射亢进，腹壁反射消失及病理征阳性，不同程度的深、浅感觉障碍。球后视神经炎及横贯性脊髓炎常为典型发作表现，可伴复视、眼球震颤、共济失调、智能和情绪改变。病灶散在多发，症状千变万化，症状和体征不能用中枢神经系统单一病灶来解释，常为大脑、脑干、小脑、脊髓和视神经病变的不同组合构成其临床症状谱。

根据其临床症状大多把其划归为痿证、痹证、风痱、眩晕、青盲、视瞻昏渺、中风、痉病、虚劳等证范畴。

石院士认为本病应属中医的痿证范畴，其发病与脑神、脾胃和肝肾、督脉有密切关系。脑神失司是本病的最终病机，本病系脾胃、肝肾亏虚，气血阴阳不能上奉于脑所致，脑神失司，神不导气，发为本病。因此，采用醒脑开窍、补益脑髓、滋补肝肾的方法治疗本病。

【针灸治疗】

1. 治则

醒脑开窍，补益脑髓，滋补肝肾，补益气血，疏通经络。

2. 处方

（1）毫针刺法

主穴：内关、人中、风池、完骨、天柱、华佗夹脊、关元、合谷、太冲、足三里、三阴交、极泉（患侧）、尺泽（患侧）、委中（患侧）。

配穴

下肢肌萎缩：足阳明、少阳经排刺，平补平泻法。

消化不良：中脘、天枢、气海、关元、脾俞、胃俞，提插补法。

排尿障碍：关元、中极、归来、秩边、水道、肾俞、关元俞、气海俞、大肠俞、次髎，提插补法。

便秘：水道、归来、外水道、外归来，提插泻法。

视力及视野障碍：睛明，四白，头皮针视区，耳穴眼、目1、目2，捻转补法。

平衡障碍：头皮针平衡区、后颅窝排刺，平补平泻法。

感觉障碍：局部梅花针扣刺、刺络拔罐。

睡眠障碍：百会、四神聪、三阴交、神门、太溪，捻转补法。

疲劳乏力：百会、四神聪、风池、外关、合谷、足三里、太冲，补泻兼施。

语言障碍：金津、玉液刺络放血，上廉泉、旁廉泉、舌面点刺，头皮针语言一区、语言二区。

吞咽障碍：芒针深刺双侧翳风、完骨、天柱，用捻转补法；加咽喉壁点刺、舌面点刺。

操作：内关直刺0.5寸，捻转提插泻法1分钟；人中直刺0.1寸，雀啄泻法至眼球湿润为度；风池、完骨、天柱，直刺0.5~1寸捻转补法；华佗夹脊，直刺或斜刺向脊柱，捻转补法；足三里直刺1寸，捻转补法1分钟；合谷、太冲直刺0.5寸，捻转泻法；三阴交，提插补法至肢体抽动3次为度；极泉、尺泽、委中提插泻法至肢体抽动3次为度。阿是穴等可刺络拔罐，关元、足三里可灸。可选取局部腧穴加电针。

（2）皮肤针治疗

于局部感觉障碍区叩刺。

（3）中药浴

用针灸外洗液浸洗患肢。

【应用要点】

1.穴位选择

本病病性为虚，多为先天禀赋不足、后天失养所致，病势始则气机升降不利，继则阴阳气血衰败，选内关、人中以醒脑开窍，升阳调气；风池、完骨、天柱补益脑髓，合谷、太冲开四关，二穴一阴一阳，一气一血，一脏一腑，一升一降以达疏通经络、补益气血之功；选足三里，补益气血；选华佗夹脊穴以补益督脉，调节脏腑功能；三阴交为足三阴经的合穴，可调脾胃、益肝肾；选择局部穴位以疏通经络。

2. 预后

MS 多为慢性病程，半数以上的病例有复发－缓解，发病及复发时多为急性或亚急性，复发次数可为几次或十几次。缓解期长短不一，最长可达 20 年。每次复发通常都残留部分症状和体征。少数呈阶梯式进展，无缓解期而逐渐加重。感冒、发热、感染、外伤、手术、拔牙、分娩、精神紧张、寒冷等因素可以诱发本病。针灸治疗本病可改善运动及感觉障碍，改善二便障碍，提高生活质量。

【验案】

患者，女，41 岁。初诊时间：2010 年 4 月 2 日。

[主诉] 进行性下肢痉挛性瘫痪 2 年余。

[病史] 患者 2 年前始下肢无力，进行性瘫痪。经全面检查诊断为多发性硬化（MS）。现患者双下肢严重痉挛，不见任何下肢自主运动，大、小便失禁，腱反射亢进，双下肢麻木，深、浅感觉障碍，双侧巴宾斯基征（+），表情淡漠，情绪低靡，未见视力障碍。舌淡、苔薄白，脉弦细。患者生活质量受到严重影响，经激素治疗后未见明显改善，并见骨质疏松等副反应。别无他法，遂闻石学敏院士之名而至。

[西医诊断] 多发性硬化（MS）。

[中医诊断] 痿证。

[治则] 醒脑神，益肝肾，调气血，通经筋。

[穴位] 委中、内关、水沟、合谷、太冲、华佗夹脊、三阴交、太溪、风池、足三里。

[治疗经过] 本病考虑肝肾之精久耗而亏，邪气乘虚而入，筋脉失养，致筋肉挛急，二便失司。由于患者病情较重且病程较长，下肢筋肉已现萎缩现象，故其预后较差。治疗以提高生活质量为主要目的。每日治疗 1 次，1 个疗程（14 日）后，患者下肢痉挛症状缓解，并可自行屈膝动作，大、小便失禁

亦见改善，可行缩肛动作，下肢痛、温感觉增强。

　　［治疗结果］继续针刺治疗2个月后，患者下肢痉挛症状明显缓解，可自行膝关节屈、伸动作，二便失禁完全控制，下肢麻木消失，感觉明显增强，情绪亦见好转，大大提高了患者的生活质量。石院士考虑此患者病情较重，需长期治疗与长期自我康复锻炼。

十七、周围神经损伤

　　周围神经由31对脊神经组成，是运动纤维、感觉纤维、交感纤维组成的混合神经，共组成四大丛（颈丛、臂丛、腰丛、骶丛）。外伤、产伤、药物损及周围神经，引起神经刺激、神经失用、轴突断裂或神经断裂，受该神经支配区的运动，感觉和营养也均发生障碍，临床上有感觉障碍、运动障碍和营养障碍。表现为与该神经相关的肌群瘫痪和斑片样的感觉障碍，出现下运动神经单位瘫痪，有关的运动功能减退或丧失，肌张力减低，有关的腱反射消失，其感觉障碍多限于皮肤所支配的范围，以疼痛、感觉过敏为特点。其神经的定位可根据损伤的肌群与神经的关系及皮肤感觉障碍区与神经的关系判断为某神经的损伤。本节仅就常见的周围神经损伤加以讨论。

　　本病属于中医"痿证"范畴。多种内外病因导致经络阻滞，气血运行不畅，发为本病。石学敏院士治疗本病以神经节段支配配合局部经络取穴，取得了良好疗效。

【针灸治疗】

1. 治则

行气活血，疏通经脉。

2. 处方

（1）毫针刺法

主穴

臂丛神经损伤：颈夹脊、极泉、肩髃、肩贞、肩中俞、肩外俞、天宗。

桡神经损伤：颈4~胸夹脊、极泉、曲池、外关、手三里、阳溪、合谷。

尺神经损伤：颈7~胸夹脊、极泉、少海、小海、支正、神门、腕骨。

正中神经损伤：颈 5~ 胸夹脊、极泉、曲泽、间使、内关、大陵。

坐骨神经损伤：大肠俞、秩边、环跳、委中、阳陵泉、解溪。

操作：夹脊刺，斜刺 1~1.5 寸，刺至脊柱横突，施小幅度捻转；极泉上肢外展取穴，直刺进针 1 寸，施提插泻法，令其手指麻木为度；肩髃抬臂直刺向极泉，进针 2.5 寸，令针感向前臂放射；肩外俞、肩中俞均向棘突方向斜刺 0.5~1 寸，天宗直刺 0.5 寸，肩贞直刺 1~1.5 寸，均施平补平泻手法。曲池屈肘取穴，直刺 1.5 寸，施提插泻法；外关直刺 1~1.5 寸，提插泻法；手三里、阳溪、合谷直刺进针 0.5~1 寸，均平补平泻，令局部酸、麻、重、胀为度。曲泽直刺 1~1.5 寸，间使、内关、少海、支正直刺 0.5~1 寸，大陵、小海、神门、腕骨直刺 0.3~0.5 寸，均施平补平泻手法，令局部酸、麻、重、胀为度。大肠俞在第 4 腰椎棘突旁开 1.5 寸处取穴，略向内斜刺 2.5 寸，施提插泻法，令麻电感下窜至足尖为度；秩边在第 4 骶椎旁开 3 寸处取穴，直刺 3 寸，施提插泻法，令麻电感下窜至足底；环跳侧卧屈腿，股骨大转子最高点与骶骨裂孔连线外 1/3 与内 2/3 交界处取穴，针 2.5 寸，施提插泻法，针感同大肠俞；委中仰卧抬腿取穴，进针 1.5 寸，施提插泻法，令麻电感窜至足，使下肢连续抽动 3 次为度；阳陵泉直刺 2 寸，施提插泻法，酸胀感向下放散至足跟；解溪直刺，进针 0.5~1 寸，施平补平泻手法。针刺后可选择 2~4 个穴位加脉冲电极，每次 20 分钟。在上述穴位中可选阳经穴 1~2 个，针后加艾灸。2 次 / 日，1 个月为 1 个疗程。

（2）拔罐治疗

在肌肉萎缩部位闪火拔罐，每次 5 分钟。

【应用要点】

1. 穴位选择

循经取穴，或沿损害神经的支配部位之萎缩肌肉围刺、排刺，以改善局部经气运行，从而达到增加肌营养，促进肌肉萎缩的恢复，可收到满意效果。配合华佗夹脊穴治疗，因华佗夹脊刺可直接刺激脊神经根，改善神经根的代谢，减轻水肿状态，从而促进脑脊液循环，加速神经功能的恢复。同时夹脊穴（夹督脉）有疏通督脉，统理阴阳，起到运行气血、营阴阳、濡筋骨之效。另外注意保持肢体功能位置，加强肢体功能活动，以助恢复。

2. 预后

周围神经损伤致神经刺激、神经失用预后较好，轴突断裂或神经断裂预后较差。针刺对周围神经损伤有良好疗效，能有效改善运动、感觉障碍，病程愈短者，疗效愈佳。

十八、外伤性截瘫

外伤性截瘫系因脊柱在外界暴力作用下，致使脊椎骨折，脱位引起脊髓损伤而成。此病是以肢体麻痹及二便功能障碍为主要的一种疾病。

本病中古称"体惰"，如《灵枢·寒热》篇曰："若有所堕坠，四肢懈惰不收，名曰体惰。"《素问·缪刺篇》也有"人有堕坠，恶血留内，腹中胀满，不得前后"的记述。本病病机为气血瘀滞，经络痹阻，督统失职，筋骨失濡等。

石院士治疗本病采用损伤节段对应的华佗夹脊穴配合病变肢体局部排刺的方法。

【针灸治疗】

1. 治则

益气养血，荣润筋脉。

2. 处方

（1）毫针

主穴：华佗夹脊或督脉、阳明经（根据病变肢体，选择上肢或下肢）、上肢自肩髃穴至合谷穴、下肢自髀关穴至解溪穴。

配穴：二便障碍者加关元、中极。

操作：督脉穴缓慢进针，深度为 1.5~2.5 寸，产生麻电感立即停止进针。华佗夹脊，直刺 1.5~2.5 寸，刺至脊柱横突，施小幅度捻转从上至下共 3 次。阳明经排刺，每穴间隔 1 寸，刺 0.5~0.8 寸，施捻转补法，从上至下反复 3 次，关元、中极直刺 1~1.5 寸，施提插补法 1~3 分钟。针刺后华佗夹脊可加脉冲电极，每次 10 分钟。2 次 / 日，上午以肢体穴位为主，下午予华佗夹脊刺。2 个月为 1 个疗程。

（2）梅花针刺法

取督脉旁开 5 分、1.5 寸、3 寸，手足阳明经循经，萎缩肌肉局部。自上至下反复轻叩打刺 3 次。

【应用要点】

1. 穴位选择

外伤性截瘫的治疗以损伤节段的督脉穴或夹脊穴为主，因本病系不内外因所致，故局部取穴尤为重要。同时督脉穴有通调督脉、统理阴阳的作用。夹脊穴夹督脉，循膀胱，有通调十二经水、疏通诸经的作用。故取之可收行气血、营阴阳、濡筋骨之功。针刺时，督脉穴位的手法操作甚为重要，一般进针深度为 1.5~2.5 寸，针刺至黄韧带时，执针手下出现一种弹性阻力，患者针下局部出现酸、重、胀感。此时可继续下针，当出现穿透感或患者产生麻电感时，立即停止进针，这时的效果最佳，如再深刺则会刺伤脊髓。

2. 预后

本病预后与脊髓损伤程度相关。针刺治疗外伤性截瘫，针感的强弱、有无是本病预后的标志。得气快、针感强表明经络功能未完全受损，其病易治，预后较好。反之则为预后不良。另外个别患者会出现幻觉、似有针感，或者针刺有客观反应而患者无感觉，此二者均为经络完全受损之假得气，为脊髓横贯性损伤之象，预后不佳。针刺可改善损伤脊髓微循环，减轻脊髓继发性损伤，促进神经元及神经纤维的修复、再生。

十九、面神经麻痹

面神经麻痹分为中枢性面神经麻痹和周围性面神经麻痹，本节主要介绍原发性周围性面神经麻痹。周围性面瘫，是面神经核或其下各段面神经受损所致的面肌麻痹。临床以患侧眼裂变大、额纹消失、鼻唇沟变浅、口角歪斜等面部表情肌瘫痪为主要表现。

在传统中医学中称为"口僻""吊线风"等，诸多医家认为本病是由人体正气不足，经脉空虚，风邪挟痰乘虚侵入面部脉络，导致气血痹阻，筋脉失养，经筋纵缓不收，而致口眼歪斜。

石学敏院士认为：面瘫系属经筋发病，为内外因综合致病。人体内部血液衰涸，不能荣润面部筋脉，正气不足，脉络空虚，风寒等邪趁虚直中面部经筋，致使外邪瘀阻，经筋失利，纵缓不收而发病。三阳经经筋受损，是该病的病机关键。

【针灸治疗】

1. 治则

祛瘀除邪，疏筋活络。

2. 处方

（1）经筋刺法

主穴：以面部瘫痪肌群的经筋透刺和排刺为主，如：阳白四透、太阳透地仓、承浆透地仓、颊车地仓互透、颊肌排刺、瘫痪肌群围刺等。

操作：阳白穴以四枚针分别向上星、头维、丝竹空、攒竹方向透刺，进针1寸，施捻转补法1分钟；四白穴向睛明穴透刺，进针0.5寸，施术同前，手法轻柔，以免皮下出血，丝竹空沿眉横刺，进针1.5寸，施术同前；太阳穴透向地仓，太阳穴透向颊车，进针2.5~3寸，施捻转补法1分钟。沿颊车至地仓，下关至迎香每间隔1寸刺入1针，进入皮内为度，施捻转平补平泻法，总计施术2分钟，留针20分钟。以上部位透刺后均留针20分钟。

（2）毫针刺法

主穴：人中、风池、翳风、下关、颧髎、迎香、睛明、攒竹、丝竹空、瘫痪对侧合谷。

配穴：久病加双侧太冲。

操作：风池、翳风向对侧眼角斜刺，进针1~1.5寸，施捻转泻法1分钟。合谷直刺，进针1.5寸，施捻转泻法1分钟。两穴均留针20分钟。在针刺治疗手法上，石学敏院士采用分期治疗法。急性期采用平补平泻法，面部穴位均浅刺，轻刺激，针刺深度为0.1~0.3寸，留针20分钟，留针过程中不行针，每日1次，4周为1个疗程；后遗症期采用阳明经筋排刺，留针30分钟，留针过程中每10分钟行针1次，共行针2次，疗程延至3~6个月。

（3）刺络法

主穴：瘫痪侧太阳经、阳明经、少阳经筋所过之处的阳白、颧髎、下关、颊车等部位刺络拔罐。

操作：用三棱针点刺 4~5 点，速用闪火拔罐法，观察其出血情况，令其出血 3~5ml，留罐时间不得超过 5 分钟，每次选两个部位，以上部位交替使用。病久体盛者，出血量控制在 5~10ml 为宜。

【验案】

周某某，男，50 岁。初诊日期：2015 年 12 月 8 日。

[主诉] 左侧口眼㖞斜 8 个月余。

[病史] 患者于 2015 年 4 月出现左侧口眼㖞斜，左耳后疼痛，在当地医院治疗 4 个月余改善不明显，遂来就诊求助于针灸治疗。查左额纹消失，左眼闭合不全，时有流泪，左口角下垂，左侧存食，左耳后微痛。舌质暗红、舌苔白，脉细滑。

[西医诊断] 周围性面神经麻痹。

[中医诊断] 面瘫。

[中医辨证] 风邪外袭证。

[治则] 祛风润燥兼以养血。

[选穴] 经筋刺法，颊车 - 地仓、大迎至承浆、口禾髎至下关多针浅刺，阳白四透（分别透向攒竹、丝竹空、头维和头临泣），翳风。配穴：阴郄、合谷、太冲。

每周 3~5 次，每次留针 30 分钟。

[中药] 大秦艽汤加减。

[治疗结果] 治疗 10 天后，左口角流涎症状好转；治疗 16 天后，左眼流泪症状好转；治疗 30 天后，左口角㖞斜症状好转；治疗 35 天后，患者面部僵硬感觉明显改善，左眼闭合不全较前改善。

按语：《内经》说："足之阳明，手之太阳，筋急则口目为僻，眦急不能卒视。"患者病程较久，则局部阳明血虚，故中药中酌加养血之品，针刺足三里、解溪亦为调畅阳明气血，根据"左病取右，右病取左"原则而健侧取穴，取得了较好的疗效。

二十、三叉神经痛

三叉神经分布区出现放射性、烧灼样的抽掣疼痛，第一支可见眉棱骨痛，第二支以颧骨痛、面颊痛为主，第三支以下颌痛为主，临床上以第二、三支病变多见，也可三个部位同时发病，亦可单一或两个部位并发疼痛，常因进食、洗脸、刷牙引发剧痛，呈电击样、刀割样疼痛，触之疼痛，发作前无先兆，呈闪电式，可有明显的"扳机点"，是临床上最典型的神经痛。本病起初发作间隔时间较长，而后逐渐缩短，疼痛程度也逐次加重，属临床多发病，严重影响患者的生活质量，自愈者少，尚无特效的治疗方法。

本病属于中医"面痛"。主要与外感风邪、情志不调、外伤等因素有关。风寒之邪侵袭面部阳明、太阳经脉，寒性收引，凝滞筋脉，气血痹阻；或因风热毒邪侵淫面部，经脉气血壅滞，运行不畅；外伤或情志不调使气血瘀滞。面部经络气血痹阻、经脉不通，从而产生"面痛"。其中，三叉神经眼支痛主要属足太阳经病症；上、下颌支痛主要属手、足阳明和手太阳经病症。

石院士治疗本病注重透刺法的应用。

【针灸治疗】

1. 治则

活血化瘀，通络止痛。

2. 处方

主穴：下关透太阳、太阳透颊车、风池、翳风。

配穴：痛甚加内关、人中，第一支痛加攒竹，第二支痛加四白、颧髎，第三支痛加地仓、迎香。

操作：下关透太阳，取 0.25mm×40mm 的毫针从患侧下关穴处进针，使针与皮肤约呈 50°，再向上斜刺，透过颧骨内孔至太阳穴，进针约 1.3 寸左右，捻转泻法 1 分钟，患者觉面部胀感。太阳透颊车，取 0.30mm×75mm 的毫针从患侧太阳穴处进针，使针与皮肤约呈 45°，再向下斜刺，穿过颧骨内孔至颊车穴，进针约 2.5 寸左右，捻转泻法，患者觉右侧面部有强烈的酸胀感；风池针患侧，针尖向舌根方向进针 1.5 寸，翳风张口取穴，向面颊方向沿皮刺

1.5~2 寸，捻转泻法 1 分钟，令面颊胀麻感。刺双侧内关，直刺 0.5~1 寸，采用捻转提插泻法，施手法 1 分钟；继刺人中，向鼻中隔方向斜刺 0.3~0.5 寸，用重雀啄法，至患者眼球湿润或流泪为度。攒竹横刺 1~1.5 寸，直透鱼腰，捻转泻法，针感至眉弓、上额。四白直刺 1~1.5 寸，直达眶下孔，捻转泻法，针感至面颊。颧髎，针尖向与颧骨尖切面垂直刺入 1 寸，使局部酸胀感扩散至半侧颜面部；迎香直刺 0.1 寸，地仓刺向"扳机点"，捻转泻法。太阳、下关加电针。每次可选取 1 个痛点，刺络放血拔罐，出血量约 3~5ml，留罐 3~5 分钟，至瘀血流尽之后起罐。1 次 / 日，10 日为 1 个疗程。

【应用要点】

1. 针刺方法

在应用透穴针法时必须达到合理的深度，才能起到一针二穴或多穴的作用。一针多透可增强经脉之间的联系，扩大针刺的主治范围，从而加强了刺激量，提高疗效，取穴少也减少了患者的疼痛。在针刺操作上，只有取穴准确和气至病所，使触电样针感传至疼痛部位，才能达到理想的止痛效果。

2. 预后

原发性三叉神经痛易复发。针刺 1 次即可达到减轻发作程度的作用。持续治疗能够大幅度减轻疼痛程度、减少发作次数甚至不复发。病程不超过 1 年的疗效更为显著。

【验案】

王某，男，68 岁。初诊日期：2010 年 8 月 17 日。

[主诉] 左侧面部持续性疼痛 3 年。

[病史] 3 年前在讲话时突然出现左侧面部疼痛，进食、洗脸、刷牙均可引发剧痛，呈电击样、刀割样疼痛，触之疼痛，发作前无先兆，呈闪电式，每天发作 7~8 次，历时约 15 秒 ~1 分钟，疼痛呈反复发作，经某总医院诊断为三叉神经痛。2008 年 6 月 4 日查头颅 MR 示：①垂体瘤；②左侧三叉神经脑池段神经 – 血管接触；③脑桥软化灶。服用卡马西平片后症状有所缓解，但病情不稳定，易反复发作，并且自觉疼痛逐渐加重而来诊。诊见：左侧面

部疼痛剧烈如电击，偶有麻木，面颊灼热感，进食、说话、张口、触摸面部可诱发，波及上颌支和下颌支；口渴喜饮，烦躁易怒，纳可，寐欠安，大便秘结，小便调，舌红、苔薄黄，脉数。查体：神经系统检查阴性，生理反射存在，病理反射未引出，心肺未见异常。血压及眼底检查均正常。左侧人中沟旁有明显的"扳机点"。

[西医诊断] 原发性三叉神经痛（Ⅱ、Ⅲ支）。

[中医诊断] 面痛。

[中医辨证] 胃火上攻。

[治则] 清胃泻火，通络止痛。

[选穴]

主穴：太阳透颊车、下关透太阳。辅穴：头维、神庭、四白、颧髎、迎香、地仓、巨髎。配穴：合谷、太冲、足三里。主穴和辅穴取患侧，配穴取双侧。

[针刺方法] 穴位常规消毒，太阳透颊车，选取直径0.30mm×75mm的毫针从患侧太阳穴处进针，使针与皮肤约呈45°，再向下斜刺，穿过颧骨内孔至颊车穴，进针约2.5寸左右，患者觉右侧面部有强烈的酸胀感；下关透太阳，选取直径0.25mm×40mm的毫针从患侧下关穴处进针，使针与皮肤约呈50°，再向上斜刺，透过颧骨内孔至太阳穴，进针约1.3寸左右。刺四白时针尖向外下方45°刺入眶下孔1寸，以麻电感放射至上唇部为度；刺颧髎时针向与颧骨尖切面垂直刺入1寸，使局部酸胀感扩散至半侧颜面部；余穴选取直径0.25mm×40mm的毫针，方向朝向扳机点，常规针刺法针刺，施小幅度捻转泻法，使麻胀针感传至整个面部，留针30分钟，留针期间行针1~2次。

[治疗经过] 初次治疗后扳机点触痛减轻，治疗3次后患者即反映疼痛症状明显减轻，发作次数减少。以后按照上述方法治疗，每周2次。针灸期间，嘱患者避风寒，保持足够睡眠，避免情绪刺激，忌烟酒及辛辣刺激食物。

[治疗结果] 连续治疗15次，疼痛消失，随访10月未见复发。

二十一、舌咽神经痛

舌咽神经痛是局限于舌咽神经分布区的发作性剧烈疼痛。舌咽神经痛分为原发性和继发性。继发性舌咽神经痛多见于颈静脉孔区、颅底、鼻咽部、扁桃体部肿瘤,局部蛛网膜炎或动脉瘤。原发性舌咽神经痛病因及发病机制尚未完全明确。表现为舌根、咽后部发作性疼痛,神经系统检查无阳性,吞咽、咳嗽等常为诱因,舌根部有触发点等。

中医历代文献对本病尚无明确记载。舌咽部、扁桃体部与少阳、阳明、足少阴、手太阴、阴跷脉等经络相关。

石院士治疗本病依据经脉循行并结合辨证取穴治疗,取得良好疗效。

【针灸治疗】

1. 治则

疏风通络,滋阴止痛。

2. 处方

主穴:风池、翳风、廉泉、照海。

配穴:肝肾阴虚加太溪、三阴交,气郁化火加太冲,咽干加列缺、人迎、合谷。

操作:风池针向喉结进针2~2.5寸,施捻转泻法,令咽喉部酸胀感为度。翳风同风池。廉泉针向舌根部,进针1.5寸,施平补平泻法。照海直刺进针0.3寸,施捻转补法。留针20分钟。1次/日,10次为1个疗程。

【应用要点】

(1)本病发病率较低,临床上少见。注意鉴别是否为继发。

(2)按经局部取穴配合辨证取穴,标本兼顾,可取得良好的疗效。

【验案】

刘某某,男,34岁,中学教员。初诊日期:1980年9月1日。

[主诉]右侧咽及舌根部阵发性疼痛20天。

[病史]于20天前吃冷食时突然右侧咽、舌根出现刀割样疼痛,持续10~15分钟,骤然停止,而后则较频繁发作,夜间常因无意识咽下唾液招致疼痛发作而被惊醒,间歇期一切如常。曾服止痛药、泼尼松、卡马西平、苯妥英钠等药物,效果不显著,请中医诊治。

［查体］痛苦面容，形体消瘦，语言低微，五心发热，张口时极端小心，唾液下咽困难，低头任其自动流出，眼底正常，扁桃体无肿大，表浅淋巴结未触及，四肢生理反射正常，病理反射未引出。颅平片、颈椎片、脑电图、脑血流图均正常，舌质红少苔，脉弦细数无力。

［西医诊断］舌咽神经痛。

［中医诊断］舌根痛。

［中医辨证］素体瘦弱，为阴虚之体，因肺脉通会厌，而肾脉挟舌本，阴虚火旺，阴液不能上承，经脉郁阻，乃致舌根痛。

［治则］滋阴降火，疏通经络。

［选穴］风池、太溪、三阴交、廉泉、翳风。

［操作］风池针向喉结进针 2~2.5 寸，施捻转泻法，令咽喉部酸胀感为度；三阴交直刺进针 1.5 寸，太溪进针 1.5 寸，均施捻转补法；廉泉针向舌根部，进针 1.5 寸，施平补平泻法，翳风同风池。

［治疗经过］以上穴位针后留针 40 分钟，中间间隔 15 分钟，行手法 1 次，针 2 次后疼痛大减，能缓慢咽下唾液及流质饮食，针 5 次后症状消失，一切如常人，追访 3 个月未复发。

二十二、肋间神经痛

肋间神经痛，系指胸神经根或肋间神经，由于不同原因受损而产生的一种胸部肋间或腹部呈带状区疼痛综合征。疼痛性质多为刺痛或灼痛，可呈持续性、阵发性表现。

本病属中医学"胁痛"范畴。胁部为足厥阴、足少阳经脉所布、肝主疏泄，性喜条达，若因情志抑郁或恼怒伤肝，则气机失畅，经脉郁阻而发病。

石院士认为本病初起多由于气机不畅所致，日久血运失常，瘀血内停。因此根据"不通则痛"及病程长短选择治疗方案。

【针灸治疗】

1. 治则

通络止痛。

2.处方

主穴：太冲、期门。

配穴：气机郁滞加支沟、阳陵泉、三阴交；瘀血阻滞加丘墟、日月、膈俞。

操作：太冲直刺1寸，施呼吸补泻之泻法。期门斜刺0.5寸，施捻转泻法，令酸胀感向腹后壁放散。支沟直刺1.5寸，阳陵泉直刺2寸，均施呼吸补泻之泻法。三阴交直刺1.5寸，令局部酸胀为度。丘墟直刺1寸，施捻转泻法。日月斜刺0.5寸，膈俞斜向脊柱进针1.5寸，施捻转之泻法，令局部酸胀或向肋间放电感为度。留针20分钟，1次/日、10次为1个疗程。

【应用要点】

操作中注意呼吸泻法及针感达病变部位，正确操作可迅速起效。

【验案】

冼某某，女，37岁，售货员。初诊日期：1982年4月7日。

［主诉］顽固性胁痛3年。

［病史］患者3年前因情绪波动，自感两胁作痛，发作不定时，多与情志有关，每次可持续2~3分钟，痛如针毡，颇为剧烈，深呼吸、喷嚏时疼痛大作，经多方求医及多种中西药治疗均未奏效，特来我科接受针灸治疗。

［查体］神志清，面色㿠白，目光少神，胸胁部刺痛拒按，夜间疼甚，无肌肉枯萎。胸椎X光片：正常。腰穿压力:180mmH$_2$O，常规生化均在正常值。舌质暗，脉细涩。

［西医诊断］肋间神经痛。

［中医诊断］胁痛。

［中医辨证］因七情所伤，肝气不舒，气机升降失调，病久入络。正如《临证指南医案·胁痛》篇曰："经主气，络主血，久病血瘀。"气机不畅则血运失常，瘀血内停，痹阻络脉，瘀滞胁络则胸胁刺痛，痛有定处，舌质暗，脉细涩。

［治则］活血化瘀，通络止痛。

［选穴］期门、日月、膈俞、丘墟。

［操作］期门斜刺0.5寸，施捻转泻法，令酸胀感向腹后壁放散；膈俞斜向脊柱进针1.5寸，施捻转之泻法，令局部酸胀或向肋间放电感为度；丘墟直刺1寸，施捻转泻法，做手法1分钟。

［治疗经过］每日针刺1次，3次后疼痛大减，5次后疼痛消失，一切如常。

二十三、股外侧皮神经痛

股外侧皮神经炎又名"感觉异常性股痛"，是皮神经炎中最常见的一种。

本病属中医"痹证"范畴，其病机为"邪在于络。"《灵枢·经脉》篇云："胆足少阳之脉，起于目锐眦，……横入髀厌中，……以下循髀阳。"

石院士治疗本病根据"经脉所过，主治所及"的原则选穴，对于经络瘀滞不通的疼痛、麻木症状配合局部刺络拔罐，以达活血化瘀、止痛之效。

【针灸治疗】

1. 治则

通经活络。

2. 处方

主方：血海、环跳、风市、阿是穴。

操作：局部围刺血海直刺，进针1.5~2寸，施捻转泻法，环跳进针2.5~3寸，提插泻法，令下肢过电样感为度；风市进针2寸，施捻转泻法，局部围刺，进针1寸，针后在局部刺络拔罐，出血量约3ml左右，1次/隔日。

【应用要点】

循经取穴配合局部刺络放血，可取良效。臀上皮神经痛亦可依此原则选择秩边、环跳、臀大肌围刺并在局部加以刺络拔罐。

【验案】

周某某，女，32岁，工人。初诊日期：1979年8月4日。

［主诉］右大腿外侧针刺样疼痛8个月。

［病史］患者发病因分娩后着凉，自感右大腿外侧麻木及针刺样疼痛，长久站立或行走后则疼痛加重，得热则舒，遇寒加重，曾在某医院服中药，镇

静药及多种维生素时，治疗效果不显著。

[查体] 神清合作，自由体位，右侧股外侧部有一 8cm×12cm 的麻木区，痛温觉明显减退，局部无红肿，无硬结，皮肤颜色无改变，生理反射存在，病理反射未引出，舌质淡、苔白，脉沉而无力。

[西医诊断] 股外侧皮神经痛。

[中医诊断] 痹证。

[中医辨证] 患者产后气血亏损，加之外邪侵袭，邪气壅阻于血脉经络之间，络道不通，气血运行不畅，因而产生痹痛。

[治则] 温经散寒，疏通经络。

[选穴] 血海、环跳、局部围刺、风市。

[操作] 血海直刺，进针 1.5~2 寸，施捻转泻法，环跳进针 2.5~3 寸，提插泻法，令下肢过电样感为度；风市进针 2 寸，施捻转泻法，局部围刺，进针 1 寸，针后再局部刺络拔罐，出血量约 3ml 左右，隔日 1 次。

[治疗经过] 上穴针 4 次后，麻木感明显见轻，麻木范围缩小至 6.5~10cm，10 次后基本痊愈，后继续针 5 次，以巩固疗效。

二十四、跖神经痛

跖神经痛系由跖神经的趾间分支发生局限性退变及其周围纤维结缔组织增生所致的足底疼痛。属于中医"痹证"范畴。局部长期受压，不通则痛；肾气不足，脉络失于濡养，不荣则痛。

石院士根据"经脉所过，主治所及"的原则，以经脉取穴配合辨证取穴相结合治疗本病。

【针灸治疗】

1. 治则

益气补肾，通经活络。

2. 处方

主方：太溪、三阴交、阿是穴。

操作：三阴交、太溪穴捻转补法，足底排刺宜浅，一般 0.3 寸，施平补平泻法。留针 20 分钟，1 次/日，10 次为 1 个疗程。

【验案】

冯某某，女，57 岁，工人。初诊日期：1979 年 8 月 4 日。

[主诉] 右足底疼痛 15 天，近 3 天加重。

[病史] 患者长期体弱多病，曾患肾结核。手术切除肾脏，加之 20 年来一直站立工作。近 2 年双足底经常疼痛，以右足为甚。经休息或得热疼痛见轻。近半月来因生气加之劳累过度右足底又突然疼痛，呈针刺样，不能站立，服止痛药则效果不显，特到针灸科治疗。

[查体] 痛苦面容，形体消瘦，四肢生理反射均存在，病理反射未引出，右足底无红肿，但有明显压痛，趾底痛觉过敏，足 X 光片正常，脉细弦，舌质淡、苔薄白。

[西医诊断] 跖神经痛。

[中医诊断] 足底痛。

[中医辨证] 肾藏精，主骨，肾气不足，脉络失于温养。

[治则] 滋阴补肾，温养经络。

[选穴] 太溪、三阴交、足底排刺。

[操作] 三阴交、太溪穴均施烧山火手法，令患者足底温热感为度，足底排刺宜浅，一般 0.3 寸，施平补平泻法。

[治疗经过] 以上穴位针 3 次后疼痛大减，可站立缓慢行走，5 次痊愈，行动如常。

二十五、大动脉炎

大动脉炎是常见的血管疾病，是指累及主动脉及其主要分支的慢性非特异性炎症引起的不同部位动脉狭窄或闭塞，出现相应部位缺血表现，少数也可引起动脉扩张或动脉瘤。因病变侵犯的位置不同，临床表现亦不同。其中以头和臂部动脉受累引起的上肢无脉症为常见。

本病属于中医"臂厥""骭厥"等范畴。臂厥是寸口脉微弱或消失，可见于一侧或双侧，上肢无力，厥冷，指掌变黄，甚则心悸、盗汗、头眩。气街脉、太溪脉、解溪脉、跗阳脉微弱或消失，双下肢无力，足趾厥冷，变黄，甚则伏兔肌、胫外廉肌肉萎缩。中医认为本病是风寒湿邪或毒邪侵袭经脉并加之素体气虚，阳气不足，导致气虚血滞，瘀血内停，经脉闭阻而发病。

石院士根据大动脉炎病位及病候特点，认为本病病位在血脉，制订了"温阳益气、通经复脉"的治疗法则。

【针灸治疗】

1. 治则

温阳益气，疏通血脉。

2. 处方

主穴：人迎。

配穴：臂厥加太渊、极泉、尺泽、臂中或心肺经排刺；骭厥加气冲、解溪、跗阳、伏兔、血海、梁丘、足三里或脾、胃经排刺；眩晕加风池、睛明、攒竹；心悸、盗汗加心俞、膈俞、厥阴俞、三焦俞。

操作：人迎以雀啄法直刺 1~1.5 寸，针感可沿下齿上头向后背、前胸扩散或触电感沿肩、上臂直达指端，施捻转补法 1 分钟。太渊捻转补法 1 分钟。极泉、尺泽、臂中诸穴均施提插泻法，令麻电感到达五指。风池，针尖方向向对侧眼球，施捻转补法 1 分钟，睛明用 32 号毫针直刺，捻转补法半分钟；攒竹用提插泻法。心俞、膈俞、厥阴俞、三焦俞均直刺施捻转补法。气冲直刺 1.5~2 寸，提插补法，令麻电感到足趾；解溪、跗阳，用捻转提插补法；伏兔、血海、梁丘、足三里均直刺，施捻转提插补法。脾胃经排刺，1 寸 1 针，捻转补法。足三里、气冲，可直接灸或隔姜灸。留针 20 分钟，1 次 / 日，10 次为 1 个疗程。

【应用要点】

人迎为足阳明胃经脉气所发之处，为阳明、少阳之会。阳明经多气多血，针之调气血、通脉络。

【验案】

李某某，女，28 岁，工人。住院日期：1983 年 5 月 9 日。

［主诉］右缺盆痛、胸痛 10 年，两上肢酸软无力，双寸口无脉 4 年余。

[病史]患者 1976 年 5 月至 1978 年 12 月先后 10 次发作右缺盆痛、胸痛、低热、体温 37.3℃，由阵发性胀疼发展为持续性胀疼，逐渐加剧为刀割样或烧灼样疼，周身无力、双上肢酸楚、双侧血压"0"毫米汞柱，先后在第六医院、和平医院治疗，诊断为"大动脉炎"。至 1980 年底，右眼视物呈飞蝇或银齿状闪光感，左目视物时出现叠影，经多处诊治无效，今来我科求治，收入住院。

[查体]神清合作，发育中等，营养良好，双瞳孔等大等圆，光感存在，右锁骨宽度较左侧宽约 1 倍，左胸锁关节和胸骨均有压痛，双颞浅动脉、颈动脉、双腋下、肱动脉搏动减弱，双桡动脉极微，右颈部及三角区可闻吹风样杂音，肺动脉听诊区可闻第一心音增强，血压：上肢右 90/80mmHg（极微弱搏动三四次），左 80/70mmHg，下肢右 190/120mmHg，左 170/120mmHg。

[西医诊断]缩窄性大动脉炎（无脉症）。

[中医诊断]臂厥（脉痹）。

[中医辨证]患者插队务农，居处寒湿，劳倦过度，气血内耗，外邪闭阻，心脉不周，胸阳不振，百脉不畅，发为臂厥。

[治则]理气活血，疏通经络，宣痹通阳。

[选穴]人迎、太渊、尺泽、少海、神门、曲池、风池、完骨、天柱。

[操作]人迎、太渊施捻转补法，尺泽、曲池、少海、神门捻转提插泻法，风池、完骨、天柱捻转补法。

[治疗经过]采用本法治疗 5 次，左上肢血压 80/70mmHg 之间，可闻轻微搏动，治疗 20 天后，左上肢血压 90/80mmHg，心悸减轻，双目视物闪光感消失，后巩固治疗 1 个月，左胸锁关节和胸骨均有压痛，双侧颞浅动脉、颈动脉、双腋下动脉、双桡动脉搏动对称，双上肢血压左侧 110/40mmHg，右侧 110/70mmHg，显效出院。

二十六、心律失常

心律失常是指心脏起搏和传导功能紊乱而发生的心脏节律、频率或激动顺序异常。针灸对心房纤颤、心动过速、心动过缓（窦房结传导阻滞）、期前收缩、传导阻滞等均有治疗作用。

本病属于中医"心悸""怔忡"范畴。心主血脉、主神志，突受惊恐、劳倦过度、阴阳虚衰；或心血瘀阻、水饮内停等均可导致心神不宁，发为心悸。其病位在心、心包。

石院士认为本病虚实夹杂，但以虚为主，故治疗宜选用心经、心包经腧穴，手法以补法为主。

【针灸治疗】

1. 治则

益心养血，安神定志。

2. 处方

（1）毫针刺法

主穴：内关、神门、大陵、厥阴俞、心俞。

配穴：心虚胆怯加胆俞；心脾两虚加脾俞、足三里；心血瘀阻加膻中、膈俞、血海；水气凌心加脾俞、肾俞、阴陵泉；心阳虚弱加足三里、气海；自汗气短甚者加足三里、复溜；失眠加百会、四神聪；烦躁加太冲、三阴交。

操作：内关直刺 0.5~0.8 寸，大陵、神门直刺 0.1~0.2 寸，捻转补法 1 分钟。余穴虚补实泻。厥阴俞、心俞、膈俞向椎体方向斜刺 1.5 寸，捻转补法，针感沿肋向前胸放散。每次亦可选择 1~2 个穴位用艾条温和灸 5~20 分钟。1 次 / 日，14 次为 1 个疗程。

（2）耳针疗法

取心、神门、胸、肺、皮质下、肾、肝、胆。每次选 2~3 穴，交替选用。用中药冰片或王不留行籽，胶布固定于耳穴，每日用手指捏压贴药处 1~2 次，每次 1~3 分钟。心悸发作时即可用指捏压，捏时耳部稍有痛感，切勿太重，捏至心悸缓解为度。3~5 天换药 1 次，7 次为 1 个疗程。

（3）拔罐疗法

取心俞、厥阴俞、肺俞、脾俞；每次取 1~2 穴，交替使用。用中号口径的玻璃火罐，在穴位吸至皮肤潮红为度。1 次 / 日，或 1 次 / 隔日，5~7 次为 1 个疗程。

【应用要点】

1. 处方

本病虚实夹杂、以虚为主，需益心气、养心血、安心神，取心包经原穴大陵与心经原穴神门，安神定志。内关、厥阴俞、心俞调补脏腑经气，养血活血、补心安神。操作达到量学要求是迅速起效的关键。

2. 穴位双向作用

针刺具有双向良性调节作用，同一穴位在不同的病情下可以达到不同的治疗效果。如：内关、郄门两穴可以减慢心率，也可以使心率加快。因此，本法既可以用于治疗心动过速，也可以治疗心动过缓。

3. 预后

针刺治疗室上性心动过速，可恢复至正常心室律。针刺治疗房颤，在心房纤颤初期，经治疗房颤可以转复。慢性心房纤颤可减慢心室率，减轻心悸、头晕、胸闷等临床症状。房颤持续超过 3 个月以上，心室率低于 120 次 / 分以内的患者，治疗效果不理想。对于持续性房颤，突发房颤心室率加快的患者，该组穴位有良好减低心室率的作用，但房颤转复效果不明显。

【验案】

曹某某，女，72 岁。初诊日期：2009 年 11 月 30 日。

[主诉] 心悸伴心前区疼痛 3 个月，加重 1 周伴恶心呕吐。

[病史] 患者于 3 个月前无明显诱因出现心悸、心前区疼痛，于胸科医院就诊，诊为"风心病、快速房颤、心衰"。予螺内酯 20mg，qd；氢氯噻嗪片 25mg，qd；富马酸比索洛尔片 2.5mg，qd；地高辛 0.125mg，qd。治疗后症状稍有缓解。1 周前，患者自觉症状加重，心悸伴心前区疼痛，连及左肩背，持续时间约 30 分钟，含服速效救心丸可缓解，时有头晕、恶心呕吐，呕吐物为胃内容物。今为进一步系统治疗收入我病区。症见：神清，精神可，时心悸，伴心前区疼痛，牵及左肩背，胸闷，憋气，发作持续时间约 30 分钟，含服速效救心丸后症状可缓解，夜间时心悸，无明显夜间阵发性呼吸困难，时头晕，时恶心呕吐，呕吐物为胃内容物，无昏厥及黑蒙，纳差，夜寐欠安，二便调。

［查体及实验室检查］EKG 示：房颤伴快速心室反应，ST-T 改变。舌红、苔白，脉沉细结代。

［西医诊断］风湿性心脏病，二尖瓣狭窄伴关闭不全，心律失常 - 心房纤颤伴快速心室率，心功能Ⅳ级，冠心病，自发性心绞痛，高血压 3 级（极高危）。

［中医诊断］心悸，胸痹。

［中医辨证］心阳不振，气虚血瘀。

［治则］养心血，敛心阳，安心神。

［西药原则］强心利尿及对症治疗为主。

［选穴］主穴：内关、郄门；配穴：大陵、神门、厥阴俞、心俞、膈俞、合谷、太冲。

［治疗过程］内关、郄门直刺 1.5 寸，施捻转补法，令针感向肘部放散，持续手法 1 分钟；大陵、神门向掌斜刺 0.5 寸，施捻转补法，针感向掌部放散，施手法 1 分钟；厥阴俞、心俞、膈俞向椎体方向斜刺 1.5 寸，施捻转补法，针感沿肋向前胸放散，施手法 1 分钟；合谷、太冲直刺 1.5 寸，施捻转泻法 1 分钟。上穴日针 2 次。

［治疗结果］2 天后，心悸减轻，心率 104 次 / 分；5 天治疗后诸症消除，心率 86 次 / 分，巩固治疗 10 天，出院。

二十七、支气管哮喘

支气管哮喘是由多种细胞（如嗜酸性粒细胞、肥大细胞、T 淋巴细胞、中性粒细胞、气道上皮细胞等）和细胞组分参与的气道慢性炎症性疾病。这种慢性炎症与气道高反应性相关，通常出现广泛多变的可逆性气流受限，并引起反复发作性的喘息、气急、胸闷或咳嗽等症状。慢性喘息型支气管炎、肺炎、肺气肿、心脏性哮喘、肺结核、矽肺及瘿病，在发生呼吸困难时亦可参照本证治疗。

支气管哮喘属于中医"气喘"或"吼病"范畴。哮喘多因风寒郁热痰湿郁久壅阻肺气，肺失肃降，逆而作喘，与肺、脾、肾三脏有关，哮喘久不得愈，肺肾皆虚，摄纳失司。本病与肺、肾、脾三脏有密切关系。

石学敏院士在治疗哮喘的过程中注重本虚标实的特点，发作期应用刺络拔罐以祛邪，缓解期注重脏腑调理，获得了良好的治疗效果。

【针灸治疗】

1. 治则

扶正祛邪，宣肺平喘。

2. 处方

（1）刺络拔罐法

取风门、肺俞、膈俞。每次取 1 对腧穴，用三棱针点刺 3~5 点，深度达皮内或皮下，然后用大号玻璃罐，用闪火法拔之，每穴出血量 5~10ml。

（2）灸法

取风门、肺俞、膈俞。做麦粒灸三壮，令其皮肤表层起水疱呈现Ⅱ度烫伤后，再用无菌纱布敷盖待其自行愈合。

（3）毫针

主穴：华佗夹脊穴（2、3、5、7 对）、天突、尺泽、鱼际、丰隆、太溪、足三里。

配穴：寒哮加膻中、列缺，热哮加大椎、风门、肺俞，虚哮加肺俞、脾俞、胃俞、气海、关元。

操作：华佗夹脊刺穴（2、3、5、7 对）直刺 1~1.5 寸，令针感向前胸或上、下放散，施捻转补法 1~3 分钟。尺泽施提插泻法 1 分钟，令针感向拇指放散后；鱼际直刺 1 寸，捻转泻法；丰隆直刺进针 1 寸，施捻转泻法 1 分钟；太溪、足三里均直刺 1 寸施捻转提插补法 1 分钟，留针 20 分钟。

（4）耳针疗法

取平喘、肾上腺、气管、皮质下、交感。每次取 2~3 穴，用强刺激，留针 5~10 分钟，每日 1 次，10 次为 1 个疗程。适用于急性发作和缓解期。

（5）皮肤针疗法

取鱼际、前臂、手太阴肺经循行部两侧胸锁乳突肌部。每穴各叩击 15 分钟，顺序轻叩，以皮肤微红为度。用于哮喘发作期，有缓解作用。

（6）穴位敷药疗法

主穴 1：第 1 组为大椎、肺俞、膏肓、璇玑、膻中。

药物：白芥子 30g、甘遂 15g、细辛 15g，共研为细末。

操作：每次选 2~3 穴，用生姜汁调成糊状，每穴涂药如蚕豆大，持续 30~60 分钟后，擦掉药，局部先有热，痛感，红晕，有时起疱。若起疱，挑破流尽黄水，涂以龙胆紫即可。此疗法于夏季初伏、中伏、末伏各治疗 1 次。

主穴 2：背部肩胛区。

药物：白芥子末。

操作：将白芥子末清水调成糊状，于哮喘发作时敷之，30~60 分钟后，擦掉药，局部有红晕，微痛感。治疗时间同上。

（7）穴位注射疗法

取定喘、中府、膻中。用 0.1% 肾上腺素，于哮喘发作时选 2 个穴位，各注入 0.1~0.2ml。或用胎盘组织液、维生素 B 族等，注射于气舍、气户。或取胶性钙缓注。

（8）穴位封闭疗法

取天突、水突。用 0.5% 普鲁卡因，注射于天突、水突穴，每次 5~10ml，每日 1 次，10~20 次为 1 个疗程。

（9）穴位埋藏疗法

取定喘、身柱、膻中、天突。第一次取双侧定喘，以后每次换 1 穴，用猪、羊、马等肾上腺，去包膜，切成 2mm³ 大，在 2~4℃ 低温下冷藏 7 天，高压消毒，低温保存备用。每次埋入穴位一小块，1 次 / 周。

（10）拔罐疗法

取肺俞、膏肓。用闪火法配合走罐沿脊柱两侧移动。

【应用要点】

1. 穴位选择

华佗夹脊穴为督脉之络，旁通脏腑背俞，刺第 2、3、5、7 对可以宣肺益气，解表祛邪。

2. 拔罐疗法

反复发作的患者，在发作期多为邪气偏盛、气郁血滞、本虚标实之证。刺络拔罐可活血行气，泻血祛邪肃肺。泻血祛邪应求其尽，单纯刺络不能使血尽邪出，加拔罐控制出血量，可以使血尽邪出，能获立即止喘的良效。刺络拔罐后，局部白细胞轻度增多和吞噬功能增强，以及网状内质系统吞噬功能增强，可以吞噬细菌和病毒，因此刺络拔罐具有治疗哮喘及消炎化痰的作用，使哮喘患者发热渐退，痰液减少，痰鸣减轻，紫绀缓解。

3.预后

支气管哮喘易反复发作，无特效的治疗方法，尚不能根治。长期规范化治疗哮喘症状可得到控制。轻症易恢复，病情重，气道反应性增高明显，或伴有其他过敏性疾病不易控制。若长期发作并发慢性阻塞性肺疾病（COPD）、肺源性心脏病者，预后不良。针刺疗法治疗支气管哮喘即刻疗效显著，绝大多数患者哮喘发作时可立即得到缓解，肺部听诊确认肺部啰音有明显减轻或消失。即刻疗效与针刺能够控制炎症反应和改善通气功能相关。哮喘缓解期针刺治疗有助于提高免疫功能，预防复发。

【验案】

刘某某，女，50岁。初诊日期：2009年10月7日。

［主诉］间断咳喘20余年，加重1周。

［病史］患者于20年前接触敌敌畏，出现咳喘伴胸闷、憋气，当时未引起重视，之后病情反复发作，对异味刺激敏感，每因感冒或季节气候变化诱发加重。1个月前患者因咳喘就诊于天津医科大学总医院输液治疗，具体用药不详，症状有所改善。后就诊于我院门诊，予喘定1片tid、沐舒坦2片tid、清肺化痰胶囊4粒tid等口服药治疗，症状有所缓解。1周前，患者劳累后出现咳喘加重，为求进一步中西医结合治疗收入我科。现症：神志清晰，咳嗽，喘息不能平卧，咯白痰，纳可、寐安、二便调。

［查体及实验室检查］舌红、苔薄黄，脉弦数。

［西医诊断］支气管哮喘。

［中医诊断］哮病。

［中医辨证］痰热郁肺证。

［治则］清肺，泻热，平喘。

［选穴］主穴：风门、肺俞、膈俞刺络；配穴：华佗夹脊穴（双）（第2、3、5、7对）。

[治疗过程]华佗夹脊穴直刺1~1.5寸，令针感向前胸或沿经脉巡行方向放射，施捻转补法1~3分钟。留针20分钟。风门、肺俞、膈俞每次选取1~2对，用三棱针点刺3~5针，深达皮下，然后加火罐，出血量3~5ml为度。1次/日。

[其他辅助疗法]刺络拔罐。

[中药]辛夷花（包煎）10g，荆芥10g，蝉蜕6g，炙麻黄6g，杏仁10g，厚朴10g，芦根30g，冬瓜子30g，生石膏30g，黄芩10g，郁金15g，瓜蒌皮15g，半夏10g，地龙10g，甘草6g。

水煎服150ml，日2次。

[西药原则]抗炎、解痉、止咳为主。

[治疗结果]治疗1次即觉胸膈舒畅，治疗2天后，喘息减轻，治疗1周后，患者已能平卧。共治疗9天，患者呼吸平稳，紫绀消失，心胸宽畅，饮食如常。

二十八、膈肌痉挛

膈肌痉挛多数为生理性，病理性膈肌痉挛主要有4种情况：①中枢性：因颅内疾病直接或间接地影响呼吸中枢而造成，如脑血栓形成、脑出血、颅脑损伤、脑肿瘤等。②反射性：神经受到刺激而引起的，如胃肠疾病、肝胆疾病、胸膈疾病等。③神经性：多为功能性，多见于癔病、胃肠功能官能症等。④中毒性：全身性感染而伴显著毒血症者，肾功能衰竭，以及药物中毒而引起。

本病属于中医"呃逆"，俗称"打嗝""打呃"，古称"哕"。中医认为，凡杂证之呃，有因于寒、因于热、因于食滞、因于气滞等气疾火郁或脾肾阳虚与胃阴不足等致气逆，发为呃逆。

石院士治疗该病重在应用醒脑调神，取得疗效的关键在于手法以及施术的量学要求。

【针灸治疗】

1.治则

降逆上呃，宽胸利膈。

2.处方

（1）毫针刺法

主穴：内关、膈俞、内庭、太冲、中脘。

配穴：肠腑结滞加天枢，肺气不降加太渊、尺泽，肝气乘胃加刺太冲、阳陵泉，肾不纳气加太溪、关元、气海。

操作：双内关为远道取穴，针1寸左右，施捻转泻法，运针1~3分钟；双侧内庭穴，进针1寸左右，手法同内关穴；膈俞穴取双侧向脊柱斜刺1.5寸，使针感沿胁肋方向前胸感传，予捻转泻法施术1~3分钟；太冲穴取双侧进针1寸左右，施捻转泻法，运针1~3分钟；中脘穴直刺2寸，用呼吸补泻之补法，运针1~3分钟，使针感向腹四周放射。

（2）刺络疗法

双膈俞刺络拔罐。双侧膈俞穴的位置用三棱针点刺3~5点，速用闪火拔罐法，观察其出血情况，令每个部位出血3~5ml，留罐时间不得超过5分钟。

（3）温灸法

寒邪内袭呃逆顽固者，可在膈俞穴加麦粒灸2~3壮。

（4）点刺法

用长3寸的芒针在咽后壁点刺3~5点，令咽后壁充血红润，并放血2ml左右。

【应用要点】

注意针刺捻转泻法和呼吸泻法的运用以及针感要求。操作得当可迅速起效。

【验案】

李某某，男，45岁。初诊日期：2008年7月18日。

[主诉]间断呃逆3年余。

[病史]患者呃逆时发时止3年余，于某院诊断为轻度贫血、膈肌痉挛，经治疗未见好转。为求系统治疗，遂来我院就诊。症见呃逆连声，头晕心悸，时有寒热，体温不高，口干不渴，脘闷腹胀，溲黄便溏。

[查体及实验室检查]时有呃逆，脘闷腹胀，舌尖红、苔白微腻，脉弦细无力。

[西医诊断]膈肌痉挛。

[中医诊断]呃逆。

[中医辨证]肝气犯胃。

[治则]补气健脾，安胃降逆止呕。

[选穴]主穴：人中、涌泉（双）。配穴：内关（双）、丰隆（双）。

[治疗过程]人中穴向上斜刺 0.3~0.5 寸，施雀啄泻法，行手法 1 分钟；涌泉穴直刺 0.5~1 寸，施捻转泻法，行手法约 1 分钟；内关直刺 1 寸，行捻转泻法，行手法 1~3 分钟；丰隆穴直刺 1.5~2 寸，施提插泻法，行手法 1 分钟。

[治疗结果]治疗 6 天，呃逆症状好转；治疗 14 天，呃逆、腹胀症状好转；治疗 21 天，呃逆、腹胀症状好转。治疗过程中其他意外情况及处理：感冒、头痛、失眠、腹泻、便秘等。经治疗后，患者呃逆、胃脘部不适症状消失，未诉其他不适。

二十九、胃下垂

胃下垂是指胃膈韧带与肝胃韧带无力，或腹壁肌肉松弛，引起胃下弯处的最低点下降到两髂嵴连线以下，从而出现脘腹痞满、嗳气不舒、胃脘疼痛不适以及纳呆羸瘦等症状为特征的一种内脏下垂的病证。轻度胃下垂多无症状，中度以上者常出现胃肠动力差、消化不良的症状。临床表现为腹胀、腹坠、腹痛，恶心、呕吐，便秘。该病的发生多是由于膈肌悬吊力不足，肝胃、膈胃韧带功能减退而松弛，腹内压下降及腹肌松弛等因素引起。加上体形或体质等因素，使胃呈极底低张的鱼勾状，即为胃下垂所见的无张力型胃。平素体弱者、体质素胖而骤瘦者，生育过多的妇女易患此病。依据患者病史、临床表现、饮水超声波试验以及 X 线检查、钡餐透视、B 超检查较易确诊。胃下垂的程度一般以胃小弯切迹低于两髂嵴连线水平 1~5cm 为轻度，6~10cm 为中度，11cm 以上为重度。

本病属中医学"腹胀"的范畴。多为脾失健运，脾胃升降失司，中气下陷或因肝气横逆犯脾胃，胃失和降，久治不愈，耗伤正气，中阳不振，气机升降功能失常而导致。

石院士认为本病病位在脾胃，病机是由于脾胃虚弱，中气不足而致升举无力所致，提出"升举中气，健脾和胃"的治疗方法，可获得满意疗效。

【针灸治疗】

1. 治则

升举中气，健脾和胃。

2. 处方

（1）毫针疗法

主穴

主穴Ⅰ：气海、关元、胃上、足三里、中脘、左梁门、左天枢。

主穴Ⅱ：华佗夹脊（第9~12胸椎）。

配穴：脘部胀加天枢；胃痛加梁门；食积加建里；病久者加三阴交、脾俞；脾胃虚寒加胃俞、脾俞。

操作：先刺气海，斜向关元方向1~1.5寸，用补法：关元采用灸法；胃上穴（下脘穴旁开四横指处）以45°向下斜刺3~4寸，刺激量要大，有胃肠蠕动增强感佳；中脘穴向下脘穴方向透刺，反复提插捻转，使有胃肠蠕动增强感；左梁门及左天枢向气海、关元方向斜刺，针3~4寸，施捻转补法，令患者自觉胃有收缩感为宜；足三里直刺2寸，施捻转提插补法，令酸胀感向四周扩散为度；华佗夹脊刺，均直刺微微偏内侧，针2寸，捻转补法，令酸胀感向前腹部放散为度。留针20分钟，1次/日，14次为1个疗程。

（2）穴位注射疗法

取脾俞、胃俞、中脘、下脘，每次取2~3个穴位，每次注射维生素B或蒸馏水0.5~1ml，1次/隔日，10次为1个疗程。

（3）耳针疗法

取胃、交感、皮质下、肝、神门，每次选3~4个穴，左右耳交替。

（4）皮肤针疗法

取夹脊穴，自下而上叩打脊柱两侧。重点在5~9胸椎间。

（5）经络疗法

取剑突与脐间循摸皮下组织内小的结节。以5寸毫针沿皮下从上一结节透刺到下一个结节，捻转并向上提针，针下有沉胀、上抽感。每次一针，2 周 1 次。

【应用要点】

1.病因

本病多指胃下极 X 线检查在髂嵴联线以下超过 5cm 者，多由腹壁的紧张度降低，腹壁脂肪缺之和肌肉松弛，腹压减低所引起。平素体弱者、体质素胖而骤瘦者，或生育过多的妇女最易患此病。

2.预后

经针刺治疗多可达到 X 线检查胃大弯水平恢复左髂嵴线下不足 3cm，临床症状消失，针感达到量学要求，且患者配合坚持治疗，并加强腹肌锻炼，可缩短疗程，取得较为满意的效果。

【验案】

勾某某，男，50 岁，干部。入院日期：1981 年 1 月 6 日。

［主诉］腹胀、嗳气、反酸 8 年，近 3 年加重。

［病史］患者自 1972 年开始，经常腹部胀满，不能饱食，且嗳气频繁，反酸水，每因饭后 2 小时，症状明显，喜暖、喜按，曾经多处中医诊断，按"脾胃虚弱"给予治疗。8 年来未间断中药治疗，症状不见好转，体质逐渐消瘦，大便时而溏泄，时而干燥，每日进食 250~300g，腹胀坠感明显，得热则舒。自 1977 年自感症状加重，尤以夜间为甚，有时因嗳气、反酸而致夜不能寐，腹胀坠感无时不有，但此期间未做过任何西医检查及治疗。今日上午来我科门诊收入院。

［查体］患者神清合作，体质消瘦，慢性病容，面色白而无华，两目有神，双瞳孔等大等圆，光反射存在，颅神经检查正常，胸廓对称，心界不大，心音尚有力，第一心音增强，律整，未闻及病理杂音，两肺呼吸音清晰，腹软，轻度舟状腹，未扪及癥瘕痞块，肝脾未触及，可扪及腹主动脉搏动，无震水音，肠鸣音活跃，腹壁反射减弱，四肢运动自如，皮肤无光泽，无水肿，脉弦细，舌质淡边有瘀斑、苔薄白。

［西医诊断］胃下垂。

［中医诊断］胃脘痛（中气下陷）。

［中医辨证］患者因工作奔波忙碌，饮食不节，冷热无常，日久脾胃升降失常，运化失司，水谷精微不能输布濡养，致使中气不足，下陷而发为腹胀，"脾主升，胃主降"，胃气上逆，故见嗳气、反酸、脾胃运化不利、传导失常，故见大便干燥。

［治则］补中益气，升阳举陷。

［选穴］中脘、左梁门、左天枢、关元、足三里、脾俞、胃俞、三焦俞夹脊刺。

［操作］同上。

［治疗经过］每日针 2 次，经 3 日治疗后患者自觉症状明显减轻。经 1 周治疗后患者胃脘部已不觉不舒，饮食尚好，大便正常，又经 1 周稳定治疗后患者面色红润，无其他不适。

三十、便秘

便秘是指粪便在肠内滞留过久，秘结不通，排便周期延长，或周期不长，但粪质干结，排出艰难，或粪质不硬，虽有便意，但便而不畅的病证。此病是中老年人的多发病，也是中风、外伤性截瘫、产后病等多种疾患的兼证之一。本病常继发于不良的饮食习惯、生活习惯，由腹肌、肛提肌及肠壁平滑肌收缩力减弱造成。

中医认为本病多与外感六淫、内伤七情、饮食劳倦，及年老津衰、大病、产后、失血、伤津等多种因素有关，致大肠传导失司发为本病。

石学敏院士在治疗便秘的过程中，注重腑气不通、传导失司的发病机制，以捷速通下为要，制定了以宣通腑气助传导的治疗方案。针刺治疗便秘具有操作简便、取效迅速的特点。

【针灸治疗】

1. 治则

通调腑气，润肠通便。

2. 处方

（1）毫针刺法

主穴：丰隆、左水道、左归来、左外水道、左外归来（左侧水道、归来各外开2寸）。

配穴：寒秘加气海、关元、神阙、肾俞、太溪，热秘加合谷、天枢、内庭，虚秘加足三里、脾俞、胃俞、关元，实秘加上巨虚、曲池、大椎、照海。

操作：直刺1.5~2寸，施用作用力方向的捻转泻法，即左侧逆时针；右侧顺时针捻转用力，针体自然退回，行手法1分钟，留针30分钟。左侧水道、归来和外水道、外归来：左侧外水道、外归来分别位于水道、归来旁开2寸。4穴均直刺，进针2.5~3寸，施用大幅度；低频率捻转泻法，即捻转幅度大于180°；捻转频率为40~60转/分钟，行手法1分钟，留针20分钟。中间行针1次。留针20分钟，1次/日，10次为1个疗程。

（2）耳针疗法

取大肠、直肠下段、交感、小肠、神门，强刺激留针1~2小时，留针期间捻转2次，每日1次，主要适用于习惯性便秘患者。

（3）穴位注射疗法

取健胃穴、温溜、阿是穴（腹痛点），用维生素B_1，在阳性反应物上，注入0.3~0.5ml，1次/日。

【应用要点】

1. 针刺方法

水道、归来、外水道、外归来，操作为捻转泻法，但用力应轻柔，避免腹膜纤维缠绕于针体，造成牵拉，形成机械性腹膜炎。

2. 预后

功能性便秘预后良好。器质性便秘预后与原发病相关。长期便秘可引发肛裂。针刺能够显著促进胃肠蠕动，有效改善腹胀、肛门坠胀等症状，解除对泻药的依赖。可适用于习惯性便秘、结肠便秘、直肠便秘及神经功能失调引起的肠麻痹等证。

【验案】

韦某某，女，50岁。初诊日期：2009年6月10日。

[主诉]便秘2个月，加重2周。

[病史]患者2个月前患便秘，约3~4天排便1次，粪质干硬，排出困难，曾长期服用芦荟胶囊、番泻叶等药物及开塞露辅助排便，近2周加重，约5~6天排便1次，粪质干硬。

[查体及实验室检查]舌红、苔黄燥，脉滑数。

[西医诊断]习惯性便秘。

[中医诊断]便秘，热秘。

[中医辨证]患者约3~4天排便1次，粪质干硬，排出困难，故属于便秘。舌红、苔黄燥，脉滑数，故属于热秘。

[治则]通调腑气，润肠通便。

[选穴]天枢（双）、上巨虚（双）、大肠俞（双）、内庭（双）、曲池（双）、足三里（双）、肾俞（双）、支沟（双）。

[操作]内庭、曲池用泻法；肾俞用补法；余穴采用平补平泻手法。留针30分钟，1次/日。

[治疗经过]治疗3天时，当日大便2次，排便症状好转；治疗7天时，粪便干燥症状好转；治疗14天时，排便频率和质地症状好转；1个月后，大便2~3日一行。

三十一、胃痛

胃痛是指上腹胃脘（剑突下至脐上）部经常反复发作性疼痛为主证的病证。还可兼见胸脘痞满、嘈杂、嗳气、吐酸或吐清水等。由于疼痛位近心窝部，故古代又称作"心痛""胃心痛"或"心腹痛"等。西医学的急、慢性胃炎，消化性溃疡，胰腺炎，胃肠神经官能症，食道裂孔病，胃黏膜脱垂等疾患，属本证范畴。

外感寒邪，内侵于胃，或过食生冷，寒凝则胃失温煦；饮食不节，或过食肥甘等伤及胃气，胃气不和；情志不遂，肝气犯胃，则胃络不通；劳倦过度、久病脾胃受伤等，导致脾阳不足，中焦虚寒，或胃阴受损，失其濡养；

均可致胃失和降，而出现胃痛。

石院士依据"急则治其标，缓则治其本"的原则，治疗本病。

【针灸治疗】

1. 治则

理气和胃，通经止痛。

2. 处方

（1）毫针刺法

主方：中脘、足三里、内关。

配穴：寒邪客胃加脾俞、胃俞；脾胃虚寒加关元；饮食停滞加内庭、公孙、梁门、建里；胁痛肋胀者，加期门、阳陵泉、行间；口苦苔厚、恶热喜冷者，加太冲、内庭、肝俞；瘀血阻滞加膈俞、三阴交、胃脘或背部压痛点。

操作：中脘直刺1.5~2寸，刮针手法（此穴禁大幅度捻转或快速提插，以防刺伤内脏）或呼吸补法，足三里直刺1.5~3寸，内关直刺0.5~1寸，捻转补法。在胃痛急性发作时，持续行针至疼痛减轻或消失后，留针20分钟，10分钟行针1次，每日1次，10次为1个疗程。寒痛，中脘穴可针加艾条灸30~60分钟，起针后拔火罐10~15分钟亦可。可选取两个加电针。

（2）耳针疗法

取胃、脾、肝、神门、交感、皮质下，每次选用2~3穴，局部消毒，用毫针刺之，疼痛剧烈时用强刺激，疼痛缓解时用轻刺激。镇痛效果较好。

（3）穴位注射疗法

取胃俞、脾俞、相应夹脊、中脘、内关、足三里。每次选1~3穴，用红花注射液或当归注射液，或阿托品0.5mg，或4%普鲁卡因2ml，每穴注入0.3~0.5ml，每日1次，10日为1个疗程。

（4）指针疗法

取双侧胆俞、夹脊穴，用中指末端重按双侧穴，顺时针旋转10分钟，可用于胃痉挛引起的胃痛。

（5）穴位埋线疗法

取足三里、胃俞、中脘、肝俞、脾俞。在局麻下，切开皮下组织1cm，分离肌层，在深部寻找敏感点。出现感传现象时，施用特定的诱导手法，扩大基底面，视病情及体质埋入适量的肠线（羊肠线置75%酒精中浸泡1小时），并与切口成一定角度。冲洗消毒，缝合1针，盖无菌纱布，7天拆线。勿损伤较粗血管和神经，6周内禁用抗炎止痛药。

【应用要点】

1. 处方

急性卒痛，选择主穴持续行针致疼痛缓解。慢性胃痛应根据"虚补、实泻、寒温、热清"原则在主穴基础上加减穴位应用。

2. 预后

胃痛预后与原发病有关。针灸可显著缓解疼痛。

【验案】

徐某某，女，67岁，家庭妇女。初诊日期：1982年12月13日。

[主诉] 胃胀痛2年。

[病史] 患者近2年来经常出现剑突下胀痛，胁满胸闷，痛甚则呈狭窄性疼痛，脘腹烧灼感，伴呃逆，每次发作数日，逐渐加剧，食欲减退，严重时滴水不进。曾在某医院诊治考虑为"胃炎"，服用中西药物治疗3个月，病情一直未见好转。后转辗几个医院诊疗，经食道钡餐检查，始确诊为"食道裂孔疝"，患者拒绝手术，继续采用保守疗法，症状有增无减，体重明显减轻，来我院求医予针刺治疗。

[查体] 脉率78次/分，血压140/90mmHg；神清，慢性病容，面色萎黄，瞳孔等大等圆，光反应存在，颈软，心音有力规整，未闻杂音，两肺呼吸音清晰，腹软，剑突下偏右有轻微压痛，未触及肿块，肝脾未触及，无震水声，肠鸣音稍活跃，舌质淡、苔白稍腻，脉沉细。

[西医诊断] 食道裂孔疝。

[中医诊断] 胃脘痛。

［中医辨证］中焦脾胃一升一降，平和为顺，气机失调，胃气上逆，遂发本病。

［治则］疏调气机，和胃降逆，活血化瘀。

［选穴］膈俞、中脘、内关、足三里、胃俞、脾俞、膻中、公孙。

［操作］膻中向下斜刺1寸，令酸胀感向下放散；胃俞微向脊柱方向斜刺1.5寸，令触电感向前胸放散；脾俞、膈俞操作同胃俞；以上四穴均施捻转泻法，每穴施手法1分钟。中脘直刺2寸，令针感向全腹放散为度；公孙直刺1寸，以局部酸胀为宜，足三里直刺2寸，针感向踝部放散，三穴均施捻转提插之泻法。

［治疗经过］以上穴位日针1次，经8次治疗，胃脘痛明显减轻，脘腹无烧灼感，治疗第13天，无恶心，食欲增加。以后隔日针1次，又经28次治疗，诸症皆消。复查食道钡餐造影，膈上疝影消失。

三十二、郁证

郁证是指因情志不舒、气机郁结所致的一类病证，主要表现为抑郁善忧、情绪不宁、胁肋胀痛，或易怒喜哭、失眠、咽中如有异物梗阻等。西医学的抑郁症、神经衰弱、癔症、焦虑症、围绝经期综合征等均可出现抑郁症状。

郁证主要由于情志所伤，肝气不舒，逐渐引起五脏气机失和所致。或由于素体肝旺，或体质虚弱，加上郁怒、忧虑等情志因素的刺激，导致心、肝、脾等脏腑功能的紊乱，肝失疏泄、脾失健运、心失所养致脏腑阴阳气血失调而发为郁证。

石院士治疗本病在重视肝郁的基础上，也十分重视调神的作用，两者配合治疗可显著加强疗效。

【针灸治疗】

1. 治则

调神理气，疏肝解郁。

2.处方

（1）毫针刺法

主方：水沟、百会、内关、神门、太冲。

配穴：肝气郁结加膻中、期门；气郁化火加行间、侠溪；痰气郁结加丰隆、廉泉；心神失养加心俞、通里；心脾两虚加脾俞、心俞；心肾阴虚加肾俞、心俞；咽部异物梗塞感明显者加天突、照海；癔症性失明者加四白、光明；癔症性失听者加听宫、耳门；癔症性失语者加廉泉、通里；癔症性瘫痪者，上肢加曲池、合谷，下肢加阳陵泉、隐白；癔症性意识障碍者加中冲、涌泉。

操作：水沟用雀啄泻法；神门用平补平泻法；百会、内关、太冲用泻法。配穴按虚补实泻法操作。留针20分钟，1次/日，10次为1个疗程。

（2）耳针疗法

取皮质下、内分泌、心、脾、肾、神门、交感，每次取一侧耳部穴位，以王不留行籽大小颗粒压住穴位，用胶布固定，每日按压穴位2~3次，每周换1次耳穴，每3次为1个疗程。

（3）穴位注射疗法

取风池、心俞、肝俞、脾俞、足三里、三阴交，每次取3~4个穴位，以维生素 B_{12} 100μg 或维生素 B_1 10ml，缓慢注入穴位，隔日1次，每10次为1个疗程。

（4）皮肤针疗法

取肝俞，将麦粒型皮内针埋藏在肝俞穴内，一般埋针1周左右。

（5）眼针疗法

取双侧或单侧肺区，一般留针15分钟，每日1次，5次为1个疗程。

【应用要点】

针灸治疗郁证有较好疗效，经积极治疗，预后良好。但必须重视情志的调护，避免精神刺激，防止病情反复波动。急性期可配合心理治疗。若治疗6周后疗效不显，应配合药物治疗。

【验案】

薛某某，女，54 岁，会计师。初诊日期：2011 年 5 月 31 日。

[主诉] 善悲易哭 1 年余。

[病史] 患者因家庭琐事长期积怨，导致心情郁闷，善悲易哭，失眠多梦 1 年余，在当地医院诊断为围绝经期综合征，予激素治疗未有明显改善，口服西药西酞普兰、劳拉西泮等，因小剂量就反应强烈而停用，后予中药治疗数月，具体用药不详，症状无明显改善，因连续服药出现强烈拒药反应而停用。现症：善悲易哭，失眠，心烦，易惊且惊后心慌，纳差，二便调。

[查体] 舌红少津，脉弦数。

[西医诊断] 抑郁症。

[中医诊断] 郁证。

[中医辨证] 心肾不交。

[治则] 疏肝解郁，交通心肾。

[中药] 天王补心丹合柴胡疏肝散加减。

[选穴] 以五心穴（人中、劳宫、涌泉）、大陵为主穴，辅以内关、上星透百会、印堂、足三里、三阴交、四关穴。

[其他辅助疗法] 刺络拔罐，耳针，心理疏导。

[治疗结果] 治疗 1 周后，患者睡眠改善，心情好转，3 周后患者症状基本痊愈，恢复正常的工作和生活，因家住外地，后以王不留行贴耳穴以巩固疗效。

三十三、失眠证

失眠证是一种以失眠为主的睡眠质量不满意状况，其他症状均继发于失眠，包括难以入睡、睡眠不深、易醒、多梦、早醒、醒后不易再睡、醒后不适感、疲乏，或白天困倦。失眠可引起患者焦虑、抑郁，或恐惧心理，并导致精神活动效率下降，妨碍社会功能。

中医将失眠称为"不寐""目不瞑""不得眠""不得卧"。认为饮食不节，情志失常，劳倦、思虑过度及病后、年迈体虚等因素，导致心脾肝肾的阴阳失调，气血失和，以致心神失养或心神不安而致失眠。

石学敏院士治疗本病注重安心神。

【针灸治疗】

1.治则

调整阴阳，安神定志。

2.处方

（1）毫针

主穴：神门、三阴交、四神聪、安眠、照海。

配穴：心脾亏虚加心俞、脾俞、内关、中脘、足三里；心肾不交加心俞、肾俞、三阴交、太溪、大陵；心胆气虚加心俞、胆俞、大陵、丘墟；肝阳上扰加太冲、侠溪、足窍阴、风池；心肝火旺加行间、风池；脾胃不和加脾俞、胃俞、足三里；痰热内扰加丰隆、中脘、内庭。

操作：神门直刺0.5~1寸，捻转补法；四神聪以15°夹角刺向百会0.5寸，捻转平补平泻；三阴交直刺1寸，捻转补法；照海直刺0.5寸，捻转补法。头部穴位可加电针。留针30分钟。1次/日，10次为1个疗程。

（2）耳针疗法

取心、脾、肾、脑、神门、交感、皮质下，将王不留行籽用胶布贴压在所选耳部穴位上，刺激强度以患者感觉酸胀、麻木、灼热、能耐受为度。

（3）灸法

取百会、涌泉、三阴交、足三里。每晚临睡前用艾条温和灸百会、涌泉、三阴交、足三里各15分钟。

（4）梅花针疗法

自项至腰部督脉经线和足太阳膀胱经第一侧线上，自上而下，每隔1cm叩刺一下，叩刺8~10分钟，皮肤潮红为度。每日或隔日治疗1次，10~15次为1个疗程。注意：叩刺用力宜轻，皮肤不要出血。

【应用要点】

1.穴位选择

神门为手少阴心经之原穴，功可宁神安寐；三阴交为肝脾肾三经之交，可培气血生化之源，育阴除烦；经验效穴安眠旨在疏调脏腑、宁心安神；四神聪为经外奇穴，有疏通经络、宣导气血、安神镇静之效，照海滋阴降火、补肾益气。

2. 预后

针灸治疗失眠证临床疗效较好，能促进入睡，延长睡眠时间，提高睡眠质量，同时改善失眠患者的躯体不适。养成良好的生活习惯，如按时睡觉，不经常熬夜，睡前不饮浓茶、咖啡和抽烟等，保持心情愉快及加强体质锻炼等对失眠证的防治有重要作用。

3. 机制

针刺治疗失眠能加强大脑皮质的兴奋和抑制过程，调整中缝核 5- 羟色胺递质系统，引起运动从属时值增大即大脑皮质抑制过程加深，恢复大脑皮质神经过程的平衡，从而改善睡眠。

【验案】

病例 1 Bech Wuehes（德国籍），女，55 岁。初诊日期：2009 年 8 月 14 日。

[主诉] 失眠 1 个月。

[病史] 1 个月前患者和男朋友争吵后出现失眠，入睡困难，睡后即醒。口服镇静药可帮助入睡，但停药后，症状又复发。增加白天运动量，夜间仍入睡困难，每晚间断睡眠 4 小时。就诊时伴多烦易怒，目赤耳鸣，头晕头痛，胸胁胀闷。

[查体] 舌红，脉弦。

[西医诊断] 失眠。

[中医诊断] 不寐。

[中医辨证] 肝火上扰。

[治则] 调和营卫，平肝降火。

[选穴] 百会、大椎、四神聪、神庭、神门（双）、三阴交（双）、照海（双）、申脉（双）、行间（双）、足窍阴（双）。

[治疗过程] 皮肤常规消毒后，针刺上述穴位，针刺得气后，行提插或

捻转补手法，每 10 分钟行针 1 次，留针 30 分钟，每日 1 次。每日针灸 1 次，10 天为 1 个疗程。

[治疗结果] 1 天后入睡困难症状好转；7 天后入睡即醒，头晕耳鸣症状好转；10 天后多烦易怒，胸胁胀闷症状好转；针刺 10 天后，入睡较治疗前明显迅速，可连续睡眠 5 小时，头晕头痛消失，多烦易怒和胸胁胀闷减轻。

病例 2 张某，女，27 岁。初诊日期：2010 年 5 月 9 日。

[主诉] 入睡困难 1 周。

[病史] 因 1 周前出现工作忙碌，压力大，患者感入睡困难，焦虑，睡前口服艾司唑仑片未见明显改善，遂就诊于我院针灸科门诊。

[查体] 神清，精神焦虑状态，记忆力、计算力未见明显下降，无困倦感，舌红苔黄，脉弦数。

[西医诊断] 失眠。

[中医诊断] 不寐（心肝火旺）。

[治则] 疏肝泻火，养心安神。

[选穴] 百会、上星、四神聪、神门、内关、三阴交、太冲。

[治疗过程] 太冲、内关采用泻法，三阴交采用补法，其余穴位采用平补平泻。

[其他辅助疗法] 嘱患者平素放松心情，多欣赏音乐、适度锻炼。

[治疗结果] 3 日后患者略有困意，5 日后患者已有困意，可入睡，1 周后入睡较前明显好转。

第二节　骨科疾病

一、颈椎病

颈椎病系指颈椎间盘退行性变，及其继发性椎间关节退行性变所致脊髓、神经、血管损害而表现的相应症状和体征。颈椎病可分为：颈型颈椎病、神经根型颈椎病、脊髓型颈椎病、椎动脉型颈椎病、交感神经型颈椎病、食管压迫型颈椎病。其病因是随着年龄的增长或长期被动体位使椎间盘髓核部分所含水分不断减少，由于脱水造成髓核弹力减低，收缩变小，同时环状纤维呈玻璃样变致其向外膨出并变得粗糙，于是在椎间盘与椎体之间发生摩擦，产生骨质增生。其次由于椎间盘退化造成椎间隙狭窄，因而出现神经根受压及缺血等改变。

本病属于中医学"项痹"范畴。中医学认为项部感受风寒、痹阻经脉；或劳作过度、外伤，损及筋脉，气滞血瘀，"不通则痛"；或年老肝血亏虚、肾精不足，致筋骨失养，"不荣则痛"。

石学敏院士治疗本病以局部治疗为主，针刺配合刺络拔罐。

【针灸治疗】

1. 治则

活血通络，祛风止痛。

2. 处方

主穴：风池、完骨、天柱、颈椎夹脊刺。

配穴：上肢麻、痛加合谷、手三里、外关、养老，眩晕头痛加百会、四神聪，恶心、呕吐加中脘、内关。

操作：风池直刺 1.5 寸；完骨、天柱均直刺 1 寸，三穴均施捻转补法 1 分钟；颈椎夹脊刺，斜刺进针 0.5 寸，施捻转补法 1 分钟。留针 20 分钟。1 次 / 日，10 次为 1 个疗程。痛点刺络拔罐。颈椎夹脊刺得气后，可选首尾两穴通脉冲电针，以患者可以耐受为度，治疗 3 分钟。

【应用要点】

1. 处方

取风池、完骨、天柱施捻转补法，有补益脑髓之功效。颈椎夹脊刺（夹督脉）具有行气血、营阴阳、濡筋骨的作用。痛点刺络放血可加强疗效。

2. 预后

颈椎病预后一般较好，但病情易反复者应加强预防性治疗。神经根型颈椎病如出现肌肉萎缩治疗效果较差。椎动脉型颈椎病如椎基底动脉供血不足引起脑干及延髓损害预后不良。重度脊髓型颈椎病预后差。针灸治疗颈型、神经根型、椎动脉型、交感型和轻、中度的脊髓型颈椎病效果良好。能够有效改善神经根水肿、椎动脉供血及增强颈椎的稳定性和颈背肌肌力。

【验案】

病例1 邵某，女，35岁。初诊日期：2012年1月11日。

［发病节气］大寒。

［主诉］头昏沉，伴颈、肩、背部酸沉不适10余年。

［病史］患者10余年前因劳累导致头昏头沉，伴颈、肩、背部酸沉不适，寐差，多梦，无恶心呕吐症状，纳差，二便调。肢体活动正常，未诉麻木无力等症。

［查体及实验室检查］BP：105/70mmHg。外院颈部正侧位X片示：颈椎生理曲度变浅。舌淡、苔薄白，脉细。

［西医诊断］颈型颈椎病。

［中医诊断］项痹（劳伤瘀血）。

［治则］舒筋活络，调和经气。

［选穴］主穴：风池、天柱、完骨、颈椎夹脊、大椎；配穴：百会、四神聪、头维、上星、印堂、率谷、脑户、脑空、玉枕、合谷、列缺。

［操作］风池、天柱、完骨、颈椎夹脊刺法同前。大椎令端坐低头取穴，直刺1.5寸，施捻转泻法。余穴均采用常规刺法。

［治疗经过］治疗7天后：肩背部酸沉症状明显改善，颈部时感僵硬，睡眠尚可，时有头昏。治疗14天后：面色红润，寐安，颈部僵硬症状缓解。治疗28天后：头昏头沉症状得到改善，基本痊愈。

病例2 刘某某，女，38岁。初诊日期：2008年3月11日。

［主诉］左侧颈项部疼痛伴左手臂后侧及小指麻木1个月。

［病史］患者2008年3月3日低头劳累后感觉左颈项部强痛，活动不利，继而左侧肩部酸胀，颈后伸时加重，伴见左侧手臂麻木，放射至左侧小指，无恶心呕吐等。

［查体及实验室检查］左侧颈部肌肉紧张，C_{5-7}棘突左侧压痛明显，压顶、叩顶试验（＋），臂丛神经牵拉试验（＋）。X线摄片示：颈椎生理曲度变直，颈$_{4-7}$椎体骨质增生，颈$_{5-7}$椎间隙变窄。

［西医诊断］神经根型颈椎病。

［中医诊断］项痹（气血失和）。

［治则］行气逐瘀，疏通经络。

［选穴］主穴：双侧颈椎夹脊穴；配穴：肩髃、曲池、外关、膻中、气海、后溪、悬钟。

［操作］患者端坐低头，据患者 X 线摄片提示病变水平的夹脊穴处，视患者形体胖瘦，沿上下两椎体之间，向脊柱方向缓慢刺入 1.5~2.0 寸，至针下有突破感后，行提插泻法 1~2 次，使患者上肢抽动 1~2 次为度，然后将针提至肌层，使之刺入 0.8~1.5 寸，施捻转泻法至局部酸胀为度；健侧颈椎夹脊穴针尖向脊柱方向稍斜刺，刺入 0.8~1.5 寸，施捻转泻法至局部酸胀为度。肩髃、曲池直刺 0.8~1.5 寸，施捻转泻法，使局部酸胀为度；外关直刺 1~1.5 寸，施提插泻法 1 分钟，使针感放射到手指。膻中顺经斜刺 1 寸，施捻转补法（小幅度高频率）1 分钟；气海直刺 1.5 寸，施提插补法 1~3 分钟，使局部有热胀感为度；后溪直刺 0.5 寸，悬钟直刺 1.5 寸，施捻转泻法，两穴各施术 1 分钟，使局部酸胀感为度。每日针刺 1 次，留针 30 分钟。

［其他辅助疗法］推拿。针刺后患者休息 5 分钟，然后取坐位，在患者颈项部双侧斜方肌处施以㨰法 10 分钟；用拇指按揉风池、颈夹脊穴、肩井、大椎等穴 5 分钟；拇指弹拨双侧颈部棘肌和项韧带等处；然后行颈椎拔伸法：患者卧位，医者位于患者头前，以左前臂外旋位、前臂前区朝上置于患者颈下，右手掌横向置于下颌部，嘱患者自然闭口，左臂缓慢内旋，同时右手向头上方均匀缓慢用力，直至左臂内旋成中立位，持续 2 分钟后，缓慢放松。患者俯卧位，拿颈项 2 分钟以结束治疗。

［治疗经过］针灸配合推拿手法治疗 10 天后，患者疼痛症状明显好转，手臂麻木感减轻，治疗 20 天后痊愈，生活如常。随访半年未复发。

病例 3 王某某，女，69 岁。初诊日期：2012 年 1 月 29 日。

［主诉］头晕恶心伴耳鸣 3 个月。

［病史］患者素有颈椎病史，近日因劳累突发头晕，未引起重视，3 个月前突发恶心呕吐，耳鸣，视物旋转，如坐舟车，睁眼加重，遂来我院门诊治疗，BP：140/80mmHg。肢体活动正常，未诉麻木无力等症。

［查体及实验室检查］颈椎 CT 示：颈椎关节病，生理曲度变直。生理反

射存在，病理反射未引出，颈部压痛明显伴有活动不利，叩顶试验（＋）。舌红、苔黄，脉滑数。

［西医诊断］交感神经型颈椎病。

［中医诊断］项痹（劳伤瘀血）。

［治则］舒筋活络，祛瘀止痛。

［选穴］主穴：风池、完骨、天柱、颈夹脊；配穴：四白、太阳、印堂、百会。

［操作］选取1次性无菌毫针，常规消毒，直刺风池、完骨、天柱、颈夹脊、四白、太阳、印堂、百会，以有走窜感为宜，采用提插泻法，留针30分钟，14天为1个疗程。

［治疗经过］治疗3天后，眩晕、恶心症状明显好转；治疗5天后，恶心症状消失，头晕明显好转；治疗10天后，头晕消失，耳鸣症状较前减轻。

病例4 周某某，女，72岁，退休教师。初诊日期：2011年10月14日。

［主诉］左颈肩疼痛伴头痛、头晕、心慌、恶心呕吐2个月余。

［病史］患者左颈肩疼痛伴头痛、头晕、心慌、呕吐2个月余，服中药1个月余无效遂来我科就诊。现左颈肩疼痛伴头痛、头晕、心慌、呕吐，面㿠白，肢体肘膝以下冰冷，便溏。

［查体及实验室检查］颈部MR示：①颈部生理曲度变直，颈椎轻度骨质增生；② C_{2-3}–C_{6-7} 椎间盘退变；③ C_{3-4}、C_{6-7} 椎间盘向后突出（相应水平继发不同程度狭窄）。舌淡白、苔薄白，脉沉细、两尺脉尤甚。

［西医诊断］脊髓型颈椎病。

［中医诊断］项痹（痛痹）。

［治则］温阳散寒，活血通经。

［选穴］颈夹脊、风池、完骨、天柱、风府、天宗、肩井、肩外俞、秉风、印堂、内关、列缺。

［操作］风池、完骨、天柱进针1寸，小幅度高频率捻转补法，每穴1分钟。颈椎夹脊穴进针0.5~1寸，捻转补法，每穴1分钟。风府低头取穴，直刺1.5~2.5寸，施提插泻法，令麻电感到达全头。天宗透向肩峰平刺2~2.5寸；肩井针尖向后斜刺1寸；肩外俞向棘突方向斜刺0.5~1寸；秉风直刺0.5~1寸，

以上诸穴均施平补平泻手法 1 分钟，施术后均留针 20 分钟。余穴均采用常规刺法。

[其他辅助疗法] 颈肩部拔罐。

[治疗经过] 患者首次治疗后头痛头晕症状减轻，呕吐止，左颈肩疼痛缓解，治疗 13 天后自觉头痛眩晕已去十之六七，颈肩痛十去五六。继续针刺以巩固疗效。

二、肩关节周围炎

肩关节周围炎，简称"肩周炎"，是一类引起肩关节僵硬的粘连性关节囊炎。表现为肩关节周围酸重疼痛、肩关节各个方向主动和被动活动度降低，影像学检查除骨量减少外无明显异常。西医学认为本病是多种原因所致的肩部肌肉、肌腱、滑囊和关节囊等软组织的无菌性炎症，日久造成肩关节周围疼痛，肩关节内外粘连，活动受限。

本病属于中医"肩凝症""漏肩风""肩痹""冻结肩"范畴，俗称"五十肩"。其发病多因营卫虚弱，筋骨衰颓，复因局部感受风寒，或劳累闪挫，或习惯偏侧而卧，筋脉受到长期压迫，遂致气血阻滞而成肩痛。肩痛日久，由于局部气血运动不畅，蕴郁而生湿热，以致患处发生轻度肿胀，甚则关节僵直，肘臂不能举动。

石院士根据本病发病特点，以活血通络止痛为治疗法则。

【针灸治疗】

1. 治则

活血祛瘀，通络止痛。

2. 处方

（1）刺络疗法

主穴：患侧肩髃、肩贞、臑俞、天宗、曲垣、肩外俞、阿是穴。

操作：每次选取 2~3 个穴位或令患肩运动，在肩臂运动中取最痛点。常规消毒，以三棱针每处速刺 3~5 点，再用闪火法拔罐 5~7 分钟，令每罐出血 5~10ml 为宜，以上穴位交替使用。每日 1 次，15 日为 1 个疗程。

（2）毫针刺法

主穴：患侧肩髃、肩贞、臑俞、天宗、秉风、曲垣、肩外俞、肩中俞、条口。

操作：先取条口穴进针 2~2.5 寸，向承山方向透刺，施捻转提插相结合的泻法 1 分钟，同时令患肩运动，活动范围由大到小，以患者能够耐受为度。然后，针其余诸穴，进针 1 寸，均施捻转提插泻法 1 分钟，令针感向四周传导，以上诸穴施术后均留针 20 分钟。每日 1 次，15 日为 1 个疗程。

【应用要点】

1. 处方

本配方所取腧穴均位于肩背部，其穴位深层有大圆肌、冈上肌、冈下肌、斜方肌、肩胛提肌、小菱形肌；分布着桡神经、腋神经、肩胛上神经、肩胛背神经。这些肌肉和神经有支配上臂外旋、内旋、外展、内收及肩胛上举的作用。通过针刺及刺络拔罐，促进筋肉内血液循环代谢，增加关节的血流，达到活血散瘀、消肿止痛的目的；另外，还可以缓解肌肉痉挛，从而改善肩关节的运动功能。刺络拔罐意在祛其邪气瘀血，使经络气血运行通畅，达到祛瘀生新、行气活血、通络止痛的目的，瘀去络畅则疼痛自消。

2. 预后

本病寒凉、肩关节劳累后易复发。针灸治疗肩关节周围炎有显著疗效，治疗首次即可显著减轻疼痛、加大活动幅度。多数患者可针灸治愈。

【验案】

刘某某，女，52 岁。初诊日期：2012 年 4 月 11 日。

［主诉］左肩关节疼痛伴手指麻木 2 个月余。

［病史］患者于 2 月初生气劳累后出现左肩关节疼痛，活动受限。于社区医院门诊推拿康复治疗，病情缓解不明显，遂至我院收入我科就诊。现症见：神清，精神可，左肩关节疼痛伴手指麻木，活动受限，向手肘部放射痛，入夜尤甚，嗳气频作，纳可，寐欠安，二便调。舌暗红、苔薄白，脉弦。

［查体及实验室检查］左上肢可抬高 60°，外展 50°，背伸 10°。

［西医诊断］肩关节周围炎。

［中医诊断］漏肩风（气滞血瘀证）。

［治则］醒脑开窍，活血化瘀，舒筋活络。

［选穴］内关（双侧）、三阴交（左侧）、极泉（左侧）、尺泽（左侧）、中平（右侧）、三间穴（右侧）。

［治疗过程］用 0.25mm × 40mm 毫针，先刺内关，直刺 0.5~1 寸，提插捻转泻法 1 分钟；三阴交，沿胫骨内侧缘与皮肤 45° 斜刺，提插补法 1 分钟；极泉，原穴沿经下移 1 寸，避开腋毛，直刺 1~1.5 寸，提插泻法，以患侧上肢抽动为度；尺泽，屈肘成 120° 直刺 1 寸，提插泻法，以患侧前臂、手指抽动为度；中平（足三里下 1 寸），取 0.30mm × 75mm 毫针，直刺 2 寸，重提插捻转泻法，以针感沿胫腓骨之间向足部传导为度；三间穴，向肘关节方向斜刺 0.5~1 寸，提插捻转泻法，以向肘部传导为度。两穴均采用运动针法，行针同时最大限度主动或被动活动患肢，做肩关节前屈、外展、后伸、上举、内旋、外旋等动作。

［治疗结果］治疗 3 次后，左肩关节可活动至最大角度，但伴有肌肉酸痛，关节疼痛入夜痛减，夜寐安；治疗 14 次后，左肩关节活动较自如，无明显疼痛。随访至今未复发。

三、臂丛神经痛

臂丛由 C_5~T_1 脊神经前支组成，主要支配上肢运动及感觉，受损时常产生神经支配区疼痛，故称为"臂丛神经痛"。通常分为特发性和继发性两类，以后者多见。特发性臂丛神经痛病因未明，可能是一种变态反应性疾病，与病毒感染、疫苗接种、分娩、外科手术等有关。继发性臂丛神经痛多由臂丛邻近组织病变压迫所致，分为根性臂丛神经痛和干性臂丛神经痛，前者常见病因有颈椎病、颈椎结核、骨折、脱位、颈髓肿瘤等，后者常由胸廓出口综合征、外伤、锁骨骨折、肺沟瘤、转移性癌肿等引起。

本病属中医学"痹证""肩臂痛"范畴。其病机为经脉所过之处气血运行不畅，经气瘀滞，脉络痹阻，不通则痛。

石院士治疗本病以祛邪、通络、止痛为主。

【针灸治疗】

1. 治则

行气散瘀,通经止痛。

2. 处方

主方:极泉、臑俞、后溪、外关、肩外俞、肩中俞、天宗、曲垣、秉风、肩贞、阿是穴。

操作:取患侧极泉直刺1~1.5寸,施提插泻法,使针感向手放散,手臂抽动3~5次为度;后溪直刺2寸,施提插泻法3分钟,使针感放散到手指,二穴均不留针;外关直刺1~1.5寸,施提插泻法1分钟;肩外俞、肩中俞均向棘突方向斜刺0.5~1寸;秉风、臑俞直刺0.5~1寸;肩贞直刺1~1.5寸,以上诸穴均施平补平泻手法1分钟,施术后均留针20分钟。然后自肩至手选取3~5个痛点,刺络拔罐,令出血量达5~10ml,留罐5分钟。每日治疗1次,10次为1个疗程。

【应用要点】

1. 辨经

针刺治疗需辨明邪气客于手太阳经,症见"肩似拔,臑似折""颈颔肩臑肘臂外后廉痛"。邪中于手阳明经则症见"肩前臑痛,大指次指痛不用"。邪中于手少阳经则症见"肩臑肘臂外皆痛,小指次指不用"。

2. 处方

治疗取极泉,为心经要穴,针感放散,可疏通肩臂血脉,行气活血。后溪为手太阳经原穴,小肠经循臂、过肩、上项,为臂丛神经通路,有疏通经络、和气止痛之功。外关为上肢止痛要穴,疗效显著。余穴为按经络局部取穴。针刺操作务求针感到位,手法达到量学要求,使气至病所,经络得通,配合痛点刺络拔罐,止痛效果显著。

【验案】

尔某某,男,56岁。初诊时间:2003年9月。

［主诉］颈项及肩臂疼痛1周，加重2天。

［病史］患者于1周前劳累后出现颈项部疼痛，向肩臂及手指放射，疼痛难忍。曾就诊于多家医院，予口服止痛药治疗，效果不显。后就诊于我院收入针灸特需C12楼住院治疗。入院时情况：颈项部疼痛向肩臂部放射，成刺痛，甚至烧灼样痛，夜间尤甚，不能入睡。

［查体］舌暗红，脉弦紧。

［西医诊断］臂丛神经痛。

［中医诊断］痹证（痛痹）。

［治则］行气消瘀，通经止痛。

［选穴］极泉、臑俞、肩外俞、肩中俞、天宗、曲垣、秉风、肩贞、风池、颈椎夹脊、后溪、外关。

［治疗过程］极泉直刺1寸，提插泻法，使针感向手指放射，手臂抽动3次为度。肩外俞、肩中俞向棘突方向斜刺0.5~1寸，泻法，令局部有胀感。后溪、外关提插泻法，使针感放射到手指。自颈至肩臂选取3~5个痛点，刺络拔罐，令出血量达3~5ml，留罐5分钟。

［治疗结果］

入院第1天情况：疼痛明显缓解，睡眠改善。入院第4天情况：疼痛明显减轻，夜间鲜有疼痛。入院第7天情况：疼痛消失，痊愈出院。

四、腰椎间盘突出症

腰椎间盘突出症是因椎间盘变性，纤维环破裂，髓核突出刺激或压迫神经根、马尾神经所表现的一种综合征。常见于20~50岁患者，男性较女性多。由于腰椎的负重量及活动度较胸椎为大，尤以腰4、5及骶1椎是全身应力的中点，负重及活动度更大，故最易引起腰椎间盘突出症，若突出椎管内的髓核或纤维破裂片未压迫神经根时，只有后纵韧带受刺激，则以腰痛为主；若髓核向后外侧突出，可引起单侧腰腿痛；若伴有后纵韧带完全破裂，髓核若向椎管中心突出，可引起马尾神经受压，出现马鞍区麻痹和大小便功能障碍；少数患者纤维破裂口大而后纵韧带未破裂者，髓核可因体位不同而左右移动，造成两侧下肢交替性疼痛，此病往往伴有不同程度的感觉障碍。本病多因椎间盘退行性变和长期累积性损伤造成。

本病属于中医"腰痛""腰腿痛"的范畴。中医学认为成年人随着年龄的增加，肝肾亏虚、气血失养以及不断遭受挤压、牵引和扭转等外力作用，使椎间盘逐渐变性，弹性减少，在外力的作用下，容易发生纤维破裂和髓核向后外侧突出，造成腰腿疼痛。

【针灸治疗】

1. 治则

活血化瘀，舒经活络，消肿止痛。

2. 处方

（1）刺络疗法

病变对应华佗夹脊穴及阿是穴。患者采取俯卧位，对于腰部对应华佗夹脊及重点疼痛部位，用三棱针点刺 3~5 点，加用闪火罐，每罐出血 3~5ml。

（2）毫针刺法

主穴：患侧华佗夹脊、阿是穴、环跳、殷门、阳陵泉、足三里、委中、承山、悬钟。

操作：患者侧卧位，以 0.30mm×75mm 毫针针刺环跳，针感传至腿部。患者俯卧位，以 0.30mm×75mm 毫针针刺华佗夹脊、殷门，提插泻法；以 0.25mm×40mm 针刺患侧阿是穴、阳陵泉、足三里、承山、悬钟，捻转泻法；患者仰卧位，以 0.25mm×40mm 针刺委中，下肢抽动为度，捻转泻法；寒痛者加用温针灸。刺络疗法 1 次/日，部位交替使用，10 日为 1 个疗程。毫针刺法 1 次/日，15 次为 1 个疗程。

【应用要点】

1. 处方

在针灸配方选穴上，以局部华佗夹脊、阿是穴及循经远取穴位为主，通经活络，配合刺络拔罐，以达舒筋活络、活血化瘀、消肿止痛之效。

2. 预后

腰椎间盘突出症预后较好。保守治疗 3 个月无效者可手术治疗。本病易复发，保持良好的姿势，加强腰背肌训练有助于防止复发。针刺治疗腰椎间盘突出症有良好疗效，治疗数次即可明显改善症状。病程长、感觉异常显著者、合并严重椎管狭窄者，治疗期需延长。

3.调护

腰椎间盘突出症患者、长期坐位工作者需注意桌、椅高度，且保持良好姿势。如需弯腰活动，最好采用屈髋、屈膝下蹲方式，减少对椎间盘后方的压力。

【验案】

钱某某，女，80岁。初诊日期：2011年10月11日。

[主诉]腰痛伴双下肢疼痛1个月余。

[病史]神清，精神可，腰骶部疼痛，伴双下肢放射性疼痛，走路时疼痛加重，卧床休息时疼痛减轻，纳可，寐欠安，二便调。

[查体及实验室检查]腰部外观无红肿，肌肉僵硬，L_5/S_1棘突旁压痛明显，叩击时牵引双下肢疼痛，左侧尤甚，大腿后侧疼痛，分髋试验（-），生理反射无异常，左直腿抬高25°，左直腿抬高试验（+），右直腿抬高45°，右直腿抬高试验（+），双"4"字试验（-）。腰椎MR：腰椎骨质增生、考虑L_3椎体略后滑移；T_9~L_5椎体缘多发许莫结节；L_{2-3}~L_5-S_1椎体缘终板炎；L_{1-2}~L_5-S_1椎间盘退变；L_{1-2}~L_5-S_1椎间盘膨出，L_5-S_1椎间盘左后突出，L_{1-2}~L_5-S_1水平黄韧带肥厚；L_{1-2}~L_5-S_1水平椎管及双侧椎间孔继发性狭窄。舌红、苔黄，脉弦。

[西医诊断]腰椎间盘突出症。

[中医诊断]腰痹（瘀血阻络）。

[治则]活血通络，祛瘀止痛。

[选穴]肾俞、大肠俞、腰椎夹脊、环跳、阳陵泉、委中。

[操作]肾俞直刺1.5寸，稍偏向内侧，施捻转补法1分钟；大肠俞直刺2.5寸，施提插泻法，令麻电感窜至足趾3次为度；环跳直刺2.5寸，阳陵泉直刺2寸，两穴手法及针感同环跳；委中仰卧位抬腿取穴，施提插泻法，令麻电感放散至足趾3次为度。

[中药]炒薏苡仁30g，川芎15g，当归15g，地龙15g，独活15g，炒杜

仲 15g，红花 15g，怀牛膝 15g，槲寄生 15g，生黄芪 30g，石菖蒲 20g，炒桃仁 15g，透骨草 20g，蜈蚣 3 条，首乌藤 30g，郁金 10g。

水煎服 150ml，1 剂 / 日。

［治疗经过］3 天后腰部疼痛较前减轻，左直腿抬高至约 40°；7 天后腰部疼痛较前减轻，左直腿抬高 60°，左直腿抬高试验（＋），右直腿抬高 70°，右直腿抬高试验（－），双"4"字试验（－）。可下地行走，余症同前；15 天后腰部及双下肢疼痛消失，但腰部活动欠自如，不能久立久行。

五、坐骨神经痛

坐骨神经痛是指沿坐骨神经（L_4-S_3）通路及其分布区的疼痛综合征。根据病因可分为原发性（少见）和继发性坐骨神经痛。根据病变部位可分为根性坐骨神经痛和干性坐骨神经痛。根性坐骨神经痛多见，主要是椎管内和脊髓病变，如腰椎间盘突出（常见）、腰椎肥大性脊柱炎、脊柱结核、椎管狭窄、血管畸形、腰骶段椎管内肿瘤或蛛网膜炎等；干性多为腰骶丛和神经干邻近病变，如骶髂关节炎、结核或半脱位、腰大肌脓肿、盆腔肿瘤、子宫附件炎、妊娠子宫压迫、臀肌注射不当等。本节重点讨论根性坐骨神经痛。多急性或亚急性起病。开始常有腰部酸痛，疼痛自腰部向一侧臀部及大腿后侧、腘窝、小腿外侧和足部放射，呈烧灼样或刀割样疼痛，夜间更甚。咳嗽喷嚏、用力排便时疼痛加剧。患者常取特殊的减痛姿势，日久造成脊柱侧弯，多弯向患侧。

本病属于中医"腰腿痛""坐臀风""痹证"等范畴。素体肝肾阴虚、气血虚弱，风寒湿热等邪气痹阻经脉，或跌仆闪挫，败血瘀结于腰部、足太阳膀胱经及足少阳胆经，致气血运行不畅，发为本病。

石学敏院士根据"不通则痛"的理论，主要选取膀胱经治疗本病。

【针灸治疗】

1. 治则

通络止痛。

2. 处方

（1）毫针刺法

主方：大肠俞、环跳、委中、阳陵泉、风市、飞扬、昆仑、承山。

配穴：疼痛剧烈加内关、人中。肾虚者加肾俞、太溪，血瘀者加血海、膈俞，风寒者加风池。

操作：针刺环跳，侧卧屈腿，直刺 2.5~3 寸，提插泻法，令针感放散至足心，3 次为度，针刺委中，仰卧位，抬腿取穴，直刺 0.5~1 寸，提插泻法，以下肢抽动为度；腰夹脊，直刺 2~2.5 寸，提插泻法；大肠俞俯卧位，针刺深度 2~2.5 寸，提插泻法，以麻电感到达足趾为度；昆仑、承山直刺 1~1.5 寸，捻转泻法，风市、阳陵泉、飞扬直刺 1~1.5 寸，提插泻法。可针上加灸或加电针。留针 20 分钟。10 次为 1 个疗程。腰夹脊、大肠俞等穴位每次选 1~2 个部位刺络拔罐，令每个部位出血 3~5ml，留罐时间为 5~10 分钟。

（2）耳针疗法

取神门、腰、膝、臀、坐骨、耳壳背面部相应穴处。用半寸针施捻转泻法或用药籽压法，隔日 1 次。

（3）头针疗法

取对侧感觉区、对侧足运感区。用 30 号毫针针刺，每穴捻转 1~3 分钟。

【应用要点】

1. 选穴

如疼痛剧烈应先调神安神，针刺内关、人中，然后再取主穴针刺。

2. 委中刺法

"四总穴歌"记载"腰背委中求"，但患者采取什么体位，针刺操作方法及量学标准多未见阐述。临床实践，石院士针刺委中时，患者仰卧位，医者一手握患肢脚踝处，以肘关节抵压膝关节，使患肢直腿抬高至一定高度，医者再针刺委中，提插泻法，使患肢抽动 3 次为度，患肢抽动同时，医者顺势再抬高患肢。

【验案】

张某，女，42 岁。初诊日期：2009 年 7 月 25 日。

［主诉］左下肢疼痛 2 个月，加重 5 日。

［病史］患者于 2 个月前因劳累而出现左下肢放射性疼痛，行走不利，夜间疼痛尤甚，近 5 日因受凉症状明显加重。现：左下肢疼痛自臀部沿大腿后侧向小腿放射，活动受限，夜间难以入睡，饮纳可，二便正常。

［查体及实验室检查（阳性指标）］舌淡、苔薄白，脉弦。腰椎 CT 检查示 L_{4-5}、L_5-S_1 椎间盘突出、骨质增生。腰部有压痛，沿坐骨神经线上有多处压痛，直腿抬高试验 30°，左膝反射、跟腱反射减弱。

［西医诊断］腰椎间盘突出并发坐骨神经痛。

［中医诊断］痹证（风寒阻络）。

［治则］疏风散寒，通经活络。

［选穴］腰 4、5 夹脊（左）、秩边（左）、昆仑（左）、承山（左）、委中（左）、委阳（左）、殷门（左），气海俞（双侧）、大肠俞（双侧）、关元俞（双侧）。

［治疗过程］患者取俯卧位，暴露腰部，常规消毒后以 0.30mm×150mm 芒针直刺左腰 4、5 夹脊，紧贴横突边缘进针，进针约 80~100mm，施提插泻法 60 秒后出针，仅要求局部有酸胀感；秩边穴用芒针直刺，进针 75~100mm，使针感沿坐骨神经向下肢末端放射，针感出现后出针；然后再取患侧下肢穴，从昆仑到殷门，依次施常规提插泻法，最后针刺双侧气海俞、大肠俞、关元俞施提插捻转补法，留针 30 分钟，12 次为 1 个疗程。

［治疗结果］经 2 次治疗后，腰部疼痛解除，左下肢疼痛亦明显减轻。治疗 1 个疗程后，左侧小腿偶有疼痛，下肢活动灵活，直腿抬高试验（-），又巩固治疗 2 个疗程后痊愈。随访 3 个月未见复发。

六、膝关节骨关节炎

骨关节炎是以关节软骨的变性、破坏及骨质增生为特征的关节退行性疾病，常引起关节疼痛反复发作和不同程度的活动障碍。本病与衰老、肥胖、炎症、创伤、关节过度使用、代谢障碍及遗传等有关，由于构成关节的软骨、韧带等软组织变性、退化，关节边缘骨增生，软骨下骨硬化以及滑膜炎症所致。临床上以膝关节骨关节炎较为常见，故本节重点论述膝骨关节炎的诊断治疗。

本病与中医"骨痹"相关。中医认为年老肾虚、劳损过度、骨节外伤等原因致气血不和、筋骨失养；或因饮食不节，痰浊内生，复感外邪，致经络、筋骨、关节气血凝滞，痹阻不通，发为骨痹。

石学敏院士认为本病多由肝肾亏损、筋骨失养或气血郁滞，脉络瘀阻而致，故治疗宜养、宜通。

【针灸治疗】

1. 治则

行气活血，疏通经络。

2. 处方

（1）毫针刺法

主穴：阴谷、阳陵泉、阴陵泉、梁丘、膝阳关、膝眼。

操作：阴谷直刺 0.5~1.2 寸，施以提插补法 1 分钟；阳陵泉、阴陵泉直刺 1 寸，施以捻转补法 1 分钟；梁丘直刺 1 寸，施以平补平泻 1 分钟；膝阳关直刺 0.8 寸，施以捻转补法 1 分钟；膝眼稍向髌韧带内方斜刺 0.5~1.2 寸，施以捻转泻法 1 分钟。诸穴施术后留针 20 分钟。急性疼痛期每日 2 次，稳定期每日 1 次，14 日为 1 个疗程。

（2）梅花针法

取疼痛部位周围穴位及阿是穴。在消毒无菌条件下用梅花针叩刺疼痛局部，叩完后再拔火罐。隔日 1 次，10 日为 1 个疗程。

（3）温针灸

取肾俞、脾俞、血海、三阴交、足三里、犊鼻。患者俯卧位，穴位局部常规消毒后，毫针直刺 1~1.5 寸，得气后将 2cm 长艾柱套在针柄上点燃施行温针灸，每次每穴 2 壮为宜，约 40 分钟。后改为仰卧位，取血海、三阴交、足三里、犊鼻，行温针灸。每日 1 次，14 日为 1 个疗程。

（4）耳针疗法

取肝、肾。每穴进针后，施以捻转泻法，每隔 10 分钟施术 1 次，留针 20 分钟。急性疼痛期每日针刺 1 次，稳定期每隔 2~3 日进行 1 次，疗程稍延长。

【应用要点】

1. 穴位选择

阴谷为足少阴肾经合穴，能补肾壮阳、祛风除湿。阳陵泉、膝阳关均属于足少阳胆经，阳陵泉为合穴，八脉交会之筋会，而膝为筋之府，故能舒筋健膝，膝阳关又名"寒府"，主"胫痹不仁"，可散寒止痛、通利关节。阴陵泉健脾祛湿、散寒止痛。足阳明胃经中梁丘益气养血。膝眼为经外奇穴与关节疼痛局部的阿是穴，是膝骨关节炎最常见的压痛点，针至病所，疏通气血。

2. 预后

骨关节炎属增龄性疾病，60 岁以上人群发病率达 50%，75 岁以上人群发病率达 80%，最终致残率为 53%，严重影响患者的生活质量。针灸治疗骨性关节炎临床疗效显著。针灸治疗骨性关节炎，单独应用即可发挥有效治疗作用，可明显减轻关节疼痛症状，改善关节活动障碍，延缓病情的发展。

【验案】

靳某，男，77 岁，退休。入院日期：2014 年 7 月 4 日。

［主诉］患者双膝关节肿痛 1 周。

［现病史］患者于 1 周前因劳累后感风寒，出现双膝关节肿痛，关节活动严重受限，行走站立困难，未服用任何药物，由门诊收住院。现症：双膝、双踝关节肿痛，关节活动严重受限，晨僵 15 分钟，纳寐尚可，小便调，大便干，舌暗红有瘀斑、苔黄，脉弦。查体：左膝关节肿胀Ⅰ度，骨摩擦音，右膝关节肿胀Ⅲ度，右膝浮髌试验阳性，双膝压痛Ⅱ级，双踝肿胀Ⅱ度，压痛Ⅰ级。X 线示：两膝关节退行性变，诸骨骨质边缘局部不规则变尖，骨质密度减低；两侧股骨外侧髁、两侧胫骨髁间嵴及两侧胫骨平台区域可见小囊状影；两膝关节积液；两侧髌骨软化。

［西医诊断］膝骨关节炎。

［中医诊断］骨痹。

［中医辨证］本病由肝肾渐亏，气血不足，外感寒湿，气血阻滞，脉络不通，筋骨失养所致。

［治则］行气活血，通络止痛。

［选穴］复溜、肾俞、三阴交、足三里、犊鼻、鹤顶。

［操作］复溜直刺1寸，施以提插补法1分钟，足三里直刺1.5寸，三阴交直刺1寸，均施以捻转补法1分钟，足三里、三阴交针刺捻转得气后在针尾套上2cm长的艾条，点燃。肾俞直刺1寸，施以捻转补法30秒；鹤顶直刺0.5寸，施以捻转泻法1分钟；犊鼻屈膝取穴，向后内斜刺0.5寸，施以捻转补法1分钟。留针30分钟。

［治疗经过］如上法每日治疗2次，针刺1个月后，关节肿胀、疼痛明显减轻，能够改善关节活动功能。

第三节 妇科男科疾病

一、痛经

妇女正值经期或经行前后，出现周期性小腹疼痛，或痛引腰膝，甚则剧痛晕厥者，称为"痛经"。西医妇产科学将痛经划分为原发性和继发性痛经两类。原发性痛经又称功能性痛经，是指生殖器无器质性病变者。继发性痛经是指由于盆腔器质性疾病如子宫内膜异位症、子宫腺肌病、盆腔炎或宫颈狭窄等所引起。原发性痛经以青少年女性多见，继发性痛经则常见于育龄期妇女。

中医认为本病发病机制主要是在整个月经期间受到致病因素的影响，导致冲任瘀阻或寒凝静脉，使气血运行不畅，胞宫经血流通受碍，以致"不通则痛"；或冲任、胞宫失于濡养，不荣则痛。痛经病位在子宫、冲任。

石学敏院士治疗本病重在调补气血。

【针灸治疗】

1. 治则

调补冲任，益气养血。

2. 处方

主穴：关元、三阴交、地机、次髎。

配穴：气滞血瘀加气海、气穴、合谷、太冲；寒湿凝滞加命门、阴陵泉、水道；气血虚弱加气海、肾俞、足三里；肾虚血瘀加肝俞、肾俞、足三里；气虚血瘀加足三里、血海、脾俞、气海；热灼血瘀加中极、行间。

操作：关元直刺，进针 1~1.5 寸，施捻转补法；三阴交沿胫骨后缘直刺，进针 0.8~1 寸，施捻转补法；地机直刺约 1~1.5 寸，使局部酸胀，施捻转泻法；次髎直刺 0.8~1 寸，使局部酸胀，有麻电感向骶部传导。合谷、太冲均用泻法，合谷向第 2 掌骨后进针 1~1.5 寸，施捻转泻法；太冲直刺 0.5~1 寸，施提插泻法。气海直刺，进针 1.5 寸，施提插补法，使脐上下至耻骨联合均出现酸重感为佳；气穴直刺 0.5~1 寸，施提插泻法。命门沿棘突向上斜刺，针深 1~1.5 寸，施捻转补法；阴陵泉直刺，进针 1~1.5 寸，施捻转补法；水道直刺，进针 1 寸左右，施提插平补平泻法。以上三穴均可针上加灸，或起针后艾条悬灸每次每穴 20 分钟。气海直刺，进针 1~1.5 寸，施捻转补法；肾俞直刺或向督脉方向斜刺，进针 1 寸，施捻转补法；足三里直刺，进针 1 寸，施捻转补法。诸穴均宜并用灸法，行经之后仍须坚持灸疗至下一次月经来潮。肾俞直刺或向督脉方向斜刺，进针 1 寸，施捻转补法；肝俞向督脉方向斜刺，进针 0.8~1.2 寸，施捻转泻法；足三里直刺，进针 1 寸，施捻转补法；诸穴均宜并用灸法，行经之后仍须坚持灸疗至下一次月经来潮。血海直刺，进针 1~2 寸，施提插兼捻转之补法；脾俞呈 45° 角斜向督脉进针，针深约 1 寸，施捻转补法；气海直刺约 1~1.5 寸，使局部有酸胀感或向耻骨联合方向传导，施提插补法。中极直刺，进针 1~1.5 寸，施提插泻法，使针感传至外阴部为佳；行间直刺或稍向上斜刺，进针 0.7~1 寸，施提插泻法。留针 20 分钟，月经来潮前 5~7 日针刺，1 次 / 日，针 5~7 日。

【应用要点】

原发性痛经多见于青春期少女，有部分患者随着治疗或生育后痛经疼痛程度缓解，一般预后较好。继发性痛经病因复杂，一般需积极治疗原发病，有些原发病如盆腔炎性疾病治疗预后较好，痛经症状也较易缓解；有些原发

临证经验

病如子宫内膜异位症、子宫发育异常、子宫过度倾屈治疗较为困难或治疗后易复发。针灸缓解疼痛疗效显著。

【验案】

索某某，女，16岁。初诊日期：2013年11月16日。

[主诉] 经行少腹疼痛2年余。

[病史] 患者经行少腹疼痛2年余，每次月经来潮时，少腹剧痛，经期过后，疼痛方止。经多方治疗无效，故前来我院针灸治疗。患者自述经期血量较少，经色暗红有瘀块。

[查体及实验室检查（阳性指标）] 彩超示子宫及附件正常。舌暗、苔薄白，脉弦细。

[西医诊断] 痛经。

[中医诊断] 痛经。

[中医辨证] 气滞血瘀。

[治则] 通经活血，理气止痛。

[选穴] 主穴：关元、中极、三阴交、地机；配穴：次髎、血海、合谷。

[治疗过程] 患者仰卧位，穴位常规消毒，以上诸穴行予中等轻度刺激，得气后用平补平泻法。每逢月经来潮前3~5日开始治疗，每日针刺1次，每次留针20~30分钟。

[治疗结果] 连续针刺治疗3个月经周期后，症状较前减半，月经来潮时少腹仍有隐痛不适。

二、多囊卵巢综合征

多囊卵巢综合征是一种最常见的妇科内分泌疾病之一。在临床上以雄激素过高的临床或生化表现、持续无排卵、卵巢多囊改变为特征，常伴有胰岛素抵抗和肥胖。其病因至今尚未阐明，目前研究认为，可能由于某些遗传基因与环境因素相互作用所致。

中医虽无多囊卵巢综合征病名，根据其临床症状，与月经后期、闭经、癥瘕等病证相关。

石学敏院士治疗本病注重补肾活血，并在此基础上辨证加减。

【针灸治疗】

1. 治则

益肾调冲，理气活血。

2. 处方

主穴：关元、肾俞、三阴交、合谷、归来。

配穴：肾虚加太溪、气海、阴谷，痰湿阻滞加脾俞、阴陵泉、丰隆，气滞血瘀加中极、太冲、血海、地机，肝经湿热加大敦、行间、太冲。

操作：关元直刺约 1~1.5 寸，使局部有酸胀感或向耻骨联合方向传导；肾俞直刺或向督脉方向斜刺，进针 1 寸，施捻转补法；三阴交向胫骨后缘直刺，进针 0.8~1.2 寸，施捻转补法；合谷向第 2 掌骨后进针 1~1.5 寸；归来直刺 1~1.5 寸。太溪直刺 0.5~1 寸；气海直刺 1~2 寸；阴谷直刺 0.8~1.2 寸，局部酸胀，有麻电感向腘窝及足部放散。脾俞呈 45° 角斜向督脉进针，针深约 1 寸，施捻转补法；阴陵泉直刺，进针 1~1.5 寸，施捻转泻法；丰隆直刺，进针 1~1.5 寸，施提插泻法，腹部诸穴均宜并用灸法。地机直刺约 1~1.5 寸，使局部酸胀，施捻转泻法；太冲直刺或稍向上斜刺，进针 0.5~1 寸，施捻转泻法；中极直刺，进针 1~1.5 寸，施提插泻法，使针感传至外阴部为佳；血海直刺，进针 1~2 寸，施提插兼捻转之泻法。大敦浅刺 0.1~0.2 寸；行间直刺或稍向上斜刺，进针 0.7~1 寸，施提插泻法；太冲直刺或稍向上斜刺，进针 0.5~1 寸，施捻转泻法。1 次 / 日，14 次为 1 个疗程。

【应用要点】

1. 穴位选择

关元属任脉，通于胞宫，与足三阴经交会，可调补冲任、行气活血；三阴交为足三阴经的交会穴，能调理肝、脾、肾三脏；肾为先天之本、元气之根，取肾俞，可补肾气、益精血；归来位于下腹部，可活血通经；合谷配三阴交能通经活血，促使经血来潮。

2. 预后

多囊卵巢综合征一般多起病于青春期，如治疗及时，有些患者逐渐建立正常的排卵、月经周期，如若失治、延治或者患者病情顽固，则易导致不孕甚至子宫内膜癌变，给患者造成严重精神压力，带来沉重精神和社会负担。对于多囊卵巢综合征患者，针刺在恢复患者排卵功能方面有较好疗效，针刺配合枸橼酸氯米芬胶囊可显著提高患者妊娠率。

【验案】

崔某，女，23 岁，职员。初诊时间：2014 年 7 月 11 日。

[主诉]月经错后 8 年。

[病史]患者 15 岁月经初潮，自初潮起即有月经错后，周期 30 天至 6 个月，经期 3~7 天，量偏少，色暗，无痛经，末次月经日期为 2014 年 3 月 2 日，至今月经错后未至，近 3 年患者体重增加近 20kg，曾多次中西医治疗，口服中药及达英 –35，口服达英 –35 月经按时来潮，停药后月经又出现错后症状，纳寐可，二便调。舌红苔黄稍腻，脉沉细。现患者婚后 2 年正常性生活未避孕未怀孕，曾口服枸橼酸氯米芬胶囊促排卵治疗，均未怀孕。丈夫多次检测精液常规均合格，现患者欲求子。

[体格检查]身高：162cm，体重 85.5kg，BMI：32.58kg/m^2，臀围：111.5cm，腰围 113cm，多毛评分：2 分，面部无痤疮，颈部无黑棘皮症。

[实验室检查]2014 年 6 月 18 日女性激素六项检测：睾酮：0.61ng/ml，黄体酮：0.2ng/ml，黄体生成素（LH）：8.99IU/L，促卵泡激素（FSH）：4.5IU/L，泌乳素：11.74μg/L；促甲状腺素：3.27IU/L；肝肾功能检测各项均在正常范围；糖化血红蛋白：5.2%。

2014 年 7 月 11 日妇科彩超提示：子宫前位，大小：42mm×32mm×29mm，子宫内膜厚 5mm，左卵巢大小：26mm×16mm，其内可见卵泡＞12 个 / 切面，右卵巢大小：34mm×20mm，其内可见卵泡＞12 个 / 切面，提示：双侧卵巢多囊样改变。

[西医诊断]多囊卵巢综合征。

[中医诊断]月经后期。

[中医辨证]痰湿阻滞。

[治则]化痰燥湿，活血调经。

[选穴]合谷、中极、归来、三阴交、阴陵泉、太冲、丰隆。

［操作］合谷向第 2 掌骨后进针 1~1.5 寸；中极直刺，进针 1~1.5 寸，施提插泻法，使针感传至外阴部为佳；归来直刺 1~1.5 寸；三阴交向胫骨后缘直刺，进针 0.8~1.2 寸，施捻转泻法；阴陵泉直刺，进针 1~1.5 寸；太冲直刺或稍向上斜刺，进针 0.5~1 寸，施捻转泻法；丰隆直刺 1.5 寸，施捻转泻法。

［治疗经过］月经来潮第 5 天开始针刺，隔日 1 次，同时服用枸橼酸氯米芬胶囊 1 片，每日 1 次，每周查黄体酮和 hCG，治疗期间指导患者同房，治疗 4 个月为 1 个周期。患者在针刺第 3 个月经周期时出现排卵，治疗 4 个月同时停止针灸和口服药物。随访患者，患者停止治疗下一个月经周期自然怀孕。

三、不孕症

女子婚后，配偶生殖功能正常，夫妻同居 1 年以上未避孕而未怀孕者，称为原发性不孕；曾孕育过，之后并未采取避孕措施，又间隔 1 年以上未再怀孕者，称为继发性不孕。以上统称不孕症。

此症属于中医学中"不孕""无子""全不产""绝产"等名。中医学认为不孕主要与肾及冲任二脉有关，因肾主藏精，为先天元气之本，主生殖；冲为血海，任主胞胎。主要病因病机为肾虚、冲任虚衰不能摄精成孕；或肝气郁结，以致冲任不能相资，任、带失调，胎孕不受；或瘀滞胞宫，日久成癥；或痰湿内阻，气滞血瘀，痰瘀互结，不能启动氤氲乐育之气而致不孕。

石学敏院士治疗本病注重通、补结合，且根据病因针对性选穴治疗。

【针灸治疗】

1. 治则

理气通经，启宫种子。

2. 处方

（1）毫针

主穴：中极、子宫、气海、三阴交。

配穴：输卵管堵塞肝气郁滞加四满、太冲；输卵管堵塞痰湿阻滞加气冲、丰隆、阴陵泉。输卵管堵塞血瘀胞脉加归来、气穴。子宫内膜异位症气滞血瘀加血海、太冲；子宫内膜异位症癥瘕内存加气穴、气海、气门、行间；痛连骶部加秩边、次髎、中髎；肾气不足加关元、肾俞。

操作：中极向曲骨方向斜刺，针深 1~1.5 寸，施提插泻法，以针感向会阴传导为佳；子宫均直刺，可刺 1~2 寸，施捻转泻法；气海直刺或呈 60° 角向下斜刺，进针 1~1.5 寸，施提插泻法；三阴交直刺，进针 1 寸。四满直刺，进针 1~1.5 寸，施捻转平补平泻法；太冲直刺，进针 0.5~0.8 寸，施捻转泻法；气冲直刺或稍向上斜刺，进针 0.5~1 寸，施捻转泻法；丰隆直刺，进针 1~1.5 寸，施提插泻法；阴陵泉直刺，进针 1~1.5 寸，施捻转平补平泻法；归来、气穴均直刺，可刺 1~2 寸，施捻转泻法。血海直刺，进针 1~2 寸，施提插兼捻转之泻法。秩边直刺 2~3 寸，次髎、中髎斜刺 1.5~2 寸，施捻转泻法。腹部穴可配合灸法。1 次 / 日，14 次为 1 个疗程。

（2）耳针疗法

取子宫、肾、内分泌、皮质下、卵巢。中等刺激，每日 1 次，每次选 2~3 穴，10 次为 2 个疗程；亦可用锨针耳内埋入法。

（3）刺血疗法

取曲泽、腰俞、阳陵泉、委阳。用三棱针点刺放血，若出血量少，可配合针刺后拔罐。主要用于血瘀型不孕。

【应用要点】

1. 穴位选择

中极为任脉要穴，调理冲任、胞宫，化瘀通经。三阴交为调经活血第一要穴。气海益气调经。四满为肾经穴，与中极相合能理气通经。太冲为足厥阴肝经原穴，可疏肝解郁，配三阴交可养血调经。气冲虽为足阳明经穴，然冲脉起于气冲，又为水谷之海的上输穴，与中极相配，可调理冲任，理气调经。丰隆为足阳明之络穴，阴陵泉为足太阴之合穴，均为祛湿化痰之要穴，配三阴交可调理三阴，理气和血。归来、血海有活血化瘀，配三阴交可和血调经。子宫、气穴均为治疗不孕症的经验穴。秩边、次髎、中髎，局部取穴，活血止痛。诸穴相合，共收调理冲任、调经启宫之效。

2. 预后

不孕症预后与患者年龄、发育、不孕原因、病程长短等密切相关。一般而言，年龄较轻，发育正常、功能性不孕、病程短者，疗效较好；反之年龄大、发育欠佳、器质性病变不孕症、病程长者，疗效较差。针灸在治疗卵巢排卵障碍、输卵管通而不畅、免疫性不孕、子宫内膜异位症性不孕等有一定疗效，对于输卵管完全梗阻等病因导致不孕临床效果欠佳。

【验案】

Michelle Adaiv，女，39岁，美国。初诊日期：2008年9月25日。

[主诉] 不孕伴全身乏力8年，加重1个月。

[病史] 患者于2001年10月被诊断为淋巴癌，治疗期间使用了大量激素，导致子宫萎缩，相当于60岁以上老年妇女的状况，被专家宣布为不治之症、不可再孕。于2006年3月至2007年11月期间为怀孕接受3次激素刺激及试管婴儿治疗，均失败，且2007年11月份被诊断为宫外孕，行手术后，加重了淋巴癌所致的全身乏力症状，自2006年开始接受激素疗法后出现月经不调，自用避孕药调整（具体不详）。2008年9月25日特来我院求治。患者步入病房，现症：神志清楚，精神弱，呼吸平稳，语言清晰、流利，时乏力，纳食好，睡眠正常，二便调。

[查体及实验室检查] 形体肥胖，面色晦暗少泽，发育正常。神经系统检查无异常，心肺（－），心率72次/分，血压120/80mmHg。舌淡、苔白腻，脉弦。

[西医诊断] 不孕症，淋巴管恶性肿瘤。

[中医诊断] 不孕症，瘿病。

[中医辨证] 肝脾湿热证。

[治则] 醒脑开窍，益气扶正，调神化瘀。

[选穴] 内关、人中、三阴交、神门、气海、关元、中极、归来、带脉、足三里、太冲，肾俞、脾俞、肝俞、膈俞，除人中、气海、关元、中极外余穴均取双侧。

[治疗过程] 双侧内关，直刺0.5~1寸，采用捻转提插结合泻法，施手法1分钟；人中，向鼻中隔方向斜刺0.3~0.5寸，用重雀啄法，至眼球湿润或流泪为度；三阴交、足三里，进针1~1.5寸，用提插补法；神门向掌斜刺0.5寸，施捻转补法，针感向掌部放散，施手法1分钟；气海、关元、中极、归来直刺1~1.5寸，施呼吸补法1分钟，令酸胀感放射至前阴；带脉向前斜刺1寸，

施捻转补法 1 分钟；肾俞、脾俞、肝俞、膈俞直刺 1~1.5 寸，施捻转补法 1 分钟。得气后，留针 30 分钟，1 次/日。

[治疗结果] 在经过近 1 个月的治疗后，患者病情得到了控制，精神和身体状况有了明显的好转，体重明显减轻，月经来潮，色、量正常，停止治疗，出院回国。随访至 2009 年 3 月，述已怀孕，经检查体内已查不到癌细胞，淋巴癌得到了有效控制，同年 12 月 5 日，米歇尔在美国产一子。

四、子宫脱垂

子宫颈外口沿阴道方向下降至坐骨棘水平以下时称子宫脱垂。多由产伤、生育过多、年老或先天性盆底组织松弛，张力下降，如再加上突然腹压增高或长期蹲式劳动、咳嗽等，可使脱垂程度加重并出现症状。

中医将子宫脱垂称为阴挺，又名阴突、阴茄、鸡冠疮等。因本病多发生于产后，故又有产肠不收之名。并认为本病由中气不足、气虚下陷或肾气不足、失于固摄，子宫筋脉损伤，不能提摄子宫而成。补中益气、补肾升阳及提摄子宫为治疗大法。

石学敏院士治疗本病注重补气升阳。

【针灸治疗】

1. 治则

补气升阳，提摄子宫。

2. 处方

主穴：百会、关元、维胞、维道、维宫。

配穴：中气下陷者，加气海、足三里；肾气不固者，加大赫、照海。

操作：百会针尖朝前沿皮平刺，进针约 1 寸，施捻转补法。气海、关元针尖朝下斜刺，针深 1~1.5 寸，施提插捻转补法。维胞、维道、维宫每次选择一穴，6 寸芒针进针 3~4 寸，针刺时针尖朝耻骨联合方向，深达脂肪下层，行强刺激手法，使会阴部和小腹部有明显的抽动感。足三里直刺，进针 1~1.5 寸，施提插补法。以上各穴均可针后施灸。大赫直刺，进针约 1~1.5 寸，施提插或捻转补法。照海进针 0.5~1 寸，施捻转补法。以上各穴均可针后加灸。每日1次，15次为1个疗程。

【应用要点】

1. 穴位选择

百会为督脉穴，督脉总督一身阳气，取之可收升阳举陷之功。气海、关元为任脉穴，可通冲任而补下焦阳气。维胞为经外奇穴，穴下解剖为子宫阔韧带，故有提摄子宫之作用，为治子宫脱垂的经验效穴。维道为足少阳、带脉之交会穴，调理冲任。维宫为经外奇穴，亦为治子宫脱垂的经验效穴。足三里为足阳明之合穴，又为全身强壮要穴，可补中益气。大赫、照海与关元相配合，能补益肾气、升阳举陷。

2. 预后

轻度子宫脱垂者，坚持针灸治疗，病情可好转或治愈；重度患者中医药治疗效果不佳，需手术治疗。

【验案】

罗某某，女，33岁，已婚，干部。初诊日期：1986年5月5日。

[主诉] 腰酸腹胀，会阴坠胀4年，近半年加重。

[病史] 患者5年前，顺产1位女婴，产后无人照顾，哺养婴儿，操劳过度，逐渐出现腰酸乏力，经期腹胀，会阴坠胀感，未予注意，1年后诸症加重，伴头晕乏力、身痛。经妇产科医院检查诊为：子宫下垂 I 度，经服药治疗时好时重，每因劳累则发作，近半年来因工作紧病情加重，来诊。

[查体] 面部虚浮，无华，腹部软，无压痛，未触及癥瘕痞块，舌淡苔薄，脉沉细。

[西医诊断] 子宫下垂。

[中医诊断] 阴挺。

[中医辨证] 患者产后操劳过度，调摄失宜，气虚血亏，阳虚不升，中气下陷，而阴挺不收。

[治则] 补阳益气。

[选穴] 百会、关元、归来、三阴交。

临证经验

193

　　［操作］百会顺经斜刺 0.3~0.5 寸，施捻转补法 1 分钟；关元针向上斜刺 1~2 寸，施提插补法 1 分钟；针感上达剑突；归来向内斜刺 1~3 寸，施提插补法，针感达小腹，有抽搐感，施术 1 分钟；三阴交直刺 1 寸，施提插补法 1 分钟。每日 1 次，每次留针 20 分钟。

　　［治疗经过］经针刺 5 次后，症状稍缓，腰酸减轻，15 次后月经来潮，腹胀及会阴坠胀感减轻，继续治疗30次后诸症消失，停止治疗，嘱注意勿过累，3 个月后来院复诊，述症未再发，经妇科检查：未见子宫脱垂，临床治愈，追访半年未复发作。

五、围绝经期综合征

　　围绝经期综合征是指因雌激素水平下降所致的以自主神经系统功能紊乱合并神经心理症状为主的综合征，多发生于 45~55 岁之间。临床表现以绝经前后，围绕月经紊乱或绝经，出现潮热汗出、失眠心悸、情绪不稳定、烦躁易怒、面浮肢肿、头晕健忘等症状为其特征。各种症状的出现有明显的个体差异性，临床症状轻重不一。既往称为"更年期综合征"。

　　本病属于中医"脏躁"范畴。经断前后，肾气渐衰，天癸将竭，冲任虚衰，脏腑功能失调，冲任空虚，肾精肾气衰弱，精血内亏不能濡养五脏，造成阴阳失调，浮火妄动，上扰心神，发为本病。

　　石院士治疗本病在补肾基础上配合补血、安神、疏肝之法，取得显著疗效。

【针灸治疗】

1. 治则

补肾健脾，安神疏肝。

2. 处方

（1）毫针刺法

主穴：关元、太溪、三阴交、足三里、脾俞、太冲、神门。

配穴：肾阴虚加照海、阴谷；肾阳虚加肾俞、命门、腰阳关；心悸失眠加内关、心俞、四神聪、照海；脾肾阳虚加脾俞、肾俞。

操作：关元直刺约 1~1.5 寸，使局部有酸胀感或向耻骨联合方向传导；太溪直刺 0.5~1 寸；三阴交直刺 1~1.5 寸，施提插捻转补法；足三里直刺 1~1.5 寸，施捻转补法；脾俞针尖向脊柱方向斜刺，进针 0.5~1 寸，施捻转补法；太冲直刺 0.5 寸，施平补平泻法；神门直刺 0.1 寸，施捻转补法。留针 20 分钟，1 次 / 日，14 次为 1 个疗程。

（2）耳针疗法

主穴：内分泌、卵巢、神门、交感、皮质下、心、肝、脾。

操作：每次选 3~4 穴，中等刺激，隔日针 1 次。或以王不留行籽贴于橡皮膏上，贴在耳穴上，每日自行按压 3 次，每穴按压 1 分钟。

【应用要点】

1. 穴位选择

关元为任脉经穴，是任脉与足三阴经的交会穴，可益元气、调理冲任，为强壮补虚、治疗生殖系疾病之要穴；肾经之原穴太溪，滋阴补肾；三阴交为足三阴经的交会穴，能健脾补肾调肝以理冲任；足三里、脾俞，益气补血。太冲，疏肝理气；神门，安神定志。

2. 预后

本病持续时间长短不一，短则几个月或 2~3 年，严重者可长达 5~10 年，针灸治疗围绝经期综合征在改善患者症状方面疗效显著。

【验案】

孙某某，女，60 岁，退休。初诊日期：2004 年 2 月 9 日。

[主诉] 失眠 1 个月。

[病史] 患者 1 个月前因左下腹烧灼感就诊于我市某医院，经 B 超检查示：输卵管增粗，予以输液治疗，4 天后患者出现失眠，彻夜不寐，并伴有烦躁、多汗、头痛、纳呆，经多种中西医治疗无效。患者于 58 岁绝经。

[查体] 神清合作，形体适中，面色晦暗，心律齐，心率 78 次 / 分，神经系统检查无阳性体征，舌红少苔，脉沉细、弦数。

[西医诊断] 围绝经期综合征。

［中医诊断］脏躁（肾阴不足）。

［中医辨证］患者年过半百，绝经前后，肾气已衰，天癸已竭，冲任虚衰，肾阴亏虚而致失眠、烦躁、多汗，血不上荣而致头痛，脾胃虚弱，故而纳呆、面色晦暗、阴虚火旺，故舌红少苔，脉沉细、弦数。

［治则］滋阴补肾，清心降火。

［选穴］肾俞、心俞、太溪、三阴交、太冲、百会、四神聪、足三里。

［操作］同前，每日针刺 1 次，12 次为 1 个疗程。

［治疗经过］在针灸治疗的同时，配合中药汤剂以滋阴补肾、安神清虚热。经过 1 个疗程的治疗，患者情绪稳定，头痛消失，食欲好转，睡眠时间较前延长，但易醒。又经过 10 次治疗后，患者可以安然入睡，醒后无疲乏感，纳可，出汗正常，无烦躁，临床治愈。

六、前列腺增生

前列腺增生为老年男性多发病、常见病。前列腺增生的症状主要表现为两组症状，一类是膀胱刺激症状，尿频、尿急、夜尿增多及急迫性尿失禁；另一类是因增生前列腺阻塞尿路产生的梗阻性症状，排尿无力、尿线变细和尿滴沥，血尿。前列腺增生较重的患者，梗阻严重时可因受凉、饮酒、憋尿时间过长或感染等原因导致尿液无法排出而发生急性尿潴留。

本病属于中医"癃闭""淋证"等范畴。湿热秽浊之邪上犯膀胱，或湿热毒邪犯肺、水道通调失司，或饮食不节致脾胃运化功能失常，阻滞于中，下注膀胱，或情志不调致肝气郁结，疏泄失司，或痰瘀积块内生，尿路阻塞，或久病体虚致脾肾阳不足等原因均可导致膀胱气化失司，水道闭遏不通，发为癃闭。

石院士认为，应遵"急则治标"之旨，速捷通其小便为要。在此基础上，从三焦水液代谢的基本原理辨证，即体内水液的正常进行有赖于肺的通调水道、脾的运化水湿和肾的蒸化水气，若肺、脾、肾气化失常，则水液升降紊乱，转输无权，造成小便不通。因此在通利膀胱基础上，根据不同辨证，抓住理肺、扶脾、治肾。本病初起多为实热，治宜通利，忌用补法；后期多虚或虚中夹实，治宜兼用补法；若脾虚气陷应补脾益气，肾虚元衰当补肾固气，切忌大利大下。

【针灸治疗】

1. 治则

通闭，利尿。

2. 处方

（1）毫针刺法

主穴：内关、人中、秩边透水道、中极、归来。

配穴：脾肾阳虚加肾俞、命门、脾俞、关元、足三里、三阴交。肺金燥热加尺泽、曲池、三焦俞、大椎。膀胱积热加三阴交、阴陵泉、膀胱俞、复溜。外伤加横骨、三阴交。如为横贯性完全性脊髓损伤或不完全性脊髓损伤，在损伤平面上一个椎体行夹脊刺、八髎。

操作：内关直刺，捻转提插泻法，施术1分钟，人中，针尖方向刺向鼻中隔，施雀啄手法，以眼球充满泪水为度。秩边透水道，令患者侧卧位，双腿屈膝，以6寸针由秩边进针，迅速地提插泻法透向水道，至麻电感到达前阴及肛门、会阴为度。中极、归来，令患者仰卧位，均直刺，提插泻法，令麻电感向前阴放射。阳虚者可选1~2个穴位加灸。热证者选大椎等穴刺络拔罐，出血量5~10ml。

（2）耳针疗法

取肾、尿道、膀胱、交感、外生殖器、皮质下，采取针刺法或籽压法，用于尿闭即刻和恢复治疗。

（3）热敷按摩疗法

在针刺和灸疗的基础上用手掌自膀胱底部向下轻轻推按，不可用力过猛，并用热水袋或热毛巾在小腹部热敷，用于尿闭即刻。

【应用要点】

1. 穴位选择

秩边透水道可有效通淋止痛利湿。

2. 预后

针刺能快速解除输尿管痉挛而缓解疼痛，能使输尿管蠕动波幅增大，随

临证经验

197

着针刺强度的增加，输尿管蠕动波幅再度增大，尿流量亦随之增多，从而达到止痛、利尿作用。针刺不仅应用于治疗功能性小便不通，且对于隐性骶椎裂、术后损伤及药物副作用所致尿闭有较好疗效。

【验案】

邹某某，男，58岁，退休工人。初诊日期：1979年5月6日。

[主诉] 排尿困难半个月。

[病史] 患阳痿20余年，常腰酸肢冷。近半个月出现小便不畅，腹胀。初为排尿时间长，排尿后余滴不净，以后则每排尿1次，要分几段方能排净，渐致尿液点滴难出，膀胱胀甚，发病期间曾用中西药治疗，无效，故来门诊治疗。

[查体] 精神不振，痛苦面容，舌质淡，脉沉细，双肺正常，心尖部可闻收缩期杂音Ⅱ级，肝脾未触及，前列腺检查示肥大，中央沟消失，轻度压痛。

[西医诊断] 癃闭，阳痿。

[中医诊断] 前列腺肥大，性神经衰弱。

[中医辨证] 患者久罹阳痿，阳气不足，命门火衰，多见于肾阳亏虚之象，肾虚气化无能，水湿内停，蓄积于膀胱，下输不利则腹胀，作强之官无能，排尿无力，则小便不通，见舌质淡，脉沉细。

[治则] 温阳化气，通调水道。

[选穴] 阴谷、肾俞、命门、气海、中极。

[操作] 阴谷直刺1寸；肾俞直刺1.5寸；命门直刺1.5寸，均施烧山火手法，使局部温度上升0.5~1℃。气海直刺2寸，施捻转补法，令酸麻感向会阴部放散。中极同前。

[治疗经过] 以上穴位日针1次，1次治疗后小便稍见通畅，3次后，小便日渐畅行，5次治疗小便正常，诸症消失（阳痿未愈）。

第四节　皮肤科疾病

一、红斑性肢痛症

原发性红斑性肢痛症是四肢末端发生阵发性血管扩张，以致该处皮肤温度增高，发红，并伴有剧烈灼痛的疾患。

本病属中医的"血痹"范畴。《素问·五脏生成》云："卧出而风吹之，血凝于肤者，为痹。"张路玉《医通》注解曰："血痹者，寒湿之邪，痹着于血分也。"寒湿之邪，乘虚而侵，凝于肌肤，阻于经脉，气不得行，血不得通，郁则化热，滞则成痹。

石学敏院士治疗本病以祛邪为主，以针刺配合刺络。

【针灸治疗】

1.治则

祛瘀活血，清热镇痛。

2.处方

主穴：大椎、曲池、合谷、太冲、趾端、足背病变处。

操作：大椎稍斜向上进针1.5寸，施提插泻法，针感向两肩放散为度；曲池、合谷、太冲直刺1~1.5寸，施捻转泻法1分钟；趾端用三棱针点刺放血，足背红肿处用三棱针点刺，加拔火罐，至出血2~3ml为度。

【应用要点】

取手足三阳与督脉之会大椎，配以阳明之合曲池，名冠"四关"的合谷、太冲均有良好的通阳泻热的作用。趾端放血和肿胀、疼痛部刺络拔罐，有泻瘀血、逐病邪、通经络、消肿胀之功。诸穴共用收效显著。

【验案】

常某，男，39岁，工人。初诊日期：1981年6月4日。

［主诉］两足趾阵发性发热、灼痛 2 年，近半年加重。

［病史］素患高血压，时有眩晕，头痛，口苦。近 2 年多来，经常在潮湿寒冷之地劳动，时常诱发双足趾发热、灼痛，一般持续 5~6 小时，站立行走时疼痛加重，双足浸泡在冷水中疼痛减轻，经中、西药治疗，症状略有缓解。半年前因丧偶，悲伤过度，病情加重，两足趾痛热甚剧，难以忍受，夜间尤甚，服止痛药、维生素均无效，今来针灸科就诊。

［查体］神清合作，痛苦面容，神经系统检查未见阳性体征，心肺正常，双足皮肤潮红、微热、压之退色，局部皮肤轻度指压性水肿，大趾甲增厚变形，足踝 X 光片示：骨质无疏松。舌淡红、苔薄黄，脉弦细。

［西医诊断］红斑性肢痛症。

［中医诊断］血痹。

［中医辨证］素体热盛，腠理开泄，风寒湿邪，入侵肌肤，闭阻经脉，阳气被遏，久而化热，泛及血脉，而为血痹。

［治则］祛瘀活血，清热镇痛。

［选穴］大椎、曲池、合谷、太冲、趾端放血、足背刺络拔罐。

［操作］大椎稍斜向上进针 1.5 寸，施提插泻法，针感向两肩放散为度；曲池、合谷、太冲直刺 1~1.5 寸，施捻转泻法 1 分钟；趾端用三棱针点刺放血，足背红肿处用三棱针点刺，加拔火罐，至出血 2~3ml 为度。

［治疗经过］以上穴位日针 1 次，3 次后，疼痛大减；5 次后，局部皮肤颜色变浅，肿胀消退；8 次后诸症消失，随访 1 年未犯。

二、湿疹

湿疹由多种内外因素引起的一种具有明显渗出倾向的炎症性皮肤病。在急性期可出现红斑、丘疹、水疱、糜烂等炎症反应。在慢性或静止期患处皮肤干燥、鳞屑、粗糙及苔藓样改变。以对称性、复发性、慢性病程及瘙痒为其特点。发病的原因很复杂，一般认为与遗传基因过敏体质有关。精神紧张、过度疲劳可引发湿疹或使湿疹加重，消化功能失调造成胃肠吸收功能紊乱也常常引发湿疹，另外病灶的感染、内分泌失调和血液循环障碍都是湿疹发病的原因。

本病属于中医学"湿疮""浸淫疮"范畴。认为本病的发生主要责之于风、湿、热，而风、湿又分为内风、内湿和感受的外风和外湿。外因方面如气候的变化，风邪外袭，腠理不固，或坐卧湿地，感受雾露水浸。内因则以脾虚不运湿从内生，心主火，或由于精神紧张，情绪烦扰导致血热，湿热互结日久而发病或过食辛辣之品伤阴耗血，血虚生风，风盛则燥，燥则生风，复感风邪则皮疹瘙痒无度。

石学敏院士治疗本病重在于利湿、养血祛风。

【针灸治疗】

1. 治则

健脾利湿，养血祛风，安神止痒。

2. 处方

（1）刺络疗法

脊柱两旁左右各2寸，用三棱针点刺以出血为度，后加闪火拔罐，每次左右各5罐，每罐出血2~3ml为宜。

（2）皮部刺法

梅花针叩打局部皮疹，以轻度出血为度。

（3）经穴刺法

主穴：大椎、足三里、曲池、合谷、丰隆、神门、四神聪。

配穴：脾虚湿重加阴陵泉、脾俞、胃俞；血虚风燥加血海、三阴交。

操作：大椎直刺0.5~1寸，施捻转泻法1分钟；足三里直刺1.5寸，施捻转补法1分钟；阴陵泉、合谷、曲池、丰隆均直刺1~1.5寸，施捻转泻法各1分钟；神门直刺0.3~0.5寸，施捻转补法1分钟；四神聪沿皮向后平刺，进针0.5~1寸，施捻转平补平泻1分钟；血海直刺1寸，施捻转泻法1分钟。

【应用要点】

1. 穴位选择

大椎祛风清热，胃经之下合穴足三里，配合脾经合穴阴陵泉，脾胃相合，纳运枢转，水湿得利；曲池、丰隆除湿泻热；神门、四神聪清心宁志；血海养血以润燥、活血；三阴交滋阴补肾。诸穴配伍，共奏祛风、安神、止痒之功。

2. 预后

本病易反复发作，病程长。针灸尤其是刺络拔罐法治疗对慢性湿疹皮损肥厚者效果较好。可配合汤药治疗，增加疗效。

【验案】

江某某，男，31 岁，干部。初诊日期：1980 年 10 月 21 日。

[主诉] 肘窝、腘窝皮疹，表皮增厚，瘙痒难忍，有渗液，时轻时重2年余。

[病史] 患者平素嗜酒，2 年前因受潮湿，肘窝、腘窝等处出现疹疱瘙痒而时有渗液，经某院治疗，症状逐渐好转，但未痊愈，每遇风、湿即反复发作，经久不愈，纳呆，便溏。

[查体] 痛苦面容，面色微黄，肘窝及腘窝处均有 3cm×2cm 大小之皮损块，局部皮肤粗糙肥厚、边缘整齐，发作时有黄白渗出液，部分痂块形成，舌淡苔白腻，脉濡滑。

[西医诊断] 湿疹（慢性期）。

[中医诊断] 浸淫疮（四弯风）。

[中医辨证] 患者平素嗜酒，湿热内蕴，脾失健运，又感风湿之邪，致风湿热邪搏结于肌肤而发疹，瘙痒而渗液，经治未愈，病久邪深，郁而化火，耗伤津血，血虚生风化燥，肤失濡养，故皮肤粗糙失润，脾失健运而纳呆便溏，偶遇外邪而反复引发，舌脉均为脾虚湿热之征。

[治则] 健脾利湿，清热疏风。

[选穴] 足三里、阴陵泉、曲池、血海。

[操作] 足三里直刺 1~1.5 寸，施提插补法 1 分钟；阴陵泉直刺 1~1.5 寸，施提插泻法 1 分钟；曲池直刺 1~1.5 寸，施提插泻法 1 分钟；血海直刺 1~1.5 寸，施提插泻法 1 分钟，每日 1 次，每次留针 30 分钟。

[治疗经过] 经上法治疗 3 次后瘙痒大减，皮肤变软，5 次后局部痂块脱落，皮肤渐润，痒止，10 次后皮损消失，皮肤恢复正常，继续巩固治疗 3 次

而愈，追访至今未复发作。

三、荨麻疹

荨麻疹是一种常见的皮肤病，是由于各种原因引起的皮肤黏膜、血管扩张及渗透性增加而发生的暂时性局部水肿性损害。以皮肤出现鲜红色或苍白色风团、时隐时现、瘙痒无度，消退后不留痕迹为特点。本病发病因素比较复杂，多数病因不明：已知病因有如药物，尤其是青霉素类、磺胺类等；如食物，主要是动物蛋白食物，鱼、虾、蟹或食物添加剂等；慢性感染如咽炎、中耳炎、肠炎等也可成为发病的原因，精神紧张、内分泌的改变也可发生荨麻疹。

本病属于中医学"瘾疹""风疹块""风团""风疙瘩"范畴。认为本病的发生由禀赋不足，素体虚弱，卫外不固，外受虚邪贼风侵袭而致，或因食物、药物七情变化、病灶感染导致营卫失和，内不得疏，外不得泄，郁于皮毛腠理而发。

石院士针灸治疗本病重在清热疏风、卫外固表。

【针灸治疗】

1. 治则

疏风固表，调和营卫，清营止痒。

2. 处方

（1）刺络疗法

沿脊椎旁开左右各 2 寸用三棱针点刺，出血为度，后闪火拔罐，每次左右各两罐。

（2）毫针

主穴：大椎、风池、曲池、足三里。

配穴：风寒加肺俞，风热加血海、神门，气血两虚加血海、郄门、三阴交、气海、关元。

操作：大椎向上斜刺 0.5~1 寸，不施手法；风池针尖微下，向鼻尖斜刺 0.8~1.2 寸，施平补平泻 1 分钟；肺俞斜刺 0.5~0.8 寸，施呼吸补法 1 分钟；曲池直刺 0.5~1 寸，施提插泻法 1 分钟；足三里直刺 0.5~1 寸，施捻转补法 1 分钟；血海直刺 1~1.5 寸，施提插泻法 1 分钟；神门直刺 0.3~0.5 寸，施捻转补法 0.5 分钟；郄门直刺 0.8~1.2 寸，施提插补法 0.5 分钟；三阴交直刺 1~1.5 寸，施提插补法 1 分钟；气海直刺 1~2 寸，施呼吸补法 1 分钟；关元直刺 1~2 寸，施呼吸补法 1 分钟。

【应用要点】

1. 处方

本病禀赋不耐是根本的原因，加之腠理不密，卫外不固，风邪外袭，或寒、或热、或湿相兼郁于肌肤而发，故采用刺络法。刺络以祛邪拔罐以温通经络，以达疏风固表之功。取大椎调阴阳、和气血、泻热以固表，风池为足少阳胆与阳维的交会穴，有疏风清热之功，风池、肺俞、血海三穴相配可健中养血、温中实脾，尤其对气血两虚能起益阴养血、补气强身之功，郄门为手厥阴的郄穴，可清营祛风以止痒，气海、关元同属任脉，通于三阴，有补气养血、调冲任的作用。针刺刺激能激发机体的防御功能，达到防病御邪的目的，可使腠理密、营卫和则风消痒止。

2. 预后

慢性荨麻疹易反复发作、病程迁延。极少数并发呼吸道或其他系统症状。初诊时的病程越长，疗效越差。针灸治疗本病效果较好，尤其治疗慢性、顽固性荨麻疹更有优势，疗效显著。

【验案】

赵某某，女，46 岁。初诊日期：2009 年 1 月 9 日。

[主诉] 周身皮肤出现疹块伴瘙痒 1 年，加重 1 周。

[病史] 患者近 1 年来周身皮肤经常出现"风疹块"，时轻时重，瘙痒异常，双上肢尤甚，遇风寒易发，每逢食鱼、虾等食物，发病迅速，瘙痒更甚。既往多种药物过敏史。患者近 1 周因感受风寒，周身出现风疹团块，伴瘙痒，于针灸科治疗，刻诊：神清，精神欠佳，呈不安状态，坐卧不宁，呼吸急促，周身风疹团块，伴瘙痒、胸闷、憋气，纳差，夜寐欠安。

[查体及实验室检查] 周身皮肤均可见 "风疹块"，此起彼伏、疏密不一，颜色或红或白。舌淡红、苔薄白，脉浮数。

[西医诊断] 荨麻疹。

[中医诊断] 风疹。

[中医辨证] 外感风邪证。

[治则] 祛风散邪止痒。

[选穴] 风池、曲池、血海、肩髃、三阴交。留针30分钟，每日1次。

[操作] 风池向对侧眼球方向刺0.8~1寸，施捻转泻法1分钟；曲池直刺1~1.5寸，施捻转泻法1分钟；血海直刺1~1.5寸，施捻转泻法1分钟；三阴交直刺1.5寸，施捻转泻法1分钟；肩髃直刺1.5寸，施提插泻法1分钟。

[治疗结果] 治疗第3天：患者精神尚可，周身皮肤瘙痒较前减轻，"风疹块"部分消散，颜色或红或白；治疗第6天：患者精神可，偶感周身皮肤瘙痒，"风疹块"基本全部消散；治疗第10天：患者精神好，无皮肤瘙痒感，"风疹块"全部消散。

四、带状疱疹

带状疱疹是由水痘－带状疱疹病毒感染而引起的急性疱疹性皮肤病，是沿一侧周围神经作带状分布，常伴有神经痛和局部淋巴结肿。本病初起，局部皮肤有烧灼或刺痛感，皮肤感觉过敏，其中绝大多数与刺痛后1~4天出现皮疹，极少数患者无前驱症状即发疹。常有轻度全身症状，如低热、食欲不振、周身不舒等。疱疹成粟粒状，绿豆大的水疱，累累如串珠，常呈条带状排列，疱液先为透明，后转浑浊。各簇水疱群之间隔皮肤正常。有时可相互融合成为弥漫的一大片损害，附近淋巴结常肿痛，数日后水疱可浑浊化脓，或部分破裂，露出糜烂面，最后干燥结痂，痂皮脱落后，遗留暂时性淡红色斑或色素沉着，若无继发感染，愈后不留瘢痕，病程约2~4周。愈后复发率极低。

本病中医称为"蛇串疮"，又名"缠腰火丹"，亦有发于头面部的，称为"抱头火丹"。多因脾胃运化失常，水湿停滞，久而化热；或肝胆湿热，郁而化火；或湿热毒邪侵及经脉；湿热内蕴，壅阻脉络，发于腠理，外达皮部，故见疱疹簇生，瘙痒而痛甚。本病病位在肌肤，与肝脾胃密切相关。

石学敏院士认为本病邪阻经脉，壅结于皮部，皮部者以"经脉为纪"，且依据"菀陈则除之，去血脉也"的理论，循其皮部发病部位，刺之于血即可通过皮部以疏调本经气血，引邪外出。

【针灸治疗】

1. 治则

祛湿清热，消疹止痛。

2. 处方

（1）刺络拔罐

主穴：阿是穴（疱疹分布间隔处）。

操作：局部皮肤常规消毒，以三棱针点刺在疱疹间隙处（轻者皮内，重者皮下），刺 4~5 点，加以闪火罐放血 5~10ml，注意不要点在疱疹上，拔罐部位应交替进行，留罐时间不得超过 8 分钟。每日或隔日 1 次，7 次为 1 个疗程。

（2）毫针刺法

主穴：太阳、阳白、攒竹、夹脊穴（与疱疹分布同阶段）、太冲、足临泣、厉兑。

操作：太阳、阳白、攒竹均斜刺，捻转泻法，出针放血 3~5 滴，夹脊刺直刺 1~1.5 寸，捻转泻法 1 分钟。太冲、足临泣、厉兑，直刺 0.5~0.8 寸，捻转泻法 1 分钟。每日 1 次，10 日为 1 个疗程，疗程中不得中断治疗。

【应用要点】

1. 操作

刺络拔罐注意放血量，放血量过少，疗效不佳。一般治疗 1 次即可大幅度减轻疼痛。

2. 预后

本病不使用任何药物，单独应用刺络拔罐即可痊愈，且不遗留后遗神经痛。后遗神经痛患者亦可据此治疗。

五、痤疮

痤疮又称"粉刺""青春痘"，是青春期男女常见的一种毛囊及皮脂腺的慢性炎症。好发于颜面、胸背，可形成黑头粉刺、丘疹、脓疱、结节、囊肿等损害，常伴有皮脂溢出。青春期过后，大多自然痊愈或减轻。

中医学认为人在青春期生机旺盛，由于先天禀赋的原因，使肺经血热郁于肌肤，熏蒸面部而发为疮疹；或由冲任不调，肌肤疏泄失畅所致；或恣食膏粱厚味、辛辣之品，使脾胃运化失常，湿热内生，蕴于肠胃不能下达，上蒸头面、胸背而成。

石学敏院士治疗本病注重肺胃的调理及刺络放血方法的应用。

【针灸治疗】

1. 治则

清热凉血。

2. 处方

（1）刺络拔罐

主穴：大椎、肺俞、胃俞、背部反应点、病变局部。

操作：背俞穴及背部反应点每次选择 2~4 处挑刺后将玻璃火罐拔上，10分钟起罐，用消毒棉球将血擦净，隔日针治 1 次，6 次为 1 个疗程。间隔 3~5日，再开始下一疗程。与此同时，配合局部治疗。痤疮多发部位用毫针点刺或梅花针叩刺出血，一般出血量较多，血色先是紫黑，随后逐渐变为鲜红，血止后，涂以 2% 碘酒。

（2）毫针

主穴：大椎、合谷、曲池、内庭。

配穴：肺经风热加少商、尺泽、风门；湿热蕴结加足三里、三阴交、阴陵泉；痰湿凝滞加脾俞、丰隆、三阴交；冲任不调加血海、膈俞、三阴交。

操作：针刺 1~1.5 寸，捻转泻法；大椎、少商点刺出血数滴。

（3）耳穴疗法

降压沟、热穴、胃、面颊、肺、内分泌。每次选一组治疗穴位，常规消毒后，三棱针针刺出血，用 75% 酒精棉球擦净，直到血凝时为止。隔日治疗1次。

【应用要点】

以刺络放血为主治疗痤疮，疗效显著。

六、毛囊炎

毛囊炎是一种以毛囊为单位并且局限于毛囊的化脓性炎症，是一种细菌感染性皮肤病。毛囊炎的皮肤表现起初为红色疹子，数天内疹子中央出现脓疱，周围有红晕；脓疱水分变干或破溃后形成黄痂，痂皮脱落后一般不留瘢痕。西医学认为疖肿是由于皮肤毛囊受金黄色葡萄球菌感染而引起。

本病属于中医穴"发际疮"范畴。认为本病内因脏腑燥热，外因感受风邪，两相搏结，蕴于皮肤而成。

石院士治疗本病以刺络拔罐疗法为主。

【针灸治疗】

1. 治则

清热解毒，凉血消肿。

2. 处方

（1）刺络拔罐

①主方：灵台、委中。

②操作：灵台：患者背向外骑坐在椅子上，两手扶椅背。消毒后用三棱针直刺深达皮肉。出针后在穴位处拔火罐，令出血 10~15ml 后起罐。委中：先用胶布带束紧委中穴上端，施术者用右手持三棱针对准穴位（静脉怒张处），徐徐刺半分至 1 分深，然后将针缓缓退出，待黑血出尽，变为赤色，可将胶布带解开，用消毒棉球揉按针孔，见出血即止。

（2）毫针刺法

主方：合谷、灵台、委中。

操作：均针 1 寸，出针后挤针孔出血少许，诸穴均用泻法，后留针

20 分钟。

（3）针挑疗法

患者端坐于方凳上，躯干前屈。在脊背两侧距背正中线 1.5~3 寸，先用 75% 酒精消毒皮肤，然后在此范围内，由大椎开始向下每隔 1 寸挑刺皮肤一下，并挤出血，用干消毒棉球擦净，两侧一般挑 10 针左右，每周挑 1~3 次，4 周为 1 个疗程。

患者取俯伏位，寻找背部皮肤的红褐斑点。常规消毒后，用三棱针挑刺，针尖斜刺入红褐斑点的底部，约 1 分深，迅速将针向上一挑，使该部皮肤被挑成小裂口，用双手拇指、食指挤压针孔周围，使之出血少许。用消毒干棉球拭干血迹。每次挑十几针，隔日挑 1 次。

【验案】

纪某某，男，25 岁，技术员。初诊日期：1976 年 8 月 25 日。

［主诉］项后发际多发小疖肿 2 个月。

［病史］患者于 2 个月前理发后，不久即觉后项部轻度瘙痒，逐渐发出丘疹，此起彼伏绵绵不断，于疖肿顶点有小脓疮，破溃后有脓液泌出，愈后留有斑痕，曾服中西药物无效，而来就医。

［查体］体壮，项后发际上下布满大小不等的疖肿和红色丘疹，部分疖肿有脓疮，疖疹间隙有斑痕，局部皮肤红而坚实，舌红苔薄黄，脉数。

［西医诊断］毛囊炎。

［中医诊断］发际疮。

［中医辨证］本病系内火炽盛，外受毒邪，交加犯肤，故发为疖肿，舌红苔薄黄、脉数均为火毒炽盛之征。

［治则］清火解毒。

［选穴］背部大椎以下至阳以上，正中线旁开左右 3 寸范围内之皮肤异点（突出皮肤之黄褐色点）。

［操作］用三棱针或圆利针，挑刺出血，隔日 1 次。

［治疗经过］经挑刺治疗 3 次后，疖肿消失而未再发，临床治愈。

第五节　五官科疾病

一、耳聋、耳鸣

耳聋是各种听力减退症状的总称。分为传音性聋、感音性聋和混合性聋。传音性耳聋由外耳与中耳病变阻挡声音传入内耳所引起。感音性耳聋则为耳蜗及蜗后病变致使不能或难以感觉声音。混合性耳聋即是上述两种因素同时出现。感音性耳聋又称神经性耳聋，其基本特征为气导、骨导听力同时下降。其病因包括噪音损伤、药物中毒、高热、脑炎、自身免疫机制、遗传因素致耳聋及突发性耳聋等，是临床针灸治疗的主要类型。

中医认为本病有虚、实之分，实者多因外邪或脏腑实火上扰清窍，抑或瘀血、痰饮蒙蔽清窍；虚者多为脏腑虚损、清窍失养。

石学敏院士采用针灸疗法治疗本病，注重标本兼治，局部取穴与远端取穴相配合，临床疗效满意。

【针灸治疗】

1. 治则

开窍通络。

2. 处方

主穴：风池、翳风、听宫、三阴交。

配穴：肝胆火盛加太冲、中渚；痰火郁结加丰隆；肾精亏虚加太溪、关元；脾胃虚弱加足三里、脾俞、胃俞。

操作：风池向外耳道方向斜刺 1~1.5 寸，施捻转泻法 1 分钟。翳风张口取穴，斜刺向耳前方向，进针 1~1.5 寸，施捻转泻法 1 分钟。听宫张口取穴，直刺 0.8~1 寸，施捻转泻法 1 分钟，令耳内重胀感。三阴交直刺 1 寸，捻转补法 1 分钟。太冲直刺 0.5~1 寸，捻转泻法 1 分钟，中渚直刺 0.5 寸，捻转泻法 1 分钟。丰隆直刺 1~1.5 寸，捻转泻法 1 分钟。太溪直刺 0.5 寸，捻转补法 1 分钟。关元直刺 1~2 寸，呼吸补法 1 分钟。足三里直刺 2 寸，捻转补法 1 分钟。

脾俞、胃俞直刺 1 寸，捻转补法 1 分钟。

【应用要点】

风池、翳风、听宫三穴。风池可疏风通络，翳风、听宫为局部取穴，可开窍利机关。再结合脉证，进行辨证论治。

【验案】

病例 1　穆某，女，69 岁。初诊日期：2012 年 7 月 21 日。

[主诉] 右耳耳鸣 2 周。

[病史] 患者 2 周前无明显诱因出现右耳阵发性噪音样耳鸣，转移注意力消失，未予重视。次日自觉症状发作频繁并出现右耳听力下降，就诊于当地医院，考虑耳鸣耳聋，予输液治疗（具体用药不详），症状未见减轻，近日情绪不舒，自觉耳内响声加重遂就诊于我院。

[查体及实验室检查（阳性指标）] 音叉检查，Rinne（＋），Weber 实验偏向左侧；纯音测听检查，右耳听力损失 42dB，左耳听力正常，神经系统检查（－）。舌质红、苔薄黄，脉弦滑。

[西医诊断] 突发性耳聋。

[中医诊断] 耳聋耳鸣。

[中医辨证] 肝火上扰证。

[治则] 疏通经络，清肝通窍。

[选穴] 主穴：患侧耳门、听宫、听会；配穴：风池、翳风、太冲、丘墟。

[治疗过程] 耳门、听宫、听会，施提插泻法，以局部酸胀为度；风池施小幅度、高频率捻转补法 1 分钟，使针感向同侧顶骨结节放射；翳风施提插泻法，令耳内麻胀感，余穴采用泻法，留针 30 分钟，12 次为 1 个疗程。

[治疗结果] 治疗首日患者即觉耳鸣声变小，3 次后自觉耳聋症状明显减轻，10 次后耳聋症状消失。

病例 2　Adolf Ohmann，美国，71 岁。初诊日期：2011 年 9 月 24 日。

[主诉] 耳鸣 5 年，行走欠稳 6 个月。

[病史] 患者于 5 年前突然出现耳鸣伴耳聋，予助听器，6 个月前出现行

走跑偏，不稳，未诊治。为进一步治疗收入我病区。现症：神清，精神可，语言清晰流利，耳鸣耳聋，行走跑偏、不稳，纳可，寐欠安，二便自控，大便 3 日未行。

[查体及实验室检查] 电测听：双耳重度神经性耳聋。头颅 CT 回报：两侧基底节区点状缺血灶或软化灶。

[西医诊断] 神经性耳聋耳鸣，失眠，脑梗死。

[中医诊断] 耳鸣耳聋。

[中医辨证] 肝肾阴虚、心肾不交证。

[治则] 滋阴潜阳，交通心肾，润肠通便。

[选穴] 百会、四神聪、风池、耳门、听宫、听会、中渚、外关、合谷、丰隆、三阴交、神门、内关、太溪。

[治疗过程] 耳门、听宫、听会张口取穴，直刺 0.8~1 寸，施捻转泻法 1 分钟；中渚直刺 0.5~0.8 寸，施捻转泻法 1 分钟。三阴交直刺 0.5~1 寸，捻转补法；神门直刺 0.5 寸，捻转补法；内关直刺 0.5~0.8 寸，捻转提插泻法；太溪直刺 0.5~0.8 寸，提插补法。余穴操作同前。得气后留针 20 分钟，1 次 / 日。

[其他辅助疗法] 耳鸣治疗（1 次 / 日）；耳鸣频率匹配。

[中药] 丹芪偏瘫胶囊，中药汤剂 1 剂（1 次 / 日）。

白茅根 30g，赤芍 10g，丹参 20g，牡丹皮 15g，当归 10g，葛根 20g，枸杞子 10g，合欢皮 30g，火麻仁 30g，生地黄 10g，桃仁 15g，首乌藤 30g，龙眼肉 20g，炙甘草 6g。

150ml 水煎服，日 1 剂。

[西药原则] 改善微循环。

[治疗结果] 患者入院后第 4 天症状：诉双侧耳鸣耳聋未减轻，行走不稳及头晕较前明显减轻，寐欠安，小便调，大便干结难解；入院后第 5 天症状：诉双侧耳鸣较前减轻，行走不稳及头晕较前明显减轻，寐安，二便调；入院后第 16 天症状（出院）：诉双侧耳鸣较前减轻，行走不稳及头晕较前明显好转，纳可，寐安，二便调。查：血压 135/80mmHg，心率 70 次 / 分，律齐。

二、急性鼻炎

急性鼻炎是由病毒感染引起的鼻黏膜的急性炎性疾病，症状包括鼻塞、流涕、发热等，病程通常在 7~10 天。200 种以上的病毒和急性鼻炎相关。四季均可发病，冬季更为多见。

本病属于中医"伤风鼻塞"的范畴，中医认为本病的发生多因气候变化、寒热不调，或生活起居不慎，过度疲劳，风邪侵袭鼻窍而为病。因风为百病之长，常夹寒、夹热侵袭人体，故本病之发，又有风寒、风热之分。

【针灸治疗】

1. 治则

宣通鼻窍，祛风散寒。

2. 处方

主穴：大椎、肺俞、风池、迎香、上迎香、百会、印堂。

操作：大椎穴消毒后用三棱针点刺 3~5 点，再用闪火法拔罐，令出血 5~10ml；肺俞进针 0.5 寸，施捻转补法；风池向对侧眼球方向斜刺 1~1.5 寸，施捻转泻法；迎香、上迎香向内斜刺 0.3~0.5 寸，施捻转泻法。印堂向下平刺 0.5~0.8 寸，捻转泻法。百会斜刺 0.5~0.8 寸，捻转补法。以上施手法 1 分钟后，再留针 20 分钟。

【应用要点】

1. 穴位选择

鼻为清阳之窍，喜清恶浊，喜温而恶寒，以通为用；同时鼻为阳中之阳窍，且督脉终止于鼻，其脉总督一身之阳，故鼻受阳气最为厚重，其窍内阳气充盛，卫气敷布丰盈，而有生发清气之能。故治疗取大椎穴，为手足三阳经与督脉之会，督脉主一身之阳，具有扶正、清热之功。风池为足少阳经与阳维脉之会，有疏风解表、祛邪利窍之功；肺俞居足太阳膀胱经、主一身之表，具有宣肺之功；百会以升提阳气，印堂、迎香宣通鼻窍。

2. 预后

本法治疗急性鼻炎能够即刻起效。

【验案】

张某，女，29岁，工人。就诊时间：2014年11月6日。

[主诉] 鼻塞，流清涕2天。

[病史] 患者2天前受凉后出现鼻塞，流清涕，头疼，恶寒。

[查体] 双鼻黏膜急性充血，双下甲肿大，鼻底可见大量脓性分泌物。舌红、苔薄白，脉浮数。

[西医诊断] 急性鼻炎。

[中医诊断] 伤风鼻塞。

[中医辨证] 患者风寒束表，肺卫失宣，邪壅鼻窍，故鼻塞，流清涕，鼻黏膜充血肿胀，双下甲肿大。风寒束表，阳气被郁，故恶寒、头痛。舌红、苔薄白，脉浮数均为外感风寒之证。

[治则] 疏风散寒，宣通鼻窍。

[选穴] 百会、迎香、上迎香、印堂、风池、大椎、肺俞。

[操作] 百会斜刺0.5~0.8寸，捻转补法。迎香穴及上迎香向内上方斜刺0.3~0.5寸，捻转泻法。印堂向下平刺0.5~0.8寸，捻转泻法。风池向鼻尖方向直刺0.5~0.8寸，捻转泻法。大椎、肺俞直刺0.5~1寸，捻转泻法。

[治疗经过] 如上法每日治疗1次，每次留针20分钟。每次针后，鼻塞症状明显减轻，经4天治疗后，诸症消失。

三、慢性鼻炎

慢性鼻炎是鼻黏膜及黏膜下层的慢性炎症。其主要特点是炎症持续3个月以上或反复发作，迁延不愈，间歇期亦不能恢复正常，且无明确的致病微生物，伴有不同程度的鼻塞、分泌物增多、鼻黏膜肿胀或增厚等障碍。根据慢性鼻炎的病理和功能紊乱的程度，可分为慢性单纯性鼻炎和慢性肥厚性鼻炎，前者是以鼻黏膜肿胀、分泌物增多为特征的鼻黏膜慢性炎症，后者是以黏膜、黏膜下层甚至骨质的局限性或弥漫性增生肥厚为特点的鼻腔慢性炎症。

本病属于中医"鼻窒"范畴。中医认为本病多因正气虚弱，伤风鼻塞反复发作，余邪未清而致；鼻窍及邻近部位病灶的影响、不洁空气等亦可导致本病的发生。其病机多与肺、脾二脏失调，气滞血瘀有关。

石院士认为，鼻为肺窍，肺脏的功能强健与否，可反映于鼻子。脾为肺之母脏，母子同病，故肺脾气虚时必然引起气道不通。因此治当培土生金，疏通经络。

【针灸治疗】

1. 治则

补脾益肺，活血通窍。

2. 处方

主穴：迎香、印堂、百会、合谷、足三里、大椎。

配穴：肺经蕴热加风池、曲池；肺脾气虚加肺俞、脾俞；血瘀鼻窍加上迎香、气海、三阴交。

操作：百会斜刺 0.5~0.8 寸，捻转补法。迎香穴及上迎香向内上方斜刺 0.3~0.5 寸，捻转泻法。印堂向下平刺 0.5~0.8 寸，捻转泻法。合谷直刺 0.5~0.8 寸，捻转泻法。足三里直刺 1~2 寸，捻转补法。大椎点刺放血。

【应用要点】

1. 穴位选择

合谷、迎香均为大肠经经穴，可疏调阳明经气，因手阳明经循鼻旁而又与肺经相表里，肺开窍于鼻，因此取此穴治疗鼻炎有良好的效果；印堂位于鼻根，与迎香配合，为"鼻三针"之组合，治疗鼻炎效专力宏；百会升提阳气，醒脑开窍；足三里补益脾气，培土生金。诸穴合用，共奏宣通鼻窍、补脾益肺之功效。大椎为手足三阳与督脉之会，主一身之表，主一身之阳，点刺放血而达泄热益气之功。

2. 预后

慢性鼻炎患者多有持续鼻塞，常张口呼吸，引起口腔及咽部黏膜干燥，导致咽喉炎，甚至引发下呼吸道感染或支气管肺炎。对小儿患者的身体、智力发育亦有影响。此外，炎症向后可侵及咽鼓管，发生耳部症状。如蔓延到鼻泪管，可使其狭窄、阻塞。鼻分泌物较多者，易刺激鼻前庭皮肤，引起鼻前庭炎、皲裂、湿疹及毛囊炎等并发症。针灸治疗标本同治，见效快。在发作间歇期，可继续予针刺治疗，有效预防复发。

【验案】

齐某某，男，48岁，干部。初诊日期：1983年7月15日。

［主诉］鼻塞不通5年。

［病史］患者5年前感冒后遗留鼻塞，自觉鼻孔不通气，经常用口呼吸，平时使用盐酸萘甲唑林滴鼻液、鼻通、麻黄素等药物滴用，暂缓一时，经久未愈，而来请针灸治疗。

［查体］形体如常，鼻腔黏膜轻度充血，分泌物少，黏膜干燥，舌红苔薄，脉弦细而数。

［西医诊断］慢性鼻炎。

［中医诊断］鼻窒。

［中医辨证］风邪袭肺，肺气不宣，肺窍不通，风邪客久化热，而阻塞孔窍，窒而不通，津液不得上布，故鼻干无涕。

［治则］疏风清热，宣肺通窍。

［选穴］攒竹、迎香、合谷、大椎。

［操作］攒竹向下斜刺0.3~0.5寸，施捻转泻法1分钟；迎香向内斜刺0.3~0.5寸，施捻转泻法1分钟；合谷直刺1寸，施捻转泻法1分钟；大椎三棱针点刺放血，每日1次。

［治疗经过］经针1次后，觉鼻已通气，但数小时后如故，继续治疗5次后，鼻窍已通，可闻气味，不用口呼吸，但有短暂不通现象。针15次后，鼻气已通，鼻腔潮润，诸症消失而愈。

四、变应性鼻炎

变应性鼻炎是发生在鼻黏膜的变态反应性疾病，在普通人群的患病率为10%~25%，以鼻痒、喷嚏、鼻分泌亢进、鼻黏膜肿胀等为其主要特点。本病的发生是由于患病机体对自然界中的某种物质发生过敏反应引起的，如空气中的尘埃、棉絮以及气候变化的冷热空气、化学物质等均可使具有过敏体质的人致病。

本病属于中医"鼻鼽"范畴，中医认为本病的发生多与肺脾肾脏腑虚损有关，正气不足，腠理疏松，致卫表不固，风邪、寒邪或异气侵袭，束于皮毛，肺失去清肃功能，致邪滞鼻窍，壅阻脉络，遏滞气血，以致气血运行不畅，而见鼻塞、流涕、鼻痒等症。

石学敏院士认为本病的特点是本虚标实，以局部腧穴配合辨经取穴治疗，标本兼顾。

【针灸治疗】

1. 治则

宣肺益气，固表止鼽。

2. 处方

（1）毫针刺法

主穴：迎香、合谷、列缺、印堂。

配穴：肺气虚加风门、肺俞；肾气虚加命门、肾俞；脾气虚加脾俞、足三里；血瘀加膈俞、血海；痰湿盛加丰隆、足三里。

操作：迎香，取1寸毫针向内（鼻翼侧）斜刺0.2寸，捻转补法。合谷直刺1寸，列缺平刺0.5寸，捻转泻法。印堂，针尖向下斜刺，捻转的幅度宜小，均进针1寸左右，使患者产生局部沉重，并向鼻部放射之感。

（2）灸法

主穴：肺俞、迎香、印堂、合谷。

配穴：内关、风池、大椎、风门、足三里。

操作：艾卷温和灸，每次选2~4穴，每穴每次施灸15~30分钟，每日灸治1~2次，7~10次为1个疗程，疗程间隔3~5天。亦可艾炷隔姜灸，每次选用2~4穴，每穴每次施灸3~7壮，艾炷如黄豆或枣核大，每次灸治1次，7次为1个疗程。

（3）穴位贴敷疗法

主穴：肺俞、风门、脾俞、肾俞。

操作：将白芥子研成细末，用姜汁调成糊状，取少许贴穴位上，外用塑料纸覆盖，再用纱布及胶布固定，约半小时，或皮肤感觉发热时即可取下，尽量防止起疱，每日 1 次，14 次为 1 个疗程，休息 3 天，可用 4 个疗程。若起疱，不必特殊处理，用消毒纱布覆盖，待水疱慢慢吸收，但应防止化脓感染。起疱的腧穴不能再敷药，待皮肤恢复正常后可再用药。

（4）梅花针

主穴：后颈部（在颈椎 1~4 两侧、颌下、胸椎 3~8 两侧，可摸到条索或结节，有压痛）、鼻部（在鼻骨和鼻软骨交界叩诊时声音"痹呆"）、迎香、合谷、风池、肺俞、太渊。

配穴：头痛、头晕加太阳、头部；咽喉痒加颌下、气管两侧；哮喘加胸部、前后肋间、气管两侧、剑突下。

操作：手法从中度或较重度刺激为宜，以患者有较重或较明显痛感、局部皮肤潮红、出现丘疹或轻微出血为度，以上部位应重点叩打。后颈部 2~4 颈椎两侧，由上而下叩打 3 行，第 1 行距脊椎 1cm，第 2 行距脊椎 2cm，第 3 行距脊椎 3cm。鼻部，沿鼻背部两侧各叩打 2~3 行，于鼻骨和鼻软骨交界处点刺 4~5 针。每日 1 次，7 次为 1 个疗程，以后隔日 1 次，根据病情，15 次后可休息半个月，以后继续治疗。

（5）穴位注射疗法

双侧迎香、合谷。用 5% 的当归灭菌液（pH5）2ml，加少量 0.5% 的盐酸普鲁卡因，每穴注射 0.5ml，每天 1 次，7 次为 1 个疗程。进针时针尖斜刺入迎香穴，直刺入合谷穴。进针后以针头探找酸胀痛等感觉，使之得气，得气后回抽针管，如无血方可注入药液 0.5ml，注完退针，如针孔溢液或出血，可用消毒干棉球压迫，让患者休息片刻，以观察反应。

（6）耳穴贴压

鼻柱、肺、肾上腺。将王不留行籽放于剪好的小方块胶布上，贴于上穴，压紧，嘱患者每日按压 3~4 次，每次按压 1~2 分钟，隔 3~5 日更换对侧耳穴。10 次为 1 个疗程。

【应用要点】

1. 处方

本病针刺主穴近取印堂、迎香，远端取合谷、列缺。迎香宣肺利窍，印堂清利头目，列缺为手太阴肺经络穴，调和肺经气血、疏通经络，合谷穴为手阳明大肠经原穴，祛风通络、理气活血。发作期治疗注重操作达到量学要求，可即刻减轻症状。缓解期注意调节脏腑功能。

2.预后

变应性鼻炎发作期严重影响患者生活质量，并可诱发支气管哮喘、鼻窦炎、鼻息肉、中耳炎等。针灸治疗本病能显著改善症状、减少发作。对于病情较重者可酌情添加药物治疗。

【验案】

Simone Roos（德国籍），男，10岁。初诊日期：2009年5月3日。

[主诉] 间断发作鼻塞、鼻痒、喷嚏6年。

[病史] 患者自4岁开始，每于近距离接触猫和狗，就突然发作鼻塞、鼻痒、喷嚏、鼻流清涕。德国人喜欢饲养宠物，不管在户外，还是在朋友的家里，随处都可能遇到猫和狗，所以此患者几乎每天都会出现上述症状。患者形体瘦弱，易发作上呼吸道感染，纳呆，便溏。

[查体] 舌淡苔白，脉濡。

[西医诊断] 过敏性鼻炎。

[中医诊断] 鼻鼽。

[中医辨证] 脾气虚弱证。

[治则] 益气宣肺，通鼻窍。

[选穴] 取双侧印堂、迎香、鼻通、风池、通天、合谷、列缺、肺俞、足三里穴。

[治疗过程] 常规消毒，采用0.35mm×（25~40）mm，毫针刺入0.2~1.2寸，行平补平泻手法，针刺得气后留针30分钟，每10分钟行针1次。每周针灸3次，10次为1个疗程。连续治疗3个疗程。

[治疗结果] 治疗3次，患者纳呆、便溏症状好转；治疗10次，喷嚏、鼻流清涕发作时间缩短；治疗20次，短时间接触过敏原，不出现过敏症状。经过3个疗程治疗后，患者和猫狗同居一室，未发作鼻塞、鼻痒、喷嚏、鼻流清涕等过敏症状。并且在治疗期间，未出现上呼吸道感染，纳食量增加，体重增加。

五、急、慢性咽炎

急、慢性咽炎是咽部黏膜、黏膜下及淋巴组织的急、慢性炎症。急性咽炎起病较急，一般1周内可愈。慢性咽炎病程长，症状顽固，较难治愈。本病常年发病，以秋、冬、春季多见，多发于成年人。

本病属于中医"喉痹"范畴。其发病多因外邪侵袭、饮食失调、情志所伤、环境污染及粉尘刺激，而使火热之邪壅滞咽部，灼伤肌膜所致。

石学敏院士治疗急性咽炎注重局部和循经远端取穴配合，应用刺络法，治疗慢性咽炎注重调节肺肾二脏，取得良好的临床疗效。

20

【针灸治疗】

急性咽炎

1. 治则

宣泄邪热，通利咽喉。

2. 处方

主穴：廉泉、合谷、内庭、曲池、风池、少商、商阳。

操作：廉泉直刺进针1寸，合谷直刺0.5~1寸，内庭直刺或斜刺0.3~0.5寸，曲池直刺1~1.5寸，捻转泻法1分钟。风池向对侧眼方向斜刺，进针1.5寸，足三里直刺1~2寸、肺俞斜刺0.5~0.8寸，太溪直刺0.5~1寸，捻转补法1分钟，留针20分钟。少商、商阳消毒后用三棱针迅速点刺一下，放血5~10滴。

慢性咽炎

1. 治则

滋阴，降火，利咽。

2. 处方

（1）毫针刺法

主穴：廉泉、列缺、照海、太溪、三阴交、足三里、肺俞。

操作：廉泉直刺进针 1 寸，捻转泻法 1 分钟。列缺平刺 0.3 寸。照海、太溪、三阴交直刺 0.5~1 寸，足三里直刺 1~2 寸，肺俞斜刺 0.5~0.8 寸，太溪直刺 0.5~1 寸，捻转补法 1 分钟。每次留针 20 分钟，10 次为 1 个疗程。

（2）耳针疗法

取咽喉、肺、心、肾上腺、神门等，王不留行贴压。耳针每日自行按压 3~4 次，每周换压 2 次。

（4）灸法

取合谷、足三里、肺俞。将艾条燃着的一端对准施灸部位，间隔一定距离（约距 0.5~1 寸左右），进行熏灸，使患者有温热感而无灼痛，皮肤潮红发热为度。

【应用要点】

1. 穴位选择

喉痹，"痹"指闭塞不通，一阴指少阴，一阳指少阳，此为喉痹的脏腑经络辨证的梗概。喉痹多属火热，有实火、虚火之分。治疗应辨明虚实，确立补泻大法。急性咽炎起病急，红肿疼痛明显，故属实证，当以泻火为主。风池为足少阳与阳维脉之交会穴，有疏风清热之功；配手阳明大肠经之曲池、合谷、内庭清泄肠胃之火；少商、商阳点刺放血，增强泻火解毒之力；廉泉为阴维与任脉之会穴，有清利咽喉之效。以上诸穴配伍泻火利咽之效显著，为治疗急性咽炎的验方。慢性咽炎为久病渐起，反复发作，红肿疼痛微轻，且日久难消，故属虚证，治疗以降火为法。列缺、照海为八脉交会穴中的一对。列缺任脉行肺系，阴跷、照海膈喉咙，二穴相伍可滋补肺肾之阴，清降虚浮之相火；三阴交为三阴经之会，太溪为足少阴肾经之原穴，二穴施以补法可滋补阴精、引虚火下行；廉泉有利咽消肿之功，足三里、肺俞补脾益肺、补气补血。

2. 预后

起病急者，若得到及时恰当的治疗，多可痊愈。病久而反复发作者，往往症状顽固，较难治愈。针灸治疗本病疗效显著，病急者多可痊愈，病久者可有效缓解或消除临床症状。在发作间歇期亦可做预防性治疗。

【验案】

马某某，女，29 岁，歌唱演员。初诊日期：1982 年 4 月 28 日。

［主诉］咽干而痛、吞咽痛半月。

［病史］患者经常反复发作，咽干而痛，虽经中西药物治疗，不能痊愈，时轻时重，过累或感寒则加剧，本次发病半月，经治不愈，而来就诊。

［查体］咽红，咽后壁有点状小充血点，无化脓，扁桃体略大，舌红少苔不润，脉细数。

［西医诊断］咽炎。

［中医诊断］喉痹。

［中医辨证］患者经常演出，耗伤气阴，津液亏竭，不得滋润咽喉，阴虚津枯而生火，虚火上炎而发喉痹。

［治则］滋阴降火，生津润燥。

［选穴］列缺、照海、曲池。

［操作］列缺曲腕，斜刺 0.5~0.8 寸施捻泻法 1 分钟；照海直刺 0.5 寸，施捻转补法 1 分钟。曲池直刺 1 寸，施呼吸之泻法 1 分钟。每日 1 次，每次留针 15 分钟。

［治疗经过］经上法治疗 1 次后咽痛减，3 次后咽干而痛缓解，7 次后症状消失，查咽部不红，咽后壁充血点消失，继治 5 次后痊愈，经追访未复发作。

六、喉炎

喉炎，喉部黏膜一般性病菌感染造成的炎症。声音嘶哑、喉部分泌物增加，咽部干燥，喉部疼痛为主要特征的一类病证。

本病属于中医"喉暗"范畴。手太阴肺、足阳明胃、足三阴经均循行于咽喉，外感和内伤因素导致咽部经络功能失常、气血失调致脉络不通或咽部失养等，均可导致本症。

石学敏院士基于喉属手太阴肺经，又为手、足阳明经，手、足少阴经，手、足厥阴经等经脉所过。因此取局部腧穴配合循经远端取穴治疗本病。

【针灸治疗】

1. 治则

疏风宣肺，补肺脾肾，利喉开音。

2. 处方

（1）毫针刺法

主穴：人迎、水突、廉泉、扶突、天鼎、列缺。

配穴：初起者加合谷、商阳、少商、尺泽；病久者加足三里、三阴交。

操作：人迎穴，避开颈总动脉，直刺0.3~0.8寸。水突穴直刺0.3~0.5寸。廉泉穴，针尖向上刺至舌根部0.5~0.8寸，令患者做吞咽动作，轻微提插，至异物感减轻或消失时出针。扶突、天鼎直刺0.5~0.8寸。病初起者：合谷直刺0.5~1寸，商阳、少商浅刺0.1寸，尺泽直刺0.8~1.2寸。用泻法。病久者：足三里直刺1~2寸，三阴交直刺1~1.5寸。用补法。

（2）刺血疗法

取少商、商阳、三商，用三棱针点刺，每穴放血1~2滴，每日1次。

（3）耳穴疗法

主穴：咽喉、声带、肺、大肠、内分泌、皮质下、平喘。

配穴：脾虚加取脾、胃，肾虚加取肾。

操作：将王不留行籽消毒后晾干，取胶布贴于以上耳穴上，每次10穴。

（4）灸法

取足三里、三阴交，以艾柱灸之，三柱为1壮。

【应用要点】

1. 辨病程

喉炎的发病有急、慢之分。发病急，病程短，以风寒、风热、火热之邪外侵为多；发病缓慢，病程长，多为阴虚、气（阳）虚、痰瘀所致。

2. 穴位选择

局部取穴人迎穴为足阳明、足少阳之会，位于颈部动脉应手处，有理气开瘀、通脉利咽之效，主治咽部疾病；水突穴、扶突穴均位于咽喉两侧，亦有利咽宣肺之功。廉泉穴乃阴维脉、任脉之会，任脉上行经咽喉，阴维脉上达咽喉及舌根，加之该穴位于喉结上方，故为治疗喉喑的要穴之一，有清利咽喉、通调脉络之功。天鼎属手阳明大肠经，以清泄大肠之火邪。该病初起的关键在于肺卫，治疗当责之于手太阴。合谷、商阳属手阳明大肠经，列缺、少商、尺泽属手太阴肺经，以清泄肺、大肠之火邪而蠲除咽喉之热毒，开喉利咽。脾胃为后天之本，气血生化之源，久病脾胃虚弱，则气血不足，故取胃经之合穴足三里，脾经之交会穴三阴交，针而补之，旨在健脾益胃，俾气血生化有源。

3. 预后

起病急骤者，经及时适当治疗，一般可恢复，小儿患者治疗不及时，叮并发急喉风危及生命。反复发作者，则病程迁延，缠绵难愈。针灸治疗本病，对急性发作者可迅速缓解咽喉部症状，对慢性发病者则需要长期治疗方可取得疗效。

七、牙痛

牙痛是常见的口腔病证。西医学则主要按解剖位置归属为急性及亚急性牙髓炎、冠周炎、牙周炎、急性根尖周围炎和牙本质过敏等所致的症状，小儿则常见龋齿疼痛。

中医认为风热毒邪侵袭牙体，邪聚不散，气血滞络，不通则痛；或胃火素盛，又嗜食辛辣，或风热邪毒外犯，引动胃火上蒸牙床，故牙龈肿痛，火热郁久可成痈化肿，引起剧痛；肾主骨，齿为骨之余，肾阴亏损，虚火上炎，灼伤牙龈，则发为痛。

针刺对于消除和缓解牙痛症状效果颇佳，石学敏院士认为治病必求其本，预防复发或加重十分重要，要在止痛基础上寻找病因。

【针灸治疗】

1. 治则

清热止痛。

2. 处方

主穴：下关（患侧）、颊车（患侧）、合谷（对侧）。

配穴：风热牙痛加风池、外关，胃火牙痛加内庭、足三里，虚火牙痛加太溪、三阴交。

操作：下关穴可深刺 1.5~2 寸，此时针感向牙龈放射，患者常感强烈的酸胀感；合谷、颊车均采用捻转泻法，要达到一定的刺激量。痛症宜较长时间留针（40~60 分钟）。1 次 / 日，痛止停。

【应用要点】

1. 穴位选择

石学敏院士结合循经取穴与局部取穴的原则，认为无论何型牙痛，均宜取主穴合谷、下关、颊车，因为手阳明大肠经入下齿中（足阳明胃经入上齿中），故取合谷、下关、颊车。风热毒邪侵袭牙体，当以祛风散邪，风池祛风散热，手法得当时针感可传至局部；外关是宣散风热常用穴，为远端取穴。胃火上蒸牙床，内庭为胃经荥穴，"荥主身热"，故可引热下行，足三里用泻法亦能调理中焦，助火热从二便排出。肾虚牙痛，痛轻齿松，所以宜滋肾阴、清虚火，太溪为肾经原穴，三阴交为肝、脾、肾三经所交会之穴，二者均为补肾阴常用穴。

2. 预后

辨证得当，多数牙痛皆可快速治愈。风热牙痛 1~2 次即可；胃火牙痛多在 2~6 次治疗后痊愈；虚火牙痛据全身症状改善情况而定，疗程不一。针刺治疗可以改善局部神经水肿、缺血、缺氧的病理状态，抑制神经的过度兴奋状态。针灸止痛后，应积极治疗原发病，并纠正不良用齿习惯，积极护齿。

【验案】

潘某某，男，40 岁，翻译。初诊日期：1985 年 5 月 20 日。

[主诉] 全齿及齿龈酸痛 3 个月余。

[病史] 患者父母年迈，系老生之子，素体不足。4 个月前已感齿酸痛不能进硬食，忌酸食，及冷饮，伴腰酸麻差，经公安医院口腔科诊为萎缩性牙周炎，拟予拔除，安镶义齿，因患者不同意，来我科就诊。

[查体] 发育中等，面色无华，全口牙齿，齿根发黑，且齿均松动，齿龈

发白而萎缩，口臭，舌淡红、舌体胖、苔薄白，脉沉细。

[西医诊断] 萎缩性牙周炎。

[中医诊断] 牙宣。

[中医辨证] 患者系老生之子，先天禀赋不足，素体虚弱，长期从事编译工作，不事劳作，肾精不足，气血不运，齿为肾所主，肾精不充，齿失所养，故齿酸而不固，龈萎而缩。

[治则] 益肾固齿，养血和营。

[选穴] 脾俞、胃俞、肾俞、太溪、足三里。

[操作] 脾俞、胃俞、肾俞斜向脊柱方向对刺1~1.5寸，施捻转补法1分钟；太溪直刺0.5寸，施捻转补法1分钟；足三里直刺1~1.5寸，施捻转补法1分钟；每日1次，每次留针20分钟（背俞不留针）。

[治疗经过] 经上法治疗10次后症状缓解，齿无酸痛，齿根黑色稍退，20次后齿固，齿根黑色退尽，齿龈色红，萎缩减轻，继治10次后诸症消失，间断治疗5次后痊愈，追访未发。

八、视网膜出血

本病是由外伤、结核病、高血压、糖尿病、贫血、视网膜血行障碍、视网膜静脉周围炎等病引起的一种眼病。

本病属于中医学"血灌瞳人""云雾移睛""暴盲"等范畴，多因怒气伤肝，外伤及其他慢性疾患引起络脉受损、血溢血瘀、睛目被蒙、久则气血障碍、精血不能上荣于目所致。

【针灸治疗】

1. 先兆期

（1）治则：清热散瘀，防止出血。

（2）处方

主穴：上迎香、完骨、合谷、三阴交。

配穴：头痛、头晕加风池，失眠加百会、神门、光明。

操作：上迎香点刺出血，完骨用关闭法，使针感传到面部，三阴交用关闭法，使针感传到腹部。

2. 出血期

（1）治则：健脾益气，化瘀止血。

（2）处方

主穴：大椎、肝俞、肾俞、三阴交、阳白、丝竹空、瞳子髎、颧髎。

操作：针大椎，食指揣按穴位，右手持针沿第七颈椎向第一胸椎棘突上缘斜刺 5~8 分，用热补法，使热感传到腰骶部；肝俞、肾俞、三阴交用热补法，使热感传到腰部和腹部；阳白透丝竹空、瞳子髎透颧髎，用提插捻转的平补平泻法，使针感传到眼内。留针 20~30 分钟。

3. 瘀血期

（1）治则：活血化瘀，通络明目。

（2）处方

①毫针刺法

主穴：风池、曲鬓、角孙、太阳、鱼腰、攒竹、内睛明。

操作：风池、曲鬓、角孙，烧山火法，左手拇指压在风池穴下方、食指压角孙、中指压曲鬓、小指压太阳，右手持针沿左手拇指甲向同侧太阳穴斜刺 5~8 分，得气后，左手加重压力，向前推按，同时右手持针向前推努守气，一个穴位、一个穴位地进针，使热感传到眼底，不留针；太阳、鱼腰、攒竹，用提插捻转的平补平泻法；内睛明用压针缓进法，不捻不转的平补平泻法；内睛明用压针缓进法，不捻不转将针压入 1~1.5 寸，使眼内产生热感，留针 10~15 分钟。

②耳针疗法

取眼、肝、肾、额、太阳，用王不留行籽穴位贴敷。每次贴一侧耳，1~3 天后换另外一耳。嘱患者每日压 3 次，每次 1~3 分钟。

③刺血疗法

取太阳、耳尖、鱼腰，用小三棱针刺出血 3~5 滴，用消毒棉球擦净。1 周 2 次。

4. 恢复期

（1）治则：补益肝肾，养血明目。

（2）处方

取大椎、身柱、膏肓、肝俞、肾俞，用热补法，使热感传到背腰部、腹部。每日1次，10次为1个疗程，每疗程后休息3~5日。

【应用要点】

操作达到量学要求是取得疗效的关键。

【验案】

刘某某，男，23岁。初诊日期：2015年3月31日。

[主诉] 视力下降20天。

[病史] 患者今年3月10日因高热于马来西亚哥伦比亚医院住院治疗，入院时查全血细胞计数示：血小板 83×10^9/L，白细胞 3.57×10^9/L，中性粒细胞0.73，淋巴细胞0.12，单核细胞0.15，嗜酸性粒细胞0，余（-）。眼底检查为双眼视网膜出血。入院诊断：登革热（古典型），视网膜出血。住院期间患者有高热、视力下降及少量牙龈出血。当地医院予以静脉滴注生理盐水等对症治疗。查血小板 19×10^9/L；白细胞 1.72×10^9/L。3月17日患者体温基本恢复正常，行视网膜激光光凝术，但10余日后视力仍无明显改进而回国治疗。门诊检查 V_{OD} 0.15，V_{OS} 0.6，前节：双结膜无明显充血，角膜透明，前房深浅正常，房闪（-），浮游物（-），虹膜纹理疏松，瞳孔圆，晶状体透明。眼底：右眼视盘边界清晰，颜色正常，颞下缘少许条状出血，后极部视网膜浅层片状、点状出血，细胞减少。网膜前出血，波及黄斑，少许白色渗出。左眼底视网膜出血较右眼少，余大致同右眼。除眼部外，全身无不适。

[西医诊断] 视网膜出血。

[中医诊断] 热病后气阴两虚，虚热上蒸，灼伤目络。

[治则] 益气养阴，清热明目。

[选穴] 头面部取百会、神庭、头维、攒竹、上睛明、球后、太阳、四白，颈项部取风池，远端取合谷。除百会、神庭外均双侧取穴。

[操作] 除睛明、球后穴不施手法，余均施平补平泻手法。每日1次，留针30分钟。

［中药汤剂处方］太子参 10g，天冬 10g，麦冬 10g，酒五味子 10g，鸡血藤 10g，天花粉 10g，桑叶 10g，菊花 10g，甘草 10g。

7 剂，水煎服，日 1 剂，早晚分服。

［治疗经过］1 周后，查眼部情况基本同前，舌嫩红、苔少，脉沉细，前方加当归 10g、枸杞子 10g，继服汤剂 7 剂。针刺治疗同前。2 周后复诊，自述视力提高，检查：V_{OD} 0.25，V_{OS} 0.8，矫正视力：V_{OD}-2.00DS=0.6，V_{OS}-0.5 DS=1.0。双眼不充血，眼底：视盘界清、色可，视网膜出血大部分吸收，双眼视网膜仅偶见小片出血，中心凹反光隐约可见。舌淡红，脉沉细，证属热退阴虚、肝肾不足，遂停服汤药，改服复明片，每日 2 次，每次 5 片，针刺治疗隔日 1 次。40 日后复查，矫正视力 V_{OD}-2.00DS=1.0，V_{OS}-0.5DS=1.0。眼底大致正常。

第六节　外科疾病

一、胆结石

胆结石，包括发生在胆囊和胆管的结石，是常见病和多发病。以胆绞痛、恶心呕吐、消化不良等为临床表现。

本病多由情志不遂致肝胆气滞；或饮食不节，伤及脾胃，湿热互结，熬津炼液，日久成石。

石学敏院士治疗本病首先根据疾病的病因病机选穴，并在胆囊造影的辅助下逐穴筛选止痛及排石作用腧穴，并在治疗中注重针感达病变部，取得了良好的疗效。胸膜炎及其后遗症所引起的胁痛，以及闪挫胁痛等亦可参照本法治疗。

【针灸治疗】

1.治则

疏肝解郁，通痹止痛。

2.处方

（1）毫针刺法

主穴：日月（右）、阳陵泉、太冲、丘墟、外关、肝俞（右）、胆俞（右）。

配穴：气机郁滞加天枢、中脘、脾俞、胃俞。瘀血阻络加期门、膈俞、支沟、大包、行间。湿热熏蒸加丰隆、内庭、曲池、支沟、期门。肝肾阴虚加肾俞、心俞、三阴交、太溪、复溜。

操作：先令患者俯卧位在右侧肝俞、胆俞各直刺 1.5~2 寸，施捻转补法 1 分钟，不留针。复令患者仰卧位，取右日月，直刺 2~2.5 寸，施提插的泻法，令走窜感到达胁肋及内脏，然后将针提至肋骨与皮肉之间，留针 15 分钟。继刺阳陵泉、丘墟、外关，均取双侧，各直刺 1~1.5 寸，施捻转提插的泻法，令局部麻胀为度。太冲，直刺 0.5 寸，呼吸泻法。天枢，直刺 1.5~2 寸，捻转提插泻法。中脘，直刺 1.5~2 寸，捻转提插泻法。脾俞、胃俞，直刺 1.5 寸，捻转补法。膈俞，直刺 1.5~2 寸，提插泻法，令走窜感到达前胸，得气后不留针。复仰卧位，期门直刺 1~1.5 寸，得气后将针提至皮下。大包，斜刺 1.5~2 寸，捻转泻法。支沟，直刺 1.5 寸，捻转提插泻法。行间，直刺 0.5 寸，呼吸泻法。丰隆直刺 1.5 寸，捻转提插泻法。曲池，直刺 1.5 寸，捻转提插泻法。内庭，直刺 0.5 寸，呼吸泻法。俯卧位取心、肾二俞，直刺 1.5 寸，捻转补法。仰卧位取三阴交、太溪、复溜三穴，进针 1~1.5 寸，均施捻转补法。

（2）耳针疗法

取肝、胆、神门、交感。实证用强刺激，虚证用轻刺激。留针 30 分钟，或埋皮内针，或用王不留行籽按压，2~3 日更换 1 次。

（3）穴位封闭疗法

取胆囊穴、太冲。用 0.5% 普鲁卡因溶液 1ml，或硫酸阿托品 0.2mg 注入穴位，每日 1 次，适用胆绞痛者。

（4）皮内针疗法

取右侧胆囊点，配耳穴胆、肝。体穴用 5 分毫针，耳穴用麦粒状皮内针埋藏，时间 1~2 日。

【应用要点】

1. 操作

注意捻转提插泻法、呼吸泻法的操作及针感要求。

2. 鉴别

本病当需与胃溃疡穿孔、急性胰腺炎、心肌梗死、肺栓塞、右侧肾绞痛等加以鉴别，以免贻误病机。

3. 预后

对于泥沙型和小的胆囊结石一般预后良好，胆囊结石较大，直径接近于Oddi括约肌舒张直径时应行外科手术。针刺能够促进胆囊的收缩及舒张、松弛胆总管平滑肌，有较好的即刻缓解疼痛作用，针刺可明显加强胆汁排泄，促进欧狄氏括约肌扩张，促进胆石排出。尤对急性发作、病程短、无严重并发症者疗效佳。

【验案】

王某某，女，55岁，工人。入院日期：1981年7月24日。

[主诉] 右上腹阵发性疼痛伴恶心5天。

[病史] 患者于1981年3月曾因右上腹阵发性绞痛伴心前区不适、头晕、腹胀，在我院住院治疗，住院期间行胆囊造影，确诊为"慢性胆囊炎""多发性泥沙样胆囊结石"，经针刺治疗症状明显减轻，并从粪便中排出大量泥沙样结石，遂回家休养。7月19日右上腹疼痛难忍，呈阵发性绞痛，持续加重，痛彻右肩背，伴恶心欲吐，痛甚汗出，四肢不温，不思饮食，无发热，黄疸，来我院门诊行针刺治疗，针后疼痛缓解，过后腹痛又复出现，口服解痉药，疼痛不减，多次来门诊要求针灸止痛。7月24日因右上腹胀痛拒按、干呕、四肢乏力、头晕再来门诊时，收住院。

[查体] 体温36.3℃；脉搏76次/分；血压150/100mmHg；神清精神弱，体胖，面色萎黄，痛苦病容，瞳孔等大等圆，光反射对称，皮肤及巩膜未见黄染，咽红，颈软，气管居中，表浅淋巴结未触及；胸廓对称，心音有力规整，两肺呼吸音清，腹软，皮下脂肪丰满，右上腹及剑突下有压痛，右侧背

部有沉重感，肝脾未触及，墨菲征（－），肠鸣音稍活跃，舌质淡、苔黄腻，脉沉细。

[西医诊断] 胆结石。

[中医诊断] 胁痛。

[中医辨证] 患者情志不舒，肝失条达，疏泄失职，肝气郁结，气机郁阻胁络，胁痛乃发。正如《杂病源流犀烛》云："肢胁肋痛，肝经病也，盖肝与胆二经之脉，布胁肋，肝火盛，木气实，故流于肢胁间而作痛。"

[治则] 疏肝利胆，通经止痛。

[选穴] 膈俞、胆俞、日月、阳陵泉、中脘、丰隆、内关、公孙。

[操作] 膈俞、胆俞针右侧，向脊柱方向斜刺 1~1.5 寸，予捻转泻法，施手法 1 分钟，针感沿背部向右胁肋部感传；日月针右侧，沿肋骨斜刺 1~1.5 寸，以雀啄泻法，施术 1 分钟，使针感抵右上腹；阳陵泉针双侧，直刺 2~3 寸，予捻转泻法，使针感沿经上传，做手法 1 分钟；丰隆针双侧，直刺 2 寸左右，施捻转泻法以局部酸胀为度；公孙、内关行常规操作，施泻法 1 分钟，以局部酸胀为度；中脘用呼吸补泻之泻法，直刺 2~3 寸，施术 1 分钟。

[治疗经过] 治疗 1 次腹痛大减，经 1 周治疗，腹痛未再出现，筛洗大便发现大量泥沙样结石排出，而后病情稳定，共治疗 2 周出院回家休养。

二、扭伤

扭伤是指四肢关节或躯体部的软组织损伤，而无骨折、脱臼、皮肉破损等情况。局部皮肉筋脉受损，以致经络不通，经气运行受阻，瘀血壅滞局部。

石院士治疗本病以祛瘀消肿、舒筋通络为法则，以阿是穴为主配合刺络拔罐进行治疗，取得显著疗效。

【针灸治疗】

1. 治则

祛瘀消肿，舒筋通络。

2. 处方

主穴：阿是穴、局部腧穴、循经远端穴。

操作：阿是穴及局部腧穴针刺后施捻转泻法至疼痛减轻。循经远端穴捻转泻法并可配合扭伤局部的活动，局部可刺络拔罐。

【应用要点】

阿是穴疼痛剧烈，可围刺局部，并行捻转泻法，以避免只针刺一个穴位在治疗中患者不适。

【验案】

病例1 孙某某，男，78岁。初诊日期：2011年11月30日。

[主诉] 左踝内侧扭伤，红肿疼痛3个月余。

[病史] 患者3个月前脚踝扭伤，红肿疼痛，于天津市骨科医院行X线、彩色多普勒超声检查，未见异常，予扶他林软膏外敷止痛，疗效不佳，遂就诊于我科室。患者神清，精神可，左踝内侧皮色暗红，肿胀，寐欠安。

[查体及实验室检查] 左踝内部颜色暗红、肿胀，局部发热，疼痛拒按，脚踝活动不利。舌暗、苔薄白，脉弦。

[西医诊断] 扭伤。

[中医诊断] 扭伤。

[中医辨证] 瘀血留滞证。

[治则] 祛瘀消肿，舒经通络。

[选穴] 太溪、照海、解溪、足三里、阴陵泉、三阴交，1次/日，留针30分钟。

[治疗过程] 三阴交直刺1~1.5寸，施提插泻法；足三里、阴陵泉施用捻转泻法1分钟；太溪、照海、解溪直刺0.5~1寸，施捻转泻法30秒。

其他辅助疗法：神灯局部照射，起针后局部刺络拔罐，留罐5分钟。

[治疗结果] 针刺3次后，患侧局部肿胀疼痛减轻，走路较前明显轻松；针刺10次后，脚踝局部颜色接近正常肤色，长距离走路已无疼痛感，但局部微肿，嘱其注意休息。继续针刺治疗5次，脚踝局部颜色恢复正常，无肿胀、疼痛。

病例2 王某某，女，24岁，学生。初诊日期：1975年1月17日。

[主诉] 扭伤后左小腿前侧肌肉肿胀，左足下垂1年。

[病史]患者于1974年冬季扭伤左小腿，当即局部肿痛，保健室予外敷伤湿止痛膏后，局部皮肤过敏，而后在家休养，逐渐发现左小腿外前侧肌肉肿胀，皮肤发亮，肌肉发硬，左足下垂，疼痛消失；经肌电图检查，诊断为胫前肌间隔综合征，某院建议行手术治疗，患者拒绝。今来我院门诊治疗。

[查体]左小腿外侧肌肉肿胀，皮肤发亮，微红，按压不痛，腓骨小头前下方及外踝上约3cm×3cm大小范围肌肉僵硬，左足下垂，不能外旋，足趾不能背屈，膝腱反射存在，左侧跟腱反射消失，病理反射未引出，深浅感觉均正常。

[西医诊断]胫前肌间隔综合征。

[中医诊断]痿证（筋痿）。

[中医辨证]扭伤跌仆，恶血内阻，经脉闭塞，气滞血瘀，经筋失养，废不束骨，发为痿证。

[治则]祛瘀血，通经脉，濡经筋，消肿胀。

[选穴]委中、解溪、丘墟、商丘、膝下阳明经筋排刺、僵硬肌肉局部围刺加刺络拔罐。

[操作]委中仰卧位抬腿取穴进针1寸，施提插泻法，至下肢抽动3次为度；解溪、丘墟、商丘直刺1寸，施捻转补法1分钟；膝下阳明经筋排刺，每1寸直刺1针，进针1寸，施捻转补法1分钟；僵硬肌肉局部围刺，相隔1寸直刺1针，施捻转泻法1分钟，并在僵硬肌肉表面用三棱针点刺加拔罐，至出血3~5ml为度。

[治疗经过]每日针1次，3个月后，小腿外前侧肿胀消失，肤色正常，僵硬肌肉范围缩至1cm左右，足背屈，内外旋运动功能完全恢复，足趾除拇趾背屈功能稍差外，其余功能均恢复正常，肌电图复查为正常肌电，追访2年未犯。

三、外伤并发神经、肌肉损伤

外伤后引起神经损伤和肌肉损伤，针刺可快速缓解症状。石学敏院士治疗本病以局部取穴配合循经远端取穴，以针刺配合刺络治疗。

【针灸治疗】

1. 治则

活血化瘀，通络止痛。

2. 处方

主穴：病变局部（阿是穴）循经取穴。

操作：病变局部（阿是穴）围刺，循经取穴均捻转泻法。局部刺络拔罐。

【验案】

病例1 邹某某，男，31岁，工人。初诊日期：1979年3月18日。

［主诉］左腰臀部弥散性疼痛2周。

［病史］1个月前练习滑冰时不慎摔倒，臀部着地，而后出现左腰、臀部酸痛、钝痛，并向大腿后侧扩散，坐位时左侧臀部疼痛更甚，曾服止痛药，效果不显著。

［查体］神志清，四肢活动尚可，左侧髂骨中部有压痛，局部无红肿，但可触及横形条索约2cm，痛温觉无异常，舌质淡、苔薄白，脉弦。

［西医诊断］臀上皮神经痛。

［中医诊断］痹证。

［中医辨证］外伤致经脉受损，气血瘀滞，闭阻太阳、少阳经脉，故而疼痛。

［治则］活血化瘀，通络止痛。

［选穴］秩边、环跳、臀大肌围刺并在局部加以刺络拔罐。

［操作］秩边、环跳均直刺，进针2.5~3寸，施提插泻法，令下肢触电感为度；臀大肌围刺，进针2寸，施提插泻法，可在臀大肌部位刺络拔罐，出血量5ml左右。

［治疗经过］以上穴位针1次后，疼痛大减，5次后即可弯腰及坐位，7次后痊愈。

病例2 何某某，男，19岁，工人。初诊日期：1988年10月18日。

［主诉］右臀部及右下肢疼痛10余天。

［病史］患者 10 天前曾有外伤史，当时无疼痛及不适，1 周后出现右侧臀部疼痛，逐渐发展至右下肢疼痛，活动受限，曾去南开医院治疗，X 光未见异常，诊为"梨状肌损伤"。查体：痛苦面容，腰及右下肢活动受限，搀扶可行走，腰 3、4、5 椎有压痛，臀部有压痛，在臀部（秩边）穴处可触及条索状物，直腿抬高试验（+）、曲膝试验（+）、4 字试验（+），舌质红、苔薄白，脉弦滑。

［西医诊断］梨状肌损伤。

［中医诊断］痹证。

［中医辨证］外伤而致气血瘀滞，痹阻经脉，经脉不通，不通则痛。

［治则］祛瘀，通络，止痛。

［选穴］压痛点刺络拔罐。

［操作］压痛点常规消毒后，用三棱针点刺 5~7 点，用闪火法拔罐，出血量 5~10ml。

［治疗经过］采用此法治疗即刻，疼痛减轻，3 次治疗后症状明显减轻，体态自如，行走如常，直腿抬高试验 80°，曲膝试验（−），4 字试验（−），臀大肌压痛减轻。经 8 次治疗，诸症悉除，临床治愈。3 个月后随访未复发。

四、网状淋巴管炎

网状淋巴管炎是由乙型溶血性链球菌侵犯皮肤和黏膜的网状淋巴管及周围软组织所致急性炎症性皮肤病。主要表现为皮肤突然变赤，色如涂丹，焮热疼痛，伴发热、恶寒等全身症状。

本病因其特点是患部皮肤或黏膜发红，状如涂丹之色而称"丹毒"。大多由于发生部位不同、名称各异，如生于面部，称之为"抱头火丹"；生于胁下、腰髋部，称之为"内发火丹"；生于两腿部，称之为"腿游风"；生于胫踝部，称之为"流火"；游行于周身的称之为"赤游丹毒"等。

石学敏院士认为丹毒是火热毒邪郁于血分，发于肌肤而成，临床上大多是营卫失调、气血凝滞、毒邪壅聚、蒸腾于外的表现，抓住火热毒邪和气血郁滞的关键，以清热解毒、活血通络、祛瘀生新为治疗原则，运用刺络疗法及针灸配伍相结合，以达到血去邪出、祛瘀生新之目的。

【针灸治疗】

1. 治则

清热解毒，活血通络，祛瘀生新。

2. 处方

（1）刺络疗法

部位：分别按其发病部位，进行皮损部位中央与周围交替刺络拔罐。

操作：局部常规消毒，在中央部或周围部用三棱针点刺3~5点，加用闪火罐，令其出血4~5ml，以出血见赤为度，留罐时间不宜过长，5~8分钟即可。每日或隔日1次，更换刺络部位。1周为1个疗程。

（2）毫针刺法

主穴：大椎、双侧曲池；若丹毒生于面部，取双侧风池、中渚、外关；若生于胁下、腰胯部，取双侧支沟、血海、委中；若生于胫踝部，取双侧丰隆、太冲。

操作：大椎直刺1寸，施捻转提插泻法1分钟；风池向对侧眼球方向水平直刺1~1.5寸，施捻转平补平泻法1分钟；中渚直刺0.5~1寸，施捻转泻法1分钟；外关直刺1~1.5寸，施提插捻转泻法1分钟；支沟、血海均直刺1~1.5寸，施捻转提插泻法1分钟；委中可点刺放血，用三棱针在委中处点刺，医者以手加压放血，令出血2~4ml；丰隆直刺1~1.5寸，施捻转泻法1分钟。诸穴针刺施术后，均留针20分钟。

【应用要点】

1. 刺络疗法

刺络疗法应用，控制出血量是关键，若单纯刺络不用加火罐，往往瘀血留驻不消，贼邪伏而不退，以致"在浅不疗，遂生大病"。刺络拔罐以"菀陈者除之"为原则，是泻瘀血邪气的最佳方法，即"视其血络，刺出其血，无恶血得入于经，以成其疾"。

2. 预后

本病及时治疗，约5~6天可好转。与本病相关的足癣、溃疡、鼻窦炎等应积极治疗以避免复发。刺络放血疗法治疗本病可明显缩短疗程。

五、蜂窝织炎

蜂窝织炎是一种真皮深层和皮下组织细菌感染。

本病属于中医"痈疡"范畴。致病因素侵袭人体，引起局部气血凝滞，营卫不和，经络阻塞，产生红肿热痛等症。

石院士治疗本病以病变局部针刺配合刺络拔罐为主。

【针灸治疗】

1. 治则

活血散瘀，化瘀排毒。

2. 处方

主穴：病变局部。

操作：局部常规酒精消毒，火针消毒，快速烧热火针头，先在正中最高点迅速刺入，深至痈底部。再点燃火针头，围绕痈部正中，于四周向中心迅速刺入。刺络后迅速于局部拔一火罐，要求将痈面全部扣住。

【验案】

赵某某，男，54岁。退休工人。初诊日期：2012年4月5日。

［主诉］左侧臀部正中红肿热痛反复发作3年。

［病史］患者有脑梗死、高血压、眩晕病史。已戒烟数年，少量饮酒。患者身材高瘦，平素性情急躁。3年前无明显原因发热，左侧臀部中央生疮，红肿疼痛，范围在6~9cm大小，至某医院就诊，诊断为急性蜂窝织炎，静脉输抗生素（具体用药和剂量不详），热退，痈肿缩小，红肿减退，肤色转为暗紫。3年来，数次复发，每次均输液治疗，好转但不除根。查局部发热，中心部位柔软无头，根部坚硬，直径大约8cm，高出皮肤约2cm。舌红、苔黄，脉滑数。

［西医诊断］蜂窝织炎。

［中医诊断］臀痈，热毒炽盛型。

[治疗] 火针加拔罐。

急则治其标，以局部清热活血散结、化瘀排毒为治。操作：患者右侧卧位，屈髋屈膝，充分暴露左臀痈面。局部常规酒精消毒，火针消毒，快速烧热火针头，先在正中最高点迅速刺入，深至痈底部。再点燃火针头，围绕痈部正中，于四周向中心迅速刺入。刺络后迅速于局部拔一火罐，要求将痈面全部扣住。留罐1分钟，罐内脓血达半罐，至3分钟，脓血满罐，约50ml。起罐后，局部消毒干棉球清洁，后以酒精棉球消毒。立见局部痈面已平，根部仍有几处坚硬。加中药善后。以清热凉血解毒、活血散结为法，开方药调理以治本，方药如下：金银花30g，青黛9g，连翘30g，苦地丁30g，黄连6g，天花粉30g，水牛角粉10g，熟大黄20g。3剂，日1剂，水煎服。

二诊：2012年4月7日。查患处已低平。仍按原法刺络拔罐，处以方药：上方熟大黄改生大黄3g，加生栀子15g。5剂，水煎服，日1剂。

2012年4月9日再刺络拔罐。方药继服。2012年4月10日查左臀患处，根部结节已消，皮色稍暗，局部热肿痛消失。根部结块已消，痊愈之象。2013年8月4日电话随访，患者自诉患处已痊愈，未再复发。

六、阑尾炎

阑尾炎是外科常见病，在急腹症中占首位，主要是由于阑尾管腔阻塞和细菌感染引起的急性右下腹疼痛为主的疾病。

本病属于中医学"肠痈"范畴。大肠为传导之官，故以通为顺。若因恣食生冷，聚湿生热，壅塞肠道或因暴饮暴食，食后剧烈运动伤及肠络，致血瘀停聚化热，积而成痈。

石学敏院士根据病因病机，拟定治疗法则，以通腑除热、化瘀消痈、行气止痛为大法。并强调针刺治疗急性阑尾炎，应严格掌握适应证，急性单纯性阑尾炎，化脓性阑尾炎初起，急性阑尾炎穿孔已形成包块均为针刺治疗范围。治疗过程中要密切观察病情，特别注意特定穴配伍治疗，临床收到较好疗效。

【针灸治疗】

瘀滞期（初期）

1. 治则

通腑，清热，导滞。

2. 处方

主穴：上巨虚、曲池、天枢、足三里、内关、中脘、合谷、丰隆、阑尾穴、腹部压痛点。

操作：上巨虚、曲池直刺进针 1.5~2 寸，施提插捻转之泻法，施手法 20 分钟，留针 1 小时，每 20 分钟施手法一次；天枢为大肠经募穴，用 30 号毫针深刺 2~2.5 寸，捻转泻法；足三里、内关施捻转提插泻法；丰隆、合谷施捻转泻法。中脘进针 2 寸，呼吸泻法。腹部压痛点，进针 1.5~2 寸，施呼吸泻法。每次选一对穴，进针得气后分别接电针仪正负极，用可调波，强度以能耐受为度，每次 20~30 分钟。

蕴热期（酿脓期）

1. 治则

通腑，清热，散瘀。

2. 处方

（1）毫针刺法

主穴：上巨虚、天枢、曲池、大椎、内庭、丰隆、腹部压痛点。

操作：上巨虚、天枢、曲池、丰隆，操作同上述。内庭为足阳明荥穴，进针 1 寸，施呼吸泻法。

（2）刺络疗法

主穴：大椎。

操作：大椎穴常规消毒后，用三棱针点刺 3~5 点，加拔火罐，出血量 5~10ml。

毒热期（清脓期）

1. 治则

清热解毒，行气化瘀。

2. 处方

主穴：上巨虚、曲池、天枢、人中、支沟、阴陵泉、腹部压痛点、阑尾穴、气海。

操作：上巨虚、曲池、天枢同上述。人中用重雀啄手法，以眼球充满泪水为度；支沟、阴陵泉施提插泻法，阑尾穴在右侧的足三里和上巨虚之间，以压痛点为准，强刺激捻转，行针 20 分钟，每 5 分钟施手法 1 次。急性期（发病 7 天之内）针刺每日 2 次，疼痛剧烈时可再加 1 次针刺，配合电针、芒针，治疗不可间断，手法量学必须达到要求。稳定期（发病 2~4 周）针刺治疗每日 1~2 次。

【应用要点】

1. 处方

石学敏院士认为急性阑尾炎似从属大肠痈范畴，根据病因病机，拟定通腑除热、化瘀消痈、行气止痛为其治疗大法。临床将此病分三期治疗，并特别强调特定穴的使用，足三里为阳明经合穴，上巨虚为大肠经合穴，合治内腑达运气止痛之效，腹部压痛点具有以痛为腧的作用，内庭、曲池，一荥一合，可清肠胃积热、消痈化坚。

2. 预后

针刺治疗本病应严格掌握适应证。急性单纯性阑尾炎、化脓性阑尾炎初起、急性阑尾炎穿孔已形成包块均为针刺治疗范围。针灸治疗单纯性阑尾炎疗效较好。研究显示针灸可改善阑尾的血液供应，增强机体的免疫功能，促进炎症吸收。若症状严重，考虑有阑尾穿孔的可能，应及时转外科手术处理。

七、脑积水

脑积水是各种原因造成的脑脊液循环障碍，致使颅内脑脊液潴留。脑积水常见于儿科，小儿脑积水主要表现为头颅迅速增大，颅缝裂开，囟门不闭及四肢活动不灵，智力不足，甚至有生命危险，成人发病较少，以颅内压增高为主。

本病属于中医学"解颅""囟填"之证。病因责之于虚，多以先天不足、肾气失充为由。如《小儿药证直诀》记载："生下而囟不合，肾气不成也，长必少笑；更有目白睛多，㿠白色，瘦者，多愁少喜也。余见肾虚。"

石学敏院士认为本病有虚有实，虚者肾气未充；实者三焦水道阻滞，水湿内蓄，清窍阻闭，清阳不升，浊阴不降。因而临床表现为脑内积水，颅内压增高，在治疗上既要扶正培本，又要利湿通络。

【针灸治疗】

1. 治则

利水通窍，补气益肾。

2. 处方

主穴：四神聪、风池、太溪、三阴交、关元、气海、足三里、膀胱俞、复溜、三焦俞、肾俞、列缺。

操作：四神聪沿皮刺约 3 分，施捻转之泻法；三阴交直刺 0.5 寸，列缺平刺 0.5 寸，风池直刺 1 寸，施提插补法；足三里直刺 1 寸，复溜直刺 0.5 寸，施捻转补法；膀胱俞、三焦俞、肾俞向脊柱斜刺 0.5~1 寸，均施捻转补法手法 1 分钟，不留针。关元、气海灸三壮。

【应用要点】

1. 处方

取四神聪、风池能升阳益智，利湿下行。三焦俞、膀胱俞疏通三焦水道，利湿祛邪。补肾俞、复溜、三阴交益肾、填精，补髓而升清阳，化气利水而降浊阴，灸气海、关元益气温阳，以胜湿化浊。列缺，手太阴肺之络也，肃降肺气，宣通水之上源。如是虚实兼顾，补泻并举，可获良效。

2. 预后

脑积水不及时治疗，会导致智能障碍、行动障碍，甚至尿便障碍。临床多以手术治疗。针刺能有效改善脑积水。

【验案】

病例1 赵某某，男，11个月。初诊日期：1979年6月4日。

[主诉]（家属代述）头部增长过大9个月。

[病史]患儿出生2个月后，发现头部增长迅速，全身发育较差。经某医院检查头围56cm，两耳间距35cm，额枕间距29cm，囟门增大而饱满，颅缝过宽，落日征（±），诊断为先天性脑积水。

[查体]面色苍白，头大畸形，囟门不合，眼睛落日征明显，头部青筋暴露，舌淡、苔白。

[西医诊断]脑积水。

[中医诊断]解颅。

[中医辨证]患儿禀赋不足，先天亏虚。骨弱脑空，加之脏器不坚，三焦气化失司，升降失调、清浊混淆，浊乘清空，故而脑胀头大。

[治则]利水通窍，补气益肾。

[选穴]四神聪、太溪、三阴交、关元、气海、足三里、膀胱俞、复溜、三焦俞、肾俞、列缺、风池。

[操作]四神聪沿皮刺约3分，施捻转之泻法；三阴交直刺5分，施提插补法；足三里进针5分，施捻转补法；复溜直刺8分，施捻转补法。余穴针法同前但诸穴均施手法1分钟，不留针。关元、气海均灸三壮。

[治疗经过]每日针1次，10次后尿量增多，囟门张力减低。治疗20次后精神转佳，35次后囟门平坦，张力不高，颅缝变窄，头颅动转灵活，眼睛落日征减轻，头围减至52cm，耳间距至31.5cm，额、枕间距28cm，精神饱满，食欲旺盛，临床治愈。

病例2 郝某，女，8个月。初诊日期：1980年3月12日。

[主诉]（其母代述）患儿出生5个月后发现头部生长过大，伴恶心欲吐，曾经本市及外地医院检查，诊断为先天性脑积水。

[查体]颜面紫红，头部活动受限，双眼落日征（±），囟门扩大而饱满。

[西医诊断]脑积水。

[中医诊断]解颅。

［中医辨证］患儿先天不足，后天失养，肾元亏虚，筋骨痿软，髓海空虚，升降失司，浊阴上乘清窍故使头大智愚。

［治则］益肾调中，通窍利水。

［选穴］四神聪、三阴交、关元、气海、足三里、膀胱俞、三焦俞、复溜、肾俞、列缺、风池。

［操作］同病例1。

［治疗经过］上穴日针1次，5次后尿量增加，精神活泼。23次后头围明显缩小。32次后诸症基本消失，头部活动自如，获临床治愈。

八、脑、脊髓系统肿瘤术后

脑、脊髓系统肿瘤术后仍遗存的中枢神经、周围神经损伤，应用针灸治疗可取得满意的疗效。

石院士治疗此类疾病在醒脑开窍基础上，选取背俞穴、局部腧穴治疗，取得较好疗效。

【针灸治疗】

1. 治则

醒脑开窍，通经活络。

2. 处方

主穴：内关、人中、足三里、损伤相应节段背俞穴、阿是穴。

操作：内关直刺0.5寸，捻转补法；人中直刺0.2寸，雀啄泻法，以眼睛湿润为度。足三里直刺1寸，可加电针。背俞穴直刺1寸，电针或温针灸。运动障碍、感觉障碍部位循经取穴排刺。阿是穴刺络拔罐。

【验案】

脊髓血管瘤

病例1 张某，男，24岁。初诊日期：2010年8月24日。

［主诉］右下肢大腿前外侧痛5年，伴足麻不适4年。

［病史］患者2005年因右大腿前外侧疼痛而进行多种检查，后查胸MR，

发现胸腰段存在异常占位，诊断为脊髓髓内海绵状血管瘤。2006年于北京天坛医院进行手术根除治疗。术后右大腿前外侧疼痛未缓解，并出现右足凉麻，以右足大趾为甚，疼痛从中午始、午夜为重，痛时以伏兔至风市之间某部感觉异常为始，后渐痛重，至股骨大转子水平以下止。严重影响睡眠、作息。服用布洛芬缓释胶囊可缓解。从2006年至今，多方治疗未效。2010年8月24日就诊于高血压门诊，现见神清，精神可，腰背部手术史，可见一陈旧性创伤疤痕，面积约3cm×10cm，右下肢大腿前外侧疼痛，右足自觉凉麻，病理反射未引出，生理反射存在。饮食良好，二便正常。

[查体及实验室检查] 右足指皮温略低于左侧。右上肢血压：129/82mmHg，左上肢血压：122/78mmHg。舌红有瘀点、舌下络脉紫暗，脉弦。

[西医诊断] 髓内海绵状血管瘤术后。

[中医诊断] 痛证。

[中医辨证] 气滞血瘀证。

[治则] 运用醒脑开窍针法醒神导气，安神除痹。

[选穴] 主穴：人中、内关。配穴：血海、背俞穴；患足足尖、八风、涌泉、阳陵泉、环跳。

[治疗过程] 人中、内关按醒脑开窍针法量学要求操作。直刺血海1.5寸，施提插补法，至有酸胀感；背俞穴排刺；直刺患足足尖、八风0.2寸，捻转泻法；直刺患足涌泉0.5寸，捻转泻法；直刺阳陵泉1寸，环跳1.5寸，平补平泻。留针30分钟，1个月为1个疗程。

[治疗结果] 针刺当天（8月24日）即痛止，停服布洛芬缓释胶囊；第3日（8月27日）夜间疼痛偶作，持续时间极短；为巩固疗效，连续针刺1个月，痛除告愈。半年随访未述复发。

病例2 张某，女，69岁。初诊日期：2014年10月19日。

[主诉] 左侧腋下至乳房下针刺样窜通1年。

[病史] 患者1年前无明显原因出现左侧腋至乳房下部针刺样窜痛，在某社区医院针灸1年无效。于2014年10月19日前来就诊。查MRI示胸段4~5血管瘤，鉴于高龄，某西医院神经外科不建议手术。现疼痛剧烈，严重影响生活、睡眠，外观肤色无变化，皮温正常，舌淡红、苔薄白，脉弦紧。

[西医诊断] 脊髓血管瘤。

［中医诊断］痛证。

［中医辨证］气滞血瘀证。

［治则］醒神开窍，活血化瘀。

针刺：膈俞、督俞刺络拔罐，膻中穴线灸。内关、人中、合谷、太冲、夹脊穴针刺。

治疗 1 次疼痛就缓解达 8 个小时，10 次后，疼痛偶作，巩固治疗 1 个月，疼痛缓解。

按语：髓内血管瘤固有疼痛症状得中医治疗的报道目前更是少见。结合本例患者的症状来看，与《内经》中记载的痛证、痹证,《金匮要略》中的中风等病有相似之处。石学敏院士对该病的病机认识：先天禀赋不足，后天因邪侵入，邪与气血搏结于脉，瘀滞而成。运用醒脑开窍针法醒神导气，安神除痹。兼刺足三里、血海、腰背俞穴，滋补气血、濡养先天、疏经祛瘀、通络除痛。电针患处经筋或拔罐刺络，宣局部之气血，导下行诸经气于受邪部，共起祛瘀、通络除邪之效。刺患足足尖、八风、涌泉，导气血于足，清足之顽麻。再刺患侧环跳、阳陵泉，沟通精气于足并其主治一身痹痛、顽麻。经络瘀阻，不通则痛。故以配穴以达到祛瘀、通络除邪、导气血于足、沟通精气于足，以治一身痹痛的疗效。髓内海绵状血管瘤的病例比较少见，目前对其治疗主要采取手术治疗。通过国内外的一些学者报道显示一些患者经过手术治疗对其固有症状改善不理想。针灸对本病治病求于本，运用针刺穴位的方法滋补气血、濡养先天、疏经祛瘀、通络除痛，效果明显。

颈髓室管膜瘤术后

张某某，女，53 岁。初诊日期：2015 年 11 月 21 日。

［主诉］颈髓室管膜瘤术后 3 年，伴上肢动作笨拙、手心感觉缺失 2 年。

［病史］患者 3 年前无明显原因出现双上肢麻木无力，至某西医院就诊，MRI 提示颈髓 3~5 占位，手术治疗，术中及术后病理检查为室管膜瘤。术后肢体完全恢复。1 年后发现双手手心发木，手中取物辨别不出物体的形状、材料，颈肩部沉紧，如有重物压实，翻身困难，辗转北京、上海等多地治疗，不效。于 2015 年 11 月 21 日至医院求助醒脑开窍针刺法诊疗。查手心感觉减退，温度觉、图形辨别觉消失，颈项肌肉僵硬，肩关节各个方向活动范围减

小，翻身困难，舌淡红、苔薄白，脉沉滑。

［西医诊断］室管膜瘤术后并发症。

［中医诊断］痹证。

［治则］醒神开窍通络。

［针灸取穴及操作］内关、人中、极泉、尺泽、小海、郄门快针不留针，颈夹脊、华佗夹脊穴（胸1~5）电针，命门、足三里温针灸，承山、承筋、后溪、足临泣毫针刺，平补平泻。

［治疗结果］7次后手心温度觉恢复，10次后可辨别物体形状，20次后颈肩压实感减轻，翻身顺利。天气寒凉，症状稍有反复，继续治疗10次，明显好转，恢复工作。

脑胶质瘤术后

王某，男，35岁。初诊日期：2015年12月2日。

［主诉］脑胶质瘤术后伴左侧肢体瘫痪10天。

［现病史］2015年11月9日10点左右在活动时出现左侧肢体无力伴麻木，严重时左上肢不能抬起，持续2~3小时发麻好转，又过2小时肢体乏力好转，后上述症状又反复发作，持续时间1分钟至1小时左右，均能自行缓解。发作性左下肢不自主抖动，持续几秒到1分钟不等。神志清楚，无头晕头疼，二便障碍，恶心呕吐。至某西医院就诊，头颅CT显示右侧顶叶占位，胶质瘤可能性大。住院MRS提示胶质瘤，12日转神经外科，22日全麻下开颅肿瘤切除术，术中冰冻切片结果为胶质瘤2~3级。术后生命体征稳定，左下肢瘫痪，深浅感觉减退，麻木，于12月2日转医院康复治疗。左下肢肌力0级，上肢3级，腱反射减低，病理征阳性。舌淡红、苔薄白，脉滑而有力。

［治则］醒脑开窍，通经导气。

［选穴］内关、人中、极泉、尺泽、委中、三阴交，按照手法量学标准针刺，风池、肩髃、曲池、合谷、足三里、血海、太冲毫针刺，捻转提插，平补平泻。

［治疗过程］针1次后即可下地行走，但须有一人辅助，3次后自行行走，5次后感觉明显恢复，麻木好转，足底触觉明显好转，7次后足趾可以屈伸运动。转院接受放化疗，期间间断针灸10次，2016年1月30日随访，肢体功

能完全恢复，可行走 1 万米左右。

脑膜瘤术后

陆某，女，52 岁，汉族。初诊日期：2015 年 11 月 17 日。

[主诉] 吞咽障碍 1 个月余，脑膜瘤术后 1 周伴吞咽障碍 7 天。

[现病史] 患者因反复头痛 6 个月，吞咽障碍 1 个月于 2015 年 10 月 25 日就诊于某西医院，行头颅 MRI 检查确诊：脑膜瘤（枕骨大孔区）。于 10 月 30 日行开颅巨大肿瘤切除术后，头痛好转，但吞咽困难存在，为求进一步诊治来我院。患者既往有高血压、糖尿病史 10 年。

[查体] 神志清，精神好，反应灵活，语言清晰，声音正常，鼻饲进食，伸舌右偏，右侧舌体萎缩，悬雍垂右偏，舌苔白厚腻。

[西医诊断] 脑膜瘤术后（枕骨大孔区）。

[中医诊断] 喑痱。

[治则] 升清降浊，通窍利咽。

[选穴及操作] 风池、翳风、完骨，采用 4 寸长针，针尖向舌根方向，行小幅度高频率捻转补法；舌针及咽喉壁点刺，满刺全舌，重刺舌尖，轻刺舌根，金津、玉液重手法点刺放血，以重泻瘀浊，舌下穴轻快针刺，印堂、上星透百会平补平泻；开"四关"，即合谷、太冲用泻法。配以曲池、列缺、足三里、丰隆直刺提插平补平泻，升清降浊。针灸 2 次后，患者自觉吞咽功能改善，针灸 5 次后，患者可进食馄饨、面条等食物，仍偶有饮水呛咳，继续行针灸治疗 5 次痊愈。

垂体瘤术后

陈某某，女，56 岁。初诊日期：2015 年 9 月 6 日。

[主诉] 眩晕、神疲乏力，头痛、复视 20 天。

[现病史] 20 天前出现烘热不适，左眼视物模糊、眩晕乏力，头疼，烦躁不安，无恶心呕吐，正值月经来潮时。2 周前去医院检查诊断为鼻窦炎，在某医院住院治疗，症状无明显改善，遂于今日就诊于本门诊。现症：神情极度疲乏，说话少气无力，贫血貌，左眼运动不充分。双眼视物模糊，复视，头晕头痛，纳呆，大便溏。患者平素月经量较多，贫血病史。寐安，二便可，舌淡、苔薄白，脉沉细。

［既往史］子宫肌瘤 20 余年，月经量大，经期延长，贫血史多年。垂体瘤经鼻腔手术史 5 年，甲状腺癌手术史 1 年。

［检查］头颅 CT 提示左侧蝶窦、上额窦即鳃窦部浑浊，蝶窦部缺损。血常规：白细胞升高。

［西医诊断］鼻窦炎；甲状腺癌术后、垂体瘤术后。

［中医诊断］眩晕病；复视。

［治疗］头孢拉定，1 片，日 3 次，口服。补铁丸，1 丸，日 2 次，口服。扶正合剂，50ml，日 2 次，口服。

［中药处方］黑顺片 10g，炮姜炭 10g，炙甘草 10g，阿胶 9g，金银花 30g，白花蛇舌草 30g，半枝莲 20g，当归 15g，党参 15g，白芷 10g，辛夷 10g，淡豆豉 10g，煅龙骨 20g，生地黄 10g，连翘 20g，鹿角霜 20g，桃仁 10g。

日 1 剂，水煎服。

二诊：2 周后，精神明显好转，面色红润，头痛消失，仍复视、头晕。至某医院眼科住院治疗 2 周，复视无变化，又转至门诊求助针灸。

［选穴］内关、人中、睛明、球后、瞳子髎、中脘、气海、足三里、风池、完骨、天柱。

10 次后复视明显好转，30 次后复视消失。

脑脓肿术后

崔某某，女，51 岁。初诊日期：2014 年 1 月 7 日。

［主诉］左侧肢体活动不利伴语言欠利 1 个月余。

［病史］患者于 2013 年 11 月 30 日下午 5 时许，无明显诱因渐进出现持续左侧肢体无力，伴头痛、身热，当时无头晕，无胸闷憋气、二便失禁等症，就诊于某西医院，于某西医院查颅脑 MRI 示右额叶囊实性占位病变，遂于 2013 年 12 月 1 日是继续就诊于某西医院，完善各项术前检查，于 2013 年 12 月 9 日全麻下行开颅探查病灶切除术，手术过程顺利，术中冰冻病理回报考虑脑脓肿，治以止血、脱水、预防癫痫、营养神经、抗感染，予 20% 甘露醇、神经节苷脂注射液、丙戊酸那、苯妥英钠、哌拉西林、万古霉素。患者术后血糖高，予精蛋白生物合成人胰岛素注射液（预混 30R）降糖治疗，术后患

者恢复顺利，手术后第 7 天拆线，间断复查头 CT 示病灶基本切除，本区水肿逐渐吸收，左侧肌力逐渐改善。患者于术后第 16 天再次出现间断低热，以下午明显，体温最高达 38.3℃，复查血常规示白细胞偏低，复查腰穿及胸 CT 除外颅内感染及肺感染后，尿常规回报可见较多酵母样真菌，予加用氟康唑抗真菌治疗，效果不理想，请内科会诊后考虑不除外药物热，予停用所有静脉用药后，患者体温逐渐恢复正常，经治病情平稳，为进一步治疗收入我病区。现症：神清，精神可，语言欠流利，左侧肢体无力，左手不自主抖动，无头晕头痛，无咳嗽咯痰，纳可，寐安，二便调。

［查体及实验室检查（阳性指标）］颅脑 MRI：右额叶囊实性占位病变。

［西医诊断］脑脓肿，糖尿病。

［中医诊断］痿病。

［中医辨证］气虚血瘀证。

［治则］醒脑开窍，滋补肝肾，疏通经络，补益脑髓。

［治则］内关（双侧）、人中、三阴交（取患侧）、极泉、尺泽、委中（取患侧）、风池、完骨、天柱（双侧）、双风池、双太溪、人迎、头维、曲池、合谷、足三里、太冲，均取双侧。

头皮针取穴：顶颞前斜线、顶颞后斜线；刺芒针（1 次 / 日）肩髃、臂臑等，取患侧。

［治疗过程］

醒脑开窍针刺治疗（1 次 / 日），按照取穴标准及量学要求操作，留针 30 分钟。

人迎直刺，小幅度高频率捻转补法，头维、曲池、合谷、足三里、太冲，均取双侧，可活血散风、调和肝脾。

头皮针取穴：顶颞前斜线、顶颞后斜线，刺入后快速捻转，每分钟 200 次左右，持续捻转 2 分钟，留针 30 分钟。芒针（1 次 / 日）肩髃、臂臑等，取患侧，提插补法，以疏通经络，留针 30 分钟。

［治疗结果］治疗 20 次后语言流利，左侧肢体无力好转，左手偶有抖动，上肢肌力 3 级，下肢肌力 4 级，搀扶下行走，左上肢可抬高至头，纳可，寐安，二便调。舌淡红、苔薄白，脉弦。

第七节　急症

一、高热

当体温超过 39℃时，称为高热。高热一症可见于西医学中流行性感冒、流行性脑脊髓膜炎、乙型脑炎、细菌性痢疾、钩端螺旋体病、结核病、疟疾、感染性心内膜炎、胆道感染、肝脓肿、泌尿系感染、风湿热、结缔组织疾病、血液性疾病及恶性肿瘤等传染性疾病、感染性疾病及其他一些病症。

中医所称之"壮热""大热""实热""日晡潮热"等，多属高热范畴。外邪犯于肌表，腠理闭塞邪不得出，正气拒邪外出；或邪入少阳，热郁半表半里，正邪相争，发为高热；或因阳热炽盛，外不得散，内不得泄，郁蒸于里；或湿热之邪胶结难解，交蒸郁积，隐伏于里；疮疡肿毒，蕴积不散，腐肌败血，毒火亢盛亦可发为高热。

【针灸治疗】

1. 毫针刺法

（1）邪在肺卫

［治则］清热宣肺。

［处方］

主穴：风池、大椎、曲池、合谷。

配穴：头痛甚加太阳、印堂；咽喉疼痛加少商；咳嗽配太渊、列缺。

操作：风池穴针向对侧眼球，深 1.5~2 寸，施捻转泻法 1 分钟，使针感向上传至前额及颞部；大椎穴针 1 寸，使针感放散至两肩及背部，予捻转泻法 1 分钟；曲池、合谷为常规取穴，用提插泻法，使针感向指端放散为度。

（2）邪在气分

［治则］清热宣肺，凉膈通腑。

［处方］

主穴：大椎、少商、曲池、合谷、膈俞。

配穴：热壅于肺加列缺、尺泽、肺俞、天突等。热扰胸膈加膻中、厉兑。热结肠腑加中脘、天枢、下巨虚。胃热亢盛加内庭。

操作：大椎穴针 1 寸，采用捻转泻法，施手法 1 分钟，使针感向肩背部放散，或在大椎穴用三棱针点刺 5~8 点，闪火拔罐令出血 5~10ml；少商用三棱针点刺，用手挤压放血 5~10 滴；曲池、合谷，运用提插泻法，针感向指端放射为宜；膈俞针向脊柱，进针 1~1.5 寸，施捻转泻法运针 1 分钟，也可局部以三棱针点刺 5~8 点，然后闪火拔罐，令出血 5~10 滴。

（3）热入营血

［治则］泄热开窍。

［处方］

主穴：十宣、内关、人中。

配穴：痰热加气舍；风盛加大椎、百会、合谷、太冲；出血加大椎、曲池、血海、委中、曲泽。鼻衄加风池、迎香；咳血加孔最、太渊；吐血加郄门；便血、溲血加隐白。

操作：十宣以三棱针点刺放血，每指挤压出血 10 滴左右；内关施捻转提插复式手法之泻法。施术 1 分钟；人中进针 0.5 寸向上斜刺，予重雀啄手法，以眼球湿润为度。气舍针 1.5 寸，施捻转补法，连续施手法至呼吸频率恢复正常为止，留针。其后酌病情每隔 10~20 分钟运针 1 次，一般需观察 2 小时左右。大椎或针或刺络，操作如前所述；百会直刺 0.3 寸左右，以局部酸麻胀重为度，施以捻转泻法，施术 1 分钟；四关左右均取，常规操作，施捻转之泻法，运针 1 分钟；曲池、血海直刺 1~1.5 寸，可采取提插之泻法，每穴施术 1 分钟；委中、曲泽以三棱针点刺放血，用手挤压出血共 1~2ml 为宜。

2. 耳针疗法

取耳尖、耳屏尖、神门、皮质下、交感。耳尖、耳屏尖放血，一般挤压放血 5~10 滴。余穴一般用毫针刺激手法，留针 15~30 分钟。

3. 刮痧疗法

光滑平整的汤匙蘸食油或清水，沿脊背两侧颈部、胸部肋间、肩肘、肘窝及腿窝等处轻刮，至皮肤出现紫红色为止。本法可刺激皮肤末梢血循环，使其速率及流量增加，达到散热的目的。

【应用要点】

1.处方

刺络放血应达到一定的出血量。大椎穴为手足三阳与督脉之会，督脉主一身之阳，有清热殊效；风池为足少阳、阳维之会，有疏风解表之功；曲池、合谷乃手阳明之合穴、原穴，辅之以解表清热，其效卓著；十宣为经外奇穴，具有泻热启闭之功。神昏者配人中穴醒神开窍；咽喉肿痛者加少商穴以清肺热；烦躁者加印堂、神门以宁心安神。高热痰盛，喉间痰鸣，或呼吸微弱，加气舍，气舍为足阳明胃经之腧穴，为宗气之所舍，有益气豁痰通窍之功，现代研究认为它有兴奋呼吸中枢之效。

2.预后

西医学的发热主要见于感染性及非感染性两大类疾病，以感染性疾病居多。针灸退热疗效确切。通过针刺、刺络放血疗法可达到提高机体免疫力，通过神经、体液调节达到降温的目的。

二、神昏

神昏即神识昏乱、不省人事的一种证候，又称"昏愦""昏迷"，古时又称"暴不知人""不识人"等。神志昏蒙不清常是一种危候，是疾病过程中由于气虚衰，或邪气盛实，致脏腑气血功能暴脱、逆乱、闭塞而致，神昏以不省人事，状如昏死，时间较长，不易迅速复苏为特点，当与一时性的神志改变，如气厥、血厥、痰厥等加以鉴别，它虽然有意识障碍，但持续时间短暂，移时逐渐苏醒，一般属"晕厥"范围，故不是本节讨论的内容。神昏多伴有高热、抽搐、烦躁不安、谵语妄言、喉中痰鸣、呼吸短促、二便自遗、四肢厥逆、半身不遂、口眼㖞斜等症状。

昏迷常见于多种疾病，如脑卒中、脑占位性病变、乙型脑炎、脑膜炎、脑型疟疾、窒息、中枢性呼吸衰竭、心源性休克、感染性休克、过敏性休克、肺性脑病、肝昏迷、尿毒症昏迷、糖尿病昏迷、中暑、有机磷中毒、一氧化碳中毒、药物中毒等。

石学敏院士治疗神昏在醒脑开窍的基础上，闭证重视刺络疗法应用，脱证重视灸法应用。

【针灸治疗】

1. 闭证

（1）治则：开窍启闭，清热凉肝。

（2）处方

主穴：内关、人中、十二井穴、大椎、曲池、合谷、太冲、阳陵泉。

配穴：痰闭加气舍，痰湿加丰隆、阳陵泉，痰火加丰隆、中脘、少商。

操作：先刺双侧内关，施捻转提插复式泻法，施术1分钟，继刺人中，针向鼻中隔斜刺0.5寸，用重雀啄手法，令患者眼球湿润或流泪为度，十二井穴点刺放血，每穴挤压出血5~8点，大椎刺络放血5~10ml，曲池予提插泻法施术1分钟，阳陵泉直刺1.5~2寸，用提插泻法，抽止停针，均不留针。

2. 脱证

（1）治则：救逆固脱。

（2）处方

主穴：内关、人中、百会、关元、足三里。

配穴：亡阳加神阙、气海。

操作：人中操作同前，百会用火烁艾条施灸，每次30分钟，4小时可重复1次；关元可温针灸、隔盐灸、隔姜灸，每次灸3~5分钟，酌情再针。气海、关元可温针灸、隔盐灸、隔姜灸，灸5~10壮；神阙禁针，灸法同气海、关元。

【应用要点】

治疗时注重手法量学要求。

【验案】

病例1 王某某，女，49岁，干部。入院日期：1976年12月8日。

［家属代述］失语，阵发性四肢抽搐24日。

［病史］1976年11月4日晨7点发现，患者神志昏迷，不省人事，急送某院，确诊为"一氧化碳中毒"，予吸氧、输液等治疗，于15日晨4点苏醒，

一切功能正常，自觉乏力、倦怠，16日出院，1周后恢复常态。12月初，突发意识模糊，少言多寐，用安宫牛黄丸、汤药、针灸治疗无效，继而出现失语、四肢无主动运动，并阵发性抽搐，二便失禁。今来我科住院治疗。查体：意识模糊，表情淡漠，失语，颅神经检查未见阳性体征，心肺正常，肝脾不大，四肢肌张力低下，无主动运动，并阵发性震颤，生理反射存在，病理反射未引出，左手轻度浮肿。二便失禁，舌质暗红、苔黄微腻、中心滑剥，脉弦滑。

［西医诊断］一氧化碳中毒后迟发性脑病。

［中医诊断］神昏、颤证，失语。

［中医辨证］毒邪内攻，心窍被蒙，血脉郁滞，经络不通，毒热内蕴，耗气伤阴，肝失所养，阳亢生风，故发痉病、失语。

［治则］醒神开窍，息风通络。

［选穴］

（1）主穴：内关、人中、风府。

（2）辅穴：百会、四神聪、合谷、太冲、阳陵泉、关元。

［操作］内关直刺1.5寸，施捻转提插结合泻法1分钟；人中向鼻中隔斜刺5分，施雀啄泻法，至眼球湿润或流泪为度；风府低头进针，针向结喉，施提插手法，切勿捻转，至全身或一侧上下肢抖动为度，立即出针；百会、四神聪向后斜刺，与头皮呈60°，进针0.5寸，施平补平泻1分钟；合谷、太冲直刺1寸，施捻转泻法1分钟；阳陵泉直刺2寸，施捻转泻法1分钟；关元直刺2寸，施呼吸补法，针感向会阴部放射，施手法1分钟。

［治疗经过］上穴日针2次，经6天治疗，意识有所恢复，可回答简单问题，肢体抽搐较前减轻，经14天治疗后，神志清楚，语言流利，四肢可屈伸活动，搀扶可行走；经20天治疗后，功能基本恢复，无四肢震颤，生活基本自理，但动作较迟缓，反应略迟钝；经35天治疗诸症消失，功能正常，唯反应略迟钝尚无改善，基本治愈出院。

病例2 苏某，女，32岁。初诊日期：2015年9月24日。

［病史］患者于2014年12月5日无明显原因出现肢体麻木无力，在当地医院检查为动脉瘤破裂出血，行开颅血肿清除术和动脉瘤夹闭术，术后症状逐渐好转，于2015年3月行钛板修补术，术后反复复查CT，发现右侧额叶

低密度灶，呈进行性增大，于2015年6月初出现头晕、嗜睡，复查CT发现右额叶低密度灶明显增大，在当地医院诊为"右额叶占位，脑脓肿？肿瘤？"，于7月1日行右额叶占位切除术，打开颅窗后发现菌丝，病理提示为曲霉菌，给予抗真菌治疗，氟康唑，用量不详。因出现高热，达39.5℃，改用两性霉素B抗真菌治疗，枕大池引流，美罗培南等抗菌治疗，体温渐恢复正常，因昏迷、四肢抽搐于7月30日转西医院神经外科，复查头颅CT，核磁发现右额叶脓肿，脑积水加重，于8月14日右额叶脓肿引流术，术后脑内出现血肿，急行开颅血肿清除术和脓肿区引流术，术后送ICU。8月28日行腰大池置管引流术，术后复查脓肿消失，血肿逐渐缩小，脑积水减轻，生命体征平稳，于9月24日转入医院康复治疗。面罩吸氧，留置导尿管，鼻饲管，瞳孔不等大，左侧大于右侧，对光反射迟钝，目光呆滞，颈强，肢体右侧震颤，上肢屈肌肌张力1级，手握固。下肢2级，足内翻下垂，吞咽不能，鼻饲营养。二便失禁，导尿管导尿。常规针灸6周，及对症治疗后肢体抽搐好转，神志时清时昧。2015年11月9日开始醒脑开窍针刺法治疗。每周5天。

［西医诊断］脑动脉瘤破裂术后，真菌感染。

［中医诊断］神昏，中风，吞咽障碍。

［治则］醒脑开窍，通关利窍。

［治疗经过］针刺7次后吞咽功能恢复，可进食米饭、馄饨、面条等。鼻饲管自行拔出。14次后神志转清，上肢肌张力缓解，手握固好转，语言低微，可说简单的词语，肢体较前有力，左上肢可抬起90°，在家属辅助下可坐起，语言较流利，可说较复杂的语句。构语选词明显改善。小便控制力较好，有明显尿意，拔出导尿管，偶有渗漏。大便可控制。30次后体力精神明显好转，表情自然，自我独立饮食，体重增加，翻身顺利，四肢肌力明显增强，小便控制良好，思维较敏捷，语言缜密流利，扶床可站立30分钟，可自由实现床上和轮椅上的转换。足下垂明显改善。40次后一人搀扶下可以行走，大小便可至卫生间自理。

临床研究

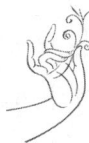

第一节　醒脑开窍针刺法治疗脑卒中临床研究

在醒脑开窍针刺法创立的早期，采用公认的疗效标准进行了醒法针刺治疗中风病的初步研究，观察醒法治疗脑卒中后不同病期患者的疗效，并应用血液流变学、微循环等试图探讨其应用机制。随着治疗病例的积累，我们对住院病例进行了回顾性分析、总结。以后又采用国际公认的研究方法，按照循证医学的要求，先后开展了单中心随机对照研究和大样本量多中心随机对照研究，并对醒脑开窍针刺法治疗中风的疗效和安全性进行了系统评价。

一、醒脑开窍针刺法治疗脑卒中不同病期的临床观察

（一）中风先兆

曾用随机抽样方法观察了 30 例中风先兆经"醒法"治疗的临床效果，临床治愈率 61%，总有效率 96.7%；而对照组的临床治愈率 34%，总有效率 95.6%，经统计学处理，二组治疗效果有显著性差异（$P < 0.05$）。

同时观察了这些患者的血液流变学的改变，结果表明，"醒脑开窍针法"能明显地改善中风先兆患者血液的浓、黏、凝、聚状态。虽然传统对照组也可改善某些血流变指标，但无统计学意义（$P > 0.05$）。

（二）中风急性期

我们以缺血性中风急性期患者为研究对象，应采用"醒脑开窍"针法治疗，并与传统针刺法进行对照，采用全国统一的诊断标准和国际公认的疗效评定标准，对该针法治疗中风的临床疗效进行了临床观察，并从血液流变学角度探讨了该针法治疗中风的机制。

1. 资料及方法

（1）本组患者病例均为发病2周以内的脑梗死急性期患者，其中男23人，女17人；平均年龄，男59.3岁，女58岁；病程最短0.5小时，最长14天，平均6.4天。伴有高血压病者29例，慢性冠状动脉供血不足者11例，陈旧性心梗者2例。按患者入院先后顺序将患者分为醒法治疗组和传统针法对照组。

（2）治疗方法

醒法取穴及操作见63~64页"学术思想"第五节"醒脑开窍针刺法"之"醒脑开窍针刺法组方及操作"。

传统针刺法取穴及操作：取肩髃、肩髎、曲池、外关、手三里、合谷、足三里、阳陵泉等阳经穴位，施捻转提插平补平泻手法。

（3）疗效标准

在针刺治疗前及治疗45天后，分别进行神经功能缺损程度评分以判定疗效和血液流变性指标的检测。疗效评定标准参照全国第二次脑血管病学术会议制定的临床疗效评定标准并稍做适当修订。

2. 研究结果与分析

（1）"醒脑开窍"法治疗前后：患者血液流变学各项指标（全血黏度、血浆黏度、红细胞压积及血小板聚集率），除纤维蛋白原浓度外，均有明显改善，治疗前后各项指标均有显著性和极显著性差异（$P < 0.05~0.01$）。

（2）传统针刺组治疗前后：患者低切下的全血黏度改善，有显著性差异（$P < 0.05$）。高切下的全血黏度和血浆黏度也有一定的改善趋势，但无统计学意义。其他指标无明显变化。可见，醒法对急性期患者血液流变性的改善作用明显优于传统针刺组。

（3）两针刺组疗效比较：醒脑组基本治愈及显效人数明显多于传统组，

显效率高于传统针刺对照组（$P < 0.05$）。以上结果表明醒法和传统针法均为治疗中风的有效方法，但以前者疗效更佳。

醒法对急性期患者血流变的影响归纳有以下几方面：

①改善血液的凝聚性低切下的全血黏度：血沉方程 K 值、红细胞电泳是反映红细胞聚集性的指标；血小板电泳及最大聚集率是反映血小板凝聚性的指标。以上指标的改善，说明血液凝聚性改善。这对于防止血栓形成具有重要意义，特别是血小板聚集功能的改善。由于血小板功能改变在血栓形成机制中具有重要作用，是血栓形成的首要条件，所以许多学者将血小板凝聚功能改变作为缺血性中风发病的独立因素加以研究。多数学者认为，血小板功能亢进应视为发病原因之一，关于血液聚集性改善的机制可能与针刺使红细胞和血小板表面的负性电荷增加或消除了对其负性电荷有不良影响的因素有关。

②改善了血液的黏滞性：全血黏度和血浆黏度是反应血液的黏滞性的降低，血液流动的阻力减少，这对血流量的增加有重要意义。尤其是高切下的全血黏度降低对于微循环血流中"轴流现象""∑效应"和临界毛细血管半径的决定性因素。这些现象和效应是微循环正常的重要条件，临界毛细血管半径直接影响组织灌注量。所以，红细胞变形性增加，使得微循环状态得以改善。

③改善了血液的浓稠性：红细胞压积是反映血液浓稠性的主要指标，对血液的黏滞性和聚集性产生重要影响。因此，血液浓稠性的降低在某种程度上反映血液的流变状态改善。需要说明一点，为了叙述的方便，将针刺对血液流变性的影响分为聚集性、黏滞性和浓稠性三个方面。实际上三者之间互相影响，相辅相成，共同形成了血液流变学诸因素的复杂性和多元性。

由上述可见，醒法对急性期患者血液的凝聚性、黏滞性和浓稠性均有改善作用。我们认为，血液流变性的改善是针刺治疗缺血性中风的机制之一。

（三）中风后恢复早期

为了系统观察本方法对不同时期中风患者的疗效，我们于 1986 年 3 月至 11 月对收治的 50 例稳定期（发病 3 周至 3 个月）中风患者进行了有关临床观察性研究。诊断标准定义采用世界卫生组织 MONI-CA 方案的统一标准，包括脑出血、蛛网膜下腔出血、脑血栓形成、脑栓塞，不包括一过性脑缺血发作和慢性脑血管病。

1. 资料及方法

（1）所有患者病程均在 3 周至 3 个月范围。其中男 33 例、女 17 例，其中脑梗死 27 例、脑出血 23 例，发病年龄 50~70 岁占多数（39 例），病程最短为 21 天，最长者 89 天，平均 43.5 天，合并吞咽障碍者 18 例。

（2）治疗方法

治疗原则：醒脑开窍为主，疏通经络、滋补肝肾为辅。

取穴：内关、人中、三阴交（主穴）；极泉、尺泽、委中、风池、完骨、天柱（副穴）；吞咽困难，失语加翳风、上星、上廉泉；指趾运动受限加合谷、太冲（配穴）。分为两组，上、下午各针刺 1 次。

（3）观测指标：进行治疗前后血液流变学、甲皱微循环及体外血栓形成的检测，组间进行比较。

2. 结果

（1）疗效评定标准

采用全国 22 个省市自治区 1983 年统一制定、1986 年正式通过的标准，采用计分方法，在严格评定入院基本分的情况下，突出增加分的多少作为疗效评定依据。

（2）疗效分析

平均治疗 58 天，基本治愈 21 例（42%），显效 12 例（24%），好转 13 例（26%），无效及死亡 4 例（8%），总有效率为 92%。经统计分析表明，疗效与病程、发作次数、年龄及中经络与中脏腑无明显关系。

（3）实验观察与结果

①治疗前后血液流变学变化：治疗前各测定值与我院正常值比较，全血黏度（2s^{-1} 外）、血浆黏度、血沉、红细胞压积均增高，其中高切变率下全血黏度有显著差异（$P < 0.05$~0.01）；治疗后全血黏度在各切变率下均有改善，其中以在低切变率下的改善最为明显，高切变率下的改善有显著意义，血浆黏度、红细胞压积明显改善，血沉下降，有非常显著及显著意义（$P < 0.01$；$P < 0.05$）。

②治疗后甲皱微循环变化：治疗前微循环微血管视野清晰者 10 例，模糊者 27 例，治疗后分别为 26、11 例，经卡方检验（$\chi^2=13.84$），有统计学意义（$P<0.01$）；治疗前血色鲜红者 4 例，紫暗者 33 例，治疗后分别为 17、20 例，经卡方检验，有统计学意义（$\chi^2=11.24$；$P<0.01$）；治疗前血液流态正常或接近正常者 0 例，缓慢者 37 例，治疗后分别为 25、12 例，经卡方检验，有统计学意义（$\chi^2=37.26$；$P<0.01$）；治疗前微血管数目减少，畸形增多，长度缩短，治疗后除长度变化不明显外，每个视野的微血管数明显增多，每 50 条管祥的畸形数明显减少，有统计学意义（$P<0.05$；$P<0.01$）。

③治疗前后体外血栓形成测定比较：治疗前体外血栓长度、湿重、干重的平均值明显高于翁维良所报道之正常值，有非常显著的差异（$P<0.01$），治疗后长度缩短，湿重、干重减轻，均有显著意义（$P<0.05$，$P<0.01$）。

3. 讨论

醒法所选穴位以阴经穴为主、阳经穴为辅，与传统的以阳经为主、阴经为辅的方法有所不同；在主治功能上以"开窍启闭"改善元神之府大脑的功能为主，以疏通肢体经络之气为辅。本法中人中为督脉要穴，泻之可调督脉，开窍启闭以醒脑宁神，内关乃心包之络穴，有宁心安神、疏通气血之功，三阴交系肝、脾、肾三经之交会，有补肾滋阴、生髓益脑的功能，风池、完骨、天柱能外发清阳之气，以强脑利咽、通络开窍，加上极泉、尺泽、委中之疏通经络，共奏醒神、通络、滋阴之功效。本方法治疗 50 例患者，基本治愈率为 42%，总有效率为 92%，其中病程的长短、发病的次数、年龄的大小，对疗效均无明显影响，说明此方法对于上述各组患者都是有效的。

中风患者血液具有浓稠性、黏滞性、聚集性，进入稳定期后的中风患者病程迁延日久，功能活动受限，气血运行更为不畅。本组病例治疗前血液流变性明显异常（除全血黏度 $2s^{-1}$ 外），治疗后全血黏度、血浆黏度、血沉、红细胞压积均有明显改善，针刺通过降低红细胞的聚集性，提高其变形能力，改善了血液黏度。本组治疗前血脂明显异常，治疗后胆固醇虽降低不显，但高密度脂蛋白及其与胆固醇比值明显增高，提示醒法可提高高密度脂蛋白。中风患者存在微循环障碍而甲皱微循环可以间接了解脑部的微循环状况。本组病例治疗前微血管视野大都模糊不清，血色紫暗，微血管数目减少，畸形增多，长度缩短，血流缓慢，治疗后多有明显改善，使病情随着微循环障碍的减轻相应得到改善，提示醒脑开窍针刺法可能是使体液和神经系统发生变化，增加血管通透性，降低紧张度，增加血流量，从而改善了微循环障碍。稳定期患者偏瘫日久，气血阻滞而呈高凝、高聚之病理状态，故体外血栓各值明显高于正常，与中医认为本期患者以气滞血瘀为主要病机的观点是一致的，治疗后体外血栓各值明显改善，说明醒法可以降低血小板的高聚集能力，改善血液凝固性，促进血液循环，从而取得疗效。

（四）脑卒中恢复后期（三个月至半年）

1. 资料与方法

（1）随机抽样住院患者 46 人：男性 23 人，女性 23 人；发病年龄：40 岁以下 3 人，40~49 岁 6 人，50~59 岁 22 人，60~69 岁 14 人，70 岁以上 1 人。患脑梗死者 33 例，脑出血者 13 例。

（2）诊断标准

符合中、西诊断标准。患者均经颅脑 CT 诊断。

（3）治疗方法

采用醒脑开窍为主的治疗原则。以内关、人中、三阴交为主穴。极泉、尺泽、委中、风池、印堂、上星透百会为副穴。并随症加减穴位。治疗将穴位分为两组，每日针刺两次。上午以肢体穴位为主，下午以头部穴位为主。

2. 结果

（1）46 例患者平均治疗 60 天，总有效率 78.2%。其中有效 25 例，占 54%；显效 3 例，占 6.5%；痊愈 8 例，占 17%；无效 10 例，占 21.8%。同时经统计学处理；发病年龄、时间以及疾病性质从疗效分布上均无任何意义，从而肯定了针刺在上述条件下均有治疗作用。

（2）实验观察

为了进一步证实针刺在中风后遗症期的作用，以便更深一步探讨作用机制，我们选择了血流变和血脂含量作为检验指标。

治疗前 20 名患者血液流变学及血脂等各项指标均处于高值，说明中风后遗症期患者的血液呈高黏度、聚集、凝集状态，使脑组织血流缓慢，产生微循环障碍，最终导致脑组织供血减少。

治疗后全血黏度从低切变率到高切变率均有明显的降低。从统计学角度观察：分别具有显著意义（$P < 0.05$）和非常显著意义（$P < 0.01$），血浆黏度、红细胞压积和血小板聚集率具有更明显的下降，具有非常显著意义（$P < 0.001$）。血沉、红细胞电泳时间改变下降也具有显著意义的改变（$P < 0.05$），血小板电泳时间下降也具有非常显著意义（$P < 0.01$）。

治疗前患者血液流变学及血脂均处高值，因而说明中风后遗症期患者的脑组织血流缓慢黏度升高，侧支循环建立困难，微循环障碍，血液黏、聚、凝性增高，脑组织处于缺血状态，因此临床症状得不到改善。

治疗后，血液黏度、血浆黏度、红细胞压积均有下降，从此改变了血液的高黏度状态，血小板聚集率、血小板和红细胞电泳时间下降表明了红细胞及血小板的聚合力及凝滞性均有下降，说明针刺改善了血液的高黏、聚、凝状态，使血流加快，血管收缩力增强，增加脑组织供血量。在改善了脑组织功能的同时也改善了临床症状。

动物实验表明：针刺内关、人中、风池诸穴可以提高动物在缺血条件下的生存能力。这提示了对动物和人的脑等重要脏器可能具有某种调整血氧供求关系的作用。而在中风发病 3 个月以上，脑组织细胞处于萎缩坏死状态下，经过针刺治疗后，仍然有良好的疗效，说明除上述作用以外，针刺具有促进脑组织的代偿功能的恢复作用。

二、醒脑开窍针刺法治疗脑卒中回顾性分析研究

（一）醒脑开窍针刺法治疗脑卒中 750 例分析研究

采用回顾性调查分析方法，对 2001 年天津中医学院第一附属医院的中风住院病历进行采集整理，依据"脑卒中患者神经功能缺损程度评分标准"进行严重程度、病残程度及疗效等级的划分，分别从轻、中、重三种程度进行中风及中风合并症的疗效对比，并对针刺治疗中风从病程和疗程方面做了疗效观察。比较观察高血压、冠心病、糖尿病合并与否的差异，血压高与不高、有无脑心卒中、血糖高与不高的差异，并对两种差异进行相应比较。另外，

从病位的左、右、双侧方面及中经络和中脏腑两证进行临床体征和实验室指标的对比分析。

共收集 750 例中风病例均系有完整资料的住院患者，其中脑梗死病例 495 例，脑出血病例 218 例，混合性中风 37 例；其中男性 466 例，女性 284 例，男女比例为 1.64∶1；平均年龄为 64.05 ± 11.67；第一次发病患者 537 例，第二次发病 175 例，3 次以上发病者 38 例；急性期患者 534 例，恢复期患者 170 例，后遗症期患者 46 例；病变部位在脑叶者 171 例，基底节、丘脑部位 459 例，脑干部位 5 例，小脑部位 15 例，其他部位 50 例；无合并症者 134 例，合并有冠心病者 74 例，合并高血压者 224 例，合并糖尿病 Ⅱ 型者 26 例，两种以上合并症者 292 例；平均住院天数为 29.84 ± 7.46 天。

结果显示：

（1）醒脑开窍针法治疗不同程度的中风及中风合并症疗效不同。轻型中风的有效率为 97%，中型中风的有效率为 98.0%，重型中风的有效率为 89.2%。

（2）醒脑开窍针法治疗不同病程的中风，急性期疗效好于恢复期，恢复期好于后遗症期。在第一疗程中，临床治愈率最高，随着疗程的增加，临床治愈率逐渐下降，而显著进步率、进步率逐渐提高，不同疗程的疗效与严重程度有密切关系。

（3）中风患者无论是否合并高血压、冠心病，与住院时血压水平正常与否、脑心卒中发生与否，都对患者的病情和针刺疗效无明显影响，但在住院时其他情况的影响不完全一致。

另外，糖尿病不直接影响中风患者的严重程度和针刺疗效，但血糖正常与否却直接影响到中风的病情和预后。

（4）病位侧对中风病情和针刺疗效的影响，从总体水平来看，病情较重，右侧次之，双侧较轻；针刺疗效是双侧最好，右侧次之，左侧中风患者病左侧较差。

（5）醒脑开窍针法治疗中风中经络型的疗效好于中脏腑型。中经络证在发病危险因素、年龄、病位、病灶性质、病位侧、临床体征与实验室检查、症状评分、严重程度、病残程度、针刺疗效上与中脏腑证有明显差异。

以上结果提示：

针刺治疗不同程度的中风及中风合并症的疗效随程度的加重而降低，且病程越短，疗效越好，病情越轻，需要临床治愈的时间越短。高血压、冠心病、糖尿病是中风发生的危险因素，但中风是否合并三者对患者的病情程度和针刺疗效无明显影响。

血压水平是否异常与脑心卒中是否发生对患者的病情程度和针刺疗效也无明显影响，推测可能与醒脑开窍针法对高血压和冠心病具有治疗作用有关。血糖水平的高低明显影响患者的病情程度和针刺疗效，因此醒脑开窍针法需要从降血糖方面进行探索补充。不同病位侧、不同证型在临床资料上进一步证实了中风病情的复杂性。中风病情的复杂性提示醒脑开窍针法在临床中应灵活变动，合理使用。

（二）"醒脑开窍"针刺法治疗脑卒中住院患者 9005 例临床分析

1. 临床资料

（1）一般资料：本研究回顾性分析中风病住院患者 9005 例，其中男 6029 例，女 2976 例；年龄最小者 19 岁，最大者 87 岁；脑出血 3077 例，脑梗死 5928 例；首次发病者 6765 例，两次以上发病者 2240 例；病程最短者 2 小时，最长者 2 年；合并假球麻痹者 521 例。

（2）诊断标准：参照《中药新药治疗中风病的临床研究指导原则》的诊断标准：①主症：偏瘫，神识昏蒙，言语謇涩或不语，偏身感觉异常，口舌歪斜。②次症：头痛，眩晕，瞳神变化，饮水发呛，目偏不瞬，共济失调。急性起病，发病前多有诱因，常有先兆症状。发病年龄多在 40 岁以上。具备 2 个主症以上，或 1 个主症 2 个次症，结合起病、诱因、先兆症状、年龄即可确诊，不具备上述条件，结合影像学检查亦可确诊。

（3）疗效标准：参照国际公认的改良爱丁堡＋斯堪的那维亚疗效评定标准（脑卒中患者临床神经功能缺损程度评分标准）。

2. 治疗方法

以醒脑开窍针刺法治疗。选穴及操作方法：见 63~64 页"学术思想"第五节"醒脑开窍针刺法"之"醒脑开窍针刺法组方及操作"。

3. 结果

醒脑开窍针刺法治疗各期脑卒中均有效，对脑出血、脑梗死、假球麻痹的治疗同样有效，且总有效率均高达 98% 以上。

我们还对部分中风急性期患者的实验室指标进行了观察。结果显示，出凝血及纤溶系统指标如出凝血时间、凝血酶原时间、纤维蛋白原，以及免疫系统指标如补体 C3、淋转率等，针刺治疗前后均未出现明显差异（$P > 0.05$）。

三、醒脑开窍针刺法对急性脑梗死超早期的疗效

我们对 2004 年 9 月至 2005 年 10 月急性期入院的脑梗死患者进行了分层随机对照研究，旨在观察超早期介入规范的手法量学针刺法"醒脑开窍"针刺法，对急性脑梗死超早期患者神经功能缺损及临床疗效的影响。

1. 资料和方法

（1）180 例急性脑梗死患者均系 2004 年 9 月至 2005 年 10 月住院患者，依据患者病程、入院顺序编号，利用随机数字表，将同一病程患者编入相应组别（末位单数为"醒"针刺 + 西药常规组；双数为常规西药组），并调整两组例数达到样本例数一致。

根据发病后入院治疗时间，分别将发病后 6 小时内（≤ 6 小时针刺 + 常规西医组，简称"≤ 6 小时针刺组"）、6 小时以上（7 小时 ~3 天针刺 + 常规西医组，简称"7 小时 ~3 天针刺组"）和 3 天以上（3^+ 天 ~7 天针刺 + 常规西医组，简称"3^+ 天 ~7 天针刺组"）进行分组治疗，并设立同期西药常规针刺组（简称"常规组"），每组 30 人。

（2）纳入、排除标准

根据课题的研究设计，研究对象需满足如下标准：符合 1986 年全国中医内科学会制定的《脑卒中中医诊断、疗效评定标准》诊断为急性脑缺血诊断标准；并 CT/MRI 确诊；病程 7 天以内；年龄 18~85 岁的患者；填写知情同意书。

如果研究对象符合诊断的纳入标准，但是存在如下情况之一者，将从研究对象中排除。

①脑缺血伴脑出血者。②伴颅内出血、颅内占位性病变者。③卒中复发

遗留有肢体功能、语言等后遗症者。④伴有严重多脏器衰竭者。⑤不能完成基本疗程,依从性不好者(不能坚持治疗)。⑥针刺穴位有感染者。⑦肌力 ≥ 3 级者。⑧发生与针刺相关的不良事件(死亡病例),应终止治疗,并详细记录。

(3)治疗方法

常规组:西医常规治疗包括内科综合支持治疗,如调控血压,降糖,控制感染、预防消化道出血等,脱水降颅压,改善脑血循环等,共治疗 21 天。

针刺组:在西医常规治疗的基础上介入"醒脑开窍"针刺法。"醒脑开窍"针刺取穴和针刺方法见 63~64 页"学术思想"第五节"醒脑开窍针刺法"之"醒脑开窍针刺法组方及操作"。每天 2 次,治疗 10 天,休息 1 天,共 21 天。

(4)结局指标

临床神经功能缺损采用 1986 年全国第二次脑血管学术会议通过的评分标准进行评估。

疗效评定参照 1995 年全国第四届脑血管病学术会议通过的"脑卒中患者临床神经功能缺损程度评分标准"。

日常生活能力,根据 Barthel 指数进行评定。

安全性评价(不良反应)。

2. 结果

常规组和针刺组的一般情况如性别、年龄、既往史、伴发症、病程、病情轻重程度等均一致。中医临床证型分布情况也具有可比性。

经过 7 天治疗后,各组神经功能缺损评分均有不同程度降低,其中以超早期针刺介入组(≤ 6 小时针刺组)改变最明显;且与常规组比较,有明显差异($P < 0.01$)。其余两个针刺组虽亦有不同程度降低,但分别与常规比较,无明显差异($P > 0.05$)。经治疗后 14、21 天,≤ 6 小时、7 小时 ~3 天、3^+~7 天针刺组神经功能缺损评分分别与常规组比较,均有明显差异。针刺组神经功能缺损改变优于常规组,尤其以 ≤ 6 小时组效果最佳,3^+~7 天组次之。表明超早期介入针刺治疗,在改善患者神经功能方面有明显优势(见图 1)。

$F=29.613$
$P=0.000$ $F=3.088$
$P=0.084$ $F=6.184$
$P=0.016$

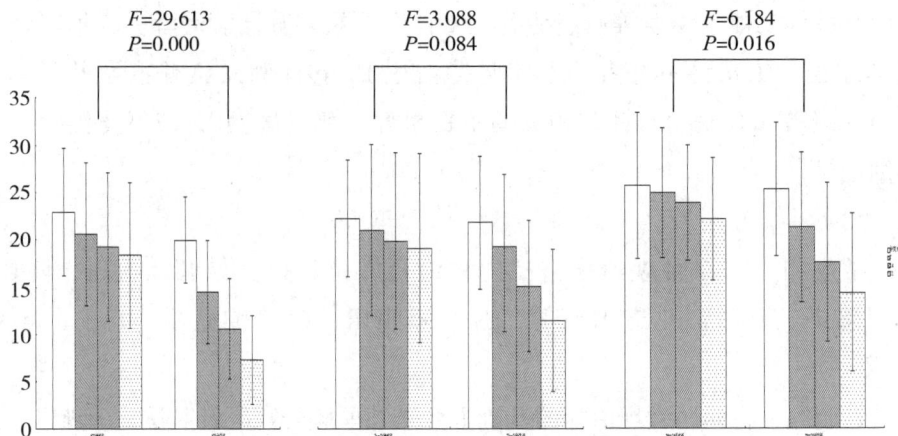

图1　各组治疗前后神经功能缺损的动态变化

动态观察不同时段针刺组治疗前后神经功能缺损的变化，表明3个不同时段针刺介入，均可使患者神经功能缺损有不同程度改善，但无统计学差异（$F=0.877$，$P=0.42$）。常规组患者神经功能缺损亦有不同程度改变，但改变分值较针刺组低。

经过21天治疗，临床结果显示，≤6小时针刺组具有临床疗效显著，神经功能改善明显，恶化率低的优势。显示出超早期介入针刺治疗的优势。针刺疗效与既往史、伴发病积分、发病次数等无明显相关性，但病情轻重、病程、针刺介入时间与疗效有一定相关性。

四、中医综合疗法治疗脑梗死恢复期疗效评价研究（队列研究）

在国家"十一五"科技支撑计划的资助下，我们整合以往研究成果，综合针灸、中药、推拿3种治疗手段，形成切合临床实际的缺血性中风恢复期中医综合治疗方案，和现代康复疗法进行头碰头的研究，确定中医综合方案治疗缺血性中风恢复期的疗效、疗效影响因素、安全性和经济性。

（一）资料与方法

1. 设计和伦理

采用前瞻性队列研究方式，患者来源为天津中医药大学第一附属医院针灸部和河南省安阳市人民医院神经内科康复中心，自2007年11月10日开始连续入组的缺血性中风患者各 151 例。所有病例均签署知情同意书。本课题设计方案经天津中医药大学第一附属医院伦理委员会审议批准（伦理批件号：TYLL 2006042），并在世界卫生组织临床研究一级注册平台——中国临床研究注册中心注册（http://www.chictr.org，注册号：ChiCTR-TNRC-00000035）。

2. 诊断标准

西医诊断标准依据 1995 年中华医学会第四次全国脑血管病学术会议第三次修订的标准中"各类脑血管病诊断要点"，并经过 CT/MRI 检查，符合动脉粥样硬化性脑血栓形成者。中医诊断标准依据中华人民共和国中医药行业标准《中医病证诊断疗效标准·中风病诊断》（ZY/T001.1~001.9~94）进行诊断。

3. 治疗方案

在神经内科常规治疗基础上，对中风恢复期的患者进行中医综合（"醒脑开窍"针刺法和丹芪偏瘫胶囊和推拿疗法）或现代康复治疗。治疗期限均为 4 周，随访 6 个月。入组后详细记录基线资料，并分别在治疗 2 周末、4 周末以及随访 3 个月、6 个月时对相关疗效指标进行评定。

4. 评价指标

主要结局指标：脑血管病复发率和死亡率及血管病复发率和全因死亡率；患者日常生活能力的评定，选择修订的 Barthel 指数。

次要结局指标：采用简式 Fugl-meyer 运动功能量表对缺血性中风恢复期患者进行运动功能疗效评价；采用 NIHSS 神经功能评分量表对缺血性中风患者神经功能缺损进行评定；采用改良 Ashworth 量表对痉挛程度进行评定。

安全性评价：治疗前后记录实验室理化检查，并在研究过程中详细记录出现的任何不适和不良反应。

卫生经济学评价：收集患者住院期间总费用，以随访期末日常生活能力（MBI）为疗效指标进行评价。

5. 统计分析

复发率和死亡率等采用卡方检验或 Fisher 精确概率法进行两组间比较。Barthel 指数等量表指标应用重复测量的方差分析方法做出分析，并使用

Greenhouse-Geisser 的校正结果。统计软件采用 SPSS 13.0，$P < 0.05$ 为有统计学差异。

经济学分析，计算住院期间的直接费用，进行成本 - 效果分析。结局指标拟分别采用修订的 Barthel 指数评价日常生活能力。首先对住院费用进行频数分布分析，总费用比较及构成分析采用非参数检验，卫生经济学评价方法计算成本、效益，增量成本，增量效益，增量成本效果比。进而根据各指标试验数据的分布特点，应用蒙特卡罗模拟，两种方案相对于另一种方案的可接受曲线，并进行敏感性分析，分析各类成本对于比较结果的影响程度。统计软件为 Spss for Windows 16.0 和软件 Treeage 2011。

（二）结果

1. 主要结局指标

全因死亡率和血管事件复发率：两组患者 6 个月内累计血管事件复发率和全因死亡率比较，无统计学差异（中医组 / 康复组，复发例数：10/15；死亡例数：3/1）。脑血管病复发率和死亡率：两组患者随访 6 个月脑血管病复发率为 6.04% vs 8.61%（RR=0.70，95% 可信区间：0.309，1.592），死亡率为 0.67% vs 0.66%（RR=1.01，95% 可信区间：0.064，16.054）无显著差异，疗效接近。

中医组 MBI 改善程度不亚于康复组，中医组随访期末 MBI 均值较治疗前提高 37.70 分，康复组提高 34.73 分，中医组较康复组提高 3.98 分，同时发现中医组患者在上下楼梯、水平步行、移动、用厕方面具有优势。见图 2。

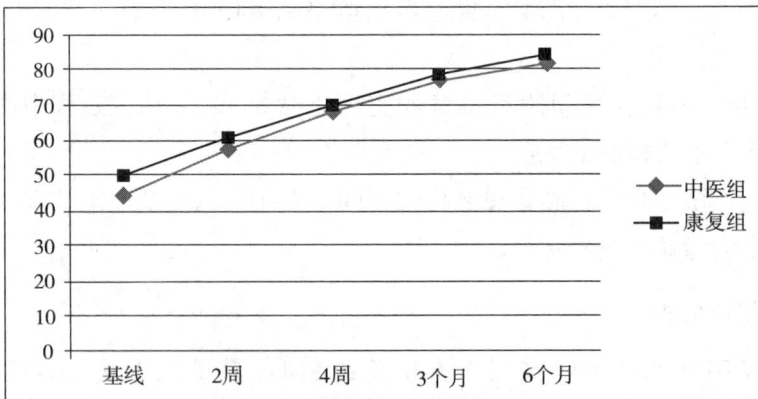

图 2　两组患者 MBI 评分趋势图

2. 次要结局指标

中医组在随访6个月时对患者Fugl-Meyer运动功能量表评分的改善优于康复组（$P < 0.05$）。分层分析显示，中医组对下肢Fugl-Meyer量表评分的改善在随访3个月、6个月时优于康复组（$P < 0.05$）。在4周末、随访期（3个月、6个月）两种疗法对患者NIHSS量表评分比较均有显著性差异（$P < 0.05$），中医组对神经功能的改善程度优于康复组，其NIHSS评分降低幅度大于康复组。见表1至表2。

表1　两组患者简化Fugl-Meyer运动功能量表评分比较（$\bar{X}$ false ± s）

时点	中医组（n=127）	康复组（n=128）
基线	33.81 ± 21.68	44.68 ± 26.57
2周	45.15 ± 24.29	54.99 ± 26.92
4周	54.55 ± 26.21	62.95 ± 28.16
3个月	63.91 ± 26.33	69.91 ± 25.60
6个月	71.00 ± 25.34	75.33 ± 23.84

表2　两组患者NIHSS评级各时间点校正后均值比较（$\bar{X}$ false）

时间点	中医组（n=127）	康复组（n=128）	均值差（中－康）	P值	95%可信区间
入组4周	−3.399	−2.992	−0.407	0.052	—
随访3个月	2.928	4.021	−1.093	0.001	（−1.727，−0.459）
随访6个月	2.406	3.270	−0.864	0.002	（−1.417，−0.311）

对肘关节痉挛程度的缓解，两种疗法疗效相近（$P > 0.05$）。对患者下肢痉挛程度的缓解，中医组在4周末有统计学差异（$P < 0.05$），中医组优于康复组。随访期末对复发率有影响的因素为糖尿病病史，对死亡率有影响的因素为冠心病史、糖尿病史。病程对随访期末死亡、复发事件无显著性影响，对其他各疗效指标均有显著性影响。

3. 安全性

中医组149例、康复组151例参与安全性评价。中医组中安全性4级的有2例，安全率为98.66%；康复组中，安全性3级的有1例，4级的有5例，安全率为 96.03%，两组总的安全率为 97.30%。表明两种治疗方法均安全可靠。

4. 经济学评价

中医组的治疗费用略低于康复组，但差别并无统计学意义。中医组平均住院日低于康复组（$P=0.026$），针对日常生活能力（MBI）、运动功能（Fugle-meyer）和神经功能评分（NIHSS），中医组患者每改善 1 分的平均费用均低于康复组。应用 Treeage pro 2011 进行卫生经济学评价分析结果显示中医组治疗方案不亚于康复组治疗方案。

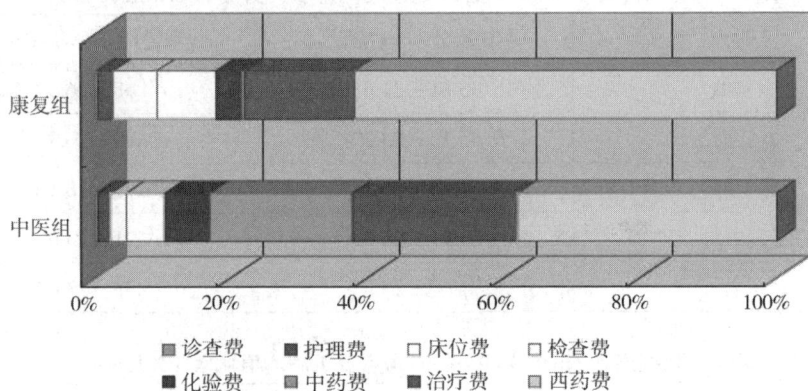

图 3　中医组和康复组住院费用构成分析

针对日常生活能力而言，随访 6 个月时，中医组每提高 1 分的费用为 450.4 元，康复组为 595.1 元，中医组每提高 1 分的费用明显低于康复组。

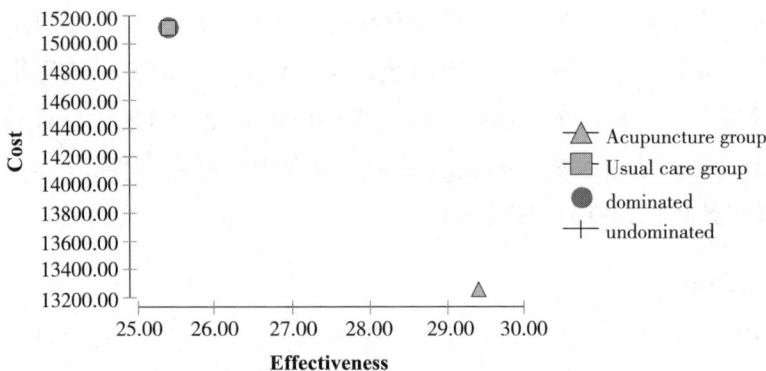

图 4　针对日常生活能力提高成本效果分析

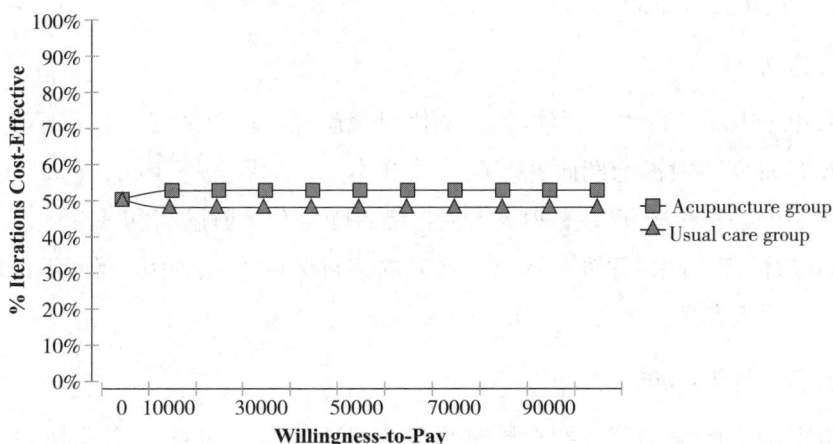

图 5　针对日常生活能力提高可接受曲线分析

敏感性分析：

敏感性分析结果提示，中医组的卫生经济学效果受西药费、治疗费和中药费浮动影响最大，而康复组的卫生经济学效果受检查费浮动影响最大。

（三）结论

（1）形成了缺血性中风恢复期中医综合治疗新的标准化方案。

（2）两组的治疗效果从随访期末运动功能、神经功能缺损评分改善分析，差别有统计学意义，中医组优于康复组。从随访期末脑血管病复发率、死亡率及日常生活能力角度分析，有一定差别，但未达到统计学意义。

（3）从安全角度分析，两种治疗方法均安全可靠。

（4）从经济学角度分析，中医组的治疗费用略低于康复组，但差别并无统计学意义，中医组住院天数明显低于康复组。应用 Treeage pro 2011 进行卫生经济学评价分析结果显示中医组治疗方案不劣于康复组治疗方案。

五、针灸治疗缺血性脑血管病的研究（多中心随机对照研究）

本研究为天津市重中之重科研项目，以醒脑开窍针刺法为主要干预手段，进行多中心、盲法（评估者）、随机对照临床研究，对针刺治疗脑梗死临床各期（急性期、恢复期、后遗症期）进行有效性和安全性评价，为醒脑开窍针刺治疗各期（急性期、恢复期、后遗症期）脑梗死提供证据依据。

（一）资料与方法

1.方法

采用多中心、盲法（评估者）、随机对照设计，在四家三级甲等医院进行病例观察研究。根据前期研究基础计算样本量，加脱失率15%，两组共587例。按照中心进行随机，按1:1比例将患者随机分为醒脑组和常规组。应用SAS 8.0软件产生随机序列，密封不透光的信封保存，天津中医药大学伦理委员会批准试验方案，患者签署知情同意书。

2.西医诊断标准

根据中华医学会第二次全国脑血管病学术会议（1995）"各类脑血管疾病诊断要点"，全部病例均经头颅CT/MRI确诊。中医辨证按国家中医药管理局脑病急症协作组（1996）制定的标准。凡患侧上、下肢肌力在4级以上者、有严重并发症者、不能坚持治疗者、难以随访者、针刺穴位或穴位附近皮肤有感染者均被排除。

3.治疗方案

观察组为醒脑组，对照组为传统针刺组，均在西医常规治疗基础上予以针刺治疗。每日1次，持续4周。随访6个月，随访方式：与患者电话预约时间，患者来医院或去患者家里。

4.疗效评价指标

（1）远期疗效：随访期末（6个月）死亡、生存、复发情况。

随访期末神经功能和生活质量，分别采用以下量表进行评估：①神经功能缺损评估采用斯堪的纳维亚量表（SSS）。②脑卒中专门化生活质量（SS-QOL）。③牛津残障评分（OHS）。

（2）治疗结束时疗效评估

日常生活能力评估，采用Barthel指数（BI）。神经功能缺损，采用3种量表进行评估：①美国国立卫生院神经功能缺损评分（NIHSS）。②斯堪的纳维亚量表（SSS）。③脑卒中临床神经功能缺损评分标准（中国）（CSS）。中医证候疗效，参照国家中医药管理局中医脑病协作组《中风病中医诊断、疗效判定标准》。

（3）不良反应、不良事件发生情况。

5. 统计分析

全部统计分析均委托没有参加临床方案实施的单位——中国人民武装警察部队医学院数据处理中心完成。采用 SPSS 11.5 统计分析软件，病死率、神经功能缺损评分、BI 和证候疗效评价采用重复测量资料的方差分析和卡方检验，以 $P < 0.05$ 为差异有统计学意义；无效率：评分分值前、后差值为正值为有效，为零和负值则为无效，即包括无变化和恶化。

（二）结果

实际共纳入 594 例中风患者，包括急性期、恢复期、后遗症期。其中急性期 180 例，恢复期 234 例，后遗症期 180 例。两组患者在性别、年龄、病程和发病次数、认知功能（MMSE）等方面无差异（$P > 0.05$）。

1. 远期疗效

两组患者随访 6 个月时病死率无明显区别（醒脑组 3 例、对照组 4 例）；复发率醒脑组低于对照组（醒脑组 10 例、对照组 54 例，$P < 0.05$）。

醒脑开窍针刺组在改善患者神经功能（SSS）、提高生活质量（SS-QOL）、降低残疾程度（OHS）方面优于对照组。分别见表 3 至表 5。

表 3　随访期末两组急性期患者 SSS 比较（$\overline{X}$ false ± S）

分组	入组时	入组 6 个月
急性期		
醒脑组	32.19 ± 9.01	50.55 ± 5.59*
常规组	32.56 ± 9.86	43.89 ± 8.96
恢复期		
醒脑组	32.19 ± 8.18	49.74 ± 7.31*
常规组	32.31 ± 10.41	44.03 ± 9.19
后遗症期		
醒脑组	36.62 ± 7.36	48.24 ± 6.51*
常规组	35.66 ± 8.51	43.74 ± 7.32

注：*与常规组比较 $P < 0.05$。

临床研究

表4　随访期末两组患者 SS-QOL 比较

分组	急性期	恢复期	后遗症期
醒脑组	170.71 ± 38.64	167.63 ± 47.70	170.71 ± 38.64
常规组	148.52 ± 35.92	144.60 ± 50.24	148.52 ± 35.92

表5　两组患者随访期末 OHS 分级比较（例）

组别	0	1	2	3	4	5	6
急性期							
醒脑组	6	28	25	19	10	0	0
对照组	1	10	19	16	35	6	1
恢复期							
醒脑组	4	37	29	27	17	2	1
对照组	2	18	22	31	36	7	1
后遗症期							
醒脑组	1	23	22	24	13	0	0
对照组	0	7	13	29	32	2	2

2. 近期疗效

治疗 4 周后，醒脑组患者神经功能评分明显改善（NIHSS、SSS、CSS），日常生活能力（BI）提高，且优于常规对照组。分别见表 6 至表 8。

表6　两组治疗前后 NIHSS 比较（$\overline{X}$ false ± S）

		急性期	恢复期	后遗症期
醒脑组	前	8.87 ± 3.33	8.69 ± 3.16	7.19 ± 3.02
	后	3.76 ± 2.62	3.97 ± 2.88	4.30 ± 3.95
对照组	前	8.84 ± 3.84	8.54 ± 4.11	7.44 ± 3.69
	后	5.82 ± 3.66	5.88 ± 3.69	5.30 ± 2.72

* 与治疗前比较 $P < 0.01$。

表 7　两组治疗前后 SSS 比较（ $\overline{X}$ false $\pm$ S ）

		急性期	恢复期	后遗症期
醒脑组	前	32.19 ± 9.01	32.20 ± 8.18	36.62 ± 7.36
	后	46.43 ± 6.93	45.60 ± 8.07	45.28 ± 7.06
对照组	前	32.56 ± 9.86	32.30 ± 10.41	35.66 ± 8.51
	后	40.43 ± 9.32	40.11 ± 9.45	41.16 ± 7.56

＊与治疗前比较 $P < 0.01$ 。

表 8　两组治疗前后 CSS 比较（ $\overline{X}$ false $\pm$ S ）

		急性期	恢复期	后遗症期
醒脑组	前	19.54 ± 6.25	18.12 ± 7.19	16.53 ± 4.91
	后	9.30 ± 5.51	9.84 ± 5.68	9.95 ± 5.41
对照组	前	18.87 ± 6.57	18.41 ± 7.79	17.08 ± 5.99
	后	13.49 ± 6.70	14.07 ± 6.93	12.88 ± 5.52

＊与治疗前比较 $P < 0.01$ 。

3. 安全性评价

治疗结束时，两组均未发生严重不良事件。不良反应（出血、血肿、晕针、疼痛、血压升高）的发生率无明显区别。这提示两种针刺法是安全的。

（三）讨论

本研究从循证医学角度，认为"醒脑开窍"针刺适用于治疗脑梗死各期，是一种安全有效的治疗方法。为产生"醒脑开窍"针刺治疗脑梗死证据提供了科学依据，为"醒脑开窍"针刺治疗脑梗死的疗效评价起到了示范作用，将进一步促进"醒脑开窍"针刺治疗脑梗死的推广应用。

六、中风后偏瘫针刺优化治疗方案的临床疗效评价研究

在国家"十一五"科技支撑计划的支持下，本研究采用循证医学的方法，进行多中心、大规模、前瞻性、分层随机对照研究，通过对针灸、康复、针灸与康复结合 3 种方案治疗中风后偏瘫疗效的比较，明确了中风后偏瘫软瘫

期、硬瘫期不同时期的诊疗方案，对穴位的选择、治疗时间及针刺的深浅、频度、刺激量大小等针刺手法规定了量学标准，获得了针灸治疗中风后偏瘫的临床证据，形成了规范化、适于在各级医院推广的诊疗方案和临床路径。此外本研究对该方案做出成本－效果的卫生经济学评价和安全性评价，为把针灸作为治疗中风病主要干预手段提供安全、可靠的循证医学依据。其研究结果如下。

1. 综合疗效分析

经统计，治疗后 28 天，醒脑开窍针刺优化方案组与醒脑开窍针刺优化方案 + 康复组的总显效率、总有效率明显高于单纯康复组（$P < 0.05$）。

治疗后 6 个月，醒脑开窍针刺优化方案组与醒脑开窍针刺优化方案 + 康复组的总显效率明显高于康复组（$P < 0.05$），但在总有效率方面三组没有明显差异，而在基本痊愈率方面醒脑开窍针刺优化方案 + 康复组优于康复组（$P < 0.05$）。

这说明醒脑开窍针刺优化方案组与醒脑开窍针刺优化方案 + 康复组的疗效优于康复组，且具有远期疗效。

2. 临床神经功能缺损程度评分

从临床神经功能缺损程度历时性变化结果可以看出：

首次治疗后即刻：醒脑开窍针刺优化方案 + 康复组与康复组临床神经功能缺损程度比较具有显著性差异（$P < 0.05$），醒脑开窍针刺优化方案 + 康复组轻度例数明显高于康复组，而中度、重度例数明显低于康复组。

治疗后 7 天、28 天、6 个月：治疗后 28 天和 6 个月三组治疗方案对临床神经功能缺损程度均有明显改善，但醒脑开窍针刺优化方案组、醒脑开窍针刺优化方案 + 康复组与康复组的临床神经功能缺损程度比较具有显著性差异（$P < 0.05$），醒脑开窍针刺优化方案 + 康复组、醒脑开窍针刺优化方案组轻度例数明显高于康复组，而中度、重度例数明显低于康复组。

此外治疗后 14 天：醒脑开窍针刺优化方案组与醒脑开窍针刺优化方案 + 康复组与康复组临床神经功能缺损程度比较具有显著性差异（$P < 0.05$），醒脑开窍针刺优化方案 + 康复组轻度例数明显高于康复组，而中度、重度例数明显低于康复组。

醒脑开窍针刺优化方案组与醒脑开窍针刺优化方案＋康复组对临床神经功能缺损程度的改善优于康复组，而且这种优势在治疗的早期尤为明显，且具有远期效应。

3. 日常生活活动能力

三组治疗后对患者日常生活能力较治疗前均有明显改善，但从治疗后 7 天到 6 个月，针刺组与针刺＋康复组提高患者日常生活能力的程度较单纯康复组明显（$P < 0.05$）。

4. 日常综合生活能力

功能综合评定量表结果提示：三组治疗后对患者日常综合生活能力较治疗前均有明显改善，但从治疗后 7 天到 6 个月，针刺组与针刺＋康复组对患者日常综合生活能力较单纯康复组具有明显改善（$P < 0.05$）。

5. 生活能力状态分析

结果提示：从治疗后 7 天到 6 个月，针刺＋康复组、针刺组与康复组在生活能力状态分级上具有显著性差异（$P < 0.05$），其中治疗后 28 天，针刺＋康复组、针刺组 0–3 级病例数百分比高于康复组，说明针刺、针刺＋康复组治疗对中风后偏瘫患者的生活能力状态改善优于康复组，而且在治疗早、中期（7 天、14 天）及随访期（6 个月）这种优势仍然存在。

6. Fugl–Meyer 运动功能评分

三组治疗后患者 Fugl–Meyer 运动功能总分较治疗前均有明显提高，说明三种治疗方法对中风患者的运动功能均有改善作用，但从治疗后 7 天到 6 个月，针刺组与针刺＋康复组对患者运动功能的改善较单纯康复组明显（$P < 0.05$）。其中，治疗后 14 天、28 天、6 个月针刺组与针刺＋康复组对中风偏瘫患者的上肢 Fugl–Meyer 运动功能的改善程度优于单纯康复组（$P < 0.05$）。而从治疗后 7 天到 6 个月针刺组和针刺＋康复组对中风偏瘫患者的下肢 Fugl–Meyer 运动功能的改善程度优于单纯康复组（$P < 0.05$）。

Fugl–Meyer 运动障碍程度历时性变化结果提示：从治疗后 14 天到治疗后 6 个月针刺＋康复组、针刺组与康复组相比运动障碍程度具有显著性差异（$P < 0.05$），针刺＋康复组、针刺组的轻、中度运动障碍例数较康复组

增多；此外治疗后 7 天，针刺组与康复组相比运动障碍程度具有显著性差异（$P < 0.05$），康复组严重运动障碍病例百分比高于针刺组。说明针刺组与针刺＋康复组对患者运动功能的改善与单纯康复组相比，具有明显优势。

7. 改良 Ashworth 评价分析

针刺、康复以及针刺＋康复方法均可改善肢体功能及缓解肌张力增高，三种治疗方法中，针刺组及针刺＋康复组改善患者上肢痉挛状态优势明显，与康复组相比有显著性差异（$P < 0.05$）；针刺＋康复组对踝关节痉挛改善明显，此外除治疗后 14 天，针刺＋康复组总有效率优于针刺组及康复组（$P < 0.05$）外，三组对其余各时段下肢膝痉挛状态改善无明显差异。

8. 基于中风痉挛性瘫痪患者报告的临床结局评价分析

治疗后 28 天仅肢体无力一项针刺＋康复组与康复组相比较例数减少，有显著性差异，其余各项三组无明显差异。另外治疗后 28 天患者满意度评价提示：针刺组和针刺＋康复组的患者认为治疗起效时间和其预期相比认为"很快""较快"的例数多于单纯康复组（$P < 0.05$）。

治疗后 6 个月患者满意度评价提示：针刺组和针刺＋康复组的患者认为治疗起效时间和其预期相比认为很快、较快的例数多于单纯康复组（$P < 0.05$）。

9. 日常交流能力

三组治疗后 7 天到 6 个月对中风患者的日常交流能力均有明显改善（$P < 0.05$），但三组之间无明显差异，治疗后 6 个月针刺组对中风患者的日常交流能力的改善优于其他两组（$P < 0.05$）。

中风患者日常交流能力分级历时性变化评定结果提示：治疗后 14 天、28 天、6 个月 A 组与 B 组、C 组交流水平分级具有明显差异（$P < 0.05$），针刺＋康复组对中风患者交流水平的改善优于针刺组和康复组。

10. 起效、显效、痊愈时间分析

针刺组和针刺＋康复组起效快，明显优于单纯康复组（$P < 0.05$）；针刺组和针刺＋康复组显效时间较单纯康复组明显缩短（$P < 0.05$）。

11. 安全性评价

针刺与康复治疗方案的安全性评价为 1~2 级，此两种方法均安全可靠，无毒副作用；本研究出现 1 例严重不良事件，但此事件与患者原有的冠心病、陈旧性心梗病史有关，而与针灸治疗无任何关系。

12. 卫生经济学评价

（1）在治疗后 1~14 天，最佳的经济学方案依次为针刺组、针刺加康复组、康复组。

（2）在治疗后 15~28 天，最佳的经济学方案依次为针刺组、针刺加康复组、康复组。

（3）在治疗后 29 天~6 个月，最佳的经济学方案依次为针刺组、康复组、针刺加康复组。

本研究通过多中心、大样本、前瞻性、随机对照研究对针灸治疗中风后偏瘫的治疗方案进行疗效评价研究。按照临床实际情况，根据中风后偏瘫不同时期（软瘫期和硬瘫期）的特点，分别明确了中风后偏瘫不同时期的治疗方案，对穴位的选择、治疗时间及针刺的深浅、频度、刺激量大小等针刺手法规定了量学标准，获得了可靠的针灸治疗中风后偏瘫的临床证据，形成了规范化、适于在"三甲"医院以及二级和社区卫生服务中心推广的诊疗方案的临床诊疗方案和临床路径；同时对针刺治疗中风后偏瘫成本－效果的卫生经济学评价，提出经济、有效的治疗方案；此外对针刺治疗中风后偏瘫的安全性进行评价，保证了操作的安全性，有利于成果的推广应用。

七、基于醒脑开窍针刺治疗脑梗死急性期（多中心 RCT 试验的经穴特异性研究）

本研究属于国家"973"计划项目课题"经穴特异性效应及其关键影响因素研究——基于醒脑开窍针刺治疗脑梗死的研究"的临床研究部分。采用醒脑开窍针刺法取穴治疗与其所选经穴旁点（非经非穴）治疗进行对照，进行多中心、单盲、随机对照的临床研究，对比研究醒脑开窍组方与非经非穴治疗在脑梗死患者神经功能缺损、远期生活质量等近远期疗效的差异，揭示经穴组方的特异性效应，同时为临床针刺规范化治疗提供依据。

（一）资料与方法

1. 研究

患者来源于2007年7月~2008年12月间天津四家医院的门诊及住院患者。所有入组患者均经严格的筛查，符合诊断、纳入、排除标准，并同意签署知情同意书。参考教材《医学统计学》计算样本量，按310例计算。

2. 诊断、纳入、排除标准

西医诊断标准参考《各类脑血管疾病诊断要点》中动脉粥样硬化性血栓性脑梗死的诊断标准。

纳入标准：①符合脑梗死的诊断标准，且为基底节梗塞，CT/MRI检查排除颅内出血。②首次发病。③75岁≥年龄≥40岁。④病理阶段的判定标准：急性期~发病后2周内。⑤发病后，生命体征稳定。⑥经神经功能缺损评分（CSS）量表筛查，评分在7分以上；且患侧上、下肢肌力在4级以下。

排除标准：①严重意识障碍者。②房颤病史或者合并有严重心血管、肝、肾和造血系统等原发性疾病者。③严重并发症，如心力衰竭、肾衰竭、癌症等，以及其他对患者生存质量的影响超过中风的疾病或状态。④有精神病史、痴呆病史，存在认知功能障碍或感觉性失语，不能表述意见者。⑤患有类风湿、截肢、先天性残疾等导致肢体活动障碍者。⑥不能完成基本疗程，依从性可能不好者。⑦患侧肌力在4级以上者。

3. 治疗方法

醒脑开窍针刺组：在基础治疗的同时，施醒脑开窍针刺法，持续4周；非经非穴针刺组：在基础治疗同时，在醒脑开窍针法取穴的所属经脉旁非经非穴点针刺，持续4周。

4. 疗效评价指标

（1）治疗结束时的神经功能评估，采用美国国立卫生院神经功能缺损评分（NIHSS）和脑卒中患者临床神经功能缺损程度评分标准（Chinese Stroke Scale，CSS）。日常生活能力，采用Barthel指数。

（2）远期疗效评估。随访期末（6个月）死亡、生存、复发情况。牛津残障量表（OHS）和脑卒中生活质量量表（SS-QOL）。

随访方式：与患者电话预约时间，患者来医院，或去患者家里。

5. 安全性观察项目及方法

（1）血、尿、便常规、肝肾功能、心电图治疗前后各检查一次。

（2）可能发生的不良反应，应记录处理经过及结果。

6. 统计分析

全部统计分析均由第三方完成，采用 SPSS 13.0 统计分析软件分析。所有的统计检验均采用双侧检验，$P \leqslant 0.05$ 将被认为所检验的差别有统计学意义。

（1）资料描述：计数资料采用构成比描述，计量资料采用 $\bar{x} \pm s$ 描述。

（2）基线数据比较：计数资料采用 χ^2 检验，正态分布计量资料采用 t 检验；非正态分布的计量资料采用非参数检验。

（3）疗效比较：两组计量资料比较采用 t 检验，自身前后对比采用配对 t 检验；符合方差分析类型数据采用双因素方差分析；等级资料比较采用 Ridit 分析。

（4）安全性评价：统计不良事件的发生率，并描述具体表现、程度和干预措施等。

（二）结果

试验期间共 310 例中风急性期患者入选本试验，其中醒脑开窍组（A 组）155 例，非经非穴组（B 组）155 例。到试验结束后 23 例患者脱落（醒脑组 11 例，非经非穴组 12 例）。两组患者在性别构成、年龄分布、病程和简易智力测定评分等四方面基线资料有可比性。

1. 近期疗效评估

（1）CSS 量表评估结果

治疗前两组患者 CSS 量表评分严重程度分级无统计学差异（$P > 0.05$），治疗 4 周后两组患者 CSS 评分均发生好转，无重度评估结果出现，但两组治疗后 CSS 评分结果在严重程度分布上（$P < 0.01$）有明显差别，表明两组患者经治疗 CSS 定性评分结果均有明显改善，但醒脑开窍组效果明显优于非经

临床研究

非穴组。见表9。

表 9　醒脑开窍组（A 组）和非经非穴组（B 组）CSS 定性评估结果　　　　　例

	治疗前			治疗 4 周后		
	轻	中	重	重	轻	中
醒脑开窍组	55	86	3	0	123	21
非经非穴组	63	79	1	0	91	52
Ridit 统计量	$u=1.122$，$P=0.262$			$u=4.229$，$P=0.000$		

治疗前 CSS 量表评分定性结果显示，两组间比较无统计学差异（$t=1.214$，$P=0.226$）。

双因素方差分析方法结果显示，两组患者组内治疗前后差异均有统计学意义，治疗 4 周后两组间比较结果显示醒脑开窍组结果 CSS 评分水平改变高于非经非穴组，且差异有统计学意义，且两组改变量比较结果显示，醒脑开窍组的改变高于非经非穴组。见表 10、图 6。

以上结果表明两种治疗方法均能改善脑梗死患者急性期的 CSS 评分，但醒脑开窍组改善水平明显优于非经非穴组。

表 10　醒脑开窍组（A 组）和非经非穴组（B 组）定量 CSS 评分结果（$\bar{x} \pm s$，分）

	治疗前	治疗 4 周后	改变量
醒脑开窍组	18.50 ± 6.32	9.40 ± 4.51 ▲	9.10 ± 4.69
非经非穴组	17.88 ± 6.05	13.09 ± 5.80 ▲#	4.80 ± 3.71 #

注：▲与本组治疗前比较，$P < 0.01$；# 与醒脑开窍组治疗 4 周后比较，$P < 0.05$。

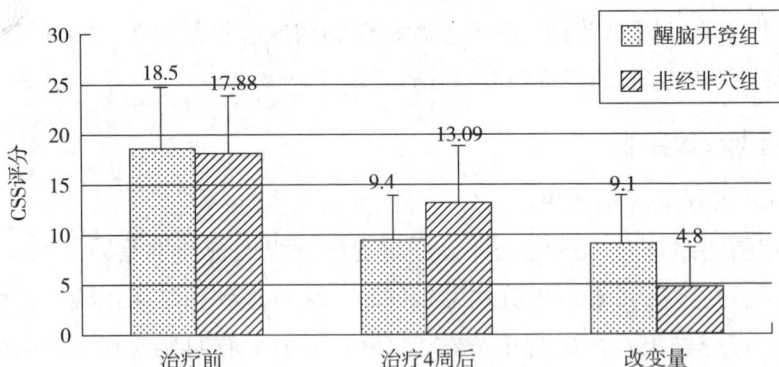

图 6　醒脑开窍组（A 组）和非经非穴组（B 组）定量 CSS 评分结果

（2）NIHSS 评分结果

治疗前两组之间 NIHSS 评分无统计学差异（$t=0.034$，$P=0.973$），提示入组时两组 NIHSS 资料基线水平一致有可比性。双因素方差分析方法结果显示两组不同时间的三次评分均有显著性差别，同一时间两组间评分也存在高度统计学差异，醒脑开窍组对 NIHSS 评分的改善程度优于非经非穴组。见表 11。

表 11　醒脑开窍组（A 组）和非经非穴组（B 组）NIHSS 定量评分结果（$\bar{x} \pm s$，分）

	治疗前	治疗后 2 周	治疗后 4 周	治疗前后改变量
醒脑开窍组	9.19 ± 3.954	7.03 ± 3.201 ▲	4.15 ± 2.032 ▲	5.04 ± 3.29
非经非穴组	9.20 ± 3.823	8.13 ± 3.634 ▲#	6.35 ± 3.131 ▲#	2.86 ± 2.28 #

注：▲与本组治疗前比较，$P < 0.01$；# 与同一时间醒脑开窍组比较，$P < 0.01$。

（3）BI 指数评分结果

提示入组时两组 BI 评分资料基线水平一致，具有可比性，两组治疗前后两次评分比较有显著性差别，但治疗后 BI 评分醒脑开窍组和非经非穴组差异有高度统计学意义。对治疗前后的改变量进行统计，结果显示醒脑开窍组的改变高于非经非穴组。以上结果表明，醒脑开窍针刺组对于患者 BI 评分的影响优于非经非穴组。见表 12。

表 12　醒脑开窍组（A 组）和非经非穴组（B 组）BI 评分结果（$\bar{x} \pm s$，分）

	治疗前	治疗后 4 周	改变量
醒脑开窍组	46.40 ± 22.57	70.25 ± 20.37 ▲	23.85 ± 19.09
非经非穴组	42.03 ± 18.30	57.43 ± 19.61 ▲#	15.40 ± 10.18 #

注：▲与本组治疗前比较，$P < 0.01$；# 与治疗后 4 周醒脑开窍组比较，$P < 0.01$。

2.远期疗效评估

（1）随访期末（6 个月）生存和复发情况

本研究进行了远期疗效的观察，随访时间为 6 个月。醒脑开窍组 144 例，非经非穴组 143 例，完成 6 个月随访，醒脑组有 1 例死亡，病死率为 0.69%（1/144），非经非穴组有 2 例死亡，病死率为 1.39%（2/143），两者差异没有显著性（ χ^2=0.344， P=0.558）。醒脑开窍组复发率为 4.17%（6/144），非经非穴组复发率为 23.77%（34/143），两者差异有高度统计学意义（ χ^2=23.002， P=0.000）。研究结果提示与非经非穴相比，醒脑开窍针刺治疗能够降低急性脑梗死患者的复发率。

（2）随访期末生活质量评估（SS-QOL）

随访期末（SS-QOL）总分，醒脑开窍组与非经非穴组分别为 166.63±45.70 与 143.60±50.24，醒脑开窍组的生活质量明显高于非经非穴组（ t=3.576， P=0.000）。患者感觉健康状况有差别（ u=2.259， P=0.024），醒脑开窍针刺组患者感觉健康状况明显优于非经非穴组。见表13。

表 13　醒脑开窍组（A 组）和非经非穴组（B 组）健康状况分级比较　　　　　例

健康状况分级	醒脑开窍组	非经非穴组
1	48	66
2	67	58
3	26	13
4	3	6

（3）随访期末功能恢复情况

采用 OHS 牛津残障评分，结果显示两组 OHS 评分结果比较，级别分布有明显统计学差异（ χ^2=10.201， P=0.001），其中醒脑开窍组等级明显低于非经非穴组的等级（ U=4.159， P=0.000）。表明治疗后 6 个月，醒脑开窍组的残障水平低于非经非穴组。见表14。

表 14　醒脑开窍组（A 组）和非经非穴组（B 组）OHS 评分结果　　　　　例

OHS 分级	醒脑开窍组	非经非穴组
0	7	2
1	48	28
2	54	45
3	22	46
4	10	17

OHS 分级	醒脑开窍组	非经非穴组
5	2	3
6	1	2

注：x^2 结果计算时合并了 0、1 两级，合并 2-6 级。

4. 安全性评价

（1）不良反应与不良事件

整个试验过程中两组均无严重不良事件及不良反应发生，共有 18 例患者出现轻度不良反应，不良反应发生率为 5.8%。其中 1 例晕针，4 例针刺后出血，1 例血压升高，12 例针刺后疼痛，所有患者经及时处理，不良反应均恢复正常。17 例患者的不良反应肯定与针灸有关，1 例血压升高患者可能与针灸有关，由于患者本身患有高血压病，因此也可能与疾病本身有关。

（2）安全性分析

治疗前后对两组患者进行了血常规、肝肾功能、心电图检查，结果显示两组患者各指标治疗前后比较均无明显差异（$P > 0.05$），安全级别评估结果显示两组均无 3 级以上的安全级别，表明两种治疗手段均是安全的。

（三）讨论

醒脑开窍组方治疗脑梗死急性期的疗效优于非经非穴，主要表现在：①近期疗效方面，醒脑开窍针刺法在改善患者的神经功能，提高患者的日常生活能力方面优于非经非穴。②远期疗效方面，醒脑开窍针刺法在提高急性脑梗死患者远期生活质量，降低伤残程度和复发率，改善预后等方面优于非经非穴。该研究结果表明经穴存在特异性效应。

八、醒脑开窍针刺法治疗中风的疗效和安全性系统评价

（一）资料与方法

1. 纳入标准与排除标准

（1）研究类型：随机与半随机对照试验。

（2）研究对象：任何年龄、性别不限的中风患者。中风的定义符合 WHO 或全国脑血管病学术会议诊断标准，并经 CT/MRI 证实。

（3）干预措施：治疗组采用醒脑开窍针刺或加基础治疗或加其他方法，对照组不采用醒脑开窍针刺法，采用传统针刺法或加基础或基础治疗或其他治疗方法。

（4）测量指标：随访期末（≥3个月）和（或）治疗结束时：①病死率。②残疾率。③不良反应。④疗效（疗效的定义参见纳入研究的特点）。⑤神经功能缺损评分。

（5）排除干预措施中除醒脑开窍针刺法又使用其他针刺或治疗方法而对照组不使用该方法的临床试验。

2. 检索策略

以 xingnao kaiqiao needling method、consciousness restoration resuscitation、brain-activating and orifice-opening acupuncture、sharpening mind and inducing consciousness；stroke、apoplexy、cerebrovascular accident、醒脑开窍针刺、中风（脑卒中、脑血管意外、脑梗死、脑出血）为检索词检索了 Cochrane Central of Controlled Trials、ACP Journal club（1991—2006）、Cochrane Central Register of Controlled Trials（1st quarter 2006）、Cochrane Database of Systematic Review（1996—2006）、PubMed（1950—2006）、CNKI（1994—2006）、CBM（1964—2006）。

3. 质量评价标准

按照 Cochrane 系统评价员手册 4.2.6 版所表述的质量评价标准评价纳入研究的质量。包括随机方法、分配隐藏、盲法、减员偏倚。

此外，分析纳入研究各组之间人数、男女构成、疾病严重程度等是否基本平衡，各种基线数据是否相似以判断是否存在选择性偏倚和机遇影响的大小。

4. 资料提取和质量评价

用统一的资料提取（质量评价）表格由两位研究者独立对每一篇符合纳入标准的文献进行评价并交叉核对，两名研究者意见一致，对有分歧的研究通过讨论意见达成一致。

5. 资料分析

采用 Cochrane 系统评价软件 RevMan 4.2.6 进行 Meta 分析。首先对纳入研究进行临床异质性和方法学异质性分析，按照临床同质性和方法学同质性对各研究进行亚组分析，然后分析亚组内的统计学异质性。采用 χ^2 检验分析统计学异质性，显著性水平设定为 $P=0.10$，即 $P < 0.10$ 时研究结果间存在异质性；同时采用 I^2 对异质性进行定量评估，$I^2 \leq 25\%$ 时其异质性小，$25\% < I^2 \leq 50\%$ 存在中等程度异质性，$I^2 > 50\%$ 时，研究结果间的异质性较大；无统计学异质性研究结果之间的合并分析采用固定效应模型，反之，有统计学异质性研究结果之间的合并分析采用随机效应模型。疗效效应量同时采用区间估计和假设检验，计数资料采用 RR，计量资料采用 WMD，区间估计均采用 95%CI；假设检验采用 u 检验，用 Z 值和 P 值表示，显著性水平设定为 0.05，即 $P < 0.05$ 时表示不同疗法的疗效差异有统计学意义，假设检验结果在森林图中列出。采用漏斗图分析可能的发表偏倚。亚组中存在低质量研究时进行敏感性分析。

（二）结果

1. 检索结果

截至 2006 年 11 月 22 日，共检索到文章 232 篇。通过阅读题目和摘要，筛出 61 个提到"随机"的研究，再通过阅读全文，排除 36 个研究；最后纳入 25 个研究，所有纳入研究都以中文发表；未检索到符合纳入标准的英文研究。各研究纳入患者数从 60~1160 例不等，共计 4377 例。所有研究的基本设计为醒脑开窍针刺法，或加常规治疗或其他方法与传统针刺法或加常规治疗或与常规治疗或其他方法进行比较。

2. 纳入研究的质量评价

随机方法：11 个纳入研究提及具体的随机分配方法，1 个纳入研究分配隐藏充分，3 个纳入研究对评估者实施盲法，1 个研究因疼痛剔除 1 例。综合分析 1 个研究质量等级为 A 级，其他研究均有选择性偏倚、测量性偏倚的高度可能性，质量等级均为 C 级。

3. Meta 分析结果

（1）随访期末（≥ 3 个月）或治疗结束时病死率：结果见图 7。

Review:　　　　醒脑开窍针刺法治疗中风的Cochrane系统评价（Version 02）
Comparison:　02 Xingnao vs control（dichotomous）
Outcome:　　 02 病死率

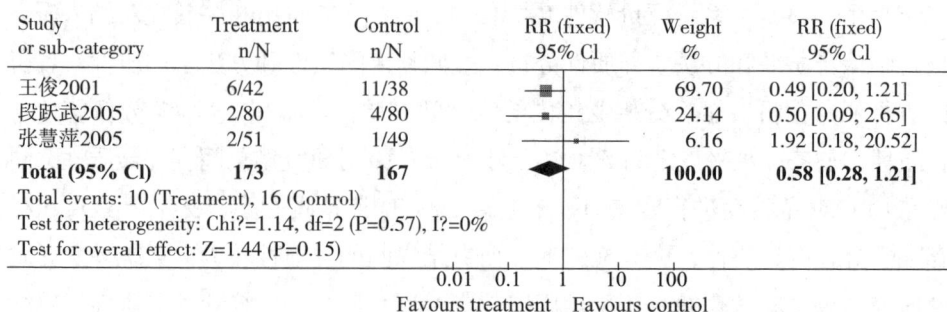

Study or sub-category	Treatment n/N	Control n/N	RR (fixed) 95% CI	Weight %	RR (fixed) 95% CI
王俊2001	6/42	11/38	▪	69.70	0.49 [0.20, 1.21]
段跃武2005	2/80	4/80		24.14	0.50 [0.09, 2.65]
张慧萍2005	2/51	1/49		6.16	1.92 [0.18, 20.52]
Total (95% CI)	**173**	**167**	◆	**100.00**	**0.58 [0.28, 1.21]**

Total events: 10 (Treatment), 16 (Control)
Test for heterogeneity: Chi?=1.14, df=2 (P=0.57), I?=0%
Test for overall effect: Z=1.44 (P=0.15)

```
        0.01  0.1   1   10  100
   Favours treatment   Favours control
```

图 7　醒脑开窍针刺治疗中风病死率 Meta 分析

　　3 个研究报告了治疗结束时的死亡人数，其中 1 个研究随访半年。提示醒脑开窍针刺法有降低病死率的趋势（RR=0.58，95%CI：0.28，1.21）。

　　（2）随访期末（≥ 3 个月）病死、残疾率：1 个研究报告了随访 6 个月的病死、残疾率，分别是 RR=1.92，95%CI（0.18，20.52）；RR=0.82，95%CI（0.30，2.28），其 RR 的 95%CI 横线与等效线相交，两组差异无统计学意义。

　　（3）严重的不良反应：1 个研究报告针刺组 29 例感到疼痛或惧怕，经解释和减轻手法强度都能完成治疗；1 个研究报告治疗组疼痛 2 例，并因此退出 1 例。未报告其他不良反应及严重不良反应。

　　（4）治疗结束时或随访期末（≥ 3 个月）疗效（痊显率）：结果见图 8。

　　7 个研究比较了醒脑开窍针刺与传统针刺的疗效，4 个研究比较了醒脑开窍针刺与西药的疗效，1 个研究比较醒脑开窍针刺加吞咽训练与吞咽训练对中风后吞咽困难的疗效，1 个研究比较醒脑开窍针刺加语言康复与语言康复对中风后语言障碍的疗效，以上的结果表明醒脑开窍针刺疗效均优于对照组。

　　9 个研究比较了醒脑开窍针刺加常规治疗与常规治疗的疗效，异质性检验 P=0.0001，I^2=74.4%，不具同质性，选用随机效应模型，合并效应量 RR=1.49，95%CI（1.25，1.77），Z=4.41，P < 0.00001，有统计学意义。分析异质性原因，可能与纳入低质量研究有关。进行敏感性分析：试去掉森林图中偏离多数研究 RR 连线较远的 2 个研究后异质性检验 P=0.10，I^2=43.5%，说明剩余 7 项研究具有同质性，结果见图 8。合并效应量 RR=1.27，95%CI（1.19，1.36），Z=7.41，P=0.00001，具有统计学意义。敏感性分析结果一致，说明常规治疗加醒脑开窍针刺治疗中风的疗效优于对照组结果可靠。

Review: 醒脑开窍针刺法治疗中风的Cochrane系统评价（Version 02）
Comparison: 02 Xingnao vs control（dichotomous）
Outcome: 01疗效

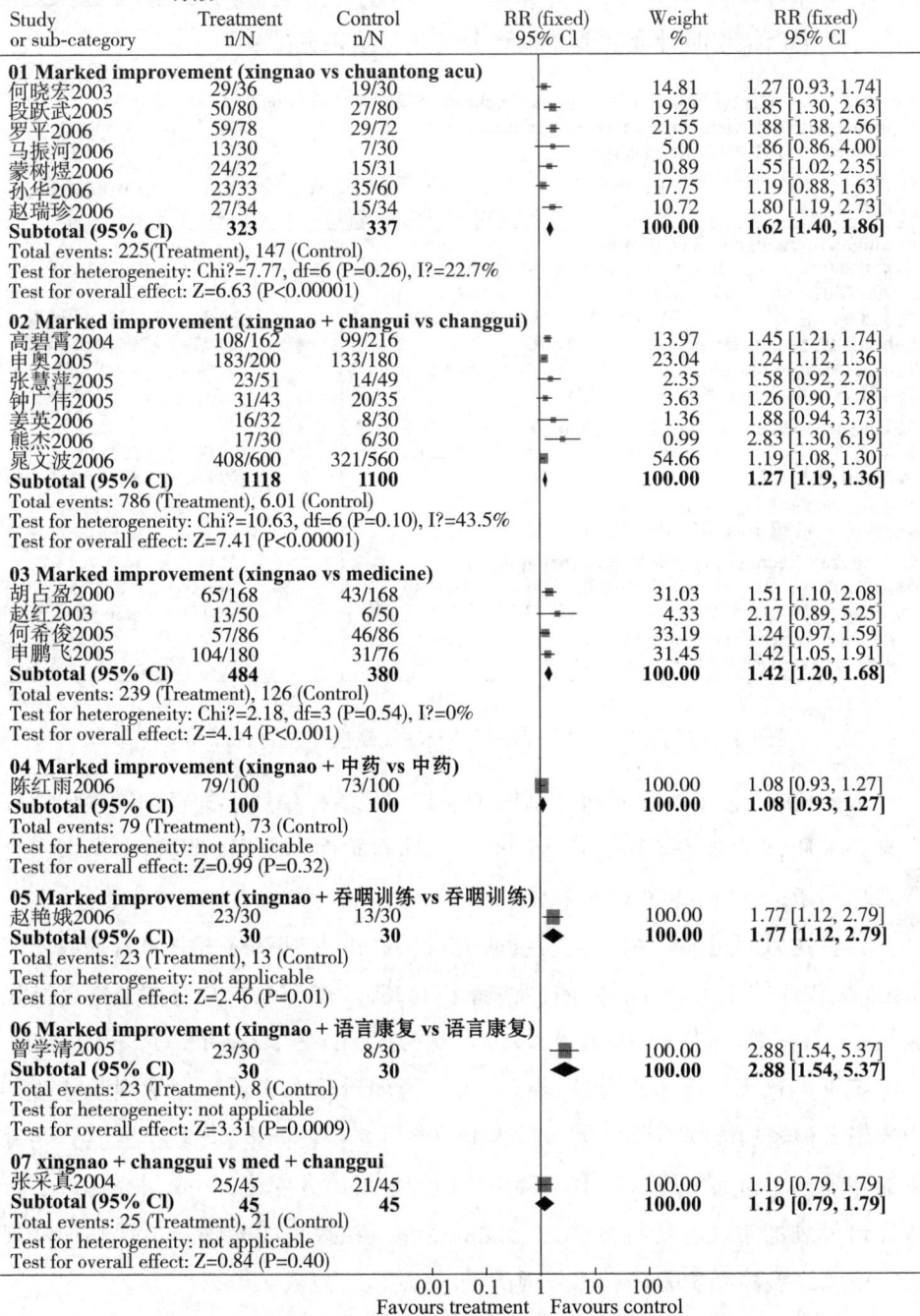

Study or sub-category	Treatment n/N	Control n/N	RR (fixed) 95% Cl	Weight %	RR (fixed) 95% Cl
01 Marked improvement (xingnao vs chuantong acu)					
何晓宏2003	29/36	19/30		14.81	1.27 [0.93, 1.74]
段跃武2005	50/80	27/80		19.29	1.85 [1.30, 2.63]
罗平2006	59/78	29/72		21.55	1.88 [1.38, 2.56]
马振河2006	13/30	7/30		5.00	1.86 [0.86, 4.00]
蒙树煜2006	24/32	15/31		10.89	1.55 [1.02, 2.35]
孙华2006	23/33	35/60		17.75	1.19 [0.88, 1.63]
赵瑞珍2006	27/34	15/34		10.72	1.80 [1.19, 2.73]
Subtotal (95% Cl)	**323**	**337**		**100.00**	**1.62 [1.40, 1.86]**

Total events: 225(Treatment), 147 (Control)
Test for heterogeneity: Chi?=7.77, df=6 (P=0.26), I?=22.7%
Test for overall effect: Z=6.63 (P<0.00001)

Study or sub-category	Treatment n/N	Control n/N	RR (fixed) 95% Cl	Weight %	RR (fixed) 95% Cl
02 Marked improvement (xingnao + changui vs changgui)					
高碧霄2004	108/162	99/216		13.97	1.45 [1.21, 1.74]
申奥2005	183/200	133/180		23.04	1.24 [1.12, 1.36]
张慧萍2005	23/51	14/49		2.35	1.58 [0.92, 2.70]
钟广伟2005	31/43	20/35		3.63	1.26 [0.90, 1.78]
姜英2006	16/32	8/30		1.36	1.88 [0.94, 3.73]
熊杰2006	17/30	6/30		0.99	2.83 [1.30, 6.19]
晁文波2006	408/600	321/560		54.66	1.19 [1.08, 1.30]
Subtotal (95% Cl)	**1118**	**1100**		**100.00**	**1.27 [1.19, 1.36]**

Total events: 786 (Treatment), 6.01 (Control)
Test for heterogeneity: Chi?=10.63, df=6 (P=0.10), I?=43.5%
Test for overall effect: Z=7.41 (P<0.00001)

Study or sub-category	Treatment n/N	Control n/N	RR (fixed) 95% Cl	Weight %	RR (fixed) 95% Cl
03 Marked improvement (xingnao vs medicine)					
胡占盈2000	65/168	43/168		31.03	1.51 [1.10, 2.08]
赵红2003	13/50	6/50		4.33	2.17 [0.89, 5.25]
何希俊2005	57/86	46/86		33.19	1.24 [0.97, 1.59]
申鹏飞2005	104/180	31/76		31.45	1.42 [1.05, 1.91]
Subtotal (95% Cl)	**484**	**380**		**100.00**	**1.42 [1.20, 1.68]**

Total events: 239 (Treatment), 126 (Control)
Test for heterogeneity: Chi?=2.18, df=3 (P=0.54), I?=0%
Test for overall effect: Z=4.14 (P<0.001)

Study or sub-category	Treatment n/N	Control n/N	RR (fixed) 95% Cl	Weight %	RR (fixed) 95% Cl
04 Marked improvement (xingnao + 中药 vs 中药)					
陈红雨2006	79/100	73/100		100.00	1.08 [0.93, 1.27]
Subtotal (95% Cl)	**100**	**100**		**100.00**	**1.08 [0.93, 1.27]**

Total events: 79 (Treatment), 73 (Control)
Test for heterogeneity: not applicable
Test for overall effect: Z=0.99 (P=0.32)

Study or sub-category	Treatment n/N	Control n/N	RR (fixed) 95% Cl	Weight %	RR (fixed) 95% Cl
05 Marked improvement (xingnao + 吞咽训练 vs 吞咽训练)					
赵艳娥2006	23/30	13/30		100.00	1.77 [1.12, 2.79]
Subtotal (95% Cl)	**30**	**30**		**100.00**	**1.77 [1.12, 2.79]**

Total events: 23 (Treatment), 13 (Control)
Test for heterogeneity: not applicable
Test for overall effect: Z=2.46 (P=0.01)

Study or sub-category	Treatment n/N	Control n/N	RR (fixed) 95% Cl	Weight %	RR (fixed) 95% Cl
06 Marked improvement (xingnao + 语言康复 vs 语言康复)					
曾学清2005	23/30	8/30		100.00	2.88 [1.54, 5.37]
Subtotal (95% Cl)	**30**	**30**		**100.00**	**2.88 [1.54, 5.37]**

Total events: 23 (Treatment), 8 (Control)
Test for heterogeneity: not applicable
Test for overall effect: Z=3.31 (P=0.0009)

Study or sub-category	Treatment n/N	Control n/N	RR (fixed) 95% Cl	Weight %	RR (fixed) 95% Cl
07 xingnao + changgui vs med + changgui					
张采真2004	25/45	21/45		100.00	1.19 [0.79, 1.79]
Subtotal (95% Cl)	**45**	**45**		**100.00**	**1.19 [0.79, 1.79]**

Total events: 25 (Treatment), 21 (Control)
Test for heterogeneity: not applicable
Test for overall effect: Z=0.84 (P=0.40)

0.01 0.1 1 10 100
Favours treatment Favours control

临床研究

图 8 醒脑开窍针刺治疗中风疗效（痊显率）Meta 分析

　　1 个研究比较了醒脑开窍针刺加中药与中药治疗中风的疗效，1 个研究比较了醒脑开窍针刺加常规与西药加常规治疗的疗效，差异均无统计学意义。

　　（5）治疗结束时神经功能缺损评分变化：结果见图 9。

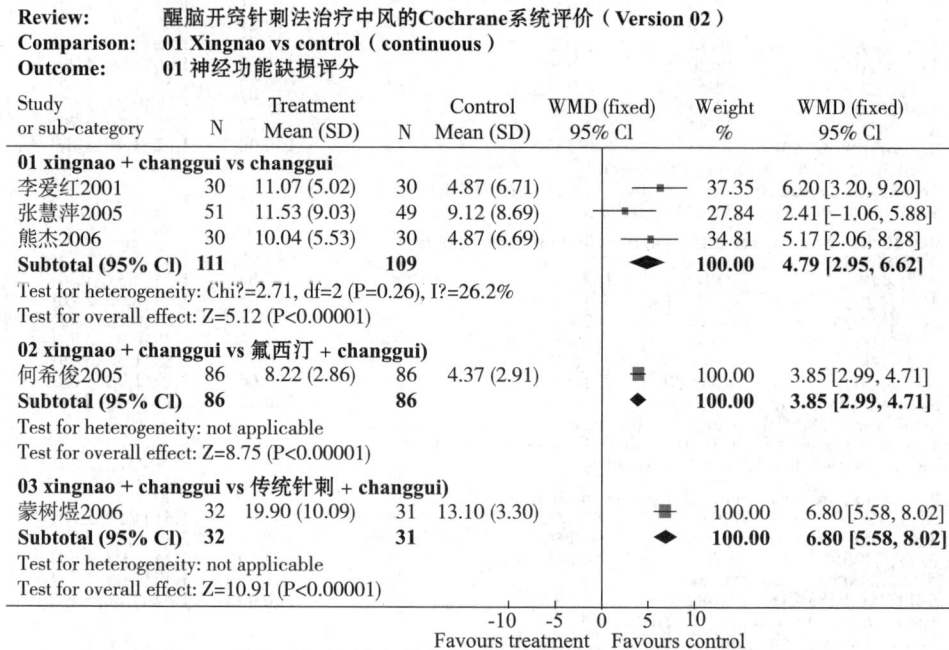

Review:　　　醒脑开窍针刺法治疗中风的Cochrane系统评价（Version 02）
Comparison:　01 Xingnao vs control（continuous）
Outcome:　　01 神经功能缺损评分

Study or sub-category	N	Treatment Mean (SD)	N	Control Mean (SD)	WMD (fixed) 95% Cl	Weight %	WMD (fixed) 95% Cl
01 xingnao + changgui vs changgui							
李爱红2001	30	11.07 (5.02)	30	4.87 (6.71)		37.35	6.20 [3.20, 9.20]
张慧萍2005	51	11.53 (9.03)	49	9.12 (8.69)		27.84	2.41 [−1.06, 5.88]
熊杰2006	30	10.04 (5.53)	30	4.87 (6.69)		34.81	5.17 [2.06, 8.28]
Subtotal (95% CI)	**111**		**109**			**100.00**	**4.79 [2.95, 6.62]**
Test for heterogeneity: Chi?=2.71, df=2 (P=0.26), I²=26.2%							
Test for overall effect: Z=5.12 (P<0.00001)							
02 xingnao + changgui vs 氟西汀 + changgui)							
何希俊2005	86	8.22 (2.86)	86	4.37 (2.91)		100.00	3.85 [2.99, 4.71]
Subtotal (95% CI)	**86**		**86**			**100.00**	**3.85 [2.99, 4.71]**
Test for heterogeneity: not applicable							
Test for overall effect: Z=8.75 (P<0.00001)							
03 xingnao + changgui vs 传统针刺 + changgui)							
蒙树煜2006	32	19.90 (10.09)	31	13.10 (3.30)		100.00	6.80 [5.58, 8.02]
Subtotal (95% CI)	**32**		**31**			**100.00**	**6.80 [5.58, 8.02]**
Test for heterogeneity: not applicable							
Test for overall effect: Z=10.91 (P<0.00001)							

-10　　-5　　0　　5　　10
Favours treatment　　Favours control

图 9　醒脑开窍针刺治疗中风神经功能缺损评分的 Meta 分析

　　4 个研究比较了醒脑开窍针刺加常规与常规治疗中风后神经功能缺损评分变化，异质性检验 $P=0.08$，$I^2=55.7\%$，不具同质性。选用随机效应模型，合并效应量 RR=5.63，95%CI（2.91，8.35），Z=4.06，$P < 0.0001$，有统计学意义。异质性原因可能与纳入低质量研究有关，试去掉森林图中偏离多数研究 RR 连线较远的 1 个研究后异质性检验 $P=0.26$，$I^2=26.2\%$，具有同质性，结果见图 4。合并效应量 WMD=4.79，95%CI（2.95，6.62），Z=5.12，$P < 0.00001$，具有统计学意义。敏感性分析结果一致，说明醒脑开窍针刺加常规治疗改善中风患者神经功能缺损评分优于对照组结果可靠。1 个研究比较了醒脑开窍针刺加常规与西药加常规治疗中风后神经功能缺损评分变化，1 个研究比较了醒脑开窍针刺加常规与传统针刺加常规的变化，结果表明醒脑开窍针刺加常规治疗中风改善神经功能缺损评分均优于对照组。

　　（6）醒脑开窍针刺治疗中风急性期的疗效（痊显率）：见图 10。

Review:	醒脑开窍针刺法治疗中风的Cochrane系统评价（Version 02）					
Comparison:	03 中风急性期					
Outcome:	01 疗效					

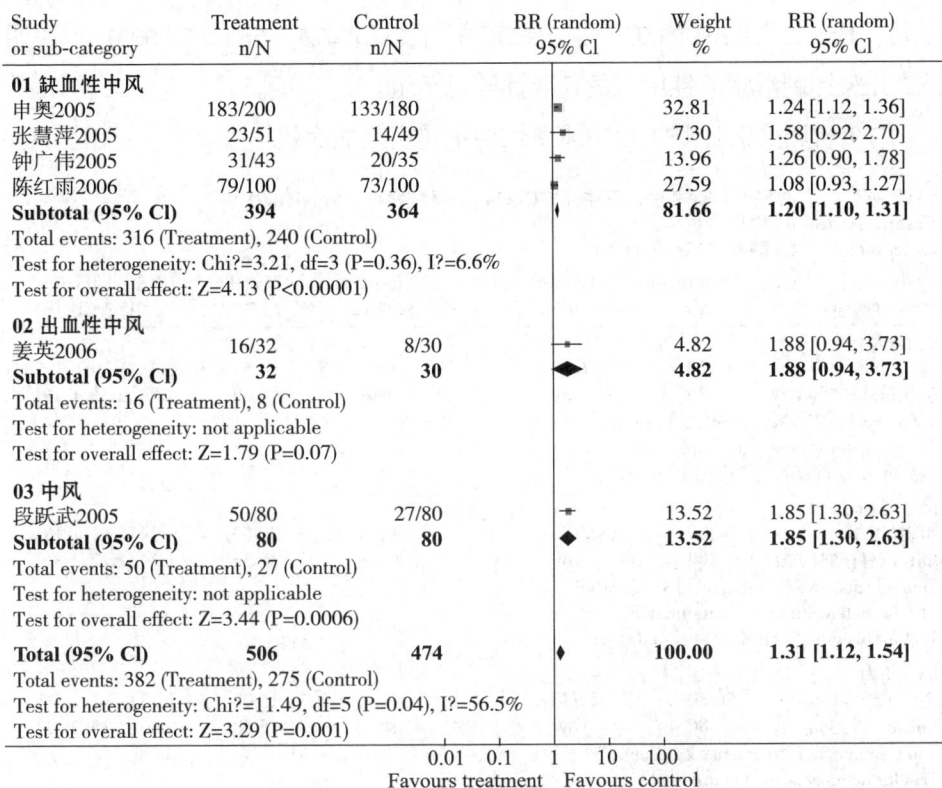

Study or sub-category	Treatment n/N	Control n/N	RR (random) 95% Cl	Weight %	RR (random) 95% Cl
01 缺血性中风					
申奥2005	183/200	133/180		32.81	1.24 [1.12, 1.36]
张慧萍2005	23/51	14/49		7.30	1.58 [0.92, 2.70]
钟广伟2005	31/43	20/35		13.96	1.26 [0.90, 1.78]
陈红雨2006	79/100	73/100		27.59	1.08 [0.93, 1.27]
Subtotal (95% CI)	**394**	**364**		**81.66**	**1.20 [1.10, 1.31]**
Total events: 316 (Treatment), 240 (Control)					
Test for heterogeneity: Chi?=3.21, df=3 (P=0.36), I?=6.6%					
Test for overall effect: Z=4.13 (P<0.00001)					
02 出血性中风					
姜英2006	16/32	8/30		4.82	1.88 [0.94, 3.73]
Subtotal (95% CI)	**32**	**30**		**4.82**	**1.88 [0.94, 3.73]**
Total events: 16 (Treatment), 8 (Control)					
Test for heterogeneity: not applicable					
Test for overall effect: Z=1.79 (P=0.07)					
03 中风					
段跃武2005	50/80	27/80		13.52	1.85 [1.30, 2.63]
Subtotal (95% CI)	**80**	**80**		**13.52**	**1.85 [1.30, 2.63]**
Total events: 50 (Treatment), 27 (Control)					
Test for heterogeneity: not applicable					
Test for overall effect: Z=3.44 (P=0.0006)					
Total (95% CI)	**506**	**474**		**100.00**	**1.31 [1.12, 1.54]**
Total events: 382 (Treatment), 275 (Control)					
Test for heterogeneity: Chi?=11.49, df=5 (P=0.04), I?=56.5%					
Test for overall effect: Z=3.29 (P=0.001)					

0.01 0.1   1   10 100
Favours treatment   Favours control

图 10　醒脑开窍针刺治疗中风急性期疗效（痊显率）Meta 分析

6 个研究比较了醒脑开窍针刺治疗急性缺血性中风的疗效，异质性检验 $P=0.03$，$I^2=78.2\%$，不具同质性，合并效应量 RR=1.35，95%CI（1.07，1.71），$Z=2.54$，$P=0.01$，有统计学意义。异质性原因可能与干预、对照措施有差别有关。进行敏感性分析，试去掉图中偏离多数研究 RR 连线较远的 2 个研究后，具有同质性，合并效应量 RR=1.20，95%CI（1.10，1.31），敏感性分析结果一致，说明醒脑开窍针刺治疗缺血性中风疗效优于对照组结果可靠（$Z=5.24$，$P < 0.00001$）。1 个研究比较了醒脑开窍针刺治疗急性出血性中风的疗效，其 RR 的 95%CI 横线虽与等效线相交，但位于等效竖线右侧，虽然两组差异没有统计学意义，说明醒脑开窍针刺治疗出血性中风有优于对照组的趋势。2 个研究比较了醒脑开窍针刺治疗中风（包括缺血性和出血性中风）的疗效，两

个研究有异质性，合并效应量 RR=2.51，95%CI（1.24，5.08），去掉 1 个低质量研究。共 7 个研究，具有统计学异质性，合并效应量 RR=1.31，95%CI（1.12，1.54），其 RR 的 95%CI 横线落在右侧（Z=6.57，$P < 0.00001$），说明醒脑开窍针刺治疗急性中风的疗效优于对照组。

（7）醒脑开窍针刺治疗中风急性期不同病程的疗效（痊显率）：见图 11。

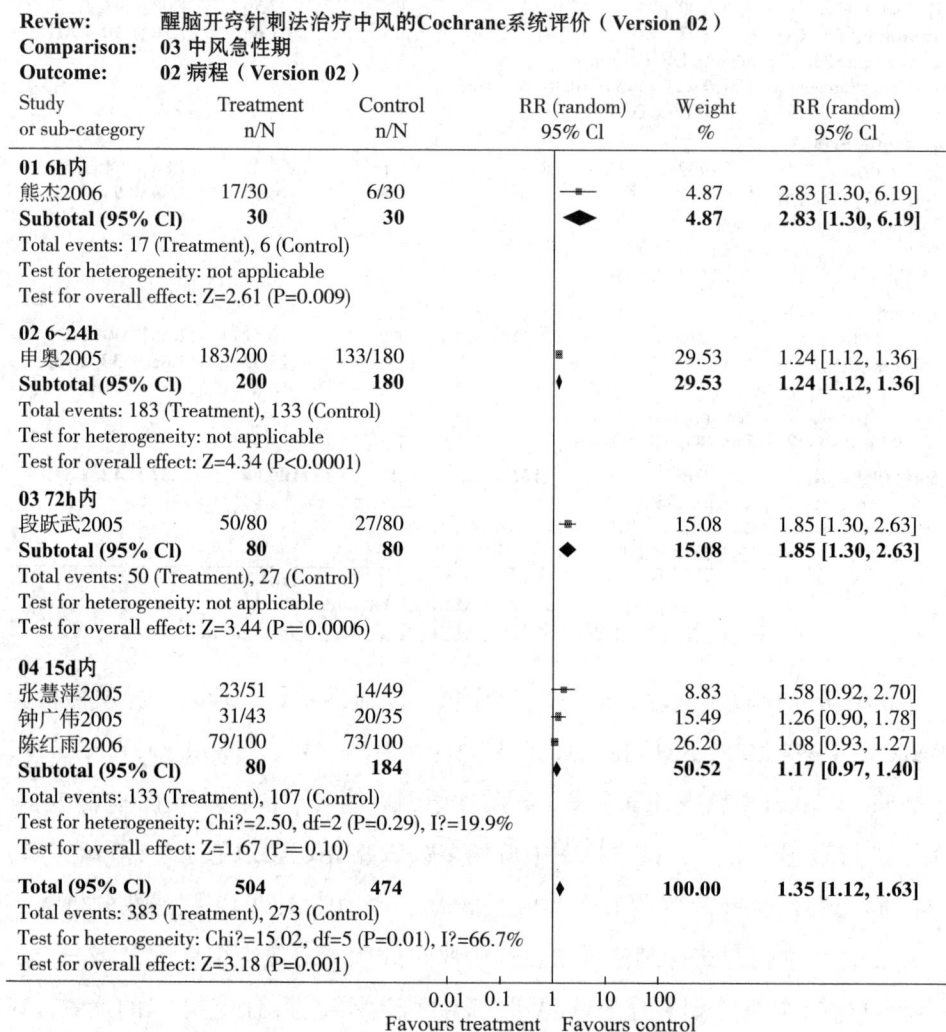

Review:	醒脑开窍针刺法治疗中风的Cochrane系统评价（Version 02）					
Comparison:	03 中风急性期					
Outcome:	02 病程（Version 02）					
Study or sub-category	Treatment n/N	Control n/N	RR (random) 95% CI		Weight %	RR (random) 95% CI

01 6h内

熊杰2006	17/30	6/30			4.87	2.83 [1.30, 6.19]
Subtotal (95% CI)	30	30			4.87	2.83 [1.30, 6.19]

Total events: 17 (Treatment), 6 (Control)
Test for heterogeneity: not applicable
Test for overall effect: Z=2.61 (P=0.009)

02 6~24h

申奥2005	183/200	133/180			29.53	1.24 [1.12, 1.36]
Subtotal (95% CI)	200	180			29.53	1.24 [1.12, 1.36]

Total events: 183 (Treatment), 133 (Control)
Test for heterogeneity: not applicable
Test for overall effect: Z=4.34 (P<0.0001)

03 72h内

段跃武2005	50/80	27/80			15.08	1.85 [1.30, 2.63]
Subtotal (95% CI)	80	80			15.08	1.85 [1.30, 2.63]

Total events: 50 (Treatment), 27 (Control)
Test for heterogeneity: not applicable
Test for overall effect: Z=3.44 (P=0.0006)

04 15d内

张慧萍2005	23/51	14/49			8.83	1.58 [0.92, 2.70]
钟广伟2005	31/43	20/35			15.49	1.26 [0.90, 1.78]
陈红雨2006	79/100	73/100			26.20	1.08 [0.93, 1.27]
Subtotal (95% CI)	80	184			50.52	1.17 [0.97, 1.40]

Total events: 133 (Treatment), 107 (Control)
Test for heterogeneity: Chi?=2.50, df=2 (P=0.29), I?=19.9%
Test for overall effect: Z=1.67 (P=0.10)

Total (95% CI)	504	474			100.00	1.35 [1.12, 1.63]

Total events: 383 (Treatment), 273 (Control)
Test for heterogeneity: Chi?=15.02, df=5 (P=0.01), I?=66.7%
Test for overall effect: Z=3.18 (P=0.001)

```
        0.01  0.1    1    10   100
     Favours treatment   Favours control
```

图 11　醒脑开窍针刺治疗中风急性期不同病程的 Meta 分析

3 个研究分别比较 6 小时（h）内、6~24 小时（h）、72 小时（h）内醒脑开窍针刺法的疗效，3 个研究比较了 15 天内醒脑开窍针刺法疗效，结果表明醒脑开窍针刺治疗 6 小时内、6~24 小时、72 小时内、15 天内中风疗效均优于对照组。以上 6 个研究异质性检验 $P=0.18$，$I^2=34.8\%$，具有异质性，合并效应量 RR=1.35，95%CI（1.12，1.63），说明醒脑开窍针刺治疗急性中风疗效优于对照组。

3. 安全性分析

本研究显示醒脑开窍针刺是一种相对安全的治疗措施，仅有疼痛。1 个研究报告 128 例中有 12 例皮下血肿，这与针刺手法不当有关，施术者操作时应注意。未报告其他不良反应及严重不良反应。

综上所述，醒脑开窍针刺是一种相对安全的治疗措施，在降低中风病死或残疾率方面显示有效的趋势，由于纳入研究数量少，使论证强度受到影响。醒脑开窍针刺在改善神经功能缺损评分、治疗中风，尤其急性缺血性中风疗效均优于对照组。由于纳入研究存在选择性偏倚和测量性偏倚的高度可能性，势必影响结果的强度，期待将来高质量的随机盲法对照试验提供高质量的证据。

第二节　丹芪偏瘫胶囊研究进展

石学敏院士不仅在针灸学上颇有建树，也具有深厚的中医中药学功底，他潜心研究中医药，发展专病、专药，致力于中药剂型改革，使其便于使用，临床重复性提升。50 年来，石学敏院士不仅研制成功脑血栓片、丹芪偏瘫胶囊两个商品药。还研制了中风丸、脑血栓丸、醒脑治瘫胶囊、针洗 I 号、扶正口服液、益肾养肝口服液、化瘀通脉汤剂等多种院内制剂。针灸中药并用已经成为石氏中风单元疗法的重要组成部分。

早在 20 世纪 70 年代，他就开发出针洗 I 号（外用洗剂），对于软组织损伤、关节疼痛等病变具有非常好的疗效。针对中风病他先后研制出脑血栓丸、中风丸、软瘫丸、硬瘫丸、醒脑治瘫胶囊、化瘀通脉汤剂及注射液以及扶正口服液、益肾养肝口服液等十几种院内制剂，广泛应用于临床，收到非常理想的疗效。1980 年研制"脑血栓片"，成为商品药。2001 年他主持研制的治疗缺血性中风病的"丹芪偏瘫胶囊"获得国家"新药证书"（国药准字z20010105），成为中国正式批准的国家Ⅵ类新药，2002年获得国家GMP认证并投产上市。丹芪偏瘫胶囊不仅在中国畅销，新加坡委托5所具有资质的国家医院对丹芪偏瘫胶囊重新审核、药观结论非常理想，被批准为新加坡商品中成药，并且在新加坡上市。自2007年开始研究至今，国外研究发表论文10余篇。分别从安全性、病例观察、单中心随机安慰剂对照研究、国际合作多中心随机安慰剂对照研究、系统评价、应用基础研究等方面进行了严谨的研究。

1. 丹芪偏瘫胶囊不影响健康人与中风患者的血液流变学与生化学指标

新加坡一项研究通过一系列的试验，即关于丹芪偏瘫胶囊或是联合阿司匹林对健康人和中风患者的血液流变学指标和生化全项指标的即刻效应和长期效应，证实为丹芪偏瘫胶囊对健康人和中风患者的凝血功能指标、血细胞分析和生化全项无明显影响。

2. 丹芪偏瘫胶囊在中风恢复中的应用

新加坡的一篇报道，纳入10个病程为1周至6个月的脑缺血卒中患者，在常规中风治疗基础上，口服丹芪偏瘫胶囊，1次4粒，1日3次，疗程为2~3个月。治疗过程中，1位患者出现腹泻，减量后逐渐加至全量，腹泻消失。随访中所有患者都有改善，进一步证实了丹芪偏瘫胶囊的安全性和疗效。

3. 一项随机、双盲、安慰剂对照Ⅱ期试验证实丹芪偏瘫胶囊对于中风后康复治疗的潜在效果

按照临床实践指南，新加坡开展了一项双盲、安慰剂对照的试验，运用康复学指标来评估丹芪偏瘫胶囊对于缺血性卒中患者肢体运动功能恢复的疗效。研究对象为40位病程1个月内的缺血性卒中患者。患者随机分配为丹芪组和安慰剂组，口服，1次4粒，1日3次，疗程为4周。开始时、4周、8周时分别测量FMA、NIHSS、FIM评分。结果显示，两组的评分都没有统计学意义。但是，随着治疗的持续，丹芪治疗组FMA评分呈现积极进步的趋势。亚组分析表明，丹芪对于后循环系统脑梗死和严重中风的患者的疗效会更好。

4. 丹芪偏瘫胶囊在中风后恢复的应用

2009年《Stroke》发表文章，对2个未发表的丹芪偏瘫胶囊与另一种传统

中药步长脑心通胶囊作对比的随机、双盲临床试验进行二次分析，来评估丹芪偏瘫胶囊治疗急性脑缺血卒中患者的疗效与安全性。605 个患者被随机分到丹芪组与步长脑心通组，疗程为 1 个月。纳入标准为急性脑缺血卒中患者，病程为 10 天到 6 个月；符合中西医卒中诊断标准；且卒中偏瘫评分 ≥ 10 分。以综合功能评分测评表明丹芪偏瘫胶囊组功能恢复情况优于对照组，有显著统计学差异【RR=2.4；95%CI（1.28，4.51）；P=0.007】。

5. 新加坡关于丹芪偏瘫胶囊治疗急性缺血性脑卒中的安全性与疗效的亚组分析报告

临床试验表明在改善神经缺损和促进运动功能恢复方面，传统中药制剂丹芪偏瘫胶囊的耐受性和疗效要优于另外一种中药；关于健康人和非急性中风患者在短暂时期内服用丹芪偏瘫胶囊后在凝血功能、血细胞分析、生化全项方面的研究也证实了丹芪偏瘫胶囊的安全性。那么，丹芪偏瘫胶囊治疗急性中风患者远期安全性如何呢？新加坡又一项随机、安慰剂对照组的临床试验的亚组分析发现，3 个月的实验室观测安全性的数据表明丹芪与安慰剂之间无差别，证实了急性中风患者服用丹芪偏瘫胶囊 3 个月是安全的。

6. 传统中药制剂丹芪偏瘫胶囊在体内和体外的神经保护和神经再生活性

法国一项关于局灶性脑缺血的啮齿类动物模型的研究证实了丹芪偏瘫胶囊 II（MLC901）能提高治疗前、治疗后至中风后 3 小时动物模型的生存率，它能减少缺血对大脑的损害，并能显著减轻动物模型的肢体运动功能缺损。在体内体外做兴奋毒性模型试验，结果发现 MLC601 和 MLC901 能阻止神经死亡，能诱导啮齿类动物和人类细胞的神经再生，促进细胞增殖和神经突增生，推动复杂稠密的轴突与树突系统的发展。这些研究成果为以后治疗不同阶段的中风，开拓了新的思路。

7. 丹芪偏瘫胶囊对伊朗中风患者的安全性和疗效的双盲、安慰剂对照试验

伊朗开展了一项双盲、安慰剂为对照组的临床试验进一步评估传统中药制剂丹芪偏瘫胶囊在改善缺血性中风患者的肢体运动功能方面的安全性和疗效。研究对象为病程在 3 个月内 150 名缺血性脑卒中患者。将患者随机分为

丹芪试验组（n=100）和安慰剂对照组（n=50），患者在常规中风治疗基础上服用，每次4粒，1天3次，3个月为1个疗程。重复测量分析表明中风后12周内试验组的 Fugl-Meyer 量表评分明显更高（$P < 0.001$）。患者对试验组的耐受性也好，不良反应轻微而短暂。证明对于病情中、重的脑缺血患者，丹芪偏瘫胶囊比安慰剂在改善肢体运动功能方面疗效更好，在脑缺血常规医药治疗基础上服用是安全的。

8. 丹芪偏瘫胶囊与吡拉西坦对于改善脑梗死后同侧偏盲患者的视野缺损疗效比较

临床上因枕叶梗死导致同侧偏盲的自然恢复率低。目前吡拉西坦用于改善因同侧偏盲引起的视野缺损，但临床效果不完善。伊朗接着开展了一项随机对照研究比较丹芪偏瘫胶囊和吡拉西坦改善脑梗死后同侧偏盲患者的视野缺损的疗效，经过3个月的治疗，患者服用丹芪偏瘫胶囊或吡拉西坦，视野缺损与治疗前比较，都有明显的改善（$P < 0.001$）；组间比较表明，丹芪偏瘫胶囊的效果要优于吡拉西坦。

9. 丹芪偏瘫胶囊对于大脑中动脉梗死后患者的脑血流速的影响

中风后受损脑组织血流量的增加是中风康复进程上的重要指标。伊朗一项研究来评估丹芪偏瘫胶囊对大脑中动脉梗死患者脑血流速的影响，研究对象为发病1周内的80位患者。随机分为丹芪偏瘫胶囊组和安慰剂对照组，口服，每次4粒，每日3次，疗程为3个月。经颅多普勒监测大脑中动脉的血流速，在基线和3个月时评定 BI 指数。结果显示大脑中动脉血流速的平均变化丹芪偏瘫胶囊治疗组明显高于对照组（$P=0.009$），治疗组的患者在改良 Ranking 量表评分上明显不同，BI 指数的平均变化也优于对照组。表明丹芪偏瘫胶囊能增加中风患者的脑血流量，这可能是因促进微循环而诱导的，而这对中枢神经系统的神经再生，又是个很重要的过程，丹芪偏瘫胶囊对大脑血流量的改变可能与其促进中风患者功能恢复有关。

10. 双盲、安慰剂对照、随机和多中心试验评估丹芪偏瘫胶囊治疗中风后患者的疗效

一项国际间合作的多中心、随机、双盲、安慰剂对照研究欲证明丹芪偏

瘫胶囊在减轻急性中等程度脑梗死患者的神经缺损、改善其功能恢复方面优于安慰剂，志愿者为发病 48 小时内的、NIHSS 为 6~14 分的急性脑缺血性中风患者，随机分为丹芪偏瘫胶囊试验组与安慰剂对照组，口服 1 次 4 粒，1 天 3 次，疗程为 3 个月。有效指标是治疗 3 个月时的改良 Ranking 量表，其他指标是治疗 3 个月时 NIHSS，基线和治疗 10 天时，基线和治疗 3 个月时的 NIHSS 差值比较，基线和 10 天，基线和 3 个月时 NIHSS 亚组分析，10 天、1 个月、3 个月时的 mRS 量表，3 个月的 BI 指数，10 天和 3 个月的 MMSE。安全性观测包括全血细胞计数、肝肾功能及心电图检查。期待着研究结果发表。

脑卒中是全球范围内的多发病并且是严重疾病之一。人类一直致力于研究新的治疗方法来帮助卒中患者提高生活质量，享受健康生活。丹芪偏瘫胶囊是中国工程院院士石学敏教授带领团队研制的新药，已经广泛应用于中国临床，取得了可喜的成绩。全球科学家对丹芪偏瘫胶囊的疗效与安全性的研究还在进行中，由于临床试验方法不够统一，样本量不大，加上国外对于中药质量的不信任，丹芪偏瘫胶囊要得到世界的认同，还得接受进一步更严格的检验。希望可以从丹芪偏瘫胶囊上得到启发，研制更多新药，为中风患者带来福音。

第三节 "活血散风"针刺法治疗 高血压病的临床研究

一、针刺治疗亚急性高血压病效应时间观察

患者 60 例均为天津中医药大学第一附属医院针灸科病房及急症科患者，血压 ≥ 180/120mmHg，但尚未出现因此次血压升高而出现的靶器官损害。均经本院或者外院诊断为原发性高血压病。以舌下含服硝苯地平 10mg 作为对照观察针刺降压的效果。两组患者在男女比例、平均年龄、病程等方面比较，无显著差别，说明基线一致，具有可比性。

结果显示针刺组于治疗后 3 分钟血压开始下降，在针刺后 15 分钟患者血

压下降到较为理想水平，并一直持续到针刺后 4 小时，此后血压成略上升趋势，直至针刺后 6 小时。第二次针刺前，血压仍显著低于针刺前水平。对照组服药后 15 分钟，患者血压开始下降，成缓慢下降趋势，于服药后 2 小时血压开始回升，在服药后 6 小时达到服药前水平。

二、针灸治疗高血压临床观察

一般资料：50 例患者均为 2006~2007 天津中医药大学第一附属医院针灸科住院或门诊患者。所有病例均符合《中国高血压防治指南》的高血压病诊断标准，在未服用抗高血压药物的情况下，收缩压 ≥ 140mmHg 和 / 或舒张压 ≥ 90mmHg。50 例中男 32 例、女 18 例，平均年龄（54.51 ± 6.92）岁。合并脑卒中 46 例，占 92%（出血性卒中 9 例，缺血性卒中 31 例，混合性卒中 6 例），合并冠状动脉粥样硬化性心脏病 38 例，占 76%。

1. 24 小时动态血压观测

要求所有患者生活作息节律一致，均于治疗前、治疗后 4 周采用无创型携带式动态血压监测仪进行监测，连续纪录 24 小时。计算机软件自动剔除无效数据（所测数据应 80% 以上有效）。通过计算机分析系统获得 24 小时、日间、夜间的平均舒张压、收缩压及血压负荷。结果显示，针刺 4 周后，患者 24 小时平均收缩压、舒张压，日间平均收缩压、舒张压，夜间平均收缩压、舒张压于治疗前比较均有显著性降低（$P < 0.05$），收缩压、舒张压负荷也有显著降低（$P < 0.05$），使患者日间、夜间的血压均得到有效控制，有利于靶器官的保护。

2. 血压变异性观测

越来越多的临床研究证实，血压变异性升高与靶器官损害密切相关，所以最有效的降压治疗应该既要降低 24 小时平均血压水平，又要减少血压变异性。采用国际公认的经典方法，以 24 小时动态血压检测到的血压标准差作为长时血压变异性指标，包括 24 小时收缩压、舒张压标准差，日间收缩压、舒张压标准差。夜间收缩压、舒张压标准差。结果显示，针刺可明显降低高血压病患者各时段收缩和舒张压的标准差，与治疗前相比有显著性差异，证明本方法能有效地防止靶器官的损害，达到降压治疗目的。

3. 晨间血压水平

清晨高血压是心脑血管疾病发生的一个重要危险因素，被认为是诱发恶性心脑血管病事件的重要因素之一，控制清晨高血压，可减少清晨心脑血管事件的发生。测量患者清晨段（6:00~8:00）血压及血压晨峰。血压晨峰的确定，参照 Kari 的研究，以收缩压计算的凌晨血压与最低血压的差值。其中凌晨血压为 6:00~8:00 期间的平均血压（包括 4 个记录），最低血压为夜间连续3 个最低血压的平均值。本研究显示，治疗后清晨段血压及血压晨峰值都有降低，差异有统计学意义 $P < 0.01$，表明针刺治疗对清晨高血压具有较好的控制作用。

4. 动态脉压及脉压下降率

脉压是收缩压与舒张压的差值。脉压下降率等于脉压除以收缩压。脉压反映血液流动的波动性，脉压的变化反映了血管硬度的改变，脉压下降率由非线性弹性腔理论推导而得，它不仅考虑了血管的固有顺应性，而且考虑了血管的动态顺应性。研究结果显示，治疗后患者脉压值明显下降，脉压下降率值明显升高（$P < 0.05$），表明针刺治疗对原发性高血压患者脉压及脉压下降率具有较好的控制作用。

5. 血压昼夜节律

血压昼夜节律是指血压的昼夜变化规律。正常人 24 小时血压曲线呈"双峰一谷"的"杓型"，这种血压昼夜节律变化对适应机体的活动及保护心脑血管正常结构与功能起着重要作用。（日间血压均值－夜间血压均值）/ 日间血压均值 ×100%，当此值 ≥ 10% 时，为正常昼夜节律的杓型血压；当此值 ≤ 10% 时，为非正常昼夜节律的非杓型血压。结果显示，针刺可以很好地改善高血压患者昼夜变化节律，使其恢复正常杓型节律。

6. 谷峰比和平滑指数

以治疗前的结果为基值，校正各种因素后，计算针刺后 6 小时内各时段（每 2 小时为一时段）平均血压下降的最大值，作为峰效应，下次针刺前 2 小时的血压下降值为谷效应，计算谷峰比，用 T/Ps 代表收缩压谷峰比，用 T/Pd 代表舒张压谷峰比。

平稳指数（平滑指数）是指治疗后较治疗前平均每小时的血压变化值除以标准差，主要反映 24 小时血压下降是否平稳一致，该值越高，说明 24 小时降压越平稳。以 SSI 表示 24 小时收缩压的平稳指数，DSI 表示 24 小时舒张压的平稳指数。

谷峰比和平滑指数作为新的平稳降压指标，能反映治疗后血压变化的平稳程度。美国食品药品监督管理局曾发布指南规定谷峰比比值不应 < 0.5，本研究显示针刺后收缩压和舒张压的谷峰比分别为（0.84 ± 0.09）、（0.81 ± 0.07），说明本疗法既能很好地控制 24 小时血压，又能保持血压的昼夜节律。平滑指数越高，药物 24 小时降压效果越大越均衡。这是评价降压药物是否持续平稳降压的一个新的、重复性更好的指标。本研究显示针刺后，收缩压和舒张压的降压平稳指数分别为（7.94 ± 1.13）、（8.06 ± 1.22），说明本疗法能使血压较为平稳地下降。

三、针刺治疗外籍高血压患者降压疗效观察

由于社会经济的发展和人们生活方式的改变，高血压患病率呈持续增长趋势，并已成为世界重要的公共卫生问题之一。高血压的重要并发症脑卒中、心血管疾病及肾脏疾病，致死致残率高，带来了沉重的经济和社会负担。以人迎穴为主针刺治疗高血压病是石学敏院士的重要临证经验之一，我院针灸特需病房收住的外籍患者中合并有高血压的，予以针灸治疗，取得了较好的短期降压效果。

1. 资料和方法

所有病例 76 例均来自于天津中医药大学第一附属医院特需针灸病房 2008 年 10 月 ~2010 年 10 月的外籍住院患者。均符合《1999 年 WHO/ISH 高血压治疗指南》中的诊断和分级标准；排除继发性高血压患者；伴有严重的心、肝、肾功能障碍者；伴中重度糖尿病者；伴恶性肿瘤、精神病患者。其中男性 40 例，女性 36 例。年龄 46~73 岁，平均 58.6 ± 8.22 岁；病程最短 2 个月，最长 31 年，平均 9.6 ± 8.22 年，76 例中有高血压家族史者 49 例，合并心脑血管病者 43 例。降压药物使用情况：未用药者 14 例，服用一种降压药物者 26 例，两种降压药物者 19 例，三种及以上降压药物者 17 例。未曾用药的 14 例

患者仅使用针刺治疗。曾用药者，继续给予原降压药物，根据治疗后血压情况，决定是否予以减免药物。

（1）针刺治疗

取穴：人迎，合谷，太冲，曲池，足三里。

操作：人迎穴：患者取平卧位，充分暴露颈部，以手扪及动脉搏动处，穴位常规消毒后，垂直进针，缓缓刺入 1~1.5 寸，见针体随动脉搏动而摆动，施以小幅度（＜90°）、高频率（＞120 转 / 分）捻转补法 1 分钟，留针 20 分钟。合谷、太冲穴：垂直进针 0.8~1 寸，施以捻转泻法，即医者采用面向患者的体位，以任脉为中心，拇指捻转作用力为离心方向，捻转 1 分钟，留针 20 分钟。曲池、足三里：垂直进针 1 寸，施以小幅度（＜90°）、高频率（＞120 转 / 分）捻转补法 1 分钟，留针 20 分钟。

疗程：每日 2 次，治疗 3 个月。

（2）疗效观察指标：偶测血压指标：收缩压（SBP）、舒张压（DBP）、脉压（PP=SBP–DBP）；24 小时动态血压监测指标；血压达标率的前后比较和停减药率的观察。

（3）采用 SPSS 13.0 软件进行统计学处理，计量资料前后比较采用 t 检验，计数资料采用 χ^2 检验，所有计量资料均以均数 ± 标准差表示。

2. 结果

治疗时间平均 68.37 ± 48.79 天，在治疗过程中 18 例停药，42 例减药，减停药效果维持到出院，出院后未进一步随访。76 例患者针刺治疗前血压达标率为 51.31%。针刺治疗后血压达标率为 96.05%（$P < 0.01$），表明针刺可以有效促进高血压患者血压值的达标。

治疗后收缩压水平与治疗前相比差异有统计学意义（$P < 0.01$），治疗后较之治疗前收缩压血压水平下降 12.77 ± 11.51mmHg，舒张压水平治疗前后差异有统计学意义（$P < 0.01$），治疗后较之治疗前舒张压血压水平下降 6.13 ± 8.87mmHg。表明针刺治疗可以有效降低收缩压和舒张压水平。

患者 24 小时平均收缩压、舒张压，日间平均收缩压、舒张压，夜间平均收缩压、舒张压，以及日间及夜间血压负荷值，治疗后与治疗前比较均有显著性降低（$P < 0.05$），表明针刺可以有效降低高血压患者的 24 小时、日间、

夜间平均血压水平，降低患者的日/夜的血压负荷水平，使患者日间、夜间的血压均得到有效控制。

四、针刺治疗轻度原发性高血压的临床观察

本文介绍"活血散风，疏肝健脾"针刺法对轻度高血压患者动态血压均值、血压负荷值、血压变异性、血压昼夜节律等的疗效观察。

1. 资料与方法

（1）临床资料

采用自身前后对照试验，纳入符合1级高血压（轻度）诊断标准的患者共40例，其中男26例，女14例；年龄20~50岁，平均年龄（31±10.2）岁；病程最短2个月，最长4年，平均（1.6±1.9）年。其中剔除、脱失4例，共36例患者完成了整个研究过程。

（2）干预方法

对纳入研究的受试对象先采用西药治疗（口服硝苯地平控释片，1次30mg，每日1次），后采用"活血散风、疏肝健脾"针刺法治疗（每日治疗2次，每次留针30分钟），疗程各4周，两治疗阶段之间间隔2周药物洗脱期。（见图13）

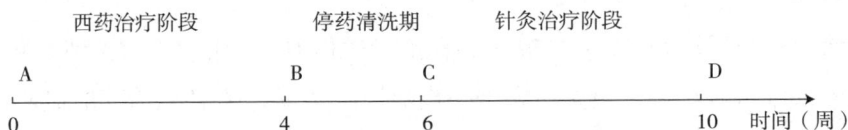

图13　研究方案示意图

（3）检测方法

观察并记录患者两阶段治疗前后24小时动态血压监测结果（动态血压均值、血压负荷值、血压变异性、血压昼夜节律）、高血压患者主观量表评分情况（包括眩晕、头痛等主症及各中医证型兼证，以患者主观感受，分无、轻、中、重四个程度），进行对照分析以评价针灸治疗疗效。

2. 结果及分析

（1）动态血压均值以及血压负荷值的比较。

表 15　动态血压均值及血压负荷值（$\bar{x} \pm s$）

		24 小时 （mmHg）	日间 （mmHg）	夜间 （mmHg）	血压负荷值 （%）
A	SBP	142.43 ± 20.33	149.51 ± 22.36	130.16 ± 14.32	40.56 ± 8.47
	DBP	94.34 ± 9.46	97.53 ± 10.84	90.12 ± 9.57	43.14 ± 8.93
B	SBP	131.57 ± 7.13*	135.35 ± 8.32*	122.13 ± 13.71*	16.59 ± 3.68*
	DBP	90.75 ± 9.43*	92.74 ± 10.36*	86.59 ± 7.36*	18.13 ± 4.71*
C	SBP	142.51 ± 21.16	149.83 ± 22.45	131.83 ± 15.02	41.74 ± 8.69
	DBP	95.15 ± 10.13	97.92 ± 11.31	90.17 ± 13.73	43.13 ± 8.76
D	SBP	131.63 ± 17.02 ☆	135.73 ± 17.63 ☆	122.64 ± 13.11 ☆	15.69 ± 3.63 ☆
	DBP	90.51 ± 9.53 ☆	92.45 ± 10.13 ☆	86.69 ± 7.45 ☆	17.79 ± 4.69 ☆

注：* 与 A 比较（$P < 0.05$），☆ 与 C 比较（$P < 0.05$）。A、B、C、D 分别表示西药治疗前、西药治疗后、针灸治疗前、针灸治疗后（如图 13），SBP、DBP 分别表示收缩压、舒张压。

表 16　两阶段治疗前后血压均值及血压负荷值改变差值的 t 检验统计表（$\bar{x} \pm s$）

		24 小时 （mmHg）	日间 （mmHg）	夜间 （mmHg）	血压负荷值 （%）
A–B	SBP	12.13 ± 17.61	14.19 ± 21.62	8.61 ± 13.77	24.69 ± 5.36
	DBP	4.35 ± 9.03	5.63 ± 10.01	4.12 ± 8.79	15.41 ± 4.91
C–D	SBP	12.14 ± 17.36	14.15 ± 21.32	8.63 ± 13.67	24.53 ± 5.31
	DBP	8.36 ± 9.13	5.67 ± 9.79	3.69 ± 8.63	15.43 ± 4.71

注：A–B 表示西药治疗前 – 西药治疗后，即西药治疗前后的数据差值，C–D 表示针灸治疗前 – 针灸治疗后，即针灸治疗前后的数据差值。

（2）血压变异性比较

表 17　血压变异性（$\bar{x} \pm s$，mmHg）

		24 小时	日间	夜间
A	SBP	15.23 ± 5.12	17.31 ± 5.36	11.46 ± 4.30
	DBP	12.31 ± 3.76	15.42 ± 3.39	9.19 ± 3.71

		24 小时	日间	夜间
B	SBP	11.57 ± 4.13*	13.30 ± 5.32*	8.13 ± 3.17*
	DBP	8.75 ± 3.43*	9.74 ± 3.36*	5.69 ± 1.76*
C	SBP	15.39 ± 5.16	18.13 ± 5.45	11.43 ± 4.12
	DBP	12.15 ± 4.11	16.12 ± 3.31	9.17 ± 3.73
D	SBP	10.63 ± 4.02 ☆	13.70 ± 5.13 ☆	8.14 ± 3.13 ☆
	DBP	8.51 ± 3.37 ☆	8.54 ± 4.17 ☆	5.63 ± 1.52 ☆

注：* 与 A 比较（$P < 0.05$），☆ 与 C 比较（$P < 0.05$）。A、B、C、D 分别表示西药治疗前、西药治疗后、针灸治疗前、针灸治疗后（如图 13），SBP、DBP 分别表示收缩压、舒张压。

表 18　血压昼夜节律统计表（N，%）

	A	B	C	D
构型血压	11（30.6）	22（61.1）	12（33.3）	24（66.7）
其他类型	25（69.4）	14（38.9）	24（66.7）	12（33.3）

注：A、B、C、D 分别表示西药治疗前、西药治疗后、针灸治疗前、针灸治疗后（如图 13）。

本次试验针灸治疗阶段显效率 69.4%，有效率 22.2%，总有效率 91.7%；针灸治疗对动态血压均值、血压负荷值、血压变异性、血压昼夜节律改善有显著作用（$P < 0.05$）；针灸治疗阶段对患者主观症状的改善明显优于西药治疗阶段（$P < 0.05$）。提示"活血散风、疏肝健脾"针刺降压法对轻度原发性高血压具有良好的疗效，能够有效地促进血压达标并降低血压负荷值及血压变异性，调节血压昼夜节律向构型血压趋势转变，同时提高患者生活质量。

3. 讨论

在本试验结束后，一些认为疗效满意且条件允许的受试者，曾断续于门诊接受针灸治疗，结果发现在后续的针灸治疗过程中血压继续下降或维持在正常水平，且经过相应辨证加减取穴后效果更好，尤其是主观症状的改善。部分患者还反映，原先口服西药过程中偶可出现血压过低的现象，但针灸治疗却能使血压维持在一个正常水平，推测前者可能因服药间期过短致血药浓度过高所致，后者则可能因为针灸双向良性调节的作用。本试验结果表明，针灸治疗对患者主观症状的改善明显优于西药治疗，查阅了相关文献，推测本试验中针灸对于头痛、眩晕、失眠、心悸、口苦、食少、便秘等主观症状的改善则主要是通过针灸对于自主神经系统的调节作用。

五、针刺治疗轻中度原发性高血压的临床研究

1. 资料及方法

（1）一般资料

在天津中医药大学第一附属医院高血压门诊针灸治疗的轻中度高血压患者，计算机随机分为人迎组及太冲组，对已完成 60 次针灸治疗的 44 例患者数据进行分析，其中人迎组 18 例、太冲组 26 例。

（2）治疗方法

基础治疗：参照《中国高血压防治指南》[高血压联盟（中国）和中华医学会心血管病学会，2010]采用个体化治疗。

针刺治疗：①主穴：人迎、曲池、合谷、足三里、太冲。②操作：人迎垂直进针，缓缓刺入 0.5~1.0 寸，见针体随动脉搏动而摆动，施以小幅度（＜90°）、高频率（＞120 次 / 分钟）捻转补法 1 分钟，留针 30 分钟。合谷、太冲垂直进针 0.8~1.0 寸，施以捻转泻法，即医者采用面向患者的体位，以任脉为中心，拇指捻转作用力为离心方向，捻转 1 分钟，留针 30 分钟。曲池、足三里垂直进针 1.0 寸，施以捻转补法，即医者采用面向患者的体位，以任脉为中心，拇指捻转作用力为向心方向，捻转 1 分钟，留针 30 分钟，1 次 / 日，3 个月为 1 个疗程。

（3）疗效判断标准

血压昼夜节律：根据 ABPM 监测结果将血压节律分为杓型及非杓型两种，杓型：昼夜差值百分比 ≥ 10%~19%；非杓型：昼夜差值百分比 ＜ 10%。

晨间血压水平：早晨 6:00~8:00 这一时段测得血压数值的平均值。

夜间平均收缩压（nSBP）及夜间平均舒张压（nDBP）。

2. 结果及分析

（1）人迎组治疗 30 次、60 次后与治疗前比较（见表 19）

表 19　人迎组治疗 30 次、60 次后与治疗前比较（$\overline{X}$ false ± s，mmHg）

	夜间平均收缩压	夜间平均舒张压	晨间收缩压水平	晨间舒张压水平
治疗前	128.00 ± 16.31	86.22 ± 11.97	134.00 ± 15.12 $^\triangle$	90.17 ± 11.33
治疗 30 次后	117.38 ± 11.1*	78.11 ± 10.49*	126.69 ± 12.43	85.28 ± 7.69
治疗 60 次后	123.62 ± 14.40 $^\triangle$	81.44 ± 11.13 $^\triangle$	127.35 ± 15.90 $^\triangle$	84.39 ± 9.23 $^\triangle$

　　注：本组数据符合正态分布，采用配对 t 检验；*：治疗 30 次后与治疗前有统计学意义；△：治疗 60 次后与治疗前有统计学意义。

（2）太冲组治疗 30 次、60 次后与治疗前比较（见表 20）

表 20　太冲组治疗 30 次、60 次后与治疗前比较（$\overline{X}$ false ± s，mmHg）

	夜间平均收缩压	夜间平均舒张压	晨间收缩压水平	晨间舒张压水平
治疗前	125.61 ± 13.39	80.12 ± 10.09	133.50 ± 13.80	85.55 ± 12.92
治疗 30 次后	121.65 ± 12.13	76.85 ± 9.80	128.57 ± 13.19	84.85 ± 11.36
治疗 60 次后	121.19 ± 10.44	77.11 ± 11.13	129.28 ± 10.79	83.67 ± 10.39

　　注：本组数据符合正态分布，采用配对 t 检验。

（3）针刺前后收缩压节律构型率变化趋势

治疗 30 次与治疗 60 次后收缩压的构型血压检出率均较治疗前升高，并随着治疗次数的增长呈现持续上升趋势，而太冲组的这种趋势较人迎组更加明显。

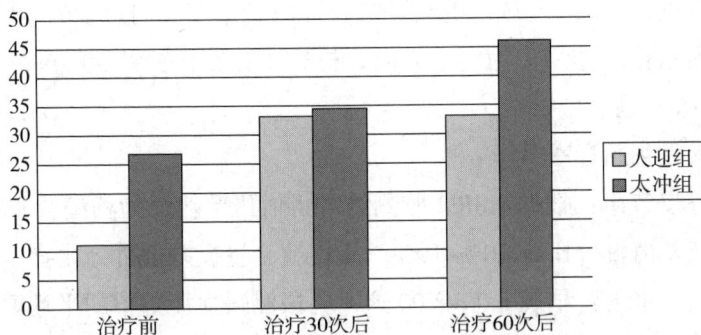

图 14　针刺前后收缩压节律构型率变化趋势

3. 讨论

昼夜节律是生物界中存在的一种普遍的生物钟节律，血压随着昼夜的交替呈现规律性的变化，呈现双峰一谷、昼高夜低的杓型曲线。血压昼夜节律的形成与维持是一个与多种因素相关的复杂过程，目前研究认为血压昼夜节律形成的机制主要与神经、体液因素、基因调控及不良生活习惯相关。

通过联合用药及改变服药方式、时间，能够在有效控制血压的情况下纠正血压昼夜节律异常，对预防、避免靶器官损害的发生具有重要的临床意义。同时，中医针灸也可以有效地控制血压，并对血压昼夜节律变异有着积极的调整作用。

人迎组和太冲组均可以一定程度上降低夜间平均血压及晨间血压水平，而人迎组的这种调节作用在治疗 30 次时最为明显，太冲组则呈现一种小幅度下降趋势，但是两组间疗效比较无统计学意义。对于治疗后杓型血压比例的改善方面，针刺治疗后人迎组与太冲组杓型血压检出比例均较治疗前升高，并且随着治疗次数的增长呈现持续上升趋势；太冲组对收缩压节律的改善更为明显，而人迎组更倾向于舒张压。但两组间治疗后杓型率的比较无统计学意义。

本研究结果多为阴性结果，但是不可否认的是，针刺治疗有利于夜间平均血压及血压水平的下降，有利于促进异常血压昼夜节律向正常方向转变，实现血压平稳下降，对保护靶器官具有积极的作用。

六、针刺治疗重度原发性高血压的临床研究

1. 资料与方法

（1）临床资料

采取自身前后对照研究，纳入年龄在 45~65 岁之间，符合重度或高危、极高危高血压诊断标准的住院或门诊患者 50 例，其中男性 32 例、女性 18 例，平均年龄（54.51 ± 6.92）岁。

（2）针刺方法

"活血散风、疏肝健脾"针刺法：①主穴：人迎、曲池、合谷、足三里、太冲。②操作：人迎垂直进针，缓缓刺入 0.5~1.0 寸，见针体随动脉搏动而摆动，施以小幅度（< 90°）、高频率（> 120 次 / 分钟）捻转补法 1 分钟，留针 30 分钟。合谷、太冲垂直进针 0.8~1.0 寸，施以捻转泻法，即医者采用面向患者的体位，以任脉为中心，拇指捻转作用力为离心方向，捻转 1 分钟，留针

30分钟。曲池、足三里垂直进针1.0寸，施以捻转补法，即医者采用面向患者的体位，以任脉为中心，拇指捻转作用力为向心方向，捻转1分钟，留针30分钟，1次/日，3个月为1个疗程。

（3）检测指标

24小时动态血压观测、血压昼夜节律、谷峰比、平稳指数（平滑指数）。

疗效判断标准：参照美国第5次高血压合同委员会标准判定。显效：治疗后收缩压下降至≤140mmHg或较治疗前下降≥30mmHg。有效：治疗后收缩压下降至141~159mmHg（由高血压重度降至轻度）或较治疗前下降≥20~30mmHg。无效：未达到以上标准者。

2. 结果及分析

（1）治疗90天后血压疗效评定

50例中显效14例，占28%；有效28例，占56%；无效8例，占16%；总有效率为84%。

（2）治疗前后24小时动态血压变化的比较（见表21）。

表21　治疗前后24小时动态血压变化的比较（$\bar{x} \pm s$, mmHg）

	治疗前		治疗后	
	收缩压	舒张压	收缩压	舒张压
24小时	150.39 ± 21.24	103.56 ± 14.78	137.36 ± 17.03*	89.74 ± 10.59*
日间	161.44 ± 25.62	108.97 ± 18.23	140.52 ± 19.22*	94.56 ± 12.76*
夜间	147.21 ± 17.33	95.55 ± 17.02	123.63 ± 14.76*	78.46 ± 9.85*
血压负荷（%）	52.51 ± 19.83	47.96 ± 15.64	27.47 ± 12.64*	26.38 ± 11.21*

注：* 与治疗前比较 $P < 0.05$。

结果显示，针刺4周后，患者24小时平均收缩压、舒张压，日间平均收缩压、舒张压，夜间平均收缩压、舒张压于治疗前比较均有显著性降低（$P < 0.05$），收缩压、舒张压负荷也有显著降低（$P < 0.05$），患者日间、夜间的血压均得到有效控制，有利于靶器官的保护。

（2）治疗前后血压昼夜节律的比较（见表22）

表 22　治疗前后血压昼夜节律的比较（例数）

	构型	非构型
治疗前	19（38%）	31（62%）
治疗后	42（84%）*	8（16%）*

注：* 与治疗前比较 $P < 0.05$。

结果显示，针刺可以很好地改善高血压患者昼夜变化节律，使其恢复正常构型节律。

（3）治疗后降压谷 / 峰及平稳指数比较（见表 23）

表 23　治疗后降压谷 / 峰及平稳指数比较（$\bar{x} \pm s$）

	收缩压谷 / 峰比	舒张压谷 / 峰比	收缩压平稳指数	舒张压平稳指数
数值	0.84 ± 0.09	0.81 ± 0.07	1.27 ± 0.36	1.13 ± 0.32

美国食品药品监督管理局曾发布指南规定谷峰比比值不应 < 0.5，本研究显示针刺后收缩压和舒张压的谷峰比分别为（0.84 ± 0.09）、（0.81 ± 0.07），这说明本疗法既能很好地控制 24 小时血压，又能保持血压的昼夜节律。

本研究显示针刺后，收缩压和舒张压的降压平稳指数分别为（1.27 ± 0.36）、（1.13 ± 0.32）均大于 1，说明本疗法能使血压较为平稳地下降。

3. 讨论

对高血压患者进行 24 小时动态血压监测可指导针刺与用药，对高血压的最佳控制有重要意义。根据 24 小时动态血压监测结果对高血压患者降血压时，注意药物的起效时间、半衰期、峰值时间，以使药物的最佳作用时间与血压峰值时间相匹配，以达降压最佳效果。同样，根据患者 24 小时动态血压监测予以针刺，使针刺治疗高血压病的起效时间、峰值时间、持续时间与患者血压相匹配，以达到最佳疗效，纠正患者血压的节律改变，减少对患者靶器官的损害，取得满意的谷 / 峰比值和平滑指数。并通过针刺达到减药、停药的目标，减少药物对机体的副作用，从而做到真正的绿色疗法。

本课题采用人迎穴等为主穴治疗重度原发性高血压，通过自身前后对照，观察 24 小时动态血压变化，患者停减药情况，经统计学分析，结果表明：针灸能够平稳地降低患者血压，使患者 24 小时平均收缩压、舒张压；日间平均收缩压、舒张压；夜间平均收缩压、舒张压；收缩压、舒张压负荷显著降低，改善高血压患者昼夜变化节律，使其恢复正常杓型节律，患者日间、夜间的血压均得到有效控制，并能得到满意的谷峰比值、平滑指数，有利于靶器官的保护。

七、针刺治疗难治性高血压病的临床疗效观察

目前各种降压药物仍然是治疗高血压的主流，但部分患者，即使使用了包括利尿剂在内的 3 种及以上的降压药，血压仍不能将至理想水平。针对这部分难治性高血压病患者，针刺人迎穴为主的选穴处方是否有效，我们也进行了观察研究。

1. 一般资料和方法

116 例患者均为天津中医药大学第一附属医院针灸特需病房和门诊患者，高血压病病史 5~10 年，年龄 50~65 岁，男性 74 例，女性 42 例。所有病例均符合《中国高血压病防治指南》中的难治性高血压病诊断标准，均签署知情同意书。

根据 2005 年世界卫生组织（WHO）/ 国际高血压学会（ISH）制定的高血压诊断和分类标准。根据《中国高血压防病指南》中难治性高血压的诊断标准，即在应用改善生活方式和包括利尿剂在内的合理搭配足量的至少 3 种抗高血压药治疗的措施，仍不能将收缩压和舒张压控制在目标水平者。目标血压为：普通人群血压 < 140/90mmHg；单纯收缩期高血压的老年人在降压处理后，收缩压 < 160mmHg；糖尿病患者或是有肾功能损害(血肌酐 > 133μmol/L，或尿蛋白 > 300mg/24h)患者血压 ≤ 130/80mmHg。

116 例研究对象均来自天津中医药大学第一附属医院针灸特需病房及门诊，均符合难治性高血压的诊断标准。入组后进行规范的以"人迎穴"为主的处方针刺治疗，治疗疗程为 90 天，治疗前后分别进行 24 小时动态血压监测，评价其 24 小时动态血压变化、24 小时平均脉压及心率、昼夜节律逆转率的变化进行比较分析，并检查血常规、电解质、肝肾功能和血脂以监测其安全性。采用德国生产的 MOBIL-O-GRAPH 型号动态血压分析仪无创型携带式动态血压监测仪进行监测，符合美国医疗仪器发展协会标准。要求所有患者生活作息节律一致，均于治疗前、治疗后采用无创型携带式动态血压监测仪

进行监测，连续记录 24 小时。

针具：选用苏州医疗用品厂生产的"华佗牌"一次性无菌不锈钢毫针，长 1.5 寸，直径 0.25mm。药物治疗维持不变。针刺治疗取穴及操作同上。治疗时间：每日针刺 2 次，每次 30 分钟，30 天为 1 个疗程，持续 90 天。

采用 SPSS 16.0 统计学软件对数据进行描述性统计分析。本研究所有计量资料，用 $\bar{X}$ false $\pm$ s 表示，治疗前后比较采用配对 t 检验。

2. 结果

116 例患者均没有出现明显不良反应，患者能够耐受，均完成实验，没有病例因为严重不良反应而中断治疗。

（1）动态血压情况

表 24　治疗前后 24 小时动态血压变化的比较（$\bar{X}$ false $\pm$ s mmHg）

	治疗前		治疗后	
	收缩压	舒张压	收缩压	舒张压
24 小时	167.43 ± 18.98	97.47 ± 13.28	135.6 ± 17.37*	83.41 ± 9.82*
白昼	179.31 ± 20.59	105.07 ± 13.16	129.6 ± 15.17*	86.65 ± 10.52*
夜间	154.17 ± 15.03	95.73 ± 8.32	121.83 ± 8.76*	80.74 ± 7.86*

* 与治疗前比较 $P < 0.05$。

（2）动态脉压及心率情况

表 25　治疗前后脉压及心率比较（$\bar{X}$ false $\pm$ s mmHg）

	24 小时平均脉压（mmHg）	心率（次/分钟）
治疗前	62.20 ± 6.43	88.75 ± 9.47
治疗后	45.20 ± 3.70*	67.52 ± 7.04*

* 与治疗前比较 $P < 0.05$。

（3）昼夜节律逆转率情况

116 例难治性高血压患者中有 79 例患者平均收缩压、舒张压下降达到 10% 以上，归为昼夜节律逆转组；37 例患者平均收缩压、舒张压下降未达到 10% 以上，归为昼夜节律未逆转组。逆转率为 68.1%。结果显示，针刺可以很好地改善难治性高血压患者昼夜变化节律，使其恢复正常杓型节律。

3. 讨论

难治性高血压是一种以体循环动脉压持续升高为特点而原因尚未明确的临床综合征，临床上可表现为头晕、头胀、失眠、健忘、耳鸣、乏力、多梦易醒、易激动等症状，其危害不仅仅是血压升高本身，更重要的是其引起的合并症及靶器官损害。本课题采用针刺人迎穴为主的组方治疗难治性高血压，通过自身前后对照，观察 24 小时动态血压变化，经统计学分析，得出针灸能够平稳地降低患者血压，使患者 24 小时平均收缩压、舒张压，日间平均收缩压、舒张压，夜间平均收缩压、舒张压，收缩压、舒张压负荷显著降低，改善高血压患者昼夜变化节律，使其恢复正常杓型节律，患者日间、夜间的血压均得到有效控制，有利于靶器官的保护。针刺治疗难治性高血压病应用安全，值得临床进一步推广。

八、针刺治疗高血压病肝阳上亢证型的临床研究

本文重点介绍了以人迎为主穴的"活血散风、疏肝健脾"针刺法对肝阳上亢型高血压患者的血压有良好长期平稳降压的效果，且可以明显改善患者肝阳上亢型主症症状，提高生活质量。

1. 资料及方法

本研究的受试对象来源于 2012 年 11 月至 2013 年 3 月天津中医药大学第一附属医院高血压门诊患者，总病例 40 例，其中男性 24 例、女性 16 例，平均年龄（47±8）岁，高血压病程（5.4±1.9）年，1 级高血压 36 例，2 级高血压 4 例。其中脱失 4 例，共 36 例患者完成了整个研究过程。于治疗前、治疗过程进行至 30 天及治疗 90 天完成实验后进行 24 小时动态血压监测，观察、对比分析其结果。

西药的服用参照《中国高血压防治指南》[高血压联盟（中国）和中华医学会心血管病学会，2010] 采用个体化治疗。针灸治疗采用"活血散风、疏肝健脾"针刺法，取穴操作如前述。

2. 结果

针刺后，肝阳上亢型的症状表现明显减轻，中医症状积分由治疗前的

11.84 ± 6.23 降低为 8.89 ± 4.93，根据尼莫地平法，显效率为 16.7%，有效率为 77.8%。

针刺肝阳上亢型高血压病治疗前中后 24 小时动态血压监测疗效分析。

表 26　治疗前中后血压比较（n=36）

例数（n）	治疗前（mmHg）	治疗 30 天（mmHg）	治疗 90 天（mmHg）
24 小时平均收缩压	135.69 ± 9.39	129.36 ± 9.28 ▲	128.08 ± 9.22 ▲
24 小时平均舒张压	87.69 ± 8.93	83.94 ± 8.78 ★	83.25 ± 8.18 ★
日间平均收缩压	137.64 ± 9.68	132.25 ± 9.26 ▲	131，50 ± 8.64 ▲
日间平均舒张压	89.03 ± 9.18	86.17 ± 8.52 ★	84.94 ± 8.11 ★
夜间平均收缩压	126.14 ± 11.65	117.89 ± 12.17 ▲	118.03 ± 10.26 ▲
夜间平均舒张压	81.72 ± 9.18	75.19 ± 10.34 ★	75.16 ± 9.33 ★

注：与治疗前比较，▲★ $P < 0.01$。

24 小时动态血压监测分析结果可知，24 小时平均血压、日间平均血压、夜间平均血压均有所下降，且 24 小时平均收缩压、日间及夜间平均收缩压、日间平均舒张压可达正常范围内。其中，夜间平均收缩压在治疗 90 天后的结果，较治疗 30 天时的结果略有升高，虽经统计学分析无显著性差异（$P > 0.05$），但其原因值得我们深思。

3. 讨论

经 3 个月治疗，从 24 小时动态血压监测结果分析中可以看出本组 40 例患者，24 小时平均血压、日间平均血压、夜间平均血压均有所下降，且 24 小时平均收缩压、日间及夜间平均收缩压、日间平均舒张压可达正常范围内。由此可看出，以人迎为主穴的"活血散风、疏肝健脾"针刺法对肝阳上亢型高血压患者的血压有良好长期平稳降压的效果，且可以明显改善患者肝阳上亢型主症症状，提高生活质量。

九、针刺降压影响因素研究

1. 资料及方法

40 例病例来自 2009 年 2 月 ~2011 年 9 月天津中医药大学第一附属医院

特需针灸五病区住院患者，其中男性26例、女性14例；年龄45岁~80岁（61.55±10.12）；病程最短1个月，最长40年，平均12.08±9.91。采用活血散风针刺法，取穴及操作同前。每日针刺2次，连续针刺4周。取上午8点时血压为观察值。患者平卧位静息5分钟以上，使用自动电子血压计进行测量，测2次取平均值。取针刺治疗前5天血压的均数与治疗结束前5天血压的均数进行疗效比较。分别将性别、年龄、高血压家族史和体重指数作为单变量，比较其疗效差异。

2. 结果及分析

（1）针刺治疗收缩压、舒张压的疗效

结果显示：针刺治疗后收缩压、舒张压均比治疗前降低（$P < 0.01$）；且针刺治疗收缩压的疗效优于舒张压（见表27）。

表27　治疗前后血压值比较　　　　　　　　　　　　　　　　　mmHg

	治疗前	治疗后	前后差值	变异系数	P
收缩压	140.95 ± 15.42	128.96 ± 11.63	11.10 ± 11.63	8.0%	0.000
舒张压	85.50 ± 11.09	81.47 ± 7.44	4.15 ± 8.75	4.9%	0.006

（2）获得性因素对针刺降压的疗效影响

①疗效的性别差异比较（见表28）

以男女性别为不同分组，进行两组的治疗前后收缩压、舒张压差值比较，结果表明，男女性别对于针刺降压疗效的影响无统计学意义（$P > 0.05$）。

表28　性别差异 t 检验（$\overline{X}$ ±s）

性别	n	收缩压		舒张压	
		均值	P	均值	P
男性	26	10.57 ± 12.30	0.808	4.40 ± 9.92	0.703
女性	14	11.99 ± 8.77		3.68 ± 6.33	

②疗效的家族史差异比较（见表29）

以有无家族史为不同分组，进行两组的治疗前后收缩压、舒张压差值比较，结果表明，有无家族史对于针刺降压疗效有一定影响（$P < 0.05$），无家族史者降压疗效优于有家族史者。

表 29　家族史差异 t 检验（$\overline{X} \pm s$）

家庭史	n	收缩压		舒张压	
		均值	P	均值	P
有	18	5.96 ± 5.00	0.02	−0.45 ± 3.71	0.04
无	22	15.24 ± 12.96		7.92 ± 9.90	

③疗效的 BMI 指数、病程、年龄分析（见表 30）

针刺降压疗效与 BMI 指数呈负相关关系，表明 BMI 指数越小，降压效果越理想；针刺降压疗效与年龄、病程未发现相关关系。

表 30　BMI 指数、病程、年龄差异的 *Logistic* 回归分析

项目	收缩压		舒张压	
	t 值	P	t 值	P
BMI	−4.196	0.000	−2.975	0.05
病程	−0.840	0.406	−1.119	0.27
年龄	0.841	0.406	−0.085	0.935

3. 讨论

作为临床治疗高血压病确有疗效的人迎穴，是气海所出之门户、头气街与胸气街的连接处，正如《灵枢·海论》载："膻中者，为气之海，其输上在于柱骨之上下，前在于人迎。"本穴具有调和营卫之气，使血脉通利，正常运行的功能。此外，人迎的解剖部位恰在颈动脉窦附近，针刺人迎可刺激颈部压力感受器和化学感受器，以调节自主神经功能和心脑血管的舒缩，从而调节血压。故人迎有调整机体阴阳、疏通气血的功能，以达到阴平阳秘、气血调和、血压稳定之目的。曲池穴为手阳明大肠经之合穴，有泄热潜阳、利气通下的作用；合谷穴为手阳明大肠经原穴，为阳中之阳，主气在上；太冲穴是足厥阴肝经之原穴，为阴中之阴，主血在下，是脏腑元气经过和留止的部位，有疏肝理气、平肝潜阳、定眩降压之功效，合谷配太冲具有平衡阴阳、调和气血、沟通上下的作用；足三里为足阳明胃经之合穴，有扶正培元、通经活络之效，且助人迎穴以达活血散风、疏肝健脾、平肝降逆之功。

本研究结果表明针刺可有效控制血压，且获得性因素对疗效有一定的影响。

临床研究

第四节 经筋刺法治疗周围性面瘫临床研究

周围性面瘫，即西医学中的贝尔麻痹，是临床常见病、多发病，也是针灸治疗的优势病种之一。近年随着循证医学的兴起，通过随机对照试验证实了针灸治疗面瘫的临床疗效。但是针对周围性面瘫的针刺疗效研究及针刺介入最佳时机仍缺乏高质量的临床证据。

一、临床资料

1. 研究对象

本研究采用多中心大样本、随机对照试验，于 2007 年 12 月至 2009 年 8 月在成都、天津、青岛 3 个临床研究中心进行。共纳入 360 例周围性面瘫临床受试者。所有患者在签署知情同意书并同意参加本研究后，根据纳入和排除标准，按随机分配方案分配到分期针刺组和经筋排刺组进行治疗。

2. 诊断、纳入及排除标准

诊断标准：参照孙传兴 2002 年主编的《临床疾病诊断依据治愈好转标准》和周围性面神经麻痹的中西医结合评定及疗效标准（草案），确立本病的诊断标准。分期标准：①急性期：发病 1~7 天。②静止期：发病 8~20 天。③恢复期：发病 21~90 天。

纳入标准：①符合周围性面瘫的中西医诊断标准、分期标准和定位标准者。②首次发病者。③病程在 1~70 天者。④单侧面肌麻痹者。⑤年龄 15~70 岁。⑥签署知情同意书，自愿参加本项研究者。

排除标准：①周围性面瘫继发于其他疾病者。②合并糖尿病、患严重的心脑血管、肝、肾、肺和造血系统等原发性疾病者和精神病患者。③亨特综合征患者。④面肌痉挛患者。⑤妊娠及哺乳期妇女。⑥正在参加其他临床试验者。

3. 随机分组方法

所有患者通过国家中药临床试验中心（伦理审批号：2007KL2003，临床注册号：NCT00608660）中央随机系统被随机分为分期针刺组和经筋排刺组。

二、治疗方法

针刺主穴：地仓、颊车、合谷、阳白、太阳、翳风、颧髎、下关。配穴：鼻唇沟变浅加迎香，抬眉困难加攒竹，人中沟歪斜加口禾髎，颏唇沟歪斜加承浆。

操作：分期针刺组：急性期：面部穴位及翳风取患侧，合谷取健侧。面部穴位浅刺，合谷、翳风采用常规针刺，平补平泻法，轻度刺激，即捻转的角度＜90°，提插的幅度＜0.3cm，频率＜60次/分钟。静止期：面部穴位及翳风取患侧，合谷取健侧；地仓透颊车、太阳透颧髎，余穴常规针刺，平补平泻法，中度刺激，即捻转的角度为90°~180°，提插的幅度为0.3~0.5cm，频率60~90次/分钟。恢复期：主穴加足三里，面部穴位及翳风取患侧，合谷、足三里取双侧；地仓透颊车、太阳透颧髎，余穴常规针刺，平补平泻法，中度刺激。

经筋排刺组：急性期治疗同分期针刺组。静止期、恢复期同分期针刺组，并采用阳明经筋排刺，即按照阳明经筋循行路线，每隔0.5寸排刺，排列成两排，约8~10针。

各组急性期留针20分钟，留针过程中不行针；静止期、恢复期留针30分钟。每天1次，5次为1个疗程，疗程间休息2天共治疗4个疗程。

三、疗效观察

1. 观察指标

House-Brackmann分级量表、面部残疾指数（Facial Disability Index，FDI）量表和神经麻痹程度分级（degree of facial nerve paralysis，DFNP）评分表。在入组时、治疗第1、2、3、4疗程以及治疗后1、3个月随访中各评定1次。

2. 疗效评定标准

疗效评定标准参考周围性面神经麻痹的中西医结合评定及疗效标准（草案），结合House-Brackmann分级量表（总体评分和局部评分）、FDI量表和面神经麻痹程度分级评分表确立。

统计学处理：由国家中药临床试验中心（成都分中心 GCP）完成数据资料的统计分析。采用 SAS 9.1.3 和 SPSS 13.0 统计分析软件，$P \leq 0.05$（即 $\alpha=0.05$）被认为差异有统计学意义。对性别、神经定位、临床分期等计数资料采用卡方检验，对临床疗效分析的等级资料采用秩和检验，对年龄、病程、FDI 量表评分及面神经麻痹程度分级总分等计量资料采用 t 检验。

四、结果

共纳入周围性面瘫患者 360 例，脱落病例 5 例（分期针刺组 3 例、经筋排刺组 2 例），脱落原因中 3 例因居住地较远，2 例不能配合治疗，未纳入统计分析。

1. 基线比较

两组面瘫患者性别、神经定位、临床分期比较无统计学差异。两组面瘫患者年龄、病程、FDI 量表评分及面神经麻痹程度分级总分比较无统计学差异（均 $P > 0.05$），基线资料具有可比性。

2. 两种疗法的疗效比较分析

显示两组治疗周围性面瘫的分级疗效比较差异无统计学意义（Z=1.5753，$P > 0.05$），表明两种治疗方法治疗周围性面瘫疗效相当。

3. 不同时机针刺治疗的疗效分析

在急性期、静止期和恢复期两种治疗方案的疗效比较差异均无统计学意义（均 $P > 0.05$）；两组在不同分期的分级疗效比较差异有统计学意义，急性期优于恢复期（Z=25.078，$P < 0.001$），静止期亦优于恢复期（Z=26.456，$P < 0.001$），但急性期和静止期比较，差异无统计学意义（Z=2.658，$P > 0.05$）。提示周围性面瘫患者于急性期、静止期介入针刺治疗的疗效优于恢复期。

4. 不同方案对不同神经定位周围性面瘫的疗效分析

两种治疗方法对鼓索以上和鼓索以下不同神经定位面瘫的分级疗效比较，差异均无统计学意义（$P > 0.05$）。但经筋排刺法对鼓索以上和鼓索以下不同神经定位面瘫的分级疗效比较，差异有统计学意义（Z=9.561，$P < 0.01$），鼓索以下疗效优于鼓索以上，而分期针刺组比较差异无统计学意义（$P > 0.05$）。

说明经筋排刺疗法治疗周围性面瘫对鼓索以下的疗效好。

5.两种疗法对面部功能和社会功能影响的分析

两种治疗方案对 House-Brackmann 分级量表评分情况评价比较，治疗后各次评分较治疗前均有不同程度改善作用，组间比较差异无统计学意义（Z=1.1205，$P > 0.05$）。

两组受试者治疗前、治疗第 1、2、3、4 疗程和第 1、2 次随访，FDI 量表——躯体功能和社会功能总分的改善情况，组间比较无统计学意义（$P > 0.05$），但较治疗前均有显著改善（$P < 0.05$）。针刺治疗周围性面神经麻痹可显著改善患者的躯体功能和社会功能，使患者身心得到康复。

两组患者治疗前、治疗第 1、2、3、4 疗程和第 1、2 次随访其面神经麻痹程度分级评分总分的改善情况，组间比较差异无统计学意义（$P > 0.05$），但治疗后各次较治疗前均有显著改善（$P < 0.05$）。

五、讨论

周围性面神经麻痹属于中医学"卒口僻""口喝""口眼歪斜""吊线风"等范畴，有关该病的记载最早始于《黄帝内经》，如《灵枢·经脉》曰："胃足阳明之脉……是动则病……口喝唇胗……"，《灵枢·经筋》曰："足阳明之筋……其病……卒口僻……"，"足之阳明，手之太阳，筋急则口目为僻"等。而经筋排刺法治疗周围性面神经麻痹是由石学敏院士根据经筋理论创立的治疗面瘫非常有效的方法。本病因机体正气不足，脉络空虚，卫外不固，风寒或风热之邪乘虚入中面部经络，致气血痹阻，经筋功能失调，筋肉失于约束，出现口眼歪斜，属于经筋病症。《灵枢·经筋》曰："足阳明之筋……其病……卒口僻，急者目不合，热则筋纵，目不开。颊筋有寒，则急引颊移口，有热则筋弛纵缓，不胜收故僻"，"足之阳明，手之太阳，筋急则口目为僻"，足太阳之筋为"目上冈"等记载，从经筋的分布特点及临床实际情况看，本病主要归属足太阳、足阳明、手阳明经筋证。

根据经络理论，阳明经行于面部，为多气多血之经，故取面部的阳明经穴为主，配合太阳、少阳经穴，以疏通面部经气。合谷为祛除外风的要穴，又合谷为手阳明大肠经原穴，大肠经布于面部，"面口合谷收"，正如《玉龙

"头面纵有诸样症，一针合谷效通神。"《循经考穴》也曰：合谷主治"凡一切头面诸症及中风不语、口眼㖞斜。"因此，合谷具有疏调面部经络而通经的作用。地仓、颊车为足阳明经穴，重在疏导口角部经筋。正如《玉龙歌》所云："口眼㖞斜最可嗟，地仓妙穴连颊车，㖞左泻右依师正，㖞右泻左莫令斜。"阳白为足少阳胆经穴、太阳为经外奇穴，重在疏导眼部经气。颧髎为手太阳小肠经穴，下关为足阳明胃经穴，重在疏导面颊部经筋，正如《针灸甲乙经》云："口僻，颧髎及龈交、下关主之。"《备急千金要方》也云："颊车、颧髎主口僻痛，恶风寒，不可以嚼。"翳风为手少阳经穴，《针灸甲乙经》曰："口僻不正……翳风主之。"以上均为局部取穴，可疏导面部经筋之气血，活血通络。足三里为足阳明经合穴，是强壮的要穴，具有益气扶正之功，恢复期选用可加强益气通络的作用。临床根据患者兼有的症状不同进行随症配穴，抬眉困难加攒竹；鼻唇沟变浅加迎香；人中沟歪斜加口禾髎；颏唇沟歪斜加承浆。以局部选穴为要，加强局部疏通经络的作用，且4个穴位正好分布于面神经在面部分支的远端。以上诸穴合用起到良好的临床疗效。

本课题采用多中心、大样本随机对照试验，并采用国际和国内常用的House-Brackmann量表、FDI量表、面神经麻痹程度分级评分表等客观评价指标，系统地评价了针刺治疗周围性面瘫的临床疗效。研究结果表明，针刺治疗周围性面瘫的最佳介入时机为发病后的1~3周，于急性期和静止期介入较在恢复期介入针刺效果好。

本研究由国家"十一五"科技支撑计划资助，通过严格的科研设计，在标准、规范的针灸临床多中心质量控制的监督实施下，明确经筋排刺治疗周围性面瘫的临床疗效及针刺治疗周围性面瘫的最佳介入时机，为针灸临床工作者提供了可靠的研究依据和指导原则，对促进针灸优势病种在临床上的推广应用、促进针灸的规范化具有重要的意义。

第五节 "通关利窍"针法治疗中风后吞咽障碍

假性延髓麻痹是脑卒中重要的并发症之一，临床以吞咽障碍、构音障碍、语言障碍、情感障碍为主要特征。中医学将其归于"中风""喑痱""喉痹"

等范畴。在治疗上，制定"调神导气、滋补三阴、通关利窍"为主的针刺法则，在选穴、配方、针刺方向、深度、施术手法及其量学要求等方面做了科学规范，逐步形成了一套治疗假性延髓麻痹的针刺方法，现将325例住院患者的临床疗效分析及基础实验研究结果分析如下。

一、临床研究

1. 一般资料

325例假性延髓麻痹患者中，男性235例，女性90例；年龄最小45岁，最大76岁；病程大于60天229例，小于60天96例。有两次或两次以上中风病史289例，首次发病36例；其中252例为脑梗死，73例为脑出血。

2. 诊断标准

①吞咽障碍、语言障碍、构音障碍。②软腭反射消失，咽反射减弱，无舌肌萎缩及震颤，舌体歪斜或卷舌，咀嚼肌正常或无力。③情感障碍，表情呆滞，反应迟钝或强哭强笑，病理性脑干反射阳性（如掌颌反射、吸吮反射等）。④有2次或2次以上中风史，特别是双侧皮质延髓束受损史，且上述症状超过20天以上。凡具备①及②~③中任意2条者即可确诊。

3. 疗效评定

临床治愈：吞咽功能恢复，饮食正常，声音清楚，吐字清晰，语言表达良好。显效：吞咽功能基本恢复，饮食偶呛，吐字尚清楚，声音嘶哑。好转：吞咽功能有所改善，可不用鼻饲保证入量，语言表达不完整，音嘶声重。无效：治疗前后无明显变化，仍用鼻饲维持营养所需，语言及构音情况无明显改善。

4. 治疗方法

（1）治疗原则：调神导气，滋补三阴，通关利窍。

（2）取穴：风池、翳风、完骨、三阴交、内关、水沟。

（3）操作：风池穴针向喉结，震颤深入2.5~3.0寸，施小幅度高频率捻转补法，施手法1分钟，以咽喉麻胀为宜；翳风或完骨穴操作同风池；三阴交双侧直刺1.0~1.5寸，行提插补法1分钟；水沟穴行雀啄手法，使眼球湿润或流泪为度；内关行提插捻转复式手法1分钟。

（4）疗程：首次治疗先针刺内关、水沟，以后可2~3天1次，风池、翳风、完骨、三阴交，每天1次，15天为1个疗程，3个月为1个观察周期。

5. 疗效分析

325例者中，224例临床治愈，占68.92%；55例显效，占16.92%；40例有效，占12.31%；6例无效，占1.85%。

二、实验研究

风池穴为足少阳经与阳维脉交会穴，位于枕部，为假性延髓麻痹的主穴，为探讨针刺治疗本病的机制，对针刺风池穴后椎－基底动脉供血不足患者颅脑血流的变化进行了动态观察。

1. 一般情况

30例确诊为椎－基底动脉供血不足的患者，其中男性26例，女性4例；年龄39~74岁，平均59.9岁；病程6小时~3年，平均152.9天。伴高血压14例，伴心脏病12例，伴颈椎病12例，伴糖尿病3例。

2. 诊断标准

①椎－基底动脉血流低于相应年龄组的正常人，BA的收缩期峰值流速＜50cm/s，双侧VA＜40m/s。②椎－基底动脉系统的缺血症状：头昏，眼花，眩晕，复视，构音障碍，吞咽障碍，交叉性或双侧肢体瘫痪，猝倒发作。

3. 检查方法

采用美国Medsonie Transpect TCD检测仪，以2MHz的脉冲多普勒探头进行检测，进阶深度为2mm，受检者检查前静坐5分钟，以排除运动对脑血流的影响。于针前、针后即刻、5分钟、10分钟、20分钟、30分钟、60分钟往枕骨大孔窗检测椎基底动脉的血流指标。检测指标：探测所得信息，全部馈入256点FFT频谱分析系统，实时显示出血流动力学数据：收缩期峰值流速（SV），平均流速（MV），血管搏动指数（PI），血管阻力指数（RI）。

4.针刺方法

见临床研究部分。

5.统计学处理

方差分析。

三、讨论

1.针刺治疗假性延髓麻痹疗效评价

本病目前西医缺乏理想疗法,针刺治疗本病有所报道,但疗效较低。石学敏教授对本病的治疗提出了手法量学的概念,对针刺的深度、方向、施术时间作了科学的规定,应用于临床取得了较好的疗效。本组325例患者经治疗其临床治愈率为68.92%,总有效率为98.05%,这一疗效处于国内领先水平。

2.针刺治疗假性延髓麻痹的机制探讨

(1)改善了椎-基底动脉的血流供应。针刺风池穴后血流速度SV、MV在多时相明显加快,且持续时间较长。血流速度中MV的意义最大,一是MV很少受心率、心收缩力、外周阻力和主动脉顺应性的影响,另一方面由于MV代表了搏动性的血液供应强度,MV增高表明脑血管充盈度高,血流量增多。PI及RI也有所降低,多在针后5分钟有此效应。

(2)降低了外周阻力。PI是Gosling和King介绍的一个无方向参量,为评定动脉顺应型和弹性的指标,RI为衡量血管舒张状况及阻力状况的指标,本组患者的PI及RI均高于相应年龄组正常值,表明血管处于高阻力状态。小动脉,特别是微动脉直径仅20~30μm,是产生外周阻力的主要部位,PI及RI的改善,说明外周阻力降低,此效应可能与小动脉微动脉的扩张有关。

(3)降低了颈部软组织的紧张状态。本研究4组患者颈椎病的发病率为40%~47%,因此有近1/2的患者颈部软组织处于紧张状态,风池穴位于后颈部,针刺后可以缓解局部软组织的紧张状态,减轻周围组织的压迫,改善椎-基底动脉血液供应。

临床研究

薪火相传

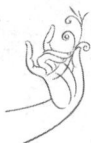

中医学科（针灸学科）建设及思考

一、针灸学科发展面临的问题和对策

针灸学是中医学宝库中的一颗明珠，两千多年前已形成了较完整的理论体系。近年来，针灸学科不断地吸收现代科学知识，增加了自身的科学内涵，从而成为中医学的代表学科，首先为国际社会所普遍接受。新世纪的曙光已经到来，针灸医学面临着机遇和挑战，如何在新世纪的医疗保健中充分发挥针灸医学的作用，则是我们应该研究的问题。

（一）针灸学科发展的机遇

由于针灸治疗疾病具有操作简便、价格低廉、疗效迅速、无毒副作用等特点，因此，被愈来愈多的国家和地区所接受。在新的世纪里，回归自然已经成为人类保健的主题。人们预言在 21 世纪自然疗法将得到飞速的发展，中国传统医学将进入世界范围的发展阶段。世界上将有 160 余个国家接受中医针灸学。在一些国家还成立了行政管理部门，与我国中医药管理局职能相似；在很多国家和地区，针灸费用被纳入医疗保险范畴。可以说针灸学在世界上迎来了大好的发展时机。

（二）全国针灸学科的发展状况

我国针灸学的高等教育体系建立于 20 世纪 70 年代末和 80 年代初期，目前针灸专业的毕业生大部分工作在针灸临床一线，提高了针灸学科的专业素质。从整体上看，针灸队伍是在壮大，技术水平在提高。然而，目前国内针灸学科的发展现状却不容乐观，在有些地区呈现萎缩状态，其主要表现在针灸医疗基地和治疗病种上，教学体系难以适应临床需要，人才外流，临床科研缺乏规范化、标准化，研究思路不清晰，针灸科被看作附属科室，有的中医院甚至无针灸病房，无法形成学科的规模和环境。针灸医师大多在门诊工作，科室小，从而使年轻针灸医师对针灸专业的前途产生怀疑。据我们的调查，目前在3级甲等中医医院里，针灸科病床大多在20~80张左右，而且病床使用率极低，有些过去曾经在全国针灸学科处于优势的学院已出现严重的滑坡，这不能不令我们认真地思考针灸学科的前景。

一般而言，年轻医师都应在病房工作，既可以受到上级医师的指导，有一个较长的学习和锻炼机会。而在没有针灸病房的医院里，年轻针灸医师自然是雪上加霜。如果不迅速改变这种情况，后果将不堪设想。

（三）针灸学科发展战略

针灸学科发展战略问题是一个很大的命题，学科建设更是一个系统工程。今就我院在针灸学科建设近30年的实践中所获得的体会，谈谈针灸学科的发展战略，供大家研究和参考。

1. 建立基地

基地建设状况是学科发展程度的重要标志之一。过去几千年，中医学科的临床医疗模式以私人药堂、诊所模式为特点。20世纪50年代，在全国相继建立了中医学院和附属医院，而针灸医疗也多在门诊开展。当时我们就提出了"发展在门诊，成功在病房"的发展战略。现代社会的医院和私人诊所在构架上有极大的区别。首先，面临着成立病房的新课题，我们必须正视西方医学的急救技术和方法，以及先进的诊疗手段为人类医疗事业所带来的巨大进步。因此，西医的急救方法和诊断技术必须纳入针灸病房的框架中。在针灸科成立不久，我们在全院第一个建立了针灸科急诊小组，逐渐建立了针灸急诊科，这为针灸病房的建立和发展奠定了基础。

建科初期，我们就提出：培养一支过硬的技术队伍；建立一个坚实的针灸基地；装备世界先进的设备；用当代高新技术去研究发展中的中医针灸学的学科发展规划。1972年建科；1973年组建80张床位的针灸病房；同时，在国内中医医院中率先设立了"电生理室"；1985年又首先建立了针灸科"CCU"病房，1991年针灸病房增至242张。从此，针灸学科的发展如虎添翼，迅速壮大起来，一个完整的针灸临床医疗、教学、研究体系形成。随着针灸学科的壮大，原有的病床已经不能满足医疗需求。我们又筹资建立了以针灸为主的国际医疗康复大厦，2000年针灸病房增至600张病床，成为国内最大的针灸临床、教学和科研基地，被国家中医药管理局确立为全国针灸临床研究中心、全国针灸专科医疗中心，成为教育部、国家中医药管理局、天津市教委及卫生局（现为卫生计生委）的重点学科。

现在，不少的中医医院的针灸科不是开拓型而是保守型。例如，针灸病房适应的最大病种是中风病，据了解中医医院里，脑血管病的急性期几乎都被内科收入住院，有些医院还设立了神经内科，针灸病房都只能收内科退下来的恢复期和后遗症期的患者，这就使针灸科处于非常被动的局面，没有给针灸病房生存的空间。一者针灸医师没有锻炼急救技术的机会，再者病房难以维持。在医院里，其他临床科室都是以病种和系统分科，惟独针灸科是以治疗手段划分科室，神经系统病症是针灸治疗的主要适应证之一，如果在中医医院里连神经内科的最大病种——脑血管病都不能保证进入针灸病房，那针灸病房如何生存和发展。医院内都在强调不能跨科收病种，谁又去重视针灸科的病种呢？实质上，神经内科在治疗上并没有更好的办法，而针灸的疗效独特，为什么不把神经内科并入针灸科呢？当然，针灸适应的病种还很多，我们还应该不断地开拓其他病种，提高针灸临床疗效，主动地去开辟新的研究领域。据我们的经验，在一个三级甲等医疗单位，针灸如果要作为学科来发展，针灸病床起码应在55~150张左右。

2. 内涵建设

针灸学科的内涵建设是关系到学科发展的最重要因素。在当今社会，一个针灸医师如果仅仅掌握了针灸理论和技术，就不能称其为现代的合格针灸医师。针灸医师应具有较高的水准，应该系统掌握中医针灸理论和技术；必须具备一般内科医师的基础知识；掌握西医神经内科知识，具有神经定位诊断的水平和危重患者的应急处理能力，决不能把针灸医师视为扎针匠或者技术员。

建科时，我们充分注意到了人员结构，即以针灸专业人员为主导，西学中人员和中医内科人员为基础的三股力量相结合，奠定了针灸学科的多学科知识框架，形成了针灸专家、中西医结合专家和方脉专家为一体的针灸学科队伍，经过数年的相互学习和合作，大家都成为技术全面的针灸专家。随后，针灸专业毕业的年轻医师不断充实学科，在老专家的带领下，针灸技术、西医知识和中医内科知识得到了全面的培养。现在凡是本科毕业的学生进入针灸科之前，都必须在急症科培训 1~2 年，在进入针灸病房时都能独立值夜班。归根到底，针灸学科要发展必须培养知识全面的针灸人才。只有加强内涵建设，才能永远立于不败之地。

教材建设也是一个大问题，目前针灸学教材建设明显滞后，很难适应现代的临床需要，虽然每次编写教材时都强调吸收现代科研的最新成果。另外，就是教师的素质问题，有许多教师从来就没有上过临床，因此，讲课成了讲文理而不是医理，中医针灸的生命是临床疗效，一个没有临床体会的教师如何能教出高质量的学生呢？当然，这与目前学院和附院的体制有关系，针对这个问题有关政府职能部门应该进行调整。

3. 科学研究

在针灸学的科学研究方面，国家有关部门予以高度重视，并有一定的资金投入，且做了大量有效的组织工作。采用的研究方法多样，我认为应该着重于两方面的研究与发展。

（1）对传统针灸学的精华理论与临床验案的整理研究，其中包括名老中医的经验传承。没有深厚的古典医籍研究，就没有理论上的源头创新，要正确处理好继承与创新的关系。例如，对于《灵枢经》中的"经脉及经筋"病候，是针灸学的真谛，它既有理论内涵，更有临床意义。"经筋篇"的经筋病候涵盖了肌肉、肌腱、骨膜及与经筋相关的有关脏腑疾病。《灵枢·经脉》篇在详述十二经循行经路的基础上，以"是动""所生"为体例，有规律地反映了每一经脉由于病理变化所产生若干病候，这一独有的病候体系，以其与经络循环息息相关，真实再现发病证候，指导临床确具卓效三大特点，而一直作为针灸学科的奠基理论著称于中外医学界之林。然而由于其年代久远，文意古奥，使学习者很难领会其实质。我们认为"经筋篇"的"是动，所生病"，较全面地涵盖了脏腑与经络发病的内容。"经筋篇"的经筋病候涵盖了肌肉、肌腱、骨膜及经筋相关的有关脏腑疾病。将其理论应用和指导于临床，尤对于各种厥证（无脉症、大动脉炎）、痹证（坐骨神经痛、臂丛神经痛）、面瘫等经脉、经筋病变效果显著，实践证明了这一观点的科学性、准确性，是极有临床价值的新观点和新理论。

这些古籍需要我们认真地挖掘、整理并用现代科学手段将其提高，最终服务于临床，而不是简单地以文解文的病候解释。我预计这样的工作可以做上50年。

（2）应用自然科学的多学科研究方法，包括运用西医学手段，对中医针灸学进行全方位的研究，包括对腧穴学、不同腧穴的作用特性、腧穴间的配伍及针灸治病机制等专题的探索。通过几十年的努力，最终揭示出针灸的治病原理。这是针灸工作者和关心热爱针灸事业的各学科工作者的任务。我确信这是一条希望之路，只要坚持走下去，会结出硕果的。

（3）科学在不断进步，永远不会停留在一个水平上，把传统针灸经典作为针灸医学的最高典范，绝不是科学的思维方法，不利于针灸学的发展。没有基础研究作为支持，就难以进步。我们从20世纪70年代开始，先后建立了针灸实验室、免疫实验室、形态学实验室、分子生物学实验室、老年病研究室。为针灸科研提供了条件，取得了许多科研成果，为针灸学科的发展起到了巨大的推动作用。在科研方面以应用研究为主，达到提高疗效，阐发针灸作用机制，推动针灸学科发展的目的。在研究上要采用国际公认的科研设计和规范，使我们的研究结果能在国际上获得承认，这对于针灸学的发展具有重要的意义。作为一个学科，没有研究队伍是不行的，而且要吸收多学科的人才。当然，针灸学科的基础是临床，临床队伍应占90%、研究人员占10%为宜。另外，要从临床和医理角度加强古典医籍的研究，要搞清古医籍的原意，不能望文生义或以文解文，现在我们针灸学教材上的许多解释也存在一定问题，这是我们面临继承的大问题。

（4）专科建设。当今社会学科划分越来越细，泛化的医疗行为已经很难立足。

我们在临床上探索出诸多治疗疑难病证的特效针法，例如：针刺丰隆、外水道、外归来治疗习惯性便秘；针刺人迎、极泉、太渊、风池、完骨、天柱治疗头臂动脉型大动脉炎；"经筋刺法"治疗周围性面神经麻痹；"秩边透水道"治疗慢性前列腺疾患；刺络拔罐法治疗支气管哮喘及带状疱疹等，临床疗效显著，并开展相关机制研究。据此提出了"专科、专病、专家、专方、专药（专技）"的医疗发展模式，建立了许多特色性针灸专科，成功地占领了医疗市场。如中风、老年性痴呆、前列腺病、支气管哮喘、痛证、大动脉炎、带状疱疹、骨关节病、妇科病等专科专病，形成了针灸临床医疗的五专体系，带动了针灸学科的健康发展。针对目前针灸病种的萎缩趋势，必须加强专科专病建设，加大投入，筛选和总结特色性的针灸治疗专病的方法，提高疗效。要开展针灸的多种疗法研究，例如，刺络拔罐疗法对于缠腰火丹、红丝疗（急性淋巴管炎）、乳腺炎等效果很好，但现在很少有人应用，而患者往往去皮肤科、外科治疗，这需要加大宣传力度。

（5）国际针灸人才培养问题。目前，国际针灸人才培养方面也存在一定的问题。有相当一部分人根本没有受过医学教育，在国内上几天短期学习班，就去国外给人针灸治病，严重地损害了中医和针灸的形象。在一些中医学院，为了追求经济利益，对于外国留学生的入学条件无限降低，使中医学的文凭成为商品化的产物，质量低劣。为此国家应该加强国际针灸人才培养方面的工作，使我们培养国际针灸人才的质量有一定的标准，这样才能保证针灸医学在国际上的健康发展。

（6）针灸学的发展重点在临床。在有了基地、设备及人才的情况下，针灸学术的发展趋向仍然是表现在如何过临床关。

目前对针灸临床的分析表明，临床研究迫切需要基础研究支持和指导的有以下几方面：①针刺操作规范研究，即针刺的量－效规律。②腧穴效应特异性研究，以指导临床选穴。③重视针灸优势病种的研究。④科学规范的疗效评价体系的建立。有一点共识的是：即针刺是否能产生效应、产生何种效应以及效应的大小，除了机体的功能状态外，主要取决于刺激方式、刺激部位以及刺激量。

近年来，一些国内外研究对针灸疗效提出了疑问，如德国、荷兰、英国等有的研究机构在针灸治疗慢性哮喘、腰背痛、针灸戒烟临床评价上得出无效的结论，认为针灸与伪针灸没有明显差异；另外有些研究否认针灸穴位及针刺手法，认为针灸只是简单的光、电物理刺激。分析其原因主要有以下3

点：①对针灸效应机制与证候、疾病的相关性研究不足，也即研究所选指标不能很好地反映疗效。②所选取的观察指标不能反映治疗机制。③临床研究中随机对照的方法运用不当。所以国家"973项目"将研究的切入点定位于"经穴效应特异性"的研究，以此为突破点，将全面总结"针刺的量－效规律"，进一步为针灸临床诊疗体系的重建提供理论依据。针灸界应团结起来，统一规划，合理分工，严谨观察，统一分析，总体总结，在可靠性和可重复性上下功夫。

针灸学属于生命科学，是防治疾病的一种科学手段，它的应用应该首先体现在它能治疗疾病，无论是中医学的"证"或者是西医学的"病"，其治疗的方法都应该有一个相对准确、规范的界定，并对每种病能够达到临床疗效，如治愈、显效、好转或无效应有一个科学的界定标准，不应该只以经验而论。例如，对于无脉症的治疗，取人迎、太渊、尺泽诸穴，在针灸治疗的过程中，对每穴的进针方向、针刺深度、针刺手法及手法持续操作的时间都有手法量学的规范，以国际相关诊疗标准为依据进行治疗后比较，其临床治愈率与显效率都比较高。因此，如能将这种规范的治疗方法加以推广，所有医生掌握后都可操作、可重复。再如针刺治疗缺血性假性球麻痹与真性球麻痹，应用醒脑开窍针刺法诸穴及随证加取的风池、翳风、完骨穴，在临床上有肯定的疗效，但此治疗方案对于每一穴位都有严格的进针方向、进针深度、针刺手法及手法操作的持续时间等要求。

20世纪80年代，我们在全国率先开展了针刺手法量学的研究。从临床到基础研究，将针灸治疗有效的30余种疾病，逐一的、逐个穴位的进行手法最佳量学标准的筛选研究。以捻转和提插手法为基础，以临床疗效和相关指标为判定标准，除确定每个辅穴的取穴体位、针刺方向、针刺深度、施用手法类型等量学指标外，提出了捻转手法的4大要素：①捻转补泻手法与作用力方向的关系。②捻转补泻手法与作用力大小的关系。③实施捻转手法所持续时间的最佳参数为1~3分钟。④实施捻转手法后其治疗作用持续时间的最佳参数为6小时。对于提插手法也具体提出：提插形式、针刺效应以及效应程度多项量学标准，中风病针刺极泉、委中、三阴交等穴以提插手法，至上下肢抽动3次为度，外伤性截瘫的夹脊针刺（不全损伤），用提插手法使胸椎夹脊穴产生躯体紧束感，腰椎夹脊穴产生向外生殖器及双下肢放射感，都是提高疗效的重要环节。

"针刺手法量学"理论，首次对针刺作用力方向、大小、施术时间、两次针刺间隔时间等针刺手法的四大要素进行了科学界定，并开展相关研究，使针刺疗法更具有规范性、可重复性、可操作性。通过针刺手法量学的研究将针灸治疗学剂量化，临床治疗理论科学化，治疗刺激量精确化，这项研究为针剂治疗学奠定了科学的基础。探求临床常见病治疗穴位的最佳治疗量，是提高疗效的重要环节。临床上应根据以上四大要素来决定"计量"。当然，机体接受刺激的强度存在较大的个体差异，还应根据患者的体质、肥瘦等因素进行适当的调整，但不能因此而认为针刺手法的刺激量是不能确定的。

在以醒脑开窍针刺法治疗中风病的量化手法研究基础上，总结了"椎基底动脉供血不足""无脉症""支气管哮喘""冠心病""胆石症""高血压""习惯性便秘""截瘫""颈椎病及腰椎间盘突出症"等9种病症的针刺量学规律，使传统的针刺手法向规范化、量化的方向发展，充分地掌握这一规律，重复相同的手法量学操作，临床上均能取得同样良好的效果。据初步统计，针灸应用于临床治疗的疾病达120余种，如果每一个病种都有如此大量的临床资料，并通过循证医学的统计证实其治愈、好转、有效与无效，针灸学才能成为人类医疗保健不可缺少的手段。

总之，针灸学是祖先留给我们的宝贵遗产，具有独特的医疗和保健作用，在高科技飞速发展的今天，我们必须正视针灸学科面临的挑战，只有充分发挥针灸疗法的优势，在针灸人才素质要求和针灸医疗基地建设等方面做出正确的决策，运用现代高科技手段进行提高和发展，才能使针灸医学之树常青。

（石学敏）

二、对针灸未来发展趋势的思索

我到现在从事中医针灸工作应该是有五十年了，快五十一年了。我本来是内科医生，国家特别培养我做针灸医生，是国家特别培养，那时候我得到了这么一个好的良机。（笑）发展问题也是个学术问题，不能以什么行政手段规定什么，那对科学也不公平。我一直思考或者在做，觉得在针灸发展方面有两个途径。

薪火相传

333

一个途径是，我们习惯的，针灸学的发展按照中医的传统理论，阴阳五行四诊八纲辨证论治，辨证论治本身有中国文化的底蕴。这个途径我认为再有五十年、六十年应该画个句号了，因为这方面发展究竟它有多么好的前程，我们现在还拿不定主意，因为这是在讨论当中的事。但是不可丢去。为什么不可丢去呢？我得说第二种途径了。

第二种途径就是在辨证论治的基础上，对于现有的治疗效果还不好的、不理想的，对一些疾病还没有治疗办法的，以辨证论治为出发点或者为依据，对于这些病或者症，进行规范性的研究。什么叫规范性研究呢？首先把这个病搞清楚，诊断清楚，这跟现在国际上统一用的病名是一致的，要规范化，要诊断明确。然后经过中医的辨证论治以后，拿出来治疗方案。这个治疗方案是定形的了，进行临床上的研究。我们可以在动物身上做，也可以在人身上做，找出来若干的针灸配方，最后得出来哪张配方是最佳、最好的，能解决问题的，然后再进行大样本实验，也叫做循证医学实验，大样本、多中心地来做，不是一家，四家、五家都做，而且样本量比较大，每一个样本都得要几百个病例。得出的结论要是一致的。有效结论定下后，同时进行它的基础理论研究。什么是基础理论研究？就是说它是通过什么途径，比如是生物学基础，都搞清楚。我们这个"醒脑开窍法"就通过这条路子，临床上过关了，"醒脑开窍法"对于中风病所有的并发症、合并症都有明晰的手段，规范以后做它的基础，是通过什么样的一种依据，达到了治愈的目的，这个重复要在动物身上重复，要进入实验室，又需要大量的博士、博士后来做。最后得出来很明确的一个临床有效、规范、可重复的结果，"理论上的清楚"，就是基础理论清楚，能够令人信服。一个一个病症做下去，这就叫做我们现在说的中医药学实现现代化，包括针灸学也是中医药学的一部分。这条路子也是我们国家要求的中医药实现现代化。

实现现代化不是说必须得跟西医结合，不是，是跟现代的科学手段结合，要利用现有的所有可利用的来发展自我。我们也做过这种医学史的考察，西医本身，原来放射线，就是X光的东西，原来是用在工业上。以后又把X线通过定量，用在人体上应该用多大的定量是适合的，在工业上的产品找出毛病来，也能够在人体上找出毛病来，更安全；这个人获得了诺贝尔奖，跟我也是好朋友，我们有一个研究平台，我是惟一的中国人。把X线用在医学上，出现了 X 光、核磁、CT 等，像 CT、核磁就是几十年的事。这些开始都是用在工业上的，最后有一些科学家用到了人体上来，不是很好吗！西医能够这样做，为什么中医不能这样做呢？比如氧气，氧气最早是工业用氧，有的科学家过滤以后，可以有适合人用的氧气，这个东西是谁的？也不是西医的，它是科学的，是科学的为什么我们不可以用呢，我觉得这并不影响中医的发展。诊断学清楚，清楚就是清楚，有什么不好的呢？所以我觉得中医的发展、必由之路，第二个途径应该是更强劲，应该是发展最快。国家在这方面，最近这五六年以来，财政投入非常大，支持力度非常大，我本身就承担了相当多的课题进行这方面的研究。可以说，现在整个中医，包括针灸在内，通过科研推动医学的发展是最好的一个黄金时代。

（石学敏）

三、对中西医结合的认识

石院士作为中医针灸大家，一贯坚持中西医结合以取长补短。行医近 50 载，"兼收博览、推陈出新、用夏变夷、恪守内经"的精神，形成了自己独特的诊疗风格。在他的学术思想中渗透了中西医结合、中医现代化的思维方式。他的"用夏变夷"的学术思想的核心就是立足发扬光大中医的立场，吸收西医学理论要素，将其融入中医理论中，为我中医所用。

石院士在不同的场合多次谈及，西医传入中国，时间并不久远，中医数千年的历史，为什么在短短的百年之中，西医占领了我国大多数医疗市场？纵观西医学的发展，吸收人类进步的一切先进成果，吸纳现代先进的科学技术，发挥了巨大作用。解剖学、病生理的发展，手术的开展，西医上了一个台阶。微创手术的开展，西医学又前进了一步。它善于应用人类科学进步的一切先进的科学的技术、设备，是科学的为什么我们不可以用呢？我们中医院也拿来用，难道就变成了西医吗？显然不是。针灸现代化不是说必须得跟西医结合，不是，是跟现代的科学手段结合，要利用现有的所有可利用的来发展自我。

对于诊断问题，石院士在医疗实践中强调要先诊断清楚是什么病，再辨别是什么证。而对于许多疾病来说，只诊断疾病。他常谈到，翻开中医教科书，没有治不了的病证，任何一个病，都有证可辨、有药可治。还不包括教科书里的一些病，其实是很多疾病当中的一个症状表现。实际临床呢？还是有些差异的。打开西医课本，会客观些，病、生理机制不明确，或者说有几种假说、无明确有效的治疗方案等。这里有值得我们探索的地方。

中医要现代化，只有不断发展，适应时代步伐，中医才能真正发扬光大；放弃中医特色就会丧失中医药阵地，中医也就得不到继承，更不可能有发展。但是，继承中医，不代表是泥古不化，中医必须发展，对西医学应当引其所长，为我所用，特别是西医学诊断技术发展较快，引进现代诊断技术有助于对疾病作出早期诊断，有利于掌握疾病的发展和预后，从而能更好地发挥中医药诊疗疾病的作用。

四、针药并举

石院士尊崇孙思邈"针药合用"。该主张源于"毒药治其内，针石治其外"的原则。他临证遇疑难痼疾，也往往针灸及中药并用。指出：以药辅针则十二经气血和，以针辅药则脏腑功能调匀，针药合用，则经络脏腑如被甘霖而无虞矣。如治疗中风病，常用针灸以"醒脑开窍、滋补肝肾、疏通经络"，同时用"丹芪偏瘫胶囊"以"活血化瘀、醒脑通络、潜阳息风"，每收捷效。他擅长针灸治疗技术，对中医内科、外科、妇科、儿科和皮肤科等亦颇有研究，他极力主张《伤寒论》《金匮要略》及历代方药之书，习医者不可不学。药之理即针之理也。只有谙熟中医内科杂病，方能成为优秀的针灸医师。他指出：针药各有适应证，只有谙熟中医理论，通晓二者之所长，临证时方能方寸不乱，施药用针切中肯綮。

五、构建中国特色的中风单元

（一）建立中风单元势在必行

在世界范围内，中风病患患者数每年都以惊人的速度递增，且向低龄化发展。存活者中约四分之三有不同程度的劳动力丧失，给患者、家庭及社会带来沉重的负担和压力。医学界一直力图寻找一种治疗该病的最佳方案。治疗脑卒中新模式"卒中单元"应运而生，为该病的治疗带来了新的生机。

卒中单元（Stroke Unit）是一种管理住院中风患者的医疗新模式，即把传统治疗中风病的每一种独立方法（如药物治疗、功能康复、语言障碍矫治、心理咨询、健康教育等），重新组合成一种和谐、紧密、综合、全方位的治疗体系。

卒中单元在国外推行的50年中，进行了大规模的循证医学研究。临床证据表明，在4种治疗中风均被证实有效的方法中（卒中单元、溶栓治疗、抗血小板聚集和抗凝疗法），卒中单元的效果是最好的，可以明显降低死亡率，提高生存质量，且能明显减少住院时间和医疗费用。这无疑是对传统概念的冲击，它意味着治疗脑卒中最有效的方法并非一种药物和一种手段，而是一种全新的病房管理模式。尽管如此，美国1999年也只有18%的医院设有卒中单元，因此设立卒中单元是各级医院努力的方向。

针灸部创建30余年，对中风病及机制研究已达世界领先水平，尤其是石学敏院士创立的"醒脑开窍针刺法"，提高了疗效，减少了后遗症的发生，被世界医学界和广大患者所认同，目前已形成较完整的一套治疗系统。如何进一步利用这一得天独厚的资源，石学敏院士首先提出建立"中风单元"的构想，与国际卫生组织提倡的设立专业化的治疗中风体系相一致，符合入世后对各行业专业化、国际化的要求，而且针灸、按摩、熏蒸、康复等各种中医治疗手段是对西医学治疗卒中的重要补充，在某些病程阶段，他们甚至起主导作用，建立具有中国特色的"中风单元"，是对国际"卒中单元"概念的完善和贡献。

（二）"中风单元"的结构组成

中风单元基本是急症救治、早期康复和二级预防相结合的模式，它是一个严密的组织机构，必须保障每个卒中患者得到规范化、个体化治疗。同时，对病情及疗效的评估必须做到量化标准。构成要素：①硬件方面设有急诊绿色通道、重症监护室、脑外手术室、介入治疗室、神经电生理室、康复训练室、语言训练室、心理咨询室、健康教育室、康复病房和完善的诊疗系统，即CT、MR、功能检查和临床实验室。②制定中风治疗流程，包括脑卒中第一时间急救、规范化的针灸和药物治疗、个体化的康复训练、语言训练、心理干预治疗、患者和家属必须接受的中风病防治和健康教育等。③多学科的治疗小组，包括：经验丰富的临床医生，训练有素的护理人员，正规的语言治疗师，肢体功能治疗师，心理医师，营养技师及健康宣讲员。因此，跨学科的交叉性合作是十分重要的。在 SU 的人员不仅要求技术精湛，还要有高度的热情与强烈的责任感。每周举行一次中风小组例会，把患者情况介绍给治疗小组，讨论病情评定疗效，制定进一步的治疗计划与目标，进行多学科评价。

目前我院硬件优越，功能齐全；针灸部医护人员在为患者治疗中，已参与了心理治疗、康复训练、中风防治及健康教育等内容，但缺乏专业性和规范性，专业心理医生、康复医师较少，医院里没有社会工作者和专门的健康教育人员，只能由主管医师承担，所以对他们的专业培训与继续教育是必须的、长期的。

（三）规范中风单元诊治程序

我国对脑血管病的诊断标准和神经功能损伤评价标准均已建立，执行这些标准是中风诊疗内容标准化的前提。中风单元要求在接诊、诊断、治疗、康复、预后各方面做到及时、合理、确切、规范，涉及医护技各部门、多科室的密切配合与协作，具体实施如下。

1. 认识卒中、保障中风急救绿色通道

急性卒中倍受针灸部医生的高度重视。我们深知在治疗时间窗内得到有效治疗和监护，是提高生存率、减少后遗症的关键因素。多年来针灸部培养了一批高素质的人才，他们每天工作在急症窗口，运用简便的筛选方法确定有卒中迹象的患者，充分利用医院现有的医疗资源通过影像学检查，立即区分缺血和出血性中风。将患者按病情需要迅速分流，对于中风有溶栓指征者立即转介入中心治疗；有手术指征的转脑外科治疗；病情危重的转重症监护室；病情相对稳定者进入普通病房，给予醒脑开窍法针刺治疗及中医药为主的综合治疗，保证了中风急救绿色通道的畅通，使患者的治疗形成了良性效应，安全过渡到恢复期。

2. 建立卒中急重症监护室

早在 20 世纪 80 年代针灸部就成立了自己的监护室和电生理室，开展中

风病的抢救治疗及临床研究工作。2002年针灸部重症监护室重新装备后再次投入使用，扩大为脑卒中急危重患者进行心脑系统监测及第一时间救治的病房。监护室配备了心电监护仪、正压呼吸机、氧饱和度检测、低温设备、无创心电、血压、24小时心率趋势图、除颤器等循环及呼吸功能监测，还有神经系统监测。如颅内压监测、电生理监测、血管与神经影像学监测，同时选择了四位在临床工作多年，有一定的专业技术水平和应急能力的主治和副主任医师组成治疗小组，半年一调换。病区科主任及部长每天查房，共同制定治疗方案，使患者能得到早期有效治疗，这也是石院长一直倡导的多学科交叉、多手段治疗，有我们自己特色的脑卒中单元模式之一。在此强调：①第一时间内给予醒脑开窍针刺法。②中西药物治疗需规范化。③在治疗各种并发症上，加强中医中药运用。

3. 建立中国特色的中风单元病房

与传统病房相比，中风单元强调的是"急"和"早"。设备齐全的重症监护室直接和院前急诊相连，凡中风患者到达急诊室后，便可立即转入中风单元完成所有检查、抢救和治疗。同时，功能康复随之起动。换言之，从患者进入中风病房开始，在急性期内，患侧肢体的摆放姿势，防止被动体位形成，即进入功能康复指导。在中风单元里，不少患者在治疗第二、三天已经离床下地有针对性地进行肢体功能、语言及心理等方面的早期康复锻炼了。针灸、中药在急救期肢体功能恢复上的优势，是其他疗法无可代替的。我们的特色在于，以针灸为主体，其他治疗为辅助的全方位治疗体系。

（1）"醒脑开窍针法"的规范操作，包括：①针法主方。②特定的手法量学操作要求。③处方的规范化加减。另外，针对病情配合头皮针、腕踝针、耳针、刺络、皮肤针，辅以脉冲、熏蒸、药浴、高压氧、氧疗、推拿等。

（2）效果显著的中医中药：在药物研究方面，在现有丹芪偏瘫胶囊、醒脑治瘫胶囊、化瘀通脉液、化瘀通脉汤剂、益肾养肝口服液等基础上，考虑针对中风合并症进一步拟定协议处方。如针对失语症、肢体麻木、消化道出血、肺感染、二便障碍等等，使中药治疗量化、规范化。

（3）尽早介入的康复治疗：现代的康复概念为全面康复，包括了身体康复、精神康复、职业康复和社会康复，也就是要求恢复身体各系统器官功能、精神活动功能、工作能力及参与正常社会生活的能力。目前康复医学倍受重视及推广，尤其在发达国家，有"第三医学"的美称。许多资料表明，脑卒中患者经过正规康复治疗以后，约有70%的患者生活能够达到自理。目前在我国由于受到各方面条件的制约，康复治疗未能很好开展起来，大多停留在肢体功能的器械康复，所以面对这一领域，开展治疗应是具有广阔的空间。

现代早期康复的内容则应包括：保持良好的肢体功能位置、体位变换、关节被动活动、床上移动训练、起坐训练、立位平衡训练、日常生活能力训练及步行训练，上述训练均可在针刺治疗的同时进行，并可配合推拿治疗。针对上述康复内容我们设想建立系统的康复中心，每项康复各具特色，患者根据需要在康复训导员的指引下愉快地完成治疗。实施快乐医疗的目的在于使患者在完全放松身心的情况下获得最佳疗效，确保每位卒中患者都能早期接受康复医师的指导、训练，并且强调早期化、个体化、家庭化的重要性，这是获得康复治疗效果的关键。所以，对不存在生命危险的患者，功能恢复应从入院开始，并且根据每个患者的具体情况由康复医师制定出相应的功能锻炼处方，进行有针对性的康复训练，其家庭成员也必须接受一定的康复预防保健知识，以促进患者的早期疗效。

（4）心理治疗：心理治疗是康复治疗中的一个重要组成部分。中风患者由于病势的突然，肢体功能丧失的迅速，其心理变化程度比其他疾病患者更为严重。一般会经历5个阶段：震惊期、否认期、抑郁期、对抗独立期、适应期，此外，中风患者还可以出现怨怒心理及过度期望等其他的一些心理改变。"为什么我瘫痪"的怨怒心理更需要得到良好的心理干预治疗。此外还可发生抑郁、焦虑等情感方面的问题。这些心理和情感问题都会严重影响中风患者的功能恢复，必须予以高度重视。

（5）饮食治疗：卒中后多种因素引起的进食障碍和机体的高代谢状态，是导致病情恶化的重要原因。静脉高营养或在中医食疗理论指导下合理膳食配方，科学地安排好中风患者的食谱。配备药膳厨房开发降糖食谱、降脂食谱、降压食谱、低钠食谱、止血食谱、化痰茶饮、多维果蔬饮料等；特别是对于吞咽障碍需要鼻饲的患者，更要合理搭配营养。而且脑血管患者大都以动脉硬化、血液黏稠度增高、血脂增高为其病理基础，这种疾病的发生多因长期饮食结构不合理、吸烟、饮酒等不良习惯造成，因此预防以上疾病发生的饮食疗法是非常必要的，这样能够最大限度地降低血管病的复发率，起到预防的作用。

（6）健康教育：定期举办健康教育讲座，是预防及治疗中风病的有效措施。中风病的三级预防措施：一级预防为预防和控制中风的危险因素，如：高血压、心脏病、高血脂、糖尿病，从小养成良好的饮食习惯和生活习惯。二级预防为积极控制和治疗短暂性脑缺血发作及可逆性缺血神经功能障碍。三级预防为针对脑梗死的治疗，早期诊断和早期治疗则为今后的康复治疗奠定良好的基础。

总之，针灸部数十年来在石学敏院士的带领下潜心研究中风病治疗，发扬中医辨证论治整体观，创立了"醒脑开窍针刺法"，对中风病的治疗始终贯穿着规范化、个体化、全面综合的观念，配备了监护室、电生理室、老年病研究室等重要机构，使我们的治疗与研究工作成绩显著，"中风单元"初显雏形，我们需要继续不断地发展、完善"中风单元"，把我们的"中风单元"建设成具有中国特色的中风康复之家，使之达到国际先进水平。同时还需要一种协作关系，因此在治疗中重视整体观、系统观、平衡观、动态观和团队意识，加强我们工作中的创新意识、市场意识、精品意识，以进一步提高我院的声誉，使我院真正成为全国乃至国际中风康复治疗基地。

（高淑红　李妍　张春红　石学敏）

六、对中医学科建设与学科带头人培养的思考

工作已近42年，对学科建设和学科带头人的问题，作为实践40多年的老师、医生、研究人员管理者，有一定的体会，尤其是对中医药学科怎么发展、学科带头人怎么培养的问题，特别是发达国家，在医学领域进行学科建设的经验可以借鉴。我可能比诸位接触得多一点，所以有一些体会。

西医学至今有300年历史，最早的雅典医学，开始于500多年以前，以后逐渐出现了生理学、病理学、微生物学、寄生虫学以及细胞学说，形成了西医学。而中医由记载形成体系至少3000多年，是西医学形成的10倍以上

时间。但 300 年的西医学史，是全世界 60 亿人口的基本保健，近 150 年传入中国，并控制了整个的基本保健，第一个建立了医院，进行系统的治疗、系统抢救，普通医疗市场也被西医学逐渐占去。而中医是在新中国成立以后，党和国家制定了政策，保证中医发展，多少年来中医才有所发展。同时西医却迅速发展，原因是什么呢？应该很好地反思。我认为这里有一个很重要的原因，中医在学科建设和学科带头人的培养方面，注意不够，这是我们的弱点、短见和一个没思考完整的方面，而现在却把短处看成了长处，以短论长，把西医学之长看短了，有些中医老师、医生容不了西医，贬低西医，自己却没有相应的学科带头人，没有相应的学科队伍建设，这是中医存在的一个很大的问题。在如何看待中医学术发展的沿革，看待其本身的优势和劣势的问题上，我坚决反对类似"应当保护中医，中医没有治不好的病，中医不需要搞科研"等观点，这些观点缺乏科学的态度。中医从学科发展角度来说，是唯物的，因此应以科学的态度冷静地思考中医的长处和短处，安排中医学科的发展。天津中医学院（现为天津中医药大学）是高等中医学府，应该有大的魄力去策划中医药学的发展，这是非常重要的。从全国来说，现在基本没有形成大的学科，而大学科的形成必须有理论队伍、研究队伍和临床队伍，尤其是临床队伍很重要。理论研究硕果累累，但没有临床是不行的。中医从学科建设来讲，一级学科的划分，我认为应分为中医学、中药学、针灸学、骨伤外科学。

（一）学科建设的构思

一级学科建设应该是一个综合实体的建设，这一点很关键，所有研究中医的人，包括临床者、教育工作者、研究人员往往很容易忽略一个问题，即应考虑到学科发展综合结构问题。中医在发展过程中最缺乏的就是综合结构问题。阻碍中医发展的另一个问题，是从学术上相互攻击，相互排斥，从而影响了继承创新，影响向现代化发展的步伐。因此，要发展中医的一级学科，首先要找出历史上的一些弱点，克服之，以求发展。第二，要和相关学科相结合，中医学要与方剂学、中药学等学科相结合，没有药效学、药动学、药理学等的研究，只停留在君、臣、佐、使配伍方面的研究，则会永远停留这个水平，永远没有发展，永远搞不清楚有效部位、有效成分、靶点是什么。

第三，大学科建设要和更多的边缘学科相结合。比如针灸学的发展，20世纪50~60年代，南京、北京、上海、广州是针灸发展的四大基地，20世纪70年代末、80年代初他们相继落伍。而天津，改革开放以后重组中医学院，第一个建立的是针灸系，由开始的20世纪70年代80多张病床，到现有两附院共700多张病床。这是因为我们有相应的教育、临床、研究机构。要发展一个针灸学科这一大的一级学科，首先要有教育，这是发展学科的基础，其次是科研来提高教育水平，并指导临床，再次是临床，临床是基础。三者缺一不可，是密不可分的。要做好这3点，我认为应做到以下几点。

1. 必须要发展医疗

（1）天津在针灸学上建立了几个方法学，手法量学的研究、醒脑开窍法的创立等等，若干成果出来之后，形成了梯队，并进行扩充，成为医院的主要科室，由原来的一个点放大成一个面，这样更有利于针灸学科的发展，形成一个体系。

（2）针灸科最早建立CCU室，从CCU室到ICU室，并建成急救医学的三阶梯制，开设了急症学，从而大大提高了学术水平，所以针灸学科要上高级保健，必须有急症。

（3）建立了影像学。望、闻、问、切只能断病的性质，尤其诊脉只能断性不能判病，若靠诊脉作病理诊断，是自欺欺人的，从科学角度来讲，必须要有量化，为科研提供更多的数据，为针灸学科服务，进一步为全学科服务。

（4）建立针灸实验。分为实验医学和临床服务，为多学科开放，由点入面。

（5）建立脑外科。

（6）建立康复科和血管外科等等。所有这些学科的建设都是作为一个学科发展的手段。

2. 建立基础研究室

研究室中的相应的实验室及设备需要多种自然学科的学者、专家来参与，而非一两个学科学者来完成的。同时建立实验动物房，需要有一定的研究来升华这个学科。

3. 广泛地进行合作

要在大学之间、科研所之间大联合，取长补短。我们针灸学科在全国 17 个省市有分中心，与天津大学、南开大学、天津医科大学、四川大学、清华大学均有合作，共同培养研究生、共同研究课题、共同开发新课题，与国际上一些大学也有合作，开拓了研究人员的视野，这样可以申请大课题，参加国际上的大合作，推出一批批高级科学家。所以，一个大的学科的建设，非一两个学科带头人所能完成的，必须要有若干的分学科带头人，有方方面面的专家参与，联合起来，发展一个学科。

（二）学科带头人的问题

一般来说，一个学科带头人由默默无闻到有所建树、有所影响、有所威望，走向并达到科学家之路，是伴随着学科建设发展而形成的。学科的发展必须经得住考验，例如针灸科，从 1973 年 3 月 15 日开始重组，前 3 年内，日以继夜，付出了大量的辛苦，经过 10 多年的不懈努力，终于形成了学科，没有这种精神是不行的。所以我认为学科带头人应具备以下几个条件。

（1）在学科建设方面应有科学的策划，要对学科从历史发展上有科学的分析，以此作出科学的判断，形成自己独到的见解，不能人云亦云。

（2）必须在中医的学术发展、学科建设上与时俱进。要与多学科，包括西医学、生物学、化学等学科结合。需要做大量的实验，需要有吃苦耐劳、持之以恒的精神。在本专业基本功非常扎实的情况下，要丰富西医学及相关学科的知识，积极攻读其他学科学位。并及时了解、掌握国内、国际上一级学科及其分领域的科技前沿，用以帮助自己学科的发展方向。

（3）要有较强的协调能力、组织能力及创新能力。

（4）中医基础理论必须基本功要扎实，必须要勤奋学习，要求上进，不能停滞不前，要体现出自己的能力。

（5）临床技能要过硬，要有特殊的专长，在学科建设上要有全国领先的水平，在学科领域要起旗帜的作用。

（三）下面我讲几点思维模式，供大家参考

（1）讲战略。从发展中药学角度讲，要发展好学科，要有足够的力量、

设备来研究中药，中医的前途在中药，只有中药更细化、规范化、规律化了，中医才能更上一个新台阶。如多学科的发展都需要中药研究，而中药的研究还需要有药厂，从而走向科工贸一体化，带来的后效应是发展国家的经济，用高科技培养出更多的人才，也出更多的成果、社会效应，为更多人服务的同时，也解决更多的就业机会，给社会创造更多的财富。

（2）讲方法。例如，解决中药的给药途径问题，如关格证及癃闭证等治疗上给药途径问题，溃疡、胃炎等病为何不可内病外治问题，这些都是方法学问题，搞清楚药物的定量、有效部位、靶点等问题，研究出更科学的、更有效的、更直接的方法，从而建立起学科的高平台，相应的科研队伍也随之壮大起来。

（3）有较丰富的相关边缘学科的知识。

（4）要有一定的科研能力。

（5）要掌握本学科内部每一位分学科带头人的具体的技能表现、创新能力，包装设计好大学科发展的框架。

（6）必须牢牢抓住一个科研课题进行研究，中医的经典著作中科研课题很多，不要抓住一个，然后扔掉，又抓住下一个，然后又扔掉，这样将永远研究不出什么成果。

（7）中医中的很多内容跟哥德巴赫猜想一样，古代医学家的经典著作必有其自身的道理，所以既不能马马虎虎接过来，又不能不去真正地钻进去拿出更多的内容来深刻加以研究，用现代的科研手段尤其是在临床上进行试验，揭示其真理，加以开发。

（8）作为学科带头人应按科学规律办事。从牛顿的万有引力定律到爱因斯坦的相对论，给人们留下了很多艰巨的课题，后来被人们一一证实了，并被现代乃至未来广泛地应用，而中医学也离不开这个规律，所以要付出大量的努力，没有捷径，要踏实地工作，不一定有回报，但你每走出的一步均可为他人提供帮助和借鉴，给社会带来进步，将人们带入一个更高级的时代。

（9）要选择水平较高、年龄适合、有科研能力的人作为分学科带头人。

（10）学科带头人及分学科带头人要积极地争取多参与国内和国际的学术交流，把握其学术前沿。

（11）要花一定时间在某些技术领域上多摄取一些知识，增强能力和扩大手段。

（12）要有较高的政治素质，要争取上级和左右的帮助与支持。

（石学敏）

针灸临床适应病证与未来展望

针灸是在中国特定的自然与社会环境中生长起来的科学文化知识，蕴含着中华民族特有的精神、思维和文化精华，涵纳着大量的实践观察、知识体系和技术技艺，凝聚着中华民族强大的生命力与创造力，是中华民族智慧的结晶，也是全人类文明的瑰宝。2006 年 5 月 20 日，针灸经国务院批准列入第一批国家级非物质文化遗产名录。2010 年联合国教科文组织保护非物质文化遗产政府委员会第五次会议审议通过中国申报项目"中医针灸"，将其列入"人类非物质文化遗产代表作名录"，这是对中国传统医学文化的认可。继 1972年针灸治疗在内达华州和加利福尼亚州合法化后，美国各州立法承认针灸，及世界其他 160 余个国家和地区均已开展了针灸医疗。目前，国外从事针灸的医务人员多达 30 万人。近年来，西方发达国家深受医源性疾病和不断上涨的医药费用负担所困扰，对替代医学的关注程度日益提高，针灸医学也越来越受到国际主流医学界的重视。

随着国际"针灸热"的持续升温，国内针灸现状更加值得关注。国内针灸学科的发展状况，从整体看，针灸学科的队伍得到了扩大，针灸疗法同现代技术相结合的应用及针灸治疗病种的拓展，取得很大程度上的创新和发展。但是目前国内针灸学的发展现状并不乐观，各地发展不均衡，其主要表现在针灸医疗基地和治疗病种上，部分呈现萎缩状态，教学体系难以适应临床需要，人才外流，临床科研缺乏规范化、标准化，更缺乏循证医学依据，及研究思路不清晰等。在有些地区针灸科被看作附属科室，有的中医院甚至无针灸病房，无法形成学科的规模和环境。据调查，目前在三级甲等中医医院里，针灸科病床大多在 20~80 张左右，而且病床使用率极低，在一个三级甲等医疗单位，针灸如果要作为学科来发展，针灸病床起码应在 55~150 张左右。有些过去曾经在全国针灸学科处于优势的医院已出现严重的滑坡。这不能不使我们认真地思考针灸学科的前景。如果不迅速改变这种情况，后果将不堪设想。那么了解和把握针灸医学在国内外的发展状况以及今后的发展趋势，对针灸的发展具有十分重要的意义。

一、全国各地针灸学科发展不均衡

（一）各地针灸科病床数量参差不齐

天津中医药大学第一附属医院针灸学科是医院最大的医疗特色和品牌科室，2008 年被国家发改委及国家中医药管理局确定为国家中医临床研究中风病基地，被海内外誉为"天津针"，以"醒脑开窍"针刺法、针刺手法量学及刺络疗法等一系列成果的研究和临床应用作为主要特色。针灸科拥有600 张住院病床，28 间门诊诊室，日门诊最高达 2000 人次，病床使用率超过 100%。

天津 3 个三级甲等中医院针灸病床总数 848 张，日门诊总量约 3000 人次；安徽中医药大学附属针灸医院（第二附属医院）实际开放床位数 350 张；广东省第二中医医院针灸科设床位 260 张；广州省中医院针灸科开放床位 150张；浙江中医药大学第三附属医院设有中医病床 120 张；黑龙江省中医研究院针灸科设床位 200 张；徐州市中医院针灸脑病科设有床位 180 张；陕西中医医院设有针灸病床实际开放 180 张；长春中医药大学附属医院针灸科床位数 60 张、脑病科床位数 180 张；无锡市中医院设有针灸床位 60 余张，更多医院没有针灸病床。

（二）门诊量亦具有一定的地域性差异

有学者对全国针灸临床现状初步调查与研究显示，广东、福建等地各医院门诊量，无论是省级医院还是县级医院，无论是综合医院还是中医医院，年门诊量都很高。

二、针灸疗法的多样化

针灸疗法在中医学理论基础上，结合西医学理论及西医学技术，不断产生新思想、新方法和新技术，使得针灸疗法呈现出多样化，如平衡针灸学疗法、头皮针疗法、三才进针法疗法、靳三针疗法、贺氏针灸三通法、项针疗法、热敏灸疗法、舌针、眼针、腹针等临床应用较为广泛，均有良好的临床疗效。

针灸替代疗法亦初具规模，如针刀疗法、穴位注射疗法、埋线疗法、贴敷疗法、激光疗法、新型电针疗法、磁疗方法以及蜂针疗法等。以上替代疗法均通过针具改进或利用电、声、光、热、磁等现代技术，结合传统针灸的基础理论和临床经验，研究出新的治疗方法和针灸仪器，从而扩大针灸治病的范围，提高了针灸疗效。其中，针刀疗法是由朱汉章教授创立的、以小针刀为主要治疗手段的一门新学科，是一种不开刀的闭合性微创手术疗法，对慢性软组织损伤和部分骨关节损伤后遗留的组织粘连有独特的疗效，对消化系统和循环系统也有明显效果。热敏灸，因不用针、不接触人体、无伤害、无痛苦、无不良反应，对生殖系统疾病、风湿性、类风湿、面瘫等病变有较好的临床疗效，提高了临床灸疗效果。

三、基于临床疗效的针灸病种研究

针灸病种的研究是一项系统工程，前期文献研究表明，针灸治疗病症范围非常广泛，有学者对新中国成立以来 76 种中医期刊的 56267 条信息进行整理、归纳和分析，结果新中国成立以来针灸临床所涉及的病症数达 972 种，也有的总结为 16 个系统的 461 种病症。我们都在关注和研究针灸的适宜病种和所谓的疾病谱，但迄今仍没有大量的临床研究和实验数据证实针灸的最佳适宜病种（现今的结果多用文献整理或问卷方式获得）。在目前医疗行业专业化程度越来越高的情况下，我们必须从临床观察、实验研究等多个方面来解决这个问题，真正找到应该首先属于我们针灸治疗的病症，花大力气进行舆论和宣传针灸的疗效及其优势。

我们团队经过 40 余年的大样本临床研究及 30 余项应用基础研究，得出以下结论：可以把针灸适宜病种划分为针灸独立治疗、针灸为主治疗以及针灸辅助治疗 3 类病种。需要指出的是，随着疾病的发展，针灸起到的作用也不一样。比如针灸治疗脑血管病效果很好，但是脑梗死急性期、出血量 30ml 以下的脑出血急性期，针灸介入越早越好；出血量 30ml 以上的脑出血需脑外处理，当病情稳定后尽早针灸治疗。再如轻型贝尔面瘫，单纯针灸就可痊愈，但中重度面瘫急性期应予 3~5 天综合治疗，以后完全针灸治疗。急性感染性多发性神经根炎急性期、脊髓炎侵犯中枢呼吸者应同时配合激素。不同疾病的病理性质不同，针灸治疗的效能不同；就是同一个疾病也有分期的不同，分型的不同，严重程度的不同。动态的理念和发展的视角是真正理解针灸治病的重要方面。

1. 神经系统疾病

神经系统疾病主要分为中枢神经系统和周围神经系统疾病两大部分。现代研究证实经络、腧穴以及针刺效应与神经系统有密切的关系，在针刺作用和机制中神经系统是主要实现途径之一，针刺的调节作用离不开神经系统的参与，这也奠定了针灸治疗神经系统疾病的优越性。研究表明，针刺可改善脑细胞的代谢，减轻脑细胞损伤；可协调周围神经功能，促进周围神经的再生；可调节神经 – 血管反射，改善循环；调节神经 – 内分泌功能以及神经 – 内分泌 – 免疫网络等。因此，神经系统是针灸发挥各种调节功能产生治疗作用的基础。

"醒脑开窍"针法是针对中风病的基本病机，即瘀血、肝风、痰浊等病理因素，蒙蔽脑窍导致"窍闭神匿，神不导气"而提出的治疗法则和针刺方法，在选穴上以阴经和督脉穴为主，并强调针刺手法量学规范，是一种规范、科学的针刺方法。通过大量的实验研究和临床验证，"醒脑开窍"针刺法的疗效关键在于其严格的针灸处方、配穴、针刺量学手法以及其多层次、多靶点的作用途径，使这一学术思想成为目前指导临床治疗脑中风最为普遍的理论。

"窍闭神匿，神不导气"不仅仅是中风病的病机，更是多种疾病的最终病机，因此应用该针法，不仅对中风及中风后出现的一系列合并症、并发症有明显疗效，而且对临床神志、精神疾患、厥闭脱证、顽固疼痛、现代脑病及各种疑难杂症多有良效，在中国针灸治疗学中独具特色。

本系统中，脑卒中、短暂性脑缺血发作、小儿脑瘫、中重度贝尔面瘫、偏头痛、三叉神经痛、血管性头痛、枕神经痛、臂丛神经痛、眶上神经痛、坐骨神经痛、原发性肋间神经痛、臀上皮神经炎、股外侧皮神经炎，桡神经、尺神经、正中神经麻痹（外伤性）及感染性多发性神经根炎、外伤性不全瘫等疾病可以单独采用针灸治疗。癫痫、震颤麻痹、一氧化碳中毒等可以采取针灸疗法为主、其他疗法为辅的治疗方案。

2. 肌肉骨骼系统和结缔组织疾病

以疼痛为主要特征的肌肉骨骼系统和结缔组织疾病是针灸治疗病证最多的系统，针灸治疗作用突出体现在活血通络、调神止痛等方面。现代研究证实，针灸具有缓解肌肉痉挛、协调肌肉运动、促进血液循环、促进炎性物质吸收和代谢产物的清除、调节机体免疫功能以及良好的镇痛作用。

在本系统中，颞下颌关节功能紊乱综合征、颈椎病、肩关节周围炎、腰椎间盘突出症、第3腰椎横突综合征、膝关节骨性关节炎、肱骨内上髁炎、肱骨外上髁炎、梨状肌损伤、胫前肌综合征、腱鞘炎、腱鞘囊肿、下颌关节炎、类风湿关节炎、肌肉劳损、单纯性腓肠肌痉挛、落枕、肌腱炎、肌筋膜炎、急性滑膜炎、肋软骨炎、强直性脊柱炎早期、骨质增生症、增生性脊柱炎、肌性斜颈、痉挛性斜颈、创伤性关节炎、慢性滑囊炎等病症是可以单用针灸治疗的。

继发性骨质疏松症、膝关节骨性关节炎晚期、类风湿关节炎晚期、强直性脊柱炎晚期、椎管狭窄、髌骨软化症Ⅲ期、股骨头坏死、髋关节骨性关节炎晚期等病症，针灸可作为不可或缺的治疗手段之一。

3. 消化系统疾病

针灸对消化系统有良好的调节作用，针刺可通过协调自主神经功能，对胃的运动、胃液的分泌具有明显的调整作用，故可治疗多种胃部疾病。针刺具有促使胃肠运动功能正常化的作用，即可使胃肠运动功能低下者增强，功能亢进者减缓。针刺还可促进消化腺分泌消化液，促进食物的消化和吸收。针灸可拮抗平滑肌痉挛，缓解消化系统出现的疼痛症状。

本系统中，膈肌痉挛、功能性便秘、单纯性肠胀气、术后胃肠功能紊乱、功能性消化不良、单纯性胃肠痉挛、泥沙型胆石症、胃下垂、慢性非特异性溃疡性结肠炎、单纯性小儿厌食症、原发性胃轻瘫综合征、单纯性阑尾炎等均可单独采用针灸疗法治疗。而急性胃肠炎、慢性浅表性胃炎、急慢性胆囊炎、机械性肠梗阻（不完全性）、消化性溃疡、痢疾等应采取针灸疗法为主、其他疗法为辅的治疗方案。

4. 精神和行为障碍疾病

在本系统中，短暂性抽动障碍、轻中度失眠、神经衰弱、神经性呕吐、非器质性性功能障碍、癔病、轻中度抑郁症、痴呆症、肠易激综合征、多动障碍、戒断综合征、焦虑症、慢性疲劳综合征、强迫症均可单独采用针灸疗法。而儿童孤独症、精神分裂症、精神发育迟滞应采取针灸疗法为主、其他疗法为辅的治疗方案。

5. 循环系统疾病

在本系统中，轻度雷诺病、原发性红斑性肢痛症、多发性大动脉炎（无脉证）、原发性高血压、脑动脉硬化症等可单独采用针灸疗法。单纯性下肢静脉曲张、血栓闭塞性脉管炎、慢性冠状动脉硬化性心脏病、心肌缺血、休克等，应联合针灸治疗。

6. 呼吸系统疾病

本系统中，急性扁桃体炎、急性单纯性喉炎、声带麻痹、急性咽炎、单纯性鼻炎、普通感冒、支气管哮喘发作等可单独采用针灸疗法。慢性单纯性咽炎、慢性支气管炎缓解期、支气管哮喘非急性发作期等，应采取针灸疗法为主、其他疗法为辅的治疗方案。

7. 泌尿生殖系统疾病

在本系统中，动力性梗阻所致尿潴留、尿道综合征、前列腺炎、前列腺肥大、阳痿、遗精、小儿遗尿、尿失禁、不孕症（功能性）、不育症、经行乳房疼痛、乳腺增生、痛经、月经不调、围绝经期综合征、产后抑郁、胎位不正、产后乳汁分泌不足、慢性附件炎、无卵月经、输卵管粘连、功能性子宫出血、子宫脱垂、分娩痛等可单独采用针灸疗法。

机械性梗阻所致尿潴留、泌尿系感染、慢性盆腔炎、妊娠恶阻、产后子宫复旧不全、产后出血、胎盘滞留应以其他疗法为主，联合针灸治疗。

8. 眼科疾病

睑腺炎、急性结膜炎、假性近视、麻痹性斜视、视疲劳综合征、弱视、视神经炎、结膜干燥症、眼睑下垂、视神经萎缩、视网膜动脉闭塞等，可单独采用针灸疗法。老年性白内障初期、中心性浆液性视网膜脉络膜炎等，应采取针灸疗法为主、其他疗法为辅的治疗方案。

9. 耳和乳突疾病

功能性耳鸣、神经性耳聋、梅尼埃病可独立应用针灸疗法。聋哑、器质性耳鸣、中耳炎应联合针灸治疗。

10. 皮肤及传染病系统疾病

斑秃、皮肤瘙痒、急性淋巴管炎（浅表性）、急性荨麻疹、急性湿疹、寻常痤疮、颈部毛囊炎、丹毒、带状疱疹、风疹（不伴有并发症）、流行性腮腺炎（轻症不伴有并发症）、脊髓灰质炎后遗症、脑炎后遗症等可独立应用针灸疗法。

黄褐斑、雀斑、神经性皮炎等应采取针灸疗法为主、其他疗法为辅的治疗方案。

白癜风、银屑病、糖尿病足、慢性乙型肝炎等应以其他疗法为主，联合针灸治疗。

其他：如多发性硬化早期、运动神经元疾病早期（肌萎缩侧索硬化症、进行性脊肌萎缩症、原发性侧索硬化和进行性延髓麻痹）、烟雾病早期、运动障碍系统疾病（Meige综合征、帕金森病、舞蹈病等）、损伤或外科手术后遗症、癌症放化疗后不良反应等列为针灸治疗主要病种。

近年基于临床的"863""973"计划，对若干疾病的针法和灸法进行了应用基础研究，揭示了部分针刺理论，取得了一些成果。

四、针灸诊疗技术推广

近年来，国家中医药管理局高度重视中医临床诊疗技术，特别是面向农村和社区基层适宜技术的整理、研究和推广，40余项安全、有效、规范的针灸适宜技术已覆盖到全国各省、市、区，真正实现了群众得实惠、基层针灸学有技术、中医院有效益的多赢局面。

五、针灸学科发展建议

1. 加强应用研究和应用基础研究的人才培养

针灸的生命力在于临床疗效，针灸学的研究应以应用研究为先，努力提高临床疗效，阐明针灸作用机制，推动针灸学科发展。所以培养既有深厚的理论基础、又具备临床应用和基础研究能力的人才是针灸学发展的关键所在。

2.建立国家级应用研究及应用基础研究示范基地

学科发展、人才培养离不开高水平实战性的基地建设，建立国家级应用研究及应用基础研究示范基地，组织、协调多个大型医院、中医药高等院校、研究机构多学科交叉合作攻关，运用现代科学手段，对中医针灸学包括腧穴学、不同腧穴的作用特性、腧穴间的配伍及针灸治病机制等进行全方位的研究探索，经过努力，必将最终揭示出针灸的治病原理，推动中医针灸理论走向世界，促进现代生命科学的发展。

中医针灸临床是主战场，基础研究则是第二战场，按照现代科学的发展规律，基础科学方面的突破可以引起整个科学的革命性变化。在世界"针灸热"的浪潮中，我们一定要抓紧时机，建立起一支理论水平高、实践能力强的针灸医学专家队伍，致力于针灸的理论、临床和基础科学研究，揭示针灸奥秘，让针灸医学在中国和世界人民的卫生保健事业中发挥更大、更好的作用。

（石学敏）

石学敏院士御神思想管窥

国医大师石学敏院士业医 50 余载，学验俱丰，著述颇多，被朱光亚先生誉为"鬼手神针"。笔者有幸师从石院士，参师相诊，受益匪浅，今仅就导师临床驭神用神之法，略陈所见。

一、针以守神为首务

历代医家都非常重视"神"在针刺治病当中的作用。《灵枢·终始》曰："凡刺之法……深居静处，占神往来，闭户塞牖，魂魄不散，专意一神，精气之分，毋闻人声，以收其精，必一其神，令志在针。"元·窦汉卿《针经标幽赋》亦云："凡刺者，使本神朝而后入；既刺也，使本神定而气随。神不朝而勿刺，神已定而可施。"明·张景岳亦说："医必以神，乃见无形，病必以神，血气乃行，故针以治神为首务。"如此等等，都说明了"神"在针刺施治中的重要性。石院士非常重视"神"在针术中的运用，强调"神与气相随"，谆谆教导我们在施术时必须把精神全部集中于整个操作过程中，细心体察针下经气之虚实强弱变化，调整针刺手法；注意观察患者的表情与反应，审慎从事，使神与气相随，神至气至。石院士认为在施针过程中，针对术者，"神"的应用有3个层次的变化：首先注意病者，细察施术处有无瘢痕、血管以避之；其次注意术者刺手与针之着力点，以便于施术；最后意守针尖，细细体会针下得气的情况和经气的盛衰，或补或泻，使心手相应。针对患者，首先要细细观察患者神气的盛衰，以决定施术的方法；其次观察施术后患者神应与否，以判定施术的成败。例如石院士所创之"醒脑开窍"针法，针取极泉时，考虑到原穴处之腋毛多，血管丰富，易痛易感染，而改取原穴沿经向下1寸处，即是注意病者之典型范例；又如"醒脑开窍"针法施术时，雀啄水沟，要求致眼球湿润或流泪为度；针刺三阴交、委中、极泉，要以受术肢体抽动3次为度，此虽为针刺手法量学的指标，但也反映了针刺施术务求"神应"，以神应来判断施术的成败。

二、效以神应为保证

针灸、药物作为治疗疾病的手段和方法能否产生治疗效果，关键取决于患病机体神的作用状态。"是故用针者，察观患者之态，以知精神魂魄之存亡，得失之意，五者已伤，针不可以治之也。"所以说疗效的有无，以神气的有无为前提，若神气丧失，不能遣使针灸药物达到病所，发挥治疗作用，则病不能治。其次疗效的高低，以神气的盛衰为基础，神气旺盛，则五脏精气充盛，正能胜邪，预后良好；神气虚弱，则五脏精气衰败，正不胜邪，则预后不良。正如张景岳所云："凡治病之道，攻邪在乎针药，行药在乎神气。故施治于外，则神应于中，使之升则升，使之降则降，是其神之可使也。若以药剂治其内，而脏气不应，针艾治其外，经气不应，此神气已去，而无可使矣。"因此石院士常常叮嘱我们临床治病当时刻关注患者神气的盛衰。他认为针刺之"得气"即是神应的一种表现，而得气与否，以及得气的迟速，不仅关乎针刺的疗效，而且也可据此判断疾病的预后。得气为神应，神应而有效（气至而有效），气速为神旺，神旺而效速，气迟为神弱，神弱而效迟。如临床治疗中风病急性期患者时，应用"醒脑开窍"针法，除选穴重在醒神、调神外，要求针刺手法如针刺水沟，必须施雀啄手法达到以眼球湿润为度，针刺极泉、委中、三阴交，以肢体抽动3次为度，皆在于强调"神应"。"神应"（得气）是疗效的保证。

三、治以调神为根本

石院士积多年临证之心得，提出"神之所在——脑为元神之府；神之所主——人体一切生命活动的表现；神之所病——百病之始，皆本于神；神之所治——凡刺之法，必先调神"。从神的生理、病理、治疗上剖析了神的内涵，形成了其治神的学术体系。他认为神是人体整个生命活动的最高主宰，代表了人体的生命活动力，而一切生命活动的动力是"气"，所以神是气的总概括。气为神之使，神为气之用，神存则机生，神去则机息。神伤不仅可发生神志之疾，更能使脏腑气血、四肢百骸功能失常，而变生诸病，所谓"主不明，则十二官危"。故疾病的治疗必须以患者神气的盛衰为依据，以调理神气为根本，此为治病取效之关键。

1. 醒神开窍以消中风

石院士认为中风一证，虽病因病机复杂，但总不外乎内伤积损，阳亢风动，挟痰、火、气、血，上蒙清窍，清窍为之壅塞，窍闭神匿，神不导气发为中风；提出"窍闭神匿，神不导气"是中风病机之关键，强调"神"在中风病发病中的主导作用，重视对神的调理，创"醒脑开窍针刺法"。其中"醒脑"包括醒神与调神两个概念，旨在开启匿闭之神气，恢复脏腑气血之功能。该针法经过长期多中心、大样本各种临床和实验研究，均证实了其有效性、可操作性、重复性和科学性，被医学界公认为治疗中风病的有效方法，被国家中医药管理局确立为全国十大科技推广项目之一，并作为新世纪全国高等中医药院校规划教材的教学内容。因其已被大家熟知，在此不赘述。

2. 醒神益智以疗痴呆

石院士赞同"脑为元神之府"、人之"灵机之记性在脑不在心"之说，认为痴呆一证病位在脑，属本虚标实之证，以精血亏虚、脑髓失养为本，痰浊血瘀、蒙蔽清窍为标。脑髓空虚，痰瘀上蒙，窍闭神匿，神机失用发为痴呆。治以醒神开窍、调神益智。针取水沟以醒神开窍，内关安神调神而为君；百会升举阳气、振奋阳气而养神，四神聪健脑益智而为臣；佐以丰隆化痰，太冲、风池息风以治标。诸穴合用使精血充盈，窍开神醒，机灵神明而达醒神益智之功。该针法经临床研究证明能有效地改善患者的智力、记忆水平，改善血液循环，增加脑灌流量，减轻过氧化损伤，使受损的神经细胞活性增强，脑功能得以改善。

3. 醒神豁痰以定癫痫

癫痫多以痰邪作祟为因，风火扰动，痰瘀蒙蔽清窍而发病。而石院士则主张本病当责之于元气本虚，无以上荣于脑，脑神失养，神失所司，脏腑功能失调，使脏气不平，痰浊内生，上蒙清窍发为癫痫。其中"神失所司，痰浊内阻"是病机的关键，治以益气醒神、豁痰开窍。温补关元以培补元气而治本，雀啄水沟通督镇静而醒神，针泻内关开启清窍之闭，宣发心神之气，配以三阴交健脾化湿以绝生痰之源，如此则神醒闭开，阴平阳秘，精神乃治。研究表明该针法能增加脑血流量，改善脑营养，促进大脑功能的恢复，调节脑内神经突触间神经递质的失衡，抑制病灶的过度放电，从而缓解癫痫发作。

4. 调神解郁以治郁证

郁证有广义和狭义之分。对于狭义之郁证，石院士认为乃由于肝失疏泄、脾失健运、脏腑阴阳气血失常，使脑失所养而致神无所依、神无所主、神气郁逆、使道闭塞而成，强调"神气郁逆，使道闭塞"是郁证病机之关键，治当理气调神、开窍解郁。针泻内关宣神气之郁，开使道之闭；雀啄水沟宣通任、督之气，开启元神之府之窍；配以百会振奋阳气，而奏"阳气者，精则养神"之效；平补三阴交，三阴共补，滋阴养血而柔神。诸穴相伍共奏调神定志、解郁醒神之功。临床研究表明，该针法能明显改善郁证患者的临床症状量化指标，增加血浆中 5- 羟色胺、去甲肾上腺素和多巴胺等神经递质含量。

5. 调神导气以除疼痛

疼痛是许多疾病引起的临床常见症状之一。针刺镇痛为针灸疗法一大优势，已被医学界所公认，古今著述颇多。然其治法多以循经取穴、通经活络为主。石院士独具匠心地提出调神导气以止痛，他常说：《内经》云"诸痛痒疮皆属于心"。痛虽因瘀而生，但不离乎心所主，"所以任物者谓之心"，也就是说疼痛是神的生理病理表现。疼痛虽因气血运行涩滞，脉络闭阻不通而致，但其气血的运行赖乎心神的调节，若神机失用，神不导气，气滞则血瘀，痛症作矣。因此治疗当先调其神，令气易行，以意通经，使气机条达，血脉调和，通则不痛。临床常以水沟、内关作为治疗各种痛证的基本方，重在调神，以神导气，疏理气机，使气行痛止。并根据疼痛部位，辅以循经取穴和局部取穴，以调神为主为先，以通经为辅为用，共奏调神导气、止痛移疼之效，用于治疗各种疼痛。如血管性头痛，治以水沟、内关调神理气，风池、天柱、太阳通经活络；坐骨神经痛治以水沟、内关调神理气，环跳、阳陵泉、委中通经活络等等。总之，无论外感内伤之头痛、肌肉关节痛、内脏绞痛、神经性疼痛以及跌打损伤之痛，用之无不收桴鼓之效。

以上是笔者参师相诊之所得，导师学术之博大精深，欲学之处，何其多也；导师思想之深奥，欲以阐述，何其难也。以愚之所学，草就成文，难免挂一漏万，所论浮浅，不妥之处，还请同门同道斧正。

（张智龙）

石学敏针刺补泻手法量学切入点浅析

针刺治疗疾病的过程即在辨清疾病性质、确定治疗方案后，运用针刺手法予以补泻的过程，包括定神、进针、催气、得气、守气、行气等主要环节，其中守气是补泻的前期必要准备。补泻手法实施体现医者的治疗意图，关系到最终疗效。而历代医家在补泻方法上究竟用哪一种手法，该手法如何操作，如何使该手法起效等问题上，未形成较为统一的认识。

针刺补泻手法自古至今种类较多，陆瘦燕教授曾总结出补泻方法近10种之多：徐疾法、提插法、纳支法、开阖法、呼吸法、迎随法、捻转法、留针法、九六法、子母法等。但其中最基础的手法是捻转和提插补泻手法。笔者查阅文献及临床考察，发现石学敏院士选择捻转补泻手法作为研究针刺手法量学的突破口，将捻转针刺手法提高到量的水平，使其可操作性、可重复性达到一个前所未有的新高度。按目前研究情况来看，此针刺手法量学更为贴切的说法应为捻转补泻针刺手法量学。随着研究深入，或许会出现提插补泻针刺手法量学等概念。但针刺手法量学概念的提出对于针灸学而言，具有跨时代意义。其将以往纷繁复杂，难于重复，甚至有些神秘的针刺手法第一次清晰量化，使后学者有了可遵循的法度，为今后针灸学的发展奠定了坚实基础。

石学敏院士在对中医古籍深入研究基础上，通过临床和动物实验，率先提出了"针刺手法量学"理论，捻转补泻手法的量学有以下四大要素：作用力方向是决定补泻的重要因素；捻转补泻与作用力的大小（捻转的速度、频率）有直接关系；施行补泻手法持续时间的最佳参数（此为核心：在某一穴位应施术时间长短直接关系到临床疗效。古代医籍如《针灸甲乙经》在提到某一穴实施手法时所留一呼一吸或所留两呼两吸，按照量学规定是远达不到治疗效果的。石院士经过临床观察，认为每个穴位捻转补泻的施术时间为1~3分钟。如"无脉症"取太渊、人迎穴均为1分钟，而改善脑供血所取风池穴施术3分钟为最佳治疗参数。故只有找到和确定每一证或病的治疗方案中每一穴位的施术捻转时间，临床疗效才能得到提高。故将之称为核心；两次施术间隔时间的最佳参数。本文将笔者对石院士选择捻转补泻手法作为研究针刺量学切入点的科学性、合理性作一分析。

一、常用的补泻手法作为量学切入点优缺点浅析

1. 迎随补泻

进针时针尖随着经脉循行去的方向刺入为补法；反之则为泻法。此种方法在实际应用时有一定局限性。《灵枢·九针十二原》云："正指直刺，无针左右。"即针尖应正对腧穴而刺，此为常规进针方法，针尖位于穴位正下方；对于候气，得气相对容易些。虽有少数穴位需斜刺，但大多情况迎随补泻在得气环节上可能存在一定障碍。《刺法灸法学》（全国高等中医药院校规划教材）中可见，目前主流说法是将迎随作为针刺补泻原则，而不再列为某一具体补泻方法。《难经·七十二难》云："所谓迎随者，知营卫之流行，经脉之往来。

随其逆顺而取之，故曰迎随。"说明营卫气血的流行活动有浅有深、有盛有衰，经脉走向有顺有逆。如此，按照各经气血的浅深部位、流注盛衰的时间、经脉走向顺逆，采取不同的针刺补泻方法，都可称为迎随。即其不是具体某一针刺补泻手法。《灵枢·小针解》在解释"迎随"时也未说明具体操作方法，故此法未被选入针刺手法量学的研究。

2. 提插补泻

针下得气后，先浅后深，重插轻提，提插幅度小，频率慢，操作时间短为补法；先深后浅，轻插重提，提插幅度大，频率快，操作时间长者为泻法，"在行补法时用力重些、快些，提针须轻些、慢些"，"将针体由浅层下插时，用力要大，速度要快；将针体由深层向上提时，用力要小速度要慢"，"针刺入腧穴得气后，以提插时，针尖上下、用力轻重和快慢来进行补泻"。以上论述说明对于提插补泻手法实施时需涉及速度和力。速度方向是垂直于针刺皮肤表面，而速度究竟是匀速或为变速难以把握；若为匀速，则从上文可知，无论补法或泻法，其上提和下插时速度大小不同。

若规定两个速度大小不同的匀速运动，施术者沿垂直于皮肤的方向将针控制于一个规定的速度进行操作，如 1m/s，上下提插，似无法做到，施术者不可能精准保持同一速度较长时间。如不规定某一速度，只匀速即可，每位医师运针速度不同，则此参数无法控制。若为变速运动，其加入的参数会更多，如加速度等，则更难掌控。而实际针刺时，此垂直于皮肤的速度，是一加速度也在变的速度，因施术者在针刺的同时，亦在体会针感，速度在变化，加速度亦在变化。因此速度很难描述，无法统一。它的稳定性差，可重复性不强。同样，力的要求也很难做到。因针尖所在平面要求承载多大力才科学很难统一。施术者如要求使同样的力很难做到，也难以持续。实际操作中，力在变化不断，描述也较复杂。有时针刺，针尖要求在得气处上下运动。每位患者得气范围不完全一致，运动距离又不一致，众多变量令其作为针刺手法量学研究的起始对象是不合理的。对于针刺手法量学这一新生事物，研究应由浅入深，由易到难。因此未将提插补泻手法列为针刺手法量学研究首选对象，亦顺理成章。

3. 呼吸补泻

此法出自《素问·离合正邪法》："吸则内针，无令气忤……候呼引针，呼尽乃去，大气皆出，故命曰泻……呼尽内针……候吸引针，气不得出……大气留止，故命曰补。"此是指当患者吸气时进针、转针，呼气时退针，为泻法；相反，当呼气时进针、转针，吸气时退针，为补法。元明以后，历代医家在《内经》理论基础上又有发展，在呼吸调息方法应用上，高武主张患者自然呼吸；《济生拔萃》却主张"使然呼吸"，到底哪种呼吸方式效佳，目前尚不统一，需进一步探讨。

李铁等经考证认为《内经》中的呼吸补法操作应为在患者呼气时进针，经行针、留针后，患者吸气时出针，出针后按闭穴孔；泻法则在患者吸气时进针，后行针，吸气时再捻转针体，经留针后，患者呼气时出针。从这一考证可看出呼吸补泻最初状态结合开阖和捻转补泻，不是单纯意义上的单式补泻手法，在研究中需考虑其他手法因素，不利于揭示某一种手法的补泻作用。

4. 徐疾补泻法

《灵枢·九针十二原》曰："徐而疾则实，疾而徐则虚。"操作时使用补法，要慢慢进针到一定的深度，出针时快速提到皮下，稍待片刻后出针。反之则属泻法。这种针法是通过进针、出针的快慢来决定补泻，离不开速度。若是匀速运动，其速度为何，尚不统一。若非匀速运动，则加速度又为多少。因患者体型不同，肌肉深度、皮肤厚度不同，进针阻力不同，进针速度很难保持一致。其实其缺点与提插补泻手法类似，参数较多，目前还未统一。故此种针法稳定性不佳，可重复性差，不能满足科研需要。

5. 捻转补泻法

此手法最早见于《内经》，是一种根据捻转针体向左或向右而达到补泻的方法。《素问·离合真邪论》云："吸而转针。"《素问·八正神明论》曰："候呼吸而转针。"《灵枢·官能》载："泻必用圆，切而转之，补必用方……微旋而徐推之。"至金代，窦汉卿才在其著作中详述。后于《针经指南》《针灸聚英》《神应经》《针灸问对》等针灸著作中均有论述，但手法各异。

《针灸学》（1997 年出版）如此论述：针下得气后，捻转角度小，用力轻，频率慢，操作时间短者为补法，反之为泻法。该法最大优点：在针刺得气后，针尖完全处于得气部位，且保持相对静止、稳定，正如《素问·宝命全形论》所言："经气已至，慎守勿失。"最大限度做到守气，为实施补泻打下基础。描述该针法时，所需参数较少，主要是角速度和频率，较容易控制。石学敏院士通过捻转频率、角度的数字化把握可将捻转补泻清晰表达出来，从而使该针法在稳定性和可重复性上优势较为突出，可满足实验需要。石学敏院士将其作为针刺手法量学研究的首选对象道理就在于此。

二、捻转补泻作为手法量学切入点

通过以上对比发现：其他补泻方法在得气后保持稳定及补泻清晰可重复的表达上处于下风，而捻转补泻可兼顾以上几点要求。故石学敏院士在研究针刺手法量学的切入点上独具匠心，有其科学性、合理性。

石学敏院士在继承古代中医针灸针刺手法基础上，对针刺手法进行了新的探索，特别是对捻转补泻手法的探讨。捻转补泻手法自此有了较规范的操作，其作用也被相应稳定下来。如观察某一种病采用捻转补泻手法治疗的疗效，以往手法不统一，很难评价捻转手法对疾患的真正疗效。捻转补泻手法量化后，疗效不确定的现象将被改观。随着科研水平的提高及捻转补泻手法量学的推广，将改变以往针灸治疗某种疾病疗效不稳定的局面。

石学敏院士经过临床反复操作观察及实验研究，率先提出针刺手法量学概念。将针刺作用力的方向、作用力的大小、施术时间、两次针刺相隔时间等捻转补泻针刺手法四大要素量化，使得针刺过程方法明确、操作规范、可重复性强，使针灸学面貌焕然一新。其可贵之处在于不拘泥于古人，实事求是，勇于开拓创新。

（杨阿根）

石学敏院士"维筋相交"理论探析

石学敏为中国工程院院士，2014 年被评为"国医大师"，从医 50 余年，在针灸领域颇有建树。今就导师《灵枢·经筋》中的"维筋相交"理论探析如下。

"维筋相交"一词出自《灵枢·经筋》对足少阳经筋的叙述。《灵枢·经筋》篇云："足少阳之筋，……支者，结于目眦为外维。……维筋急，从左之右，右目不开，上过右角，并蹻脉而行，左络于右，故伤左角，右足不用，命曰维筋相交。"石学敏院士解释为：足少阳有一条支筋，循行于眼外角，维络眼的外侧，支配眼球活动。该筋上行，通过右额角，伴随着蹻脉循行。这样，左侧的维筋网络于右下肢，所以伤了左额角，右下肢就瘫痪了。杨上善曰："蹻脉至于目眦，故此筋交颠左右，下于目眦，与之并行也。筋既交于左右，故伤左额角，右足不用；伤右额角，左足不用，以此维筋相交故也。"张志聪对"维筋相交"的认识进一步扩展，认为"盖维者，为一身之网维，从左之右，右之左，下而上，上而下，左右上下交维，故曰维筋相交"。张志聪的认识为扩展交叉取穴疗法的临床应用提供了理论依据。

石学敏院士认为《内经》观察到了神经系统"锥体交叉"的客观事实。清代医家王清任发《内经》之旨，在《医林改错·下卷·口眼歪斜辨》指出："人左半身经络上头面从右行，右半身经络上头面从左行，有左右交叉之义。"手阳明经筋与足少阳经筋在头部均呈现交叉性分布特点：足少阳经筋"维筋相交"之处在脑内。《灵枢·经筋》中"足少阳经筋，……维筋急，从左之右，右目不开，上过右角，并蹻脉而行，左络于右，故伤左角，右足不用，命曰维筋相交"。《灵枢·寒热病》"足太阳有通项入于脑者，正属目本，名曰眼系……入脑乃别阴蹻、阳蹻，阴阳相交，阳入阴出，阴阳交于目内眦，阳气盛则瞋目，阴气盛则瞑目"，说明：①阴蹻、阳蹻在头部循行于脑内，其交会后出眼系交于目内眦。②足少阳经筋在头部"并蹻脉而行"。因此，足少阳经筋在头部的一部分循行在脑内并相交叉到对侧。这在临床上对于神经系统疾病的下肢中医交叉定位诊断治疗有指导意义。另外，手阳明经筋在头部也交叉到对侧，《灵枢·经筋》"手阳明之筋……上出手太阳之前，上左角，络头，下右颔"，对于神经系统疾病的上肢中医定位有指导意义。

手阳明经筋与足少阳经筋在头部的走行特点，与西医学中枢神经对周围肢体运动功能的左右交叉支配极其相似，并且在十二经筋中唯有此两者在头部是交叉分布的。

石学敏院士认为"维筋相交"理论是古代中医对大脑支配对侧肢体功能的初步认识。在《内经》的许多篇章中讲到"眼系""跷脉",并提出了"维筋相交"理论。"跷脉"与"维筋相交"理论都是古代医家们用来解释人体左右交叉的生理和病理现象的。基于"维筋相交"理论的交叉取穴疗法亦是经筋病证治疗的特色之一。

《灵枢·经筋》足少阳之筋的"维筋相交"理论,可能出于两点:其一,从枕骨大孔向前颅底看,是以颅底动脉如左右椎动脉、基底动脉、Willis动脉环的解剖特征讲的;其二,从视神经孔向后颅底看,可能与视神经的视交叉及视束的解剖结构有关。前者是"入脑乃别"的基础,后者则是"上属于脑""后出于项"的实录。"维筋相交"理论,恰与现代神经解剖及现代心理学家们借助于临床医学对人脑皮质运动功能定位的结果是完全一致的。"跷脉""维筋相交"理论在临床医学中用以解释"伤左角,右足不用"现象具有重要的历史意义,《内经》将我国人脑运动功能研究的历史明确地上溯到2000年以前。

石学敏院士认为现代的头皮针的运动区取穴与"维筋相交"理论是相吻合的。头皮针是根据大脑皮质的功能定位,在头皮上划分出相应的刺激区进行针刺。运动区相当于大脑皮质中央前回在头皮上的投影,运动区上点在前后正中线中点后移0.5cm处,上下两点间的连线即为运动区。下点在眉枕线和鬓角发际前缘相交处。《灵枢·经筋》的"左角""右角"分别指左额角、右额角,与头皮针取穴相似,故而石院士治疗中风偏瘫时,常取健侧头维、率谷等穴。

另外,根据手阳明经筋在面部的交叉,石学敏院士治疗周围性面瘫时常常取对侧的合谷穴,以达到"面口合谷收"之效;同时配合面部经筋排刺、刺络拔罐、温灸疗法,对难治性面瘫亦有良效。

石院士治疗偏头痛,亦从经筋病及"维筋相交"理论着手。经筋皆起于四肢末端,结聚于关节和骨骼,手足三阳之筋都到达头目。外邪侵犯,导致筋脉气血不和,阻滞不通,"筋急"而致偏头痛发作。足少阳经筋与跷脉在头部有交汇共行部分,而跷脉与下肢运动、眼睑开合密切相关。调理足少阳经筋可疏导头颞侧部经气,畅气血,理跷脉,以健运下肢,恢复目之开合。对于眼肌麻痹和偏瘫型偏头痛,经筋刺法尤为适宜。

对于失眠症，石学敏院士认为卫气的运行主要是通过阴阳跷脉而散布全身。卫气行于阳则阳跷盛，主目张不欲睡；卫气行于阴则阴跷盛，主目闭而欲睡。如《灵枢·大惑论》云："卫气不得入于阴，常留于阳，留于阳则阳气满，阳气满则阳盛，不得入于阴则阴气虚，故目不瞑矣。"针刺治疗失眠取睛明穴，本穴足太阳膀胱经的起始穴，又是足太阳经与阴、阳跷脉之交会穴，有疏利经脉、协调阴阳、宁神定志之功而主治失眠。

现代学者对"维筋相交"亦有同样观点。沈晓明认为，"维筋相交"一词实际是概括左、右两边足少阳经筋分别交叉、分布到对侧的特点。"维筋相交"是基于足少阳经筋交叉分布到对侧头面的循行分布特点而出现的一类病症现象总括。"伤左角，右足不用"的临床表现与西医学中脑神经损伤后出现的对侧肢体半身不遂的理论极为相似。徐世芬根据"维筋相交"理论选取健侧头部穴位治疗急性脑梗死患者，明显提高了临床疗效。颞三针之渊源，根于《灵枢·经筋》之"维筋相交"理论。第一针通过率谷穴及角孙穴，第二针通过手足少阳、足阳明之会的悬厘穴及足太阳少阳之会的曲鬓穴；第三针位于天冲穴附近，该穴为足太阳、少阳之交会穴。其对改善中风患者偏瘫肢体的运动、感觉功能均有良好的疗效。程永据"维筋相交"理论对中风病挛性瘫痪取患侧肢体的对侧头部筋结区进行治疗。

（许军峰　卞金玲　吕建明）

"活血散风，调和肝脾"针刺法治疗高血压病"圆运动"中医学原理浅析

高血压病（hypertension）是一种以动脉血压升高为主要表现的慢性疾病，常引起心、脑、肾等重要器官的病变。石学敏院士开创了以"活血散风，调和肝脾"为治疗原则的针刺降压法，取得了很好的疗效。学者们大都以"气海"理论对其理论内涵进行阐述，而其中包含的"圆运动"原理却很少有人提及。笔者试以圆运动的基本原理，阐述石学敏院士的"活血散风，调和肝脾"针刺法治疗高血压病所包含的圆运动含义。

一、圆运动理论的基本原理

《圆运动的古中医学》为民国彭子益所著，李可老中医尊称他为彭子，赞颂他以《易经》河图中气升降圆运动之理，破解《内经》《难经》《神农本草经》《伤寒杂病论》、温病学说的千古奥秘，批判地继承、发展了古中医学，从头绪纷繁的古医经中，理出了"生命宇宙整体观"、科学实用的中医系统科学，成为当代继承发展中医学的入门向导、成功阶梯。

圆运动理论包含阴阳、五行、六气、脏腑、十二经气、二十四节气以及大气圆运动。宇宙大气运动中有阴阳二气，阳性直上，阴性直下。阴升化阳，阳降化阴。阴阳交合，彼此相随，遂成一圆运动。阴阳二气运动中有升、降、浮、沉、中，分属五行，并形成二十四节气。五行运动不圆，作用偏执而生六气。人秉大气五行而生脏腑，脏腑间则通过十二经脉连属。其中十二经气圆运动理论，对于指导针灸临床有着很高的价值，即大肠经主升，肺经主降，成一圆运动；肾经主升，膀胱经主降，成一圆运动；肝经主升，胆经主降，成一圆运动；小肠经主升，心经主降，成一圆运动；三焦经主升，心包经主降，成一圆运动，以上经脉脏腑主管四维，四维如轮；脾经主升，胃经主降，成一圆运动，生中气，中气如轴。轴运则轮行，轮运则轴灵；轴则旋转于内，轮则升降于外，此为中医的生理。

二、高血压病的病因病机

中医学没有"高血压病"的病名，一般归属于"眩晕""头痛"的范畴。《素问·至真要大论》曰"诸风掉眩，皆属于肝"，指出眩晕发病与肝有关。元代朱丹溪提出"无痰不作眩"，可见痰浊亦可发为眩晕。明代张景岳则从阴阳相互依存的原理，提出"无虚不作眩"，认为阴虚和阳虚也可导致眩晕。近代一般将眩晕分为四个证型，即肝火亢盛、阴虚阳亢、阴阳两虚和痰湿壅盛。而肝火亢盛，内耗营阴，可导致阴虚阳亢；阴损及阳，又可导致阴阳两虚，所以肝火亢盛和痰湿壅盛是眩晕最基本的病机。钱岳晨等认为阳亢质和痰湿质是高血压病的两大基本类型。高血压病的病因病机可概括为肺经与大肠经升降收敛不及，胆经主降相火无力，肝经木气主升太过，故金气不收，相火燔灼于外，木气疏泄太过，则肝火亢盛；以及胃经主降浊、脾经主升清无能，故运化失司，水停化湿成痰，则痰湿壅盛。轮不升降，轴不旋转，清阳不升，浊阴不降，气机升降失调，上扰神窍，故发为眩晕。其治疗上宜益金收敛、潜降相火、调理疏泄，运动轮的升降来运动轴的旋转；以及健运脾胃、调理升降，运动轴的旋转去运动轮的升降。

三、"活血散风，调和肝脾"针刺法的选穴及操作方法

针刺选穴：双侧人迎、合谷、太冲、曲池、足三里。

操作方法：人迎穴直刺 0.8~1 寸，见针体随动脉搏动而摆动，施用石氏捻转补法第二定义，即小幅度（幅度＜90°）、高频率（频率＞120 次 / 分钟）的捻转补法 1 分钟，留针 30 分钟；合谷、太冲均直刺 0.8~1 寸，施用石氏捻转泻法第一定义 1 分钟，即以任督二脉为中心，两手拇指开始捻转时作用力的方向离心，在患者左侧逆时针、右侧顺时针捻转；曲池、足三里直刺 1 寸，施用石氏捻转补法第一定义 1 分钟，即以任督二脉为中心，两手拇指开始捻转时作用力的方向向心，在患者左侧顺时针、右侧逆时针捻转，留针 30 分钟。每日治疗 1 次，治疗 28 次为 1 个疗程。

四、从圆运动来看"活血散风，调和肝脾"针刺法原理

人秉大气土气而生脾脏和胃腑，脾胃主肉，有运化作用。倘脾失健运，水湿内生，则凝聚生痰。正如《景岳全书·杂证谟·痰饮》所说："盖痰涎之化，本由水谷，使果脾强胃健，如少壮者流，则随食随化，皆成血气，焉得留而为痰。"人迎穴是足阳明胃经经穴，为足阳明少阳之会。交会穴不仅可以治疗本经病，还可兼治交会经病症。针刺此穴施用补法既可以促进足阳明胃经经气运行，使其发挥降浊的作用；又可促进足少阳胆经的经气运行，使其发挥潜降少阳相火的作用。足三里为足阳明胃经合穴，是胃经经气深入的部位。《灵枢·九针十二原》曰："所入为合"，意为经气自四肢末端至此，最为盛大，并由此深入会合于脏腑。且又为胃腑之下合穴，是胃气下合于胃经的腧穴。《灵枢·邪气脏腑病形》提出"合治内腑"理论，且《素问·咳论》又说："治腑者，治其合"，说明六腑病当取下合穴。而脾胃同秉土气，脾经病则不升，胃经病则不降。所以针刺足三里行补法可促进足阳明经气运行，健运脾胃，调理升降，以化痰除湿、为轴轮并运之法。且肝木亢盛，克伐脾土，

故宜补土，合《金匮要略》"见肝之病，知肝传脾，当先实脾"之意。

人秉大气金气而生肺脏和大肠腑，肺与大肠主皮毛，有收敛作用。若收敛不及，金不克木，可使木气过于疏泄，肝气上逆。合谷为手阳明经大肠经原穴，为脏腑原气留止的部位，《灵枢·九针十二原》说："五脏有疾也，当取之十二原。"《难经·六十六难》有云："五脏六腑之有病，皆取其原也。"故取合谷穴具有促进大肠腑金气收敛的作用。曲池为手阳明大肠经合穴，是大肠经经气深入的部位，所以曲池具有调理大肠腑功能的作用。高血压病之肝火亢盛，本属疏泄太过之病。疏泄太过者，金气不足也。金气收敛，木气乃不妄肆疏泄。大肠经秉阳金之气，故取手阳明大肠经以补益金气。合谷为原穴针用泻法，曲池为合穴针用补法，二者一泻一补，一散一收，一降一升，可调理肺经、大肠经升降关系，具有益金收敛的作用，为行轮以运轴之法。

人秉大气木气而生肝脏与胆腑，肝胆主筋，有疏泄的作用。胆木相火不降，燔灼于外，故肝火亢盛。肝木疏泄有余，内风妄动，横逆犯上，血随气升，发为眩晕。正如《素问·生气通天论》所说："大怒则形气绝，而血菀于上，使人薄厥。"太冲为足厥阴肝经输穴、原穴，为肝脏原气留止的地方。针刺太冲用泻法，可抑制肝木疏泄太过，又与胆经交会穴人迎补法配伍，以潜降少阳相火，可平肝潜阳、散风和血、清利头目、定眩止晕，亦为行轮以运轴之法。

综上所述，人迎、足三里、合谷、曲池、太冲五穴具有运动中轴、升降四维的作用，共奏调节气机升降、活血散风、调和肝脾、平衡阴阳之功，使肺降金收，木调土运，中气转旺，轴运轮行，轮运轴灵，轮轴并运，则高血压病可愈矣。

五、问题与展望

据有关资料显示，我国目前有高血压病患者2亿多人，且高血压病患者总体的知晓率、治疗率和控制率较低，分别低于50%、40%和10%。高血压病的治疗方法有很多，但大多具有费用高、副作用大等缺点。而针灸疗法治疗高血压病却具有显效快、副作用小、操作简便等特点，越来越被高血压患者接受，"活血散风，调和肝脾"针刺法是石学敏院士治疗高血压病的临证经验，具有很好的疗效及很高的应用价值。在过去的几年里，天津中医药大学第一附属医院将该针刺法应用于临床，取得了很多成绩。如申鹏飞等采用该针刺法治疗 107 例轻、中度高血压病患者 4 周，分别于治疗前后进行 24 小时动态血压监测，比较分析谷峰比值、平滑指数。结果显示，治疗 4 周后 24 小时平均收缩压、舒张压；日间平均收缩压、舒张压；夜间平均收缩压、舒张压均有所降低（$P < 0.05$），收缩压、舒张压负荷也降低（$P < 0.05$）。收缩压谷峰比值为 76%，舒张压谷峰比值 72%，收缩压平滑指数为（1.34 ± 0.13），舒张压平滑指数为（1.26 ± 0.22）。这说明该针刺法具有良好的降压效果，并可防治高血压病的靶器官损害。申鹏飞等选取 60 例亚急性高血压病患者，随机分成针刺组 30 例，采用该针刺法治疗；对照组 30 例，予舌下含服硝苯地平 10mg 治疗。结果显示，针刺组针刺后 3 分钟 ~6 小时 7 个时段收缩压和舒张压均值与治疗前比较均有明显下降（$P < 0.05$，$P < 0.01$），对照组服药后 15 分钟 ~4 小时 5 个时段收缩压和舒张压均值与治疗前比较亦有明显下降（$P < 0.05$）；组间比较针刺组疗效明显优于对照组（$P < 0.05$），说明该针刺法具有效果迅捷、稳定、持续时间长等特点。张春红等采用该针法治疗 60 例高血压病患者，平均给予针刺 26 次。结果显示，经针刺治疗后血压达标率为 83.3%，其中停药 16 例，减药 29 例，停减药率达到 75.0%，说明该针刺法能有效控制血压升高，促进高血压患者血压值的达标，并可停减部分西药，减少药物带来的副作用。

虽然该针刺法治疗高血压病有很好的疗效，但根据圆运动的理论，仍有些不足：①只取足阳明胃经腧穴人迎和合穴足三里，没有选取相应的脾经腧穴。只促进了胃腑的降浊作用，没有提高脾升清的作用，可能会引起调节升降的力量不足。②只取手阳明大肠经原穴合谷和合穴曲池，没有相应的选取肺经腧穴；虽已促进阳明金气升发，却没有使太阴金气沉降，益金收敛作用可能不够。③只取了足厥阴肝经原穴太冲，没有选取足少阳胆经腧穴。虽有交会穴人迎，但平抑有余，潜降或不足。

若根据圆运动理论，相应加取脾经原穴太白或（和）其合穴阴陵泉以运脾升清，肺经原穴太渊或（和）其合穴尺泽以补益金气，胆经合穴阳陵泉或（和）其原穴丘墟以潜降相火，其治疗效果或许会更好，有待于进一步研究。

（王　舒　杜宇征）

石学敏院士针刺治疗高血压对"治未病"的核心阐释

"治未病"出于《素问·四气调神大论》："是故圣人不治已病治未病，不治已乱治未乱，此之谓也。"另外在《灵枢·逆顺》也说："上工刺其未生者也；其次，刺其未盛者也，……上工治未病，不治已病，此之谓也。"

"治未病"包括未病先防、已病防变、已病防复三个方面的内容，这就要求人们不但要治病，而且要防病，不但要防病，而且要注意阻挡病变发生的趋势、并在病变未产生之前就想好能够采用的救急方法，这样才能掌握疾病的主动权，达到"治病十全"的"上工之术"。

所谓"治未病"，多数注释"未病"为"无病"。有人认为"治未病"是"无病找病"，然则无病之人，即常人，有何治之必要。可见此"未病"与平常健康之人"无病"有别。即有患病的因素存在，或将病未病。高明的"上工"，能够预见和分析出"将病"的各方面因素，从而防其病作。故而"治未病"中"未病"二字，应理解为"病将作"，或"将病"方为确切。一些人误认为中医提出治未病，是因为它只会养生保健，不重治疗，以致中医成了"滋阴壮阳"的代称。还有些人认为，中医治未病就是多吃些保健药品，于是对滋补类药品持多多益善的态度，这种理解完全是对中医治未病的曲解。

石学敏院士针对目前众人对"治未病"的误解，认为"既病防变"是中医"治未病"的核心及灵魂所在。《金匮要略》谓："上工治未病……见肝之病，知肝传脾，当先实脾……中工不晓相传，见肝之病，不解实脾，惟治肝也。"高血压对高血压病来说，是"已病"，对心脑肾等靶器官来说，是"未病"。他从针刺治疗高血压防治其对心、脑、肾等靶器官造成损害方面，对中医"治未病"的核心内容进行了详实的阐述。

高血压是以体循环动脉压升高为主要表现的临床综合征，分为原发性高血压（EH）和继发性高血压。目前高血压的发病率占到总人口的15%左右。高血压病具有发病率高、致残率高、死亡率高的"三高"现象，重度高血压病还可对心、脑、肾等靶器官造成损害，严重危害着人类的健康。

动态血压监测（ABPM）在高血压病的临床研究及其诊断治疗中发挥相当重要的作用，为高血压发病及波动机制的研究开拓新的思路。各项研究指标中，动态血压均值、血压负荷值、血压昼夜节律及血压变异性等对高血压病与靶器官损伤程度的评价及预后判断具有十分重要的意义。

高血压靶器官损害以心、脑、肾为主。血压持续升高使心脏、脑和肾脏长期处于高负荷工作状态，直接造成心脏泵功能衰竭及脑和肾脏损害。

心脏负荷与心脏损害的关系：大量实验显示，高血压患者由于长期血压升高，造成心脏压力增加及心肌内小血管硬化，心肌间质胶原增生、纤维化，形成 LVH。同时心脏负荷加重，心肌耗氧量增加，容易导致心肌缺血。

高血压是引起和促进动脉粥样硬化的重要原因，长期的血压波动增强、血管顺应性的降低，造成血管内膜和内弹力纤维损伤，导致严重的脑动脉硬化，从而引起脑动脉管腔狭窄及脑血管阻力增高，脑血流速度减慢，血液黏滞性增高，使梗死动脉的血栓更易向近心端发展，从而闭塞更多分支，使梗死范围加大，卒中加重。

长期持续高血压使肾小球内囊压力升高，肾小球高灌注、高滤过，肾脏血流自身调节功能紊乱，各种血管活性物质合成增加，使血管收缩，间质纤维化萎缩，致肾小动脉硬化，引起肾实质缺血，最终导致肾功能损害。

一般来讲，高血压患者必须终身服降压药，然而长期服降压药势必会产生不良反应。绝大部分降压药都是经肝脏代谢和肾脏排泄的，表示对肝肾功能可能有损害。医生和患者应密切配合，在服用降压药时既要考虑到降压效果，又要尽量减少不良反应的发生。

利尿药主要不良反应有低钾血症、高钙血症、高血糖和高脂血症等。另外，对肾功能减退的患者也有不利影响，可引起血尿素氮和肌酐的增高。β-受体阻滞药能导致心动过缓，诱发支气管哮喘、高血糖、高脂血症等。且能掩盖低血糖的临床征象。如大剂量使用还会诱发急性心力衰竭。α-受体阻滞药常见不良反应为体位性低血压，尤其是首剂服药时容易发生。钙拮抗药可产生面部潮红、头痛、心跳加快、踝部水肿等副作用。血管紧张素转换酶抑制剂最多见的不良反应为不同程度的咳嗽，以咽痒、干咳为主，发生率为10%~20%。血管紧张素 II 受体拮抗剂可有轻度头晕、恶心等，偶可致高钾血症。中枢性降压药引起眩晕、体位性低血压及性功能减退等。复方降压制剂含利血平可引起嗜睡、乏力、鼻塞、胃出血、性功能障碍等不良反应，溃疡病患者慎用。

另外，如果高血压患者长期口服降压药，不按时监测血压水平，有可能发生低血压，导致脑灌注不足，引发缺血性脑血管病的发生或复发。

石学敏院士总结多年临床经验，深入研究古籍，结合现代理论，提出"气海失司"是高血压病的主要病机。西医学理论认为：血压是血管内血液对单位面积血管壁的侧压力。而中医基础理论认为，血液的运行，主要依赖于气的推动作用，因此血压的高低与气的亢盛与衰弱密切相关。

中医认为，"气血"一方面是作为人体生命活动的重要物质基础，即"气主煦之，血主濡之"的作用；另一方面，"气血"是以动态运动方式而存在，即"气行则血运、气虚则血滞"的功能。气血运行的异常或障碍，是某些疾病的基本病理变化。气血的运行则循常道而能保证人体脏腑组织的温煦之需，称为"气血冲和"；若因各种内外因素影响，气血的动态平衡受到破坏，则可出现相应的病理变化，称"气血失和"，严重的可发展为"气血逆乱"。中医的这种"气血"动态平衡的运动形式，可以通过现代的"血压"概念来体现。"气血冲和"的外候表现为正常的血压值范围；而"气血失和"的病理状况，则表现为异常的血压变化，如血虚气弱可出现低血压，气盛血逆可出现高血压。

"四海"理论是针灸学体系的核心内容之一，"气海"是"四海"理论的主要内核，也是中医针灸学重要的经典思想之一，气海理论认为，血液在脉管中运行不息，流布于全身，环周不休，自成体系，而气、血、脉则构成了其最基本的物质结构和基础。气海理论囊括了人体卫气血脉等重要体系，与西医学中血压的形成、维持及调节高度吻合，所以说气海理论是中医学认识、分析及治疗高血压病的根本理论基础。

由此可以看出在高血压形成的病理过程中，"气"无疑是处于主导地位，其在内外等诸种因素的影响下，表现为过度亢奋，导致气血平衡的失调；"血"虽处于较为被动的地位，但其质与量的变化却影响到其能否随时适应于"气"的变动，使气血间的动态平衡处于"冲和"状态。因此，单纯调气虽能缓和一时的冲逆，血压也能下降，症状也可改善，但极易复发。因此，在调气的治疗基础上，兼顾理血，如活血、行气、化瘀等法则，临床实验研究证实，活血化瘀治疗确能改善血液的流变性、黏稠度、凝滞度等质的问题；而随着血液质的改变，高血压患者脏腑组织血流供求不平衡的量的问题也可随之得到改善。从某种意义上说，高血压病的论治中，调气重在治标，而理血则是意图治本，即《素问·至真要大论》所谓"谨守病机，各司其属……疏其气血，令其调达，而致和平"。因此针灸这组处方气血兼顾，标本同治，使机体自身调节功能的正常化，通过多层次、多环节、多靶点的综合调理，平秘阴阳，有望使高血压病患者的降压疗效得到维持，并减轻或逆转靶器官损害。

石学敏院士采用"活血散风，调和肝脾"的针刺原则，取穴：双侧人迎、合谷、太冲、曲池、足三里。针刺降血压具有很好的临床疗效。人迎穴，最早载于《灵枢·本输》，是足阳明胃经经穴，为"足阳明少阳之会"，是"气海"所出之门户，与肾、脾、肝、心、三焦、胆、小肠、冲脉、任脉、阴跷脉等经脉相通，是调节气海的"营运之输"。本病的发病机制主要是气海失司，病在血脉，针刺人迎穴有调整机体阴阳、疏通气血的功能。人迎穴的解剖部位恰在颈动脉窦附近，颈动脉窦血管壁外膜下有丰富的感觉神经纤维，其分支末端膨大，为压力感受器之一。动脉压力感受器反射是中枢神经系统调节外周心血管功能的主要机制之一，对维持机体动脉压的稳定起重要作用。因此，针刺人迎穴降压是有科学依据的。合谷、太冲为固定配伍，称为四关。分别为手阳明、足厥阴之原穴，合谷、太冲二穴相配堪称经典配穴，两穴一阴（太冲）一阳（合谷），一气（合谷）一血（太冲），一脏一腑，一升一降，是一组具有阴阳经相配，上下配穴，气血同调、阴阳同调、脏腑同调的针灸配方。合谷与太冲相配，开通气血、上疏下导，故可调节血压水平。曲池、足三里穴归属于阳明经，为多气多血之经，有调和气血之功。曲池为手阳明大肠经合穴，"合主逆气而泄"，能治气逆诸证，针刺曲池能摄纳阳明气血，使气血下降，与太冲相配，一阴一阳，共奏调气降逆、平肝潜阳、柔肝息风之功。

我们应用24小时动态血压监测（ABPM）探讨针刺治疗重度高血压病患者的血压效应及对重度高血压患者靶器官的保护作用。结果显示：针刺4周后高血压患者收缩压及舒张压的24小时、日间及夜间的平均血压值均明显降低；血压负荷较治疗前明显降低；非杓型血压患者向杓型血压转变；血压变异显著减低；脉压值明显下降，脉压下降率值明显升高；清晨段血压及血压晨峰值都有降低，各观察指标差异有统计学意义（$P < 0.05$）。针刺治疗后室

间隔及左室后壁厚度降低，左室心肌重量指数同时减小，心室腔径缩小，射血分数升高；脑动脉平均血流升高的患者，大脑中动脉、前动脉、后动脉、基底动脉、椎动脉比治疗前明显减慢；脑血流减慢型患者，大脑中动脉、基底动脉、椎动脉脑血流速度增快，前动脉、后动脉脑血流前后相比较均有增加趋势（$P < 0.05$）。说明针刺疗法对于重度高血压病具有安全有效的降压效果，对其引起的心脑等靶器官损害具有保护作用。

针刺降压安全、无副作用。其特点为：起效快，作用稳定，血压波动小，作用持久。患者血压平稳下降，无不良反应，对血压较低者无降压太过之弊。上述降压特点可能与针刺双向调节及多靶点降压作用，从整体改善高血压患者的体质，恢复了机体的血压自我调节功能，使血压自然下降有关。

目前高血压病不仅是一个独立的疾病，同时又作为心脑血管疾病的重要危险因素，导致心、脑、肾、血管等器官结构和功能的改变和损害，引起相关疾病的发生，是严重危害人类健康的主要疾病。及时诊断和规范控制血压升高，同时减轻对靶器官的损害已经成为高血压研究的一个新方向。针灸是中医学的一部分，其安全、有效的治疗方式已被人们接受。我们期望日后，针刺这一具有中医特色的治疗方法能够代替降压药，平稳降压，防治靶器官损害，以减少降压药的副作用，并改善患者的生活质量。

石学敏院士希望大家能够预知疾病的发生、发展和转归，提出疾病要"早发现、早治疗"的观点，见微知著，防微杜渐，体现出"治未病"的思想——治未病的脏腑。在高血压的治疗上，积极治疗，预防心、脑、肾等脏器并发症的发生，从而减少患者及家人的痛苦，减轻社会的负担。

（许军峰　吕建明）

从针刺人迎穴降压谈针灸学的原始创新

中医药学是我国人文科学与自然科学融合的典范。在中国文化传统精神的培植和影响下，形成了中医药学术的基本特质和防治理念及其以临床实践为依托的发展模式和与时俱进、开放兼容的创新精神。针灸学是中医学科学体系中最具特色和优势的学科，腧穴理论则是其核心理论之一，腧穴是经络的基础单位，是针灸临床治疗疾病的施术基本部位，是针灸作用机制研究的源头和始发点。因此，基于针灸治疗疗效确切疾病的经穴理论研究对于揭示和阐明针灸作用机制，创新经络理论具有重要意义。

现代意义的中医理论创新的最佳切入点，是重大疾病和难治病。这类疾病一是病因未明，二是西医学目前尚无疗效确切的治法。重大疾病和部分难治病往往是疾病负担重、国家确定的重大健康问题，也是社会迫切需要解决的重大公共卫生问题。所以，在当代中西医医学共存的背景下，中医原始创新研究应该根据自己的特长，立足于中医确有疗效的重大疾病、难治疾病，而高血压病无疑就是最佳选择之一。

目前全世界成人中约有 25%~35% 为高血压病患者，其总数已达 9.72 亿；而大于 70 岁人群中则上升到 60%~70%。40 岁以上人群的死亡原因中，脑血管病和心脏病分别列为第一位和第三位，总死亡的第一危险因素是高血压，50% 的心血管疾病是由高血压引起的，77% 的初发脑卒中都与高血压病有关。2000 年全球疾病负担调查结果显示，高血压在全球疾病负担中占 4.5%。由于社会经济的发展和人们生活方式的改变，高血压患病率呈持续增长趋势，并已成为世界重要的公共卫生问题之一。

目前高血压病的主要治疗手段为药物，高血压的药物治疗和有效控制长久以来一直是我国高血压人群面临的一个问题。据 2004 年国务院新闻发布会的《中国居民营养与健康状况调查报告》显示，在我国高血压患病率为 18.8%，而治疗率和控制率仅为 24.7%、6.1%。随着医学的发展和时代的进步，对高血压的治疗也提出了更高的要求，其治疗目的已不再是仅仅降低升高的血压，而防治靶器官损害、提高患者生活质量，有效减免心脑事件的发生已成为高血压治疗的最终目的。近年来许多循证医学研究证实，抗高血压药物的主导作用是控制高血压本身，对降低心脑事件的发生率及死亡率作用不大。因此，如何在有效控制血压的同时，减少靶器官的损害及并发症的发生，成为高血压病防治工作中的重点，寻求一种既能控制血压，又能改善预后的降压新途径十分重要。

我们经过大量的临床实践和理论探索，创立了以人迎穴为主穴，有明确规范手法量学标准和量效关系的针刺方法。临床研究已经证明，该技术治疗高血压病，可在保护靶器官的基础上整体调节血压节律，能够有效地促进血压达标，提高患者生活质量，减免合并症的发生。

在美国有一项采用非药物疗法治疗难治性高血压的小规模Ⅱ期临床试验。试验采用"高血压治疗系统"，该系统与心脏起搏器相似，由一个埋藏于锁骨下方皮下组织内的小型脉冲发生器、两根电极导线和一个体外的程控装置组成，其电极导线顶端的治疗部位正是毗邻两侧颈动脉窦的人迎穴位置。该项研究结果显示，此方法降压效果显著，有助于改善心脏的结构和功能，许多患者在血压控制后生活质量明显提高。目前美国食品药品监督管理局（FDA）已经批准了一项多中心、随机、双盲、以安慰剂作为对照的，在难治性高血压患者中评价该系统降压疗效的Ⅲ期临床试验。并推测这种新技术是降压领域中的一场革命。这对于我们既是机遇又是挑战！

中医药是我国最具原创空间的科技优势领域之一，以针灸治疗疗效确切的高血压病为载体，选择有效经穴人迎穴施治，探索其效应特征和机制，充分吸收和运用现代科学的知识和方法，实行多学科交叉，揭示经络腧穴理论依据及其科学内涵，是实现中医针灸理论原始创新的重要切入点之一。

高血压病是西医学疾病名称，近代医家大多把本病归为中医学"眩晕""头痛""不寐"等范畴，这主要是根据高血压患者临床表现归类的，这些症状的产生是因为高血压导致脑小动脉痉挛，继之脑动脉硬化、脑供血不足等病理改变，所以此类临床表现只是高血压病的一部分。究其根本，高血压病是一种血管病变，所以中医病因病机也应立足于血脉。作为临床治疗高血压病确有疗效的人迎穴，是气海输注于前之所在、气海所出之门户、头气街与胸气街的连接处，正如《灵枢·海论》载："膻中者，为气之海，其输上在于柱骨之上下，前在于人迎。"本穴具有调和营卫之气，使血脉通利，正常运行的功能。所以基于中医经典"气海"理论，对高血压病的病因病机、选穴治疗的规律进行系统地挖掘整理，根据人迎穴的位置、经络循行、穴位解剖等特点，诠释其经络腧穴理论，发古人之未发，可望实现针刺治疗高血压病重大基础理论的原始创新，为指导临床实践提供理论依据。

以针刺人迎穴治疗高血压病为切入点实现针灸学的原始创新，还应根据循证医学的原则，运用国际公认的临床疗效评价"金标准"——RCT试验方法，对针刺治疗高血压病进行科学、客观、系统的评价，获得高质量的试验证据；同时要充分吸收和运用现代科学的知识和方法，实行多学科交叉，揭示针刺降压的腧穴效应机制、靶器官保护机制以及效应的关键影响因素等重大基础问题的科学内涵，以期实现高血压病治疗的重大理论突破。

（石学敏　申鹏飞）

石学敏院士学术思想在防治血管性痴呆研究的体现

石学敏院士"醒脑开窍"治疗中风享誉国内外，针灸人士多耳熟能详。但是，他的成果并不局限于此，针刺手法量学的提出、气海理论指导针刺治疗高血压、刺络疗法治疗面瘫等等，均是其学术思想的重要组成部分。本文以石院士研究针刺治疗血管性痴呆为例，从治则处方的提出到临床疗效验证及针刺作用机制的揭示，探讨其科学研究思路，以启示后学。

血管性痴呆（vascular dementia VD）是指由缺血性卒中、出血性脑卒中和造成记忆、认知与行为等脑区低灌注的脑血管疾病所致的严重认知功能障碍综合征。其临床表现为执行功能受损显著，常伴焦虑、抑郁或欣快等精神症状。严重影响患者的工作和生活，并给患者家属和社会造成了很大的负担。一项调查显示，我国 65 岁以上人群中痴呆的患病率为 5%。其中 VD 的患病率为 1.1%。因此，重视和积极防治 VD 具有十分重要的意义。石院士博览群书，并结合多年的临床经验提出了"醒脑调神"针法来防治血管性痴呆，并采用韦氏智力量表、韦氏记忆量表、长谷川痴呆量表、日常生活活动量表进行针刺治疗前后智力、记忆力等相关项目进行测评，结果均显示疗效令人满意。

一、重视调神，提出 VD 治则处方

尽管血管性痴呆是目前唯一可以防治的痴呆类型，早期诊断及治疗具有可逆性。但因尚无特效疗法，其仍属疑难杂症之列。然石院士的"醒脑调神"针法却取得极好的疗效，极大改善患者的生活质量。《淮南子·原道训》有云："夫形者生之舍也，气者生之充也，神者生之治也。"人的生命活动与疾病的发生发展都与神有密切的关系。因此在此病的治疗过程中，他极其重视"神"的治理，尤以"醒神、调神、安神"为要。中医学虽无血管性痴呆的命

名，但对其有诸多论述，散见于"呆病""痴病""善忘"等病症，《内经》有"心主神明，头为精明之府"的论述，《景岳全书》曰："呆痴之症……言辞颠倒，举动不经，或多汗，或善愁"，明·李时珍《本草纲目》亦有"脑为元神之府"等条目的记载，均表明中医学在数百年前就已认识到脑、神、中风与痴呆的关系。石院士在此基础上提出了自己的见解，深化了对痴呆病的认识和研究。他认为脑为元神之府，诸髓所聚，是人体的司令部，神机、记忆皆生于脑，人的每一个思想和动作，都由大脑支配完成，脑病则神机失用，记忆匮乏。痴呆一病的病位在脑，病机为髓海不足，神机失用。针刺治疗应以醒神益智、平肝通络为法。处方应以人中、内关、风池为主穴。人中属督脉，督为阳脉之海，口氏等"温通针法"针刺人中等穴可以提高 VD 大鼠的抗氧化能力，减少自由基代谢产物的储积；增加 CaN 的分泌，增强 ATP 酶、LDH 酶的活性，减轻脑组织的酸中毒，从而起到保护脑细胞、防治脑痴呆的作用。内关为手厥阴心包经之络穴，心包为心之外膜，代心行事及受邪。《灵枢·邪客》有曰："心者，五脏六腑之大主也，精神之所舍也……容之则心伤，心伤则神去，神去则死矣。故诸邪之在于心者，皆在于心之包络。"因此，针刺内关可宁心安神、调理气机。风池位于后头部，为足少阳胆经之穴，与阳维交会，通诸阳经，并在后项通于督脉，此穴深部有枕动、静脉分布。殷氏通过研究证实针刺颈前后穴位可以改善颅内动脉血流速度，保证微循环的正常运行，通过维持物质代谢、能量代谢的平衡来促进神经细胞功能的恢复。

二、醒脑调神可有效治疗 VD

有文献曾报道老年卒中患者中风后 3~15 个月内痴呆的发病率为 10%，并且随着时间推移这个比例逐渐增大。然而，目前国人对脑卒中后遗症的认识常限于躯体的残疾，痴呆作为脑卒中的另一个重要后遗症以及针刺对其的治疗作用常被忽略。因此，加强对脑卒中患者容易发展成为痴呆的认识以及对其进行积极预防和治疗是极为重要与迫切的。

笔者查阅文献后发现在此病的治疗上许多中医医师都研习了石院士重调神的学术思想，并加入自己的领悟所得，均取得很好的临床疗效。樊小农等采用针刺方法对 128 例不同病情程度的 VD 患者进行针刺治疗，总有效率达到 73.44%。治疗后患者的言语智商（VIQ）、操作智商（PIQ）、全智商（FIQ）及记忆商（MQ）均明显提高，且其治疗效果与痴呆的严重程度成负相关，早期及轻度痴呆患者能获得最佳的效果。此研究证实了调神针法的临床疗效，也证实了对 VD 患者进行早期干预病的重要性及急迫性。于颂华等在针药配合的基础采用"调神益智"针法对 21 例血管性痴呆的患者进行治疗，结果显示针药结合组明显优于单纯药物组。王重新采用调神针法配合药物对 30 例 VD 患者进行治疗，对照组单纯采用药物治疗，治疗 2 周，结果显示针刺加药物治疗 VD 疗效优于单用药物治疗者。以上研究结果均表明醒脑调神针法能有效地改善 VD 患者的智能水平和记忆障碍，从而改善其脑的功能状态，提高其生活质量，增强社会适应能力。

三、探索醒脑调神治疗 VD 的机制

尽管血管性痴呆属于可以防治的痴呆类型，但目前其发病机制尚未完全清楚。石院士及其团队不仅着力于研究临床上防治 VD 的有效手段，而且对针刺治疗 VD 的机制做了大量的研究，为进一步向国人推广针刺治疗认知功能障碍提供科学依据。刘健等通过观察针刺对 MID 模型大鼠海马及皮质中 bcl-2 和 bax 变化的影响来探讨其治疗 MID 的相关机制。将 30 只 MID 模型大鼠随机分为针刺组、模型组、非穴组，原盐水组（10 只）作为假手术组，共分为 4 组。采用"醒脑调神"针法对针刺组大鼠进行治疗 2 周，其他组做相应处理，研究结果显示针刺组大鼠海马及皮质 bax mRNA 和蛋白表达明显低于其他组别，而 bcl-2mRNA 和蛋白表达高于其他组别，表明针刺对 MID 模型大鼠大脑皮层 bcl-2 的表达有促进作用，相反抑制 bax 的表达，从而保护脑组织。樊小农等通过观察 MID 大鼠大脑皮层、海马、纹状体和丘脑区的细胞凋亡现象及 HSP70mRNA 和蛋白的表达来研究针刺对多发梗塞性痴呆模型大鼠脑细胞凋亡及热休克蛋白 70 的影响。针刺组采用醒脑调神针法进行治疗，其他组做相应处理。结果显示针刺可以减少皮层、海马、纹状体和丘脑区的细胞凋亡，减少凋亡细胞的核固缩程度，抑制细胞凋亡。HSP70 表达越是高的区域，针刺对细胞凋亡的抑制作用也越明显，说明 HSP70 是抑制细胞凋亡的重要机制之一。

四、探寻引发 VD 的高危因素

石院士"醒脑调神"针法在 VD 的治疗上取得满意的疗效，极大地改善了患者的智力、记忆力和生活能力。但是他并未止步于此，而是带领其团队对引发 VD 的危险因素进行研究，力求对其危险因素进行早期干预以预防 VD 的发生，未病先防。以本单位收治的中风患者作为研究对象，将年龄、文化程度、高血压、糖尿病、心脏病、高血脂、高同型半胱氨酸血症等 14 种危险因素进行单因素非条件 Logistic 回归分析后发现脑萎缩、高血压、年龄、文化程度是发生轻度认知障碍的高危因素，目前此项工作仍在深入研究中。年龄、文化程度属于不可控制因素，石院士及其团队则对高血压进行了重点研究，发现人迎穴不仅能平稳有效地控制血压，而且能保持良好的降压效果。血压控制良好成为预防 VD 发生的一个重要途径。

五、结语

目前，随着我国人口结构等因素的改变，脑血管病发病率持续升高，血管性痴呆作为其重要后遗症，其防治显得极为重要。石院士"醒脑调神"针法极大改善了痴呆患者生活自理能力，提高了其生活质量，减轻了患者家庭以及社会的负担，带来了极大的社会效益。同时，对 VD 的研究也体现了石院士的治学思维，从传统医学和西医学两方面对 VD 进行研究不仅让中医人深入了解痴呆病，也有助于西医学者加深对中医的认识。

（夏园元　樊小农）

石学敏院士治神思想在五官科疾病中的运用

第二届国医大师石学敏院士系享誉海内外有重大突出贡献的中医药学家，业医已 50 余载，学验俱丰，著述颇多，有着丰富的临床及教学经验，秉着"凡刺之针，必先治神"的理念，擅用针刺治疗各种疑难杂病，特别善于用"醒脑开窍"针法治疗疾病，对百病以调神为先，临床研究颇为深入。"醒神、调神"针法为石学敏院士多年临证所创，其核心思想为："神之所在——脑为元神之府；神之所主——人体生命活动的表现；神之所病——百病之始，皆本于神；神之所治——凡刺之法，必先调神。"石院士认为百病之始，皆本于神，凡刺之法，先醒其神，神调则气顺，百病除矣，从而创立了"醒神""调神"的学术思想。此针法经过长期多中心、大样本各种临床和实验研究，均证实了其有效性、可操作性、重复性和科学性，被医学界公认为治疗中风病的有效方法，已作为全国高等中医药院校规划教材的教学内容，在此不多赘述。"醒脑开窍"针法不仅应用于中风病，还应用于一切脑性疾病、精神科疾病、五官科疾病等，更体现了针刺与神的重要治疗作用，表明其针法的根本在于神。

石院士认为《素问·宝命全形论》说"凡刺之针，必先治神"，此处治神包括两层含义：一是讲针灸施治必须重视患者的精神状态、情绪等等；二是讲医者须定神守气，专心致志，安神定志。患者"治神"是指患者要保持情绪稳定，心平神静。这不仅有利于医者施治，也有利于疾病的好转和身体康复。《圣济经》曰："盖以神受则意诚，意诚则功倍故也。"在临床中，不仅要注意患者情绪的异常，当遇到一些疑难病症或者是精神方面的疾病时，更要重视对患者精神状态的调整，使患者消除与疾病以及治疗方面的疑虑，积极配合治疗。同时，患者出现情绪剧烈波动，不能自控，应暂时避免针刺，以防造成不良后果。针刺施治时，医者更应该"治神"。《灵枢·终始》有言："专意一神，精气不分，毋闻人声，以收其精，必一其神，令志在针。"医者在施治时，要精神内守，切不可三心二意。针灸治疗着眼于穴位、针具，均为细小，要认真正确操作，务必要专心致志，以免影响辨证、施治，影响治疗效果。此外，诊治环境也要保持宁静，以利于医生与患者平静心神。

石院士以"窍闭神匿，神不导气"为宗旨，临证中必以神气盛衰为依据，以调理神机为根本，以调神为主兼以随证加减，往往出奇制胜，屡愈顽疾，效如桴鼓。笔者有幸跟从石院士学习，亲聆教诲，受益良多，归纳总结了石院士以调神为大法，在治疗放射性口干症、灼口综合征、失音、失味等五官科疾病中的运用，现列举如下。

1. 放射性口干症

此症是因涎腺组织中浆液性腺泡细胞的直接照射损伤，患者表现有严重的口干、吞咽障碍，并且由于口腔及口咽微环境的改变引起一系列的放疗相关疾病，严重影响了患者的生活质量。石院士认为放射性口干症患者目前仅依赖人工唾液和抗菌液冲洗法，而针灸治疗除增加唾液分泌外，还可改善味觉、减少唾液黏稠度、改善睡眠及减少疲劳等，针刺治疗口干症是目前有效的治疗方法。

如曾治某患者，女，73岁，美籍华人。2000年因患扁桃腺癌在美国采用伽马刀和化疗治疗，2004年肿瘤转移至鼻后方并靠近脑部，继续予伽马刀治疗。经伽马刀等放射线治疗后，唾液腺严重受损，并成为不可逆性损伤。2010年3月来院就诊时，唇干、口干、咽干，张口不全，焦虑不安，呛咳，吞咽困难，语言不清，睡眠倒错，平衡差，小便频数、夜尿多；舌质干红、少苔，舌痿，伸舌右偏，脉弦细数。西医诊断为放射性口干症。针刺3天后，即见患者语言较前清楚，吞咽困难较前改善。针刺1周后，患者睡眠好转，小便能自控，诸症均见缓解。针刺40次后患者唇、舌、咽湿润，有唾液分泌，吞咽正常，呛咳频率明显减少，讲话清晰，睡眠倒置现象消失，血压控制平稳，行走自如。治疗3个月后返美。年底来信附有1份动态血压及心率监测报告单，报告显示：在未服用任何降压药的前提下，患高血压病近40年的她，血压平稳且平均血压保持正常。MAYO CLINIC医院体检结果显示："肿瘤消失，恢复良好，总体情况良好。"

2. 灼口综合征

此综合征是以口腔内不同部位疼痛为主要临床表现，主要由精神性因素引起的，是口腔科临床常见多发病，成人多见，尤以中年女性居多。目前，西医学尚缺乏特殊有效的治疗方法，除对症处理外，多配以心理疗法。鉴于此病，石院士善用"醒脑开窍"针法配以刺络放血法治疗，屡获捷效。

赵某，女性，64岁。初诊时舌前1/3部间断性烧灼样疼痛4年余，患者自述4年前无明显诱因出现舌前1/3部烧灼样疼痛，加重时常以牙紧咬舌部痛处缓解痛苦，夜间以牙咬痛舌方能入眠，痛苦不堪，舌根部无明显不适，曾在某医院口腔科诊断为灼口综合征，经多处治疗效果不佳，遂就诊于门诊。刻症见神清，精神紧张，面色少华，舌前半部呈间断性烧灼感样疼痛，口干，时有心悸，纳差，寐欠安，二便调，舌暗红、苔白，两尺脉沉细。石院士诊为灼口综合征，类属于中医之舌痛证，属心肾不交所致。故治拟醒神调气为主，兼以清心泻火、交通心肾、疏通舌络。治疗1次后，患者舌痛稍有好转；治疗2次后，舌痛明显减轻；3次后舌痛基本消失；4次后舌痛完全消失，恢复如初。石院士认为"醒脑开窍"针法为治疗各种痛证的基础方，重在调神，以神导气，疏理气机，气行痛止。临床中常根据疼痛的部位，辅以循经取穴和局部取穴，以调神为先导，以通经为辅，共奏调神导气、止疼移痛之功效，用于治疗全身各部位之痛证皆有佳效。

3. 失音症

此症属于中医里的喉暗，多以声音嘶哑，甚至不能发出声音为主症，也是临床中常见的耳鼻喉疾病之一。石院士善用调神针法，屡获佳效。

如治某患者，女，42岁，教师，自述声音嘶哑2个月余，2个月前行甲状腺囊肿切除术后喉返神经受损，遂出现声音嘶哑，饮水呛咳，语音弱，咽部不适如鲠在喉，严重影响生活质量和正常工作，而且术后渐现身体消瘦，纳少，寐差，舌淡苔薄白、边有齿痕，脉沉缓。查喉镜示右侧声带收缩无力。经当地医院治疗未改善，遂试以针灸治疗。诊为失音，乃肺脾气虚、经络失养所致，法以醒脑开窍针法加减。经治疗后第4天患者自觉咽部梗塞感明显缓解。经治7天，声音嘶哑、饮水呛咳症状较前明显好转，生活有所改善，但不可过劳。经治3周后诸症俱消，生活质量明显改善，巩固针刺治疗1周。最终患者讲话语音、语量恢复正常，并重返讲台。此患者因外伤损伤，声道络脉受损，经脉枯萎，气机失利而致失音；其长期从事教师职业，耗损气阴，咽喉失于濡养，声门开合不利，当属"金破不鸣"，故治疗以调神为主，已达神调气畅窍开。

4. 失味症

此症又称味觉缺乏，是味觉异常中的一种。味觉异常是指舌的感觉异常，包括化学性的感觉（如苦、甜、咸等）及物理性感觉（如痛、冷、腻等）。舌的各部分对各种味觉刺激的灵敏度不同：舌尖对甜、酸、苦、咸的感觉非常灵敏，舌根部主要对苦味敏感。引起味觉异常的原因主要有药物副作用、锌缺乏症、手术后遗症、放射性因素、头部外伤或是精神压力等。曾以调神针法为主治愈某男患者，患者自述味觉丧失、食欲减退半个月余，半个月前曾感冒，发热，体温39℃，自服退热药，双黄连口服液、银翘解毒胶囊、清咽滴丸等中成药；退热后自觉食不知味，口中黏腻，食欲减退，求诊于门诊。就诊时精神状况尚可，食不知味，舌尖麻木，不能感知咸味，纳差，寐安，小便调，大便不爽，舌红、苔黄腻，脉滑数。诊为失味症，治以醒神开窍为主，针刺2次后患者食欲渐增；4次后味觉大部分恢复正常，可感知咸味；5次后痊愈，继以调理脾胃为主，巩固治疗4次。此患者味觉丧失的病因为窍闭神匿，神不导气，气滞血瘀，蒙蔽心窍所致，故以醒神开窍为主，已达神明窍通、气血调和的功效。

总而言之，以石院士调神针刺法治疗五官科疾病，审病求因，多责之元神之府蒙蔽，窍闭神匿，神不导气，故治疗上以调神导气为主。以醒脑开窍针法加减治疗五官疾病为主，配合局部取穴，强调整体与局部治疗相结合，使神清气导窍开、功能恢复，达到理想的治疗效果，可见调神针法在治疗五官疾病亦具有其独特的疗效优势。

（张春红）

石学敏院士针刺治疗急症、疑难病症学术思想浅析

石学敏院士，为中国工程院院士、博士生导师、国家有突出贡献专家、国务院特殊津贴专家、天津中医药大学第一附属医院名誉院长、国家重点学科针灸学学科带头人。笔者于2008年9月有幸成为石学敏院士学术经验继承人，亲聆教诲，受益匪浅。现将导师使用针刺治疗急症、疑难病症方面的临床应用总结如下。

一、治神思想

古医籍有"心主神明""脑为精明之府""阴平阳秘，精神乃治"等记载，如《素问·灵兰秘典论》曰："心者，君主之官，神明出焉"，《素问·脉要精微论》指出"头者精明之府"。张锡纯在《医学衷中参西录》中指出"神明之功用，原心与脑相辅而成"。石院士指出，"脑主神明"与"心主神志"是并

存的，但脑所主之神是广义的神，包括机体的外在生命活动和内在精神活动，起着决定性作用；心主神志指狭义的神，是在心主血脉的基础上派生而出的。脑功能的正常发挥与心主血脉密切相关。许多疾病的症状千变万化，错综复杂，病因难寻，辨证难确，或久治不愈，但探本求源，多责之于心脑。心主任万物，脑主机变，百病之始，必本于神，凡刺之要，先醒其神，故用调神醒脑、开窍启闭之法，使神志转移，气复神使，气血调和，机体才能恢复正常。

二、醒神、安神、调神治法

石院士强调"醒神、安神、调神"的重要性，形成以脑统神、以神统针、以针调神的学术思想。总结出 4 点认识：神之所在，心藏神，脑为元神之府；神之所主，人体一切生命活动的外在表现；神之所病，百病之始皆本于神；神之所治，凡刺之法，先醒其神。

传统观念认为中医疗法对慢性病疗效显著，但起效慢，在急症医学中难有作为。导师在总结多年的临床经验时发现，针灸不但可用于急症医学，而且有独特的疗效。石院士倡用"醒脑开窍调神"法治疗危急重症，配合严格的手法量学标准，取得了重大突破。如醒脑开窍法治疗中风、中枢性呼吸衰竭、心绞痛、一过性晕厥、假性延髓麻痹、多发性大动脉炎等，取得了良好的效果。

三、临床应用

1. 中风

《内经》称中风为"大厥""薄厥"等，对中风病因病机无统一认识。石院士继承各家理论，结合西医学，深刻领悟中医的"神"，总结出中风的病理基础系"窍闭神匿、神不导气"，即中风的总病机，确立了"醒脑开窍、滋补肝肾为主，疏通经络为辅"的治疗大法。醒脑开窍针刺法分为"主方Ⅰ"和"主方Ⅱ"两种临床处方。"主方Ⅰ"主穴为双侧内关、水沟和患侧三阴交，主要用于心神昏聩、意识丧失及某些疾病的急性期，如中风的脱证、闭证、惊悸、癔病、癫狂痫、中暑、中毒导致神志昏迷等。"主方Ⅱ"，主穴取上星、印堂、百会、双侧内关、患侧三阴交，主要用于中风病的恢复期；辅穴选取患侧极泉、尺泽、委中。醒脑开窍针刺法已经很成熟，并列为国家教材教学内容，此不赘述。有相关研究发现，醒脑开窍针刺法可降低脑代谢，增加脑组织对缺血缺氧的耐受性，促进热休克蛋白70基因表达，抑制缺血区神经细胞的凋亡等。

2. 脑卒中并发的中枢性呼吸衰竭

脑卒中垂危患者多死于中枢性呼吸衰竭，抢救中枢性呼吸衰竭是挽救患者生命的关键。石院士使用醒脑开窍针刺法曾对 26 例脑出血并发中枢性呼吸衰竭的患者使用常规抢救手段无效后，采用针刺气舍、水沟、内关、三阴交等抢救成活 7 例，另有 6 例患者呼吸维持 4 小时以上。主穴为气舍、内关、水沟。操作：气舍进针 25~37mm，予持续捻转补法 3 分钟，直至自主呼吸出现及频率、节律恢复正常为止，留针约 2 小时。水沟，向上斜刺，进针 2~3mm，行雀啄泻法，以眼球湿润或流泪为度。内关（双），直刺 25mm，施捻转提插泻法 1 分钟。

石院士认为，脑卒中的急性期常因并发中枢性呼吸衰竭而导致患者死亡。石院士采用醒脑开窍法针刺内关、水沟治疗原发病，而气舍为气之所舍，与气冲相应，其位置恰在膈神经之上，刺后有增加肺之呼吸动度与提高肺活量之效，从而达到补气固脱的作用。诸穴合用，体现了"醒神、安神、调神"之法。

3. 急性痛证

疼痛见于多种疾病，缠绵难愈，"不通则痛"是中医对疼痛病机的固有认识。石院士根据《素问·灵兰秘典论》"主不明……使道闭塞不通"之意，认为疼痛病在经脉气血不通，经脉气血的流行与心和神关系密切，神能导气，气畅则道通，通则不痛，重用内关、水沟理气调神。"所以任物者谓之心""神主机变""心主神志"，患者因疼痛而苦，苦入于心，故痛发于心，所以疼痛是神的生理病理现象。神安则志定、神转则志移，有住痛移疼之效。醒神之法止痛范围广泛，安全速效，无不良反应。如感冒及内伤的头痛、痹证的关节痛和肌肉痛、心绞痛、胃痉挛、胆道梗阻、泌尿系结石等内脏绞痛，三叉神经痛、枕神经痛、臂丛神经痛、坐骨神经痛、带状疱疹等使用本法，止痛缓急，立竿见影。

例如，针刺郄门、膻中、内关为主穴治疗心绞痛。操作：郄门，直刺13~25mm，捻转泻法1~3分钟，每隔10分钟施手法1次，至疼痛缓解；内关，直刺进针13~25mm，捻转补法1~3分钟；膻中，向心尖部斜刺13~25mm，捻转泻法1~3分钟。石院士认为，本病病机以虚为本，以实为标，心气不足，胸阳不振，推动无力，血行不畅为该病关键。以心前区疼痛为明显症状，所以急则治其标，先予止痛，取心包经郄穴郄门，取内关以安神定志，配以膻中以益正气、通心阳、泻心痹。诸穴合用，调理心气，安神定志，疏通经脉，以达移疼止痛之功。

4. 一过性晕厥

一过性晕厥可见于直立性低血压、心源性晕厥、脑源性晕厥、低血糖性晕厥等等，石院士选取内关、水沟、膻中、关元、太冲针刺。内关直刺进针25~37mm，捻转提插泻法1分钟；水沟施重雀啄手法同上；膻中行逆而夺之手法，进针25mm；关元直刺，进针25mm，提插补法1分钟；太冲直刺25mm，提插泻法1分钟，留针20分钟。

石院士认为，厥证发病后是由于经气逆乱、窍闭神匿而致，故治疗以醒脑开窍为原则，因厥证发病昏不识人，神无所附，故以内关、水沟为主穴，以调理气机、通关开窍。先刺水沟，达到一定刺激量，再刺内关，行捻转泻法，患者即刻苏醒。

5. 假性延髓麻痹

用醒脑开窍法治疗假性延髓麻痹，取穴：内关、水沟、三阴交、风池、翳风、完骨、金津、玉液、咽后壁。

先刺内关（双），直刺25~38mm，行提插捻转泻法1分钟，使针感向上传导；继刺水沟，向鼻中隔斜刺3mm，行雀啄手法，以眼球湿润为度；三阴交（双）直刺25~38mm，行提插捻转补法1分钟，使针感向上传导；风池、完骨向喉结方向震颤徐入50~62mm，施小幅度高频率捻转补法1分钟，以咽喉麻胀为度；翳风向咽喉方向缓缓进针62~75mm，手法同风池；金津、玉液点刺出血，或沿舌体水平刺向舌根，进针25~37mm，行捻转泻法0.5分钟；咽后壁点刺，患者张口，用压舌板压住舌体，暴露咽后壁，用75mm长针点刺双侧咽后壁。

石院士认为，中风后若脑窍蒙蔽，神不导气于口舌、咽喉等关窍，使之不能正常发挥言语吞咽功能，就可导致关窍闭阻而发为延髓麻痹，即喑痱、喉痹之症状。故该病的病理机制可概括为"窍闭神匿，神不导气，关窍闭阻"。治疗关键应施以醒脑开窍、通关利窍、疏理经筋之法。调神导气可调动机体内在的积极因素，使咽喉部诸症由病理状态向生理功能方面转变。在针刺治疗中突出"调神"，是石院士针灸学术思想的重要组成部分。实验研究发现，本法可显著降低患者血液瘀滞性，增强血液的流变性，有效地促进血液循环，增加脑血流量。

6.血管性痴呆

在醒脑开窍法治疗中风的基础上，我院针灸部以石学敏院士为首对血管性痴呆进行了大量研究。石院士指出，中风痴呆的病机为本虚标实，病位在脑，脑为元神之府，神机、记忆皆生于脑，脑病则神机失用，记忆匮乏。脑为奇恒之府，诸髓所聚，肾精衰亏，脑失所养，痰瘀阻窍，窍闭神匿，神机失用，发为痴呆。取穴：水沟、内关、三阴交、风池、百会、四神聪、太冲、丰隆。水沟，刺法同前；内关、太冲、丰隆，直刺 25~37mm，施用提插泻法1分钟；风池，直刺 37mm；百会、四神聪，向后平刺 25mm，用小幅度高频率捻转补法；三阴交，直刺 25~37mm，提插补法1分钟。

内关为心包经穴，又为八脉交会穴，通阴维脉。阴维脉维系全身阴经，内关通于三焦经，调理气机。水沟为督脉穴，通任脉，人身之任督二脉，一阴一阳，犹如天地，故可以通调天地阴阳之经气，督脉络脑，其分支与心相联系，针刺水沟可醒脑开窍、调理阴阳。四神聪可使心神安宁，明目聪耳。诸穴合用，可醒脑开窍、滋补肝肾、填精补髓、宁心安神，体现了"醒神、调神"之法。临床研究证明，此法能有效改善患者智力和记忆力，增加脑灌流量，减轻过氧化损伤，使受损的神经细胞活性增加，改善脑功能。

7.一氧化碳中毒后遗症

石院士在治疗一氧化碳中毒后遗症方面，制定了以醒神开窍为主的治疗方案，疗效显著。

（1）经穴刺法：轻度中毒，穴取素髎、印堂、上星透百会、内关、风池、太阳、中脘、天枢。重度中毒，穴取内关、水沟、十二井穴、素髎、神阙、气海。素髎，针尖向上斜刺，使用雀啄手法至眼球充满泪水为度；印堂，向鼻根部斜刺 13mm，雀啄手法；上星透百会，平刺 62~75mm，捻转泻法；内关，直刺 13~25mm，捻转提插泻法；风池，向对侧眼角斜刺；太阳，向下斜刺，捻转泻法；中脘，直刺 25~37mm，呼吸泻法；天枢，直刺 25~37mm，提插泻法；水沟，针尖刺向鼻中隔，雀啄法至眼球湿润或流泪；十二井穴点刺放血；神阙、气海，用大艾柱直接灸至苏醒为度。

（2）刺络疗法：取十宣、曲泽。先刺十宣放血，可用三棱针放血 10 滴，一般刺一侧，较重者刺双侧。

（3）头针疗法：精神情感区。用直径 0.30mm 的毫针快速刺入皮下，针体沿肌层向后进针约 25mm 左右，捻转针柄后接电针，以患者能耐受为度，每次 20 分钟。

石院士认为，本病属"痉证"范畴，因口鼻吸入疫毒之气，毒邪内攻，致气血逆乱，心窍被蒙，气机升降失调，浊气上逆，上扰神明而致。故治疗以醒神开窍为主，方中选用心包经之络穴内关、督脉之水沟，有醒神开窍之作用；配用督脉、阳维之会风池，共同起到通脑窍、醒元神、利机关、通经络之效。

8. 癃闭

癃闭，其病因在于膀胱气化失司，神不导气，"膀胱者，州都之官，津液藏焉，气化则能出矣"。故醒脑开窍法先醒其神，取内关、水沟、秩边透水道、中极、归来、关元。内关，直刺，捻转提插泻法 1 分钟；水沟，用雀啄法同前；秩边透水道，患者侧卧位，双腿屈膝，以长 150mm 针向秩边进针，迅速行提插泻法透向水道，至麻电感达到前阴及肛门为度；中极、归来，直刺，行提插泻法，令针感向前阴部放射；关元，直刺，行提插补法，得气后加灸。临床研究显示，此法总有效率达 89.8%，明显优于普通毫针组。

石院士认为，神不导气是本病的关键，神者，五脏六腑之大主，治癃闭当首先调神，立意在于使元神之府——脑或脊髓指挥排尿的功能恢复正常。故首取内关、水沟，以醒脑调神；秩边透水道，取膀胱经腧穴以治本脏腑；中极、归来分别为任脉及足阳明胃经之穴，以建中州，利水通便；关元为元气之根，补元气、助气化、利小便。诸穴相配，标本兼治，立竿见影。

四、小结

石院士从医的 50 年是创新的 50 年，他精攻典籍，博览群书，采众家之长，集中外之萃，去伪存真，不断创新，为针灸医学的发展做出了贡献。临床实践上，石院士倡导治神思想在针刺中的应用，创立"醒神、调神、安神"学术思想，配合严格的手法量学标准，将其用于针灸治疗急症及疑难病症方面，疗效显著。近年来，又开展了针刺治疗高血压病的研究，目前所见，效果显著。石院士的贡献是多层次、多方位的，他以严谨务实的治学态度，在临床中不断探索，组织中医针灸界的知名科学家和单位对重大疑难疾病进行联合攻关，创造了众多医学奇迹，制定出科学、标准、规范的针刺诊疗体系，引领针灸学迈向世界科技的前沿。

以上为石院士的"醒神、调神、安神"法在治疗急危重症及疑难病症中的部分内容，笔者只是窥之一角，未能将石院士的全部学术思想详尽阐述。希望在以后的学习及临床实践工作中，能与同道同门继续探讨，为中医学的发展尽吾辈绵薄之力。

（杜宇征）

石学敏院士治疗难治性面瘫经验病案举隅
——从不同角度看面瘫的治疗

面瘫，又称面神经周围麻痹，是一种具有自愈倾向的疾病，别名贝尔神经麻痹，面瘫是针灸科常见病、多发病，也是针灸的优势病种。一般经过正规及时治疗都可痊愈，然若未经及时治疗或治疗不彻底，常常会形成后遗症，包括鳄鱼泪、联带运动、面肌痉挛、面肌僵硬感、耳鸣等，迁延难愈，治疗常需要较长时间。

石院士认为其中有 30% 属于疑难病症，见效较慢。笔者有幸跟随院士临床学习了治疗面瘫的手法、思路，以及临床的疗效，现根据《内经》中对针刺疗法的分类如下，以供同行学习研究。

总结导师的治疗经验分为以下五大类，分别以临床特需门诊的病案加以论证，并分述之理论基础。

一、经穴刺法

1. 治疗方案

取双侧风池，瘫痪侧完骨、下关、颧髎、迎香、睛明、攒竹、丝竹空，瘫痪对侧合谷；久病加双侧太冲。

此处需注意，针刺需要得气。关于如何得气，明代张景岳撰《类经图翼》："长针，长其身，锋其末，取法于綦针，长七寸，主取深邪远痹。"笔者以为从功能运动角度，面瘫属于痹证的一种，痹取其痹阻不通之意，其后遗症当属于深邪远痹。又云："经气已至，慎守勿失。深浅在志，远近若一，如临深渊，手如握虎，神无营于众物。"大意是医生要静静体察针下的感觉，虽然针感无形可见，但针下可感觉到有一簇簇沉紧的力涌来，或者如鱼吞钩，即为得气。

2. 理论基础

治疗采用远端经穴为主，配合面部阳明、少阳经局部穴位。风池、外关疏风寒、通经络。风池穴为手足三阳、阳维之会，为祛风要穴，从解剖学分析，风池穴穿出的神经分布于头及面部，针刺风池可调整局部神经血管代谢。太阳、攒竹、阳白及地仓调节局部经气、濡润筋肉。

合谷、太冲合用开四关，两者合用达到上病下取的目的，有疏风理血之功效。颧髎穴有疏通面部经络及濡养面部经筋的作用。此外，颧髎位于左右面部的中点，取患侧颧髎以平衡阴阳。

3. 病案举隅

几乎大多数病案都会有经穴治法的出现。患者，男性，47岁，面瘫6个月余，在当地反复治疗，疗效不满意，于是求治于院士特需门诊。刻下症：面部怕风、怕冷，右侧口眼歪斜明显。舌苔白厚腻，舌质紫暗。脉濡滑。处方：风池、阳白、攒竹、鱼腰、太阳、颧髎、水沟、承浆、地仓、合谷。因患者应酬多，平素饮食不节，起居无常，故此患者治愈时间较其他人长，20

次基本痊愈。

二、经筋刺法

1. 治疗方案

石院士治疗面瘫的功能运动障碍，以多针透刺为主。其中包括阳白四透，太阳透颧髎，地仓透颊车，攒竹透鱼腰，翳风透风池，阳白透鱼腰，鱼腰透丝竹空，地仓透承浆，地仓透水沟，口禾髎透迎香。石院士在此技法中渗透的学术思想以经筋治疗为主，采取芒针作为治疗工具。多用 0.25mm × 75mm 的针，针体较细，患者容易接受。

2. 理论基础

面瘫分为额肌运动障碍、颊肌感觉和运动障碍、颧肌运动障碍等。因络脉空虚或抵抗力下降之时，风、寒之邪乘虚而入，侵袭阳明、少阳经脉。经气阻滞，气血失和，即络脉失于濡养，以致经脉纵缓不收所致。面部经络循行与手、足六阳经密切相关。面瘫治疗以阳明、少阳经为主。局部取穴为主也配合远端取穴相结合。《玉龙赋》载："地仓，颊车治口喎。"《针灸大成》曰："口噤歪斜流涎多，地仓、颊车乃可举。"结合现代解剖知识，如翳风穴对面神经干的刺激可使经气发散整个面部，对耳后乳突痛患者更为合适。所以翳风是治疗面神经瘫痪的首要穴位。通过芒针透刺方法可减少针刺穴位，却扩大了刺激感应面，效果十分理想。

石院士认为面瘫所系经筋发病，风邪侵袭经筋日久，致使外邪瘀阻，经筋失利，纵缓不收。经筋刺法：以面部瘫痪肌群的经筋透刺和排刺为主，如：阳白四透、太阳透地仓、承浆透地仓、颊车地仓互透、颊肌排刺、瘫痪肌群围刺。

长针透刺，可一经透多经，使经络中或不足或过剩的能量像网络结构一样，使能量在经络中自行流动，人体是有自愈能力的系统，经络中的不平衡将会自动调整。从经筋角度解决问题，局部的筋结直接阻碍气血运行。

《黄帝内经》中早有通过调整经筋的角度治疗面瘫的记载。"足阳明胃经筋，……，卒口僻，急者目不和，热者筋纵，目不开。颊筋有寒，则急引颊移口，有热则筋弛缓纵，不胜收故僻。治之以马膏，膏其急者，以白酒和桂，以涂其缓者，以桑钩钩之，即以生桑灰置于坎中，高下以坐等，以膏熨颊，且饮美酒，啖炙肉，不饮酒者，自强也，为之三拊而已。治在燔针劫刺，以知为数，以痛为输。"机制分析：长针透刺时，针刺点恰好通过筋结的中心，起到解开筋结、疏通经络中瘀滞点的作用。

3. 病案举隅

当患者面部肌群运动和感觉障碍较明显时，石院士会选择经筋治法。某女，50岁，左侧面瘫3个月余，在当地社区针刺治疗较前好转，但仍有面部明显的口眼歪斜，额肌运动无力，抬眉困难，口内存食等。平素口苦，生病后性情急躁，容易发火。舌淡暗、苔白腻。脉濡。石院士予以下处方治疗：左侧阳白四透，攒竹透鱼腰，丝竹空透太阳，地仓透颊车。右合谷、双太冲、双阴陵泉。隔日1次，平补平泻手法。治疗10余次，面部肌群运动障碍几乎消失。

三、巨刺、缪刺

1. 治疗方案

远端取穴常取健侧合谷。远端取双侧太冲。面部取健侧颧髎。

2. 理论基础

巨刺和缪刺为机体一侧有病，取其另侧进行针刺治疗。巨刺主治经脉为病，缪刺主治络脉为病，取其络脉。《灵枢·官针》："八日巨刺；巨刺者，左取右，右取左。"日·丹波元简《素问识》中指出："巨刺，大经之刺也"，"谓当以长针取之，亦左取右，而右取左也"，"左病刺右，右病刺左，交错其处，故曰缪刺"。取对侧的颧髎也是为了改善面部的供血功能。

3. 病案举隅

患者，女，40岁。面瘫5个月余，经西医及针灸治疗疗效不满意，故而求治。现仍耳后乳突部偶有疼痛，严重时耳鸣，面部肌肉僵硬，抬眉，耸鼻，吹哨等动作均不能完成，眠差，舌淡红、苔薄黄，口苦，便干。取穴：百会，四神聪，翳风，阳白，攒竹，承浆，口禾髎，天枢，阳交，太冲。1日1次，10余次结束治疗。症情大为好转。

石院士选择巨刺、缪刺以平衡阴阳，借调节健侧的气血运行以达到一气周流。

四、络脉刺法

1. 治疗方案

根据院士的临床经验，刺络法选择位于瘫痪侧太阳经、阳明经、少阳经筋所过之处的阳白、颧髎、下关、颊车等部位刺络拔罐。石院士嘱咐，一定要将此处的黑血恶血尽数排出，疗效方满意。

2. 理论基础

《素问·皮部论》："少阳之阳，名为枢持，上下同法。视其部中有浮络者，皆少阳之部也。络盛则入客于经，故在阳者主内，在阴者主出，以渗于内，诸经皆然。"关于这段话的理解，刺络脉之浅者，即阳络、阴络，均可调节外邪出入。石院士的经验，刺血以一次性刺血针头浅刺，并施以小罐拔出瘀血。

《素问·三部九候论》载："岐伯曰：经病者，治其经；孙络病者，治其孙络血；血病身有痛者，治其经络。其病者在奇邪，奇邪之脉，则缪刺之。留瘦不移，节而刺之。上实下虚，切而从之，索其结络脉，刺出其血，以见通之。"

《灵枢·经脉》载："诸刺络脉者，必刺结上，甚血者虽无结，急取之，以泻其斜而出其血，留之发为痹也。"

以上均论述了病在络脉的方法是刺络出血。在面瘫一病中，病久邪停经络，最终也将导致瘀血的出现。

3. 病案举隅

患者久病多年时常常选择刺血。久病必瘀。某女，68岁，面瘫5年，仍有面部麻木感、迎风流泪等症状。舌紫暗，舌下有瘀络，苔白垢腻。石院士接诊后予以面部颧髎、太阳刺血，出黑血数滴，并针刺风池、睛明、对侧合谷，3次收效。

五、皮部刺法

1. 治疗方案

在病变局部的皮部进行浅刺、排刺。尽量从目内眦一直针至目外眦。

2. 理论基础

善治者治皮毛。"帝曰：夫子言皮之十二部，其生病如何？岐伯曰：皮者，脉之部也。邪客于皮则腠理开，开则邪入客于络脉，络脉满则注于经脉，经脉满则入舍于腑脏也，故皮者有分部，不愈，而生大病也。"此段文字说明从皮部解决外邪久停的问题。故院士治疗眼皮重垂的疾病，也是从皮部入手。

3. 病案举隅

本人临床跟师，遇见一位患者，来自广东的厨师，面瘫3年余，瘫痪侧眼皮无法抬起。闭目时不仅眼皮瞬动，而且眼皮在闭眼时，仍有2~3cm空隙。口角在微笑时感觉明显歪斜，说话时不甚明显。面色苍白，体瘦，舌色淡红、舌苔薄白。脉虚细。石院士给予风池、印堂、攒竹、太阳、水沟、承浆等穴，并在眼皮局部浅刺、排刺，在皮部进行治疗。疗效较好，3次治疗已看出左右眼皮的开合速度较为接近。闭眼时，患侧眼皮几乎能覆盖眼球。后经10次治疗，疗效满意故返回原籍。

综上所述，石院士治疗面瘫使用了以下几种刺法：经穴刺法、经筋芒针透刺，巨刺、缪刺，络脉刺血，皮部疗法。石院士作为国医大师，在临床对神经科疾病积累逾40年的治疗经验，其治疗面瘫的针刺技术和思想，暗合了很多《黄帝内经》的理论基础。石院士对学生的培养要求也注重背诵《黄帝内经》。鉴于本人临床跟师时间不够长，还需进一步进行研究和探讨。

（王佳　石学敏）

石学敏院士针刺治疗卒中后便秘的理论升华

石学敏院士从医60年来，始终如一地坚持学习、继承、发展、创新、弘扬以针灸为主的中医学，突破中风病因、病机及治则理论，创立的"醒脑开窍"针刺法治疗中风取得了显著疗效，立足于"醒神""调神"的醒脑开窍针刺法则，开创了中医治疗中风的第三阶段，创造了世界医学史上的神话，改变了中风病治疗的现状，使中风病的治疗产生了质的飞跃。同时在针灸治疗中风后合并症方面具有独特的见解，笔者有幸在工作10余年后继续跟随石学敏院士学习，传承石学敏院士学术思想和临床实践经验，在卒中后合并便秘患者针刺左侧水道、归来、外水道（水道穴外开2寸）、外归来（归来穴外开2寸）的基础上，对卒中后便秘的发病机制作了新的诠释，大胆提出"调神通腑针法"的理论原则，下面对此理论作一初步探讨和阐述。

一、立论依据

1. 大肠的传导功能与脾、胃、肺、肝、肾的关系

《素问·经脉别论》曰："饮入于胃，游溢精气，上输于脾。脾气散精，上归于肺，通调水道，下输膀胱，水精四布，五经并行。"《素问·灵兰秘典论》云："大肠者，传道之官，变化出焉。小肠者，受盛之官，化物出焉。"说明大肠的生理功能主要表现为传化糟粕和主津液，即大肠接受小肠传来的食物残渣，并逐步向下传送，吸收其中多余的水分，并通过燥化而形成粪便，大肠之气传导运动将粪便经肛门有节制地排出体外。大肠传化糟粕功能，实为小肠泌别清浊功能的承接，是胃、小肠下降运动的延续，是在胃气主通降的主导下进行的运动，还与肺气的肃降、脾气的运化、肝气的疏泄、肾气的蒸化和固摄作用有密切关系。《医经精义》说："大肠所以能传导者，以其为肺之府，肺气下达，故能传导。"肺气肃降，促进大肠传导，肺气布散津液，滋润大肠，粪便得以通行。脾主运化和升清，具有把水谷化为精微，并将精微物质转输至全身的生理功能。包括对饮食物的消化吸收和对水液的吸收、转输和布散作用。而脾的升清功能除对水谷精微等营养物质的吸收外也有助于胃的降浊，从而形成"脾升胃降"的气机升降协调。肝主疏泄有助于脾升胃降的协调，只有肝气和顺，脾升胃降方成"中焦如沤"之功。故《素问·五常政大论》中"土疏泄，苍气达"，即与"土得木达"之义。若肝失疏泄，木不疏土，升降失司，则影响脾胃之运化。正如《血证论》

云："木之性主于疏泄，食气入胃，全赖肝木之气以疏达之，而水谷乃化。若肝之清阳不升，则不能疏泄水谷，渗泄中满之证在所不免。"肾主水，在调节体内水液平衡方面起着极为重要的作用，肾对体内水液的存留、分布与排泄作用，主要是靠肾的气化功能完成的。命门之火有滋养和推动各脏腑功能，可暖脾运化，具有推动水液运行和气化作用。若命门火衰，不暖脾胃则可引起排便异常。因此，便秘因肠腑传导失司，与脾、胃、肺、肝、肾密切相关。

2. 脑肠相通学说

李东垣认为大肠所主之津液，不但借助于肺气，还依赖于脾胃所化生之营气，《脾胃论·大肠小肠五脏皆属于胃胃虚则俱病论》曰："大肠主津，小肠主液，大肠小肠受胃之荣气乃能行津液于上焦，灌溉皮毛，充实腠理。若饮食不及，大肠小肠无所禀受，故津液涸竭焉。"这体现了大肠传导"以津液为体，以气为用"的特性。《灵枢·经脉》曰"大肠，是主津液所生病"，而"脑为髓之海"，故有学者提出"脑与肠相通"，脑肠相通的物质基础即是津液，津液载气以经络为中介构成了相通途径。相通的病机特点主要缘于气机的升降失常。是故脾升胃降、肺主治节、肝主疏泄，升降出入有序从而维持着人体正常的气机运动。大肠的传导变化功能正常，腑气通畅则大便正常；反之气机失调，大肠的传导变化功能失常，不能传化糟粕，腑气不通而致便秘。因此，腑气不通是便秘的根本病机之所在。

Dr. Gershon MD 1998 年著《第二脑》（The Second Brain）声称每人生来有两个脑，即颅脑与肠脑，肠脑位于食管、胃脏、小肠与结肠内层组织的鞘中，含有神经细胞、神经递质、蛋白质和复杂的环行线路。肠脑中几乎能找到颅脑赖以运转和控制的所有物质。肠管受外来神经系统（交感神经、副交感神经）和内在神经系统（肠神经系统）支配。这种在不同层次将胃肠道与中枢神经系统联系起来的神经——内分泌网络称为脑 - 肠轴。继后脑肠肽的提出及研究的深入，人们发现脑肠肽中胃泌素、胃动素、生长抑素等对调节胃肠系统的生理活动具有重要意义。在完整的机体内，肠神经系统（ENS）仍然要接受外来神经的调节，形成双向环路进行胃肠功能的调节，而使其对内外环境的反应更加适度、全面和完整。脑肠互动异常，脑 - 肠轴双向通路的调控紊乱，与神经免疫及神经内分泌的调节失衡密切相关。由此可见，脑与肠具有密不可分的关系。

3. 脑卒中与便秘相互影响

石学敏院士突破了中风病的"外风""内风"之说，总结前人的经验，结合西医学知识，剖析了中风病的病位在脑，病理机制是"窍闭神匿，神不导气"，开创了中风病治疗的第三阶段。进一步揭示了中风病的本质：脑窍闭塞则神无所附，肢无所用，语无所出……所以，脑神的改变也直接影响大肠腑气的通畅。《黄帝内经·灵兰秘典论》曰"主明则下安，主不明则十二官危"，用比喻的手法讲述了"心主神明"处于十二脏中的主宰地位，按照现在的说法，即高级中枢——脑要保持清明，则五脏六腑都能得以安定。相反，如果人体的高级中枢不能保持清明的状态，那么五脏六腑将出现病变。

便秘是脑损害的继发结果，脑卒中使调节自主神经活动的关键部位（如皮层、下丘脑及脑干等）中枢神经受到损伤，神经冲动及传导发生障碍，自主神经功能紊乱，消化道平滑肌的紧张性和自动节律性受到破坏，可致肠蠕动减慢，直肠括约肌功能减退，故而导致便秘。而便秘也可加重脑卒中患者脑部损害，从而降低患者的活动能力。因便秘而屏气使劲排便易引起颅内压升高，影响神经功能缺损的改善。因此。脑卒中与便秘二者相互影响，进一步影响脑卒中患者神经功能的恢复。

二、卒中后便秘的病机治则理论

1. 发病机制——窍闭神匿，腑气不通

临床上便秘不外虚实两类。肠胃积热，津伤便结者属热秘；肝脾气滞，腑气不通者属气秘；热秘和气秘属实证。虚秘中包括气虚、血虚、阴虚和阳虚（冷秘）。因脾肺气虚，传送无力致便秘者为气虚便秘；因血液亏虚，肠道失荣致便秘者为血虚便秘；因阴津不足，肠失濡润致便秘者为阴虚便秘；因阳气虚衰，阴寒凝结胃肠致便秘者为阳虚便秘，也称"冷秘"，多属阳虚而浊阴内聚，属本虚标实之证。临床无论哪一型便秘其结局终为腑气不通而致大便不能正常排出发生便秘。而卒中后便秘的发生除以上原因外，与中风病的病位——脑密切相关，脑卒中患者因"窍闭神匿，神不导气"，而致肠腑功能

失调，肠失所司，腑气不通而致便秘，因此，提出卒中后便秘的发病机制为"窍闭神匿、腑气不通"。

2. 治疗原则——调神通腑

由于卒中后便秘的发病机制为"窍闭神匿、腑气不通"，因此，确立"调神通腑"为其治疗法则，调神是通腑的基础，通腑有利于调神，二者治疗卒中后便秘不可分割。《灵枢·本神》云："凡刺之法，先必本于神"，"头者，身之元首，人身所注"，神之所在，脑为元神之府；神之所主，人体一切生命活动的外在表现；神之所病，百病之始，皆本于神；神之所治，凡刺之法，先醒其神。因此，调神通腑针法首先立足于"调神"。针刺调神通过调理督脉而调理脑神，因"督脉入络脑"，通过针刺督脉穴位人中起到调理脑神的作用。"通腑"可使津液充足，气机条畅，体用结合，气血津液同调，大肠传导之功得以顺利进行，便秘则迎刃而解。

三、调神通腑针法的确立

1. 处方

"调神通腑"针法的主穴选取内关（双）、人中、三阴交（双）、左侧水道、归来、外水道（水道穴外开 2 寸）、外归来（归来穴外开 2 寸）。

2. 针刺操作规范

患者仰卧位，先刺双侧内关，直刺 15~25mm，施捻转与提插相结合泻法，捻转角度大于 180°，捻转频率控制在 40~60 转 / 分，施术 1 分钟。人中向鼻中隔斜刺 3~5mm 后，捻转针柄 360°，施雀啄泻法，以流泪或眼球湿润为度；三阴交沿胫骨内侧缘与皮肤呈 45° 角斜刺，针尖刺到原三阴交穴的位置上，进针 15~30mm，采用提插补法，针感至足趾，下肢出现不能自控的运动，以患肢抽动 3 次为度。水道、归来、外水道、外归来均直刺 20~30mm，施提插捻转泻法 1 分钟。留针 30 分钟。每日 1 次。

3. 处方意义

"人中"位居督脉，为醒神开窍之要穴，为督脉、手足阳明经之会，督脉上行入脑，针刺人中以调神。施以泻法既可醒神开窍启闭，还可振奋督脉之阳，借督脉与足太阳经及冲、任脉以及心肾等脏腑的联系，发挥其调理脏腑气血的作用；内关为八脉交会穴之一，通于阴维，属厥阴心包之络穴，有养心宁神、疏通气血之功。内关人中相配既可调神，又有调理脏腑气血。三阴交为足太阴、足厥阴、足少阴三经之会，既有益肾生髓之功，肾藏精，精生髓，脑为髓海，髓海有余可促进脑的生理功能的恢复。又有健脾益气、调肝理气之效，使脾气得升，肝气疏泄，津液充足，大肠传导之功正常。水道、归来为足阳明胃经循行于腹部的穴位，水道为胃经水液通行的道路，"归者，轨道；来，去而复来，男子妇人胃气归原"。刺归来穴可使气血旺盛，二者合用具有益血生津、调理腑气、助胃气通降之功能。外水道、外归来均在原穴外开2寸，即足太阴脾经循行线上，"经脉所过，主治所及"，二穴具有健脾生津之功，四穴相配使津液得生、脾气得升、胃气得降、气机条畅，腑气通畅，大便得行。而且此四穴均取左侧，生理解剖表明左下腹部位为降结肠的位置，针刺降结肠局部可促进肠蠕动治疗便秘。诸穴合用相得益彰，共奏调神通腑之功。

（李桂平）

石学敏院士临床常用腧穴配方

石院士在全国针灸临床研究中心经过几十年的工作，对临床常用的30个腧穴集中地进行临床研究，对每个疾病的治疗效果，进行了几百例、几千例，有的病种甚至是上万病例的临床观察，这对于以针灸治疗疾病的规范，对规范腧穴的主治及有效配方是有意义的，现分述如下。

百会：①配四神聪治神经衰弱，尤其是失眠症。②配风池治后头痛，颠顶痛即血管性头痛。③配关元、三阴交治子宫脱垂（阴挺）。④配灸百会穴治梅尼埃病（眩晕），加二间效果更佳。

上星：①配上星透百会，头维透角孙、四白治血管性痴呆。②配攒竹、肝俞治球结膜炎。③配头维、四白治帕金森病。④配风池治鼻出血（倒经、血管硬化的鼻出血）。

人中：①配内关、三阴交、委中、极泉、尺泽治中风或中风后遗症。

②配内关、气舍治中枢性呼吸衰竭。③配内庭、天突治膈肌痉挛。④配内关治各种痛证。⑤配内关治一氧化碳中毒窒息休克。⑥配足三里、人迎可调节高血压、低血压，既能降血压，又能升血压。

关元：①灸关元穴有增加机体免疫功能，对各种因免疫低下所导致的疾病有效，一般喘证、性功能减退、风寒湿痹。②灸关元配针神门、承山治脱肛。③灸关元配针三阴交治胎盘滞留、膀胱炎。④灸关元配蠡沟治阴道滴虫或感染性阴道炎。

中极：①配三阴交、次髎治痛经、月经不调。②配三阴交治无卵月经。③配秩边治前列腺炎或肥大。④配三阴交、阴陵泉、肝俞、胆俞、脾俞治糖尿病及其所导致膀胱残余尿。

中脘：①配四白、后溪、申脉、长强治癫痫。②配梁门、天枢、水道、关元、足三里治胃下垂。③配太冲、内庭治慢性胃炎。④配肝俞、脾俞、足三里治胃、十二指肠球部溃疡。⑤配人中、内关、下巨虚治癔病性呕吐、厌食、哮喘。

太冲：①配合谷治高脂血症。②配合谷、四神聪治烦躁症。③配阳辅、睛明治眼底动脉出血。④配阴陵泉治黄疸性肝炎。⑤配阴陵泉、足三里治慢性肝炎。

风池：①配完骨、天柱治脑缺血性疾病，如椎基底动脉供血不足、脑梗死、缺血性的延髓及假性延髓麻痹。②配风府治视神经缺血性萎缩症。③配颈夹脊刺治疗颈椎综合征、颈性耳鸣、颈性眩晕、颈性头痛。④配大椎刺络、足三里、合谷、孔最治外感。

环跳：①配大肠俞、阳陵泉、委中治坐骨神经痛。②配足三里、解溪、三阴交治下肢麻痹及肌萎缩性疾病。③梨状肌损伤是环跳穴主治特长。

阳陵泉：①配日月、丘墟、肝俞、胆俞治胆结石、胆囊炎、胰腺炎。②配阴陵泉治肩凝证（肩关节周围炎）。③配绝骨加局部排刺治颈前肌萎缩症。④配委中、阴陵泉治腓总神经损伤。

足临泣：①配外关治耳鸣。②配人中、听宫治耳聋。③配支沟治肋间神经痛。

内关：①配足三里增强心功能，治疗病窦综合征。②配心俞、膈俞、肺俞治冠心病。③配神门、大陵治心动过速。

外关：①加局部取穴治疗网球肘。②配大肠俞、合谷、飞扬、人中治风湿痹痛。③配大椎刺络、丰隆治疟疾。④配膻中、乳根刺络治乳腺增生。

委中：①配大肠俞、次髎、秩边治马尾神经损伤。②配三阴交治中风下肢不遂。③配丘墟透照海治足内翻。

秩边：①为阳痿、遗精、早泄、不射精症等男性及女性性功能障碍要穴。②为下肢瘫痪、疼痛要穴。③为前列腺炎、前列腺肥大及各种原因引起的尿潴留要穴。④治女性阴道疾病。

大肠俞、肾俞：配关元俞、次髎治慢性肠炎（五更泻）、慢性痢疾、盆腔炎、子宫内膜异位症、各种原因引起的腰痛。

胆俞：配肝俞、膈俞、脾俞。①治胰腺炎、胆结石及炎症引起的痛证，胃痉挛，及胃、十二指肠痛证。②治糖尿病、胃下垂。③治胃肠功能紊乱。

肺俞、膈俞：配大椎、心俞加刺络治支气管炎、过敏性哮喘；治心血管疾病，尤其对冠心病效佳。

攒竹：①配太阳、丝竹空治三叉神经痛第一支痛。②配下关、四白治三叉神经第二、三支痛。③配迎香、四白治鼻窦炎。④配丝竹空、申脉治眼睑下垂。

后溪：①配大椎加刺络法治臂丛神经痛。②配尺泽、极泉治尺、桡、正中神经麻痹。③配绝骨治颈部肌肉损伤（落枕）。④配申脉、印堂治癫证。

三阴交：本穴有良好的治疗各种原因引起的痛经和调理月经的作用。①配中脘、内关、印堂、百会治郁证。②配阴陵泉治低蛋白水肿，早期肝硬化水肿，淋巴管梗塞性下肢水肿。③配归来治输卵管原发或继发性不孕症。

足三里：①配丰隆治各种原因引起的便秘。②各种免疫功能低下引起的疾病。③配风池、四白、哑门治多发性硬化症，帕金森病。④配曲池、风池、大椎、中脘、三阴交治运动神经元疾病（早期效佳）。⑤配天枢、中脘治疗脾胃不和诸症，消化不良，胃脘痛，胃、十二指肠球部溃疡，各种慢性胃炎。

太渊：①配列缺、孔最治急性支气管炎。②配人迎治无脉症。③配太冲、球后治视神经萎缩。

合谷：①配四神聪，加局部刺络治面肌痉挛。②配阳白、太白、四白及经筋刺法治面神经麻痹后遗症（病久6个月以上经各种方法治疗不愈者）。③为外感、神经系统、消化系统疾病常用的配穴。

薪火相传

401

曲池：①加局部刺络治网球肘。②配极泉、尺泽、合谷治上肢麻痹病（尺、桡、正中神经损伤）。③配上巨虚治急性细菌性痢疾、肠炎。

天枢：①配曲池、风池、大椎、血海治过敏疾患、荨麻疹等皮肤病。②配内庭治小儿消化不良，厌食症。③配丰隆有驱蛔虫作用。

人迎：①配太溪、冲阳治风湿性动脉炎。②配气舍治颈动脉供血不全。③配局部围刺法、照海治甲状腺功能亢进或低下及单纯性肿大。

涌泉：①配劳宫，用指压法，改善中老年人血液循环，从而治疗周围血管循环。②配趾端刺络治烦躁症。③配劳宫、人中、丰隆、间使治精神分裂症。④配指压劳宫、涌泉、印堂治疲劳综合征，并能增加机体免疫能力。

以上是对石学敏院士临床常用 30 个腧穴进行的总结，并分别列举了腧穴常用配方及主治，为临床广大针灸工作者提供参考。

石学敏院士穴位刺法精要

石学敏院士是我国著名的针灸学家，从事针灸临床、科研和教学 40 余年，在我国的针灸临床和针灸基础研究中发挥了重要的作用。他师古而不泥古，勇于创新，形成了独特的学术思想体系。他不但创立了"醒脑开窍"针法，而且率先提出了针刺手法量学的理论，使针刺手法从经验向科学化和规范化方向发展。石院士强调要使每个穴位的刺激量达到合适的量学，既要求医者手法娴熟、患者体位正确，又要求医者掌握每个穴位的针刺技巧。笔者有幸拜于石院士门下，跟随其临诊，听其教诲，耳闻目睹，对石院士的穴位刺法略有所得，现整理如下。

一、水沟

位置与刺法：患者仰卧，枕部垫好，医者右手持长 40mm 针，在患者鼻唇沟上 1/3 与中 1/3 处进针，针体与皮肤约呈 45°角对准鼻中隔进 7~13mm，手指随即将针顺时针单向捻转 180°~360°，然后拇、食两指紧持针体，利用腕力对准鼻中隔根部轻柔、快速（3~5 次/秒）提插 5~8 下，松开右手，观察患者是否流泪或眼球湿润。如果无眼球湿润或流泪可重复提插。提插时会有针下碰到骨质的感觉。

主治：中风病、急性腰扭伤、昏厥、癫狂、坐骨神经痛、遗尿等。

按语：水沟穴为"醒脑开窍"的主穴，石院士认为针刺此穴时刺激较强，患者的头往往会左右躲闪，造成针体被拔出，达不到量学的要求。单向捻转使皮下组织紧缠针体，针体不易被拔出。快速提插5~8次（约2s）后松开右手，即使患者头部摆动，针体也不会被拔出。提插时要有足够速度，但要轻柔，针具也要有足够的弹性。

很多文献报道水沟治疗急性腰扭伤，疗效较好，但有些临床针灸医生反映用水沟疗效并不很理想，其原因就是没有掌握水沟的刺法，没有达到针刺手法量学的要求。掌握每一个穴位的刺法，发挥穴位的最大治疗作用是针灸临床医生的基本功。

二、极泉

位置与刺法：患者仰卧，医者站立在患者肩部上方或外下方位置，不宜在患者躯干旁。左手拿起患者手腕将患臂提起外展90°，在极泉穴沿经向下1寸处，用长40mm针进针13mm左右，利用腕力轻柔、快速地重提轻插5~8次（3~5次/秒），以患侧上肢抽动3次为度。患肢抽动时，提着患者患侧手腕的医者左手可以明显地感觉到抽动。

主治：中风后上肢不遂，臂丛神经痛。

按语：石院士认为患者体位正确的摆放对能否正确取穴很重要，医者针刺时所处的位置和姿势对是否能正确得气和体会得气的量同样重要。如果医者站立在患侧躯干旁腹外侧，操作很不方便。医者左手提着患者患肢手腕，感觉是否有抽动的得气感和抽动的次数，比问患者是否有麻电感更客观，更能准确地达到量学的要求。此穴要求提插手法娴熟，提插速度要快而轻。

三、尺泽

位置与刺法：患者仰卧，患侧上肢放松置于体侧。医者左手拿起患肢手腕将肘部屈曲成120°并固定，于曲泽穴进针13mm，快速提插5~8次，提插时不断调整针尖方向，医者体会患肢得气后的抽动感。

主治：中风后上肢不遂、手指麻木。

按语：石院士认为尺泽虽为肺经合穴但有很好的通经作用。治疗中风病时，传统的取穴体位很难取得理想的针感，达不到手法量学的要求。他经过临床的摸索，认为将肘部屈曲成120°时更容易得气。医者右手施用手法，左手将患肢肘部屈曲成120°并体会针感。如果针感不好，可以在尺泽下1寸处取穴，施同样的手法，往往可取得满意针感。

四、合谷透三间

位置与刺法：患者患侧拇指与食指呈对指状，合谷向上，放松患肢。用长40mm针从合谷处进针，入皮后朝向三间方向刺入13mm左右，做较慢速度（1次/秒）的提插，提插时不断调整针尖的方向。得气后会看到食指明显的抽动，以肌张力下降或食指抽动3次为度。

主治：中风后手指握固。

按语：针刺合谷不可过深，提插速度不可过快。中风病程较长的患者往往会有上肢肌张力增高，患手抓握、难以伸开的情况。石院士提出用合谷透三间来治疗此症，效果非常好。得气后，患手肌张力马上下降，立竿见影。

针刺得气时出现食指抽动可能是刺激了拇指和食指之间的骨间背侧肌，引起该肌收缩，出现抽动，反射性地使手部肌张力降低。

五、委中

位置与刺法：石院士针刺该穴时患者的体位很特殊。患者仰卧位，医者左手抓握患肢脚踝，将下肢提起到80°左右，提起时患者下肢不可弯曲，即直腿抬高。医者左侧肘部顶着患者患肢的膝盖，防止针刺时患者膝部弯曲，右手持长40mm针刺入8mm左右，快速提插（3~5次/秒），提插时不断变换方向，提插幅度要大，得气后患者下肢抽动明显，以抽动3次为度。

主治：中风后下肢不遂、急性腰扭伤、坐骨神经痛、痿证、脚部麻木等。

按语：石院士要求针刺此穴时肘部一定要把患者膝部顶死，不得让膝部弯曲，提插幅度不可过小，否则不易得气，也可以让助手从脚部将患者下肢抬起，医者左手压在膝部，防止患肢膝部弯曲。石院士说，"四总穴歌"中说"腰背委中求"，但很多针灸临床医生反映用委中治疗急性腰扭伤和坐骨神经痛效果不理想，其原因是没掌握委中的刺法，得气不好，没有达到量学的要求。笔者在临床中观察到坐骨神经痛患者患肢直腿抬高困难，在石院士针刺得气后，患肢抬高的角度明显变大，疼痛可明显减轻。

六、三阴交

位置与刺法：患者仰卧，下肢伸直稍外旋，医者站在患肢外侧，左手轻轻地压在患肢膝部或脚面，防止得气时患肢突然抬起踢伤医者。右手持针在胫骨内侧后缘与皮肤呈45°角进针13mm左右，采用重插轻提的提插补法5~8次，提插速度要快（3~5次/秒），幅度要大，提插时不断变换针尖方向。得气时，患肢会突然抽动、抬起，以抽动3次为度。

主治：中风后下肢不遂、坐骨神经痛、痿证、痛经、急性胃痛等。

按语：三阴交是醒脑开窍针法的主穴，此穴有滋补肝肾和疏通经络的双重功效。对于中风患者，患肢感觉减退，传统捻转补法操作不要求出现抽动，很难达到手法量学的要求，自然效果不好。醒脑开窍针法用大幅度的提插补法，以抽动3次为量学标准，对中风患者效果很好。只要手法熟练、按照操作标准针刺，每个穴位都会取得定量的针感，这是醒脑开窍针法区别于其他针刺方法的特征之一。

如果本穴针感不理想可改用太溪，向内踝后下方向针刺，手法相同。

七、丘墟透照海

位置与刺法：患者仰卧，膝部伸直，医者左手抓握患者足尖将其恢复到功能位，右手持75~90mm针从外踝前下方凹陷靠骰骨处进针，针尖对准内踝尖下方的照海穴进针50~75mm左右，以在内踝下或后下方看到针尖，但不穿透皮肤为度。施用大幅度（180°~360°）、慢频率（40~60次/分钟）离心方向的捻转泻法，20秒后将针提至皮下25mm许，留针20分钟。

主治：中风后足内翻、胆囊炎、带状疱疹、偏头痛、胁痛等。

按语：此针要穿过跟骨、距骨、骰骨之间的一个很小的间隙透到内侧，因此需要熟悉解剖位置，找准针刺方向，方可成功透刺。针刺前握住患足做几下踝部屈伸动作，然后扶到功能位。针刺过程中可适当地活动踝关节，有利于进针。留针时一定要把针提至皮下，不可过深，以免出现意外。

八、秩边透水道

位置与刺法：患者侧卧，屈膝至胸前。于秩边进针，针体与身体横切面平行，与矢状面约成 20° 角，针尖对准水道穴（耻骨联合上方），缓慢捻转进针约 75~100mm，以患者出现向阴部放射感为度，不留针。

主治：泌尿系感染、泌尿系结石、前列腺炎、神经性尿潴留、阳痿、早泄等。

按语：针刺此穴针尖方向至关重要。针体与矢状面角度过大和过小均不宜刺入；角度过大针尖容易碰到骶骨，过小容易碰到坐骨。如果能够顺利刺入，针可经坐骨大孔到达骶丛。刺激骶丛，患者可出现阴部放射的得气感觉。如果需针刺双侧可采取俯卧位针刺，针刺方向不变，刺入深度 85~100mm 即可取得满意针感。此穴为治标之穴，对于缓解小便淋沥不尽很有效，但不宜长期针刺。针刺前让患者排尽小便，以防意外。

九、天突

位置与刺法：患者仰卧，枕头不宜过高，垫在胸椎上段。令患者抬头挺胸，充分暴露颈部。右手持 85mm 针先垂直刺入皮下 5~7mm，左手食指到小指并拢成弧形置于喉结前胸骨上窝上方，拇指压在中指和无名指上，将针体压弯成弧形，约成 90°。右手持针柄缓慢推进，左手控制着针体的方向和角度，使针体在胸骨后、气管前缘，缓慢刺入，可刺入 65~75mm。患者可有酸、胀、憋闷感，不留针。

主治：咳喘、真性延髓麻痹。

按语：此穴有危险性，进针时一定要心无旁骛，属意患者。针刺此穴压手至关重要，左手将针捏成弧形，使前部针体与胸骨基本平行，即所谓的"弯刺"。进针时针体应在胸骨中线后方，不可向两侧偏斜，以防伤及肺脏。第2个要点是缓慢刺入，不可过快，细心体会手下的感觉。有时手下会有搏动的感觉，这是针尖碰到了主动脉弓，可将针退出 25mm 左右，重新刺入。此穴虽有危险，但疗效很好。例如，该穴配风池、翳风、完骨治疗真性延髓麻痹疗效卓越。

十、小结

石学敏院士在学术上的创新性不但体现在"醒脑开窍"针法和针刺手法量学理论上，而且体现在穴位的刺法上。石院士认为针灸的疗效有一定的局限性，认真针刺每一个穴位，根据不同的病症，实施不同的刺激量，最大程度发挥针灸的治疗作用是每一个临床针灸医生的基本功。因此石院士制定了一系列的穴位针刺方法，包括治疗中风病的"醒脑开窍"针法的主穴、辅穴和配穴的具体刺法。他根据穴位所在部位、经络的循行、神经的分布、穴位的功能主治，提出了针刺穴位时患者的体位、医生体位、手法、针刺方向和具体的刺激量的量学要求等，使针刺手法与经络腧穴理论紧密结合起来，使临床操作具体化、规范化、统一化，形成了其独特的穴位针刺方法。只要针灸医生手法熟练，按照规定的方法针刺，均可取得理想的针感和量学要求，从而可以取得一定的疗效。它不会因医者和患者的肤色、种族、区域的不同而影响疗效。

在操作时石院士强调几点：针刺时患者体位对得气至关重要。如果患者体位不正确就很难取得抽动、电麻的得气感，如极泉、委中、尺泽等穴；同时体位正确也是保证毫针能够顺利刺入穴位和安全的前提条件，如天突、秩边透水道等穴。施用提插手法时，要用腕力的弹力提插，动作要灵活，速度要快，因此针灸医生要苦练针刺手法的基本功。针刺时双手配合，石院士临证时往往右手单手进针施用手法，左手持握患者肢体体会针感，避免患者因耐受力差而出现喊叫的"假得气"现象，更加客观地控制患者得气量的大小。

（杨明星）

成才之路

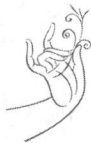

石学敏院士在50年的中医针灸学医疗、教学和科研中，积累了丰富的经验，形成了独特的学术思想，建树颇多，为中医针灸学科的发展做出了突出的贡献。他治学严谨，既善于继承，又勇于创新，他曾荣获中华人民共和国人事部授予的"中青年有突出贡献专家"、天津市授衔的"针灸学专家""天津市名中医"、获天津市"七五""八五""九五"立功奖章及各种市级以上荣誉称号53项，曾获何梁何利奖、求是科技成就奖、天津市科技兴市突出贡献奖等多项殊荣，兼任中国针灸学会顾问、天津市针灸学会会长、天津市政协常委等多项学术和社会要职，成为享誉中外的中医针灸学家。

一、少年立志，不断攀登

西青区位于天津市的西南面，是一个水网交织、植被繁茂的鱼米之乡。1938年6月，石学敏就出生在西青区大寺镇石各庄村一户农民家庭，兄弟姐妹共七人，他排行第二。那时，在灾难深重的旧中国，老百姓过着受尽欺压的贫苦生活，虽然他的家境贫寒，但兄弟姐妹们非常勤奋，互相谦让，而且都有着自己的事业，他的大哥还在酿酒方面有着很深的造诣。

石学敏从小就特别好动脑子琢磨事儿，凡事总爱问个为什么。7岁那年，当地传染病暴发流行起来，死了很多人。当时他被带到了姑妈家"避难"。石学敏想：这个病为什么这样难治，我长大了要当一名医生，为乡亲们治病，解除乡亲们的病痛。

新中国成立后，石学敏上了高中，他的班主任是一名知识非常渊博的老师，对他选择人生道路起了很大作用。石学敏中学毕业时，天津市刚刚出现了中医药的高等教育学府——天津中医学院（今为天津中医药大学），他的班主任建议说："中医纳入正式高等教育这是有史以来第一次，历史上中医都是师傅带徒弟，我不反对这种一代带一代的手工业模式，但这种模式不如高等教育能培养出高级人才。高级人才的培养必须得有复合型的教育，培养新型的现代中医而且也教授西方医学，这样培养出来的学生将来不但在国内即使在国际上也会起作用。"

石学敏觉得老师的话非常有道理，他知道中医药博大精深，有许多理论方法需要去继承发扬。他听从了班主任的意见，报考了中医院校，成为了天津中医学院首届大学生。石学敏没有忘记班主任的嘱托，也没有辜负班主任的希望。

出于对这位老师的感谢，以后的每年各种节日时，石学敏都会去拜访这位指路恩师，石学敏说："老师的一席话在我脑中留下了深深的印记，随着年龄增长，青年时代的这些记忆在我脑海中越发清晰、宝贵。"几十年后，当这位班主任去世时，已成为中国工程院院士的石学敏和3位中学同学为这位长者抬起了灵柩，他要送老师一程，可见石学敏对恩师报有深深的感激之情。

石学敏勤于思考，读书如饥似渴。在天津中医学院读书时他是一名高材生，每月仅有的15元生活费，除了基本生活以外，他几乎都用来购买了书籍，有时，星期天的一整天里，他就在古籍书店里度过的。

在学习中，他如饥似渴，勤于思考，有时为了弄明白医古文中的一个名词，他请教老师，查遍书籍，不弄明白决不罢休。不仅是教科书，他还阅读了大量参考书，经常读书到夜里一两点才睡。在大学的第一年他成为全校第一个全优生。石学敏不仅是班里的团支部书记，而且还是篮球校队队长，篮球场上经常看到他矫健的身影，不但锻炼了他强壮健康的身体，也造就了他无畏无惧、果敢顽强、执着进取的性格。

任何高超的本领都不是一朝一夕练成的，针灸也一样。石学敏回忆："我学针灸的时候，回到宿舍，舍友们就互相扎针。""要练到什么程度——把毛边纸叠得很厚，天天拿针扎，从一开始扎都扎不动，一直要练到一针下去直透纸背。用各种针刺手法去扎，练得手都脱层皮。"这样练下来，纤细的银针在石学敏手里就好像变魔术一样：针进入患者皮下可以提起皮肤，但针不出来，而且针在里面调方向患者也不感觉痛，这样的针术用到患者身上才出现了神奇的效果。"这就是手的力量，我们做针灸的人，手的微循环非常好，这就是功夫。"当年与他相处多年的老师和同学们评价说，石学敏有三处过人的地方，那就是他的"精力、毅力和韧劲"，这些为他以后事业的成功打下了良好基础。

二、师从名医，立志毕生从事针灸事业

1962 年，在天津中医学院毕业后，年轻英俊的石学敏来到一附院工作，成为一名中医内科医生。当时，院领导找他谈话，让他去当行政领导，他说："做领导不是我的长处，我不能离开我的患者。"于是，他真的每天在病房诊察着一个个患者，踏踏实实做起了住院医师应该做的工作。两年以后，他被派到北京参加卫生部（现为国家卫生计生委）举办的全国针灸研究班深造。这是卫生部为加强对外交流而举办的培养针灸高级人才的研究班，当时参加这个针灸研究班的学员都是从全国各地选拔出来的优秀人才，由全国知名中医针灸专家授课。

能够得到全国中医界前辈名师的指点，石学敏感到受益良多，他钻进针灸学术知识的宝塔里汲取着营养，对针灸产生了强烈的兴趣，最终走上了从事针灸之路。他认识到，在中医学针灸领域里还有许多空白点，针灸学要跟上科学技术的发展有大量工作要做，在研究班里他刻苦研修，博采众家之长，造诣渐深，他立下毕生从事针灸事业的志愿。

三、针灸援外，异国载誉

1968 年，石学敏参加了中国援助阿尔及利亚医疗队工作，担任组长，他用银针，打开了国际医学之门，为许多非洲国家患者的健康做出了贡献，留下了一个个感人的故事。

石学敏刚刚来到阿尔及利亚就遇到各种疑难病症，他的才华有了施展的空间。当时，阿尔及利亚国防部副部长萨布骑马打猎摔伤，瘫痪已经半年多了，先后邀请了十几位欧洲国家著名医生前来诊治，均不见好转。正当医生们一筹莫展的时候，有人建议，不妨让中国医疗队的医生来试试。于是，阿尔及利亚的官员把石学敏从阿北方边远偏僻的小镇接到玛斯卡拉城的高级医院。

石学敏来到病榻前，稍事检查便确诊这位副部长有腰椎增生，因摔伤又诱发了坐骨神经痛而疼痛难忍，瘫痪在床。

他用一枚三寸银针，选准穴位扎进去，施用捻转手法，有顷，石学敏将针起出，萨布竟然可以抬起腿来。并且在人搀扶下，挪动双腿，迈出了步子。旁边的官员见状，目瞪口呆："不可思议！不可思议！"

第二天，阿尔及利亚最大的报纸《圣战者报》刊登了这一新闻，新闻最后高度评价道："这不是巫术，也不是魔术，而是中国3000年历史的医学法宝。"

四、刻苦攻关，创立针法

1972年，石学敏回国担任了天津中医学院一附院针灸科主任。当时正值"文化大革命"时期，人民群众的生产、生活受到严重影响。他不参加批斗会，不受干扰，在极其简陋的病房条件下，开始了艰苦的创业。当时"文化大革命"还未结束，刚刚回到医院的石学敏惊讶地发现，以前他所熟悉的医院结构和程序都变了，针灸科的名字被取消，改称"新医科"了，没有了病房，只有几间门诊诊室。针灸医生的处方权和挂号权也被取消，只能接受别的科转来的患者，没有医师资格的人也能给患者诊治，而且，许多临床科室被取消，被合并为一个科室了。

面对这种混乱的情况，石学敏果断提出要重建针灸科室，并且要培养自己的人才。他在党委会上勇敢陈述了自己的意见："护士也看病、大夫也看病，这叫医院吗？应该把科室分开，大夫各归各位，评职称上岗位，主任医师应该管理、指导主治医生和住院医生，对患者生命负责，也对医生工作负责。"在当时，说这种话是有风险的，但石学敏是个胆大的人，敢想、敢说、敢干，只要他认为正确的他就坚持到底，党委同意了他的意见，于是，针灸科又重新建立起来了，医院的临床科室重新分开。

1973年3月15日，针灸科正式宣布成立了，石学敏满怀信心，带领全科医生开始应用针灸治疗各种疾病，开展了针灸治疗研究工作。作为针灸科主任的石学敏，提出了"建设一个基地、培养一支人才队伍、创造一批成果"的"十五年规划"，他提出，前十年我们向全国学习，培养人才。第二个五年建立好基地，使人才储备达到一定水平。第三个五年要创新，让全国向我们学习。当时有些人觉得这些不可能实现，是在吹牛，但石学敏知道，我们有人才，这个规划是有能力实现的。

经过大量的观察，他选择了中风病作为突破口，以现代科技的意识和手段，潜心于针灸治疗的研究中，他查阅古籍，结合西医学理论，深入研究，融会贯通，大胆取舍。经他处方选用的人中、内关、三阴交等穴以醒脑开窍、疏通经络、滋补肝肾的治疗方法，收到满意效果，形成独树一帜的"醒脑开窍针刺法"。

石学敏博采众家之长，师古而不泥古，以临床辨证诊断精确、行针施术轻捷精妙而为人们所敬佩，立法处方既中法度又甚巧思，对中风病等脑血管疾病均有独特疗效，大大提高了治愈率，降低致残率，1982年，"醒脑开窍针刺法"获天津市科技进步二等奖，这是天津中医学院一附院有史以来第一个科研成果。开展临床研究的同时，石学敏最早成立研究机构，开展醒脑开窍针刺法应用基础研究，又一个十年，1995年，"醒脑开窍针刺法治疗中风病的临床及实验研究"获1995年国家科技进步三等奖。这是当时我国中医界获得最高奖项。

五、高屋建瓴，管理创新

1983年至2003年，石学敏担任了20年天津中医学院一附院院长职务。20年日月轮回，20年岁月沧桑，石学敏就是凭着过人的"精力和毅力"带领医院实现两次历史性腾飞。他以敏锐的洞察力和远见卓识，带领天津中医学院一附院实现了全方位发展，将一所名不见经传的普通中医院，建设成为中国规模最大的综合性中医医院，国家中医药管理局命名的全国针灸临床研究中心、中国针灸中心，全国省级示范中医院、天津市三级甲等医院，成为一所我国规模最大的中医特色突出的、现代化综合性医院。

1983年以前，天津中医学院一附院在市中心的和平区多伦道上，这里是原日租界区域，房屋破旧危漏，条件极差。仅有1台漏电的X光机，显微镜破旧，各种化验也不行，几台心电图机也很破旧。医院当时真是一穷二白，除了点病床和桌椅没有别的了，医生们就靠一根针、一把草、一双手加一个脉枕行医。

1983年底石学敏出任院长后，便开始了一系列改革措施，其中最突出的是他的"业余晚诊"计划。他规定，凡是医院在职职工，在保证白天正常工作情况下，可以自愿入股，自筹资金购买部分医疗仪器。晚上租用医院门诊楼开展业余晚班门诊服务。这一部分属于集体所有制独立核算，自负盈亏，收入分配兼顾及国家、集体、个人三者利益，实行按劳取酬，多劳多得。配合这一大胆计划，他制定了一整套严格的管理制度。仅仅一年功夫，预期的效果便开始产生，医院出现了生机，特别是职工的收入有了大幅度增加。当然这些变化也引起了一些人的非议："钻改革的空子""一切向钱看，医院变了质""挖公费医疗的墙脚"，种种指责直指石学敏。"不当院长，我还是医生！"面对干扰，石学敏非常镇定，也非常自信。他认为，社会主义的医院既要讲社会效益，也要讲经济效益。医院要有坚强的物质后盾来发展医学科技，更新设备和改善职工福利待遇。否则，医院会越办越穷，越办越满足不了社会需要。最终，经过近一年的审查、考核，石学敏继续当院长，各项改革措施继续在实施。

石学敏在为解决患者"看病难"的问题率先开展"业余晚诊"服务的同时，还积极组织开展家庭病床，他把病床开在患者家中，让患者在家中得到住院一样的治疗。

天津中医学院一附院是在全国第一个开展家庭病床的中医院，到1987年时，家庭病床由几十张发展到1000多张，医院医教科设专人专门负责家庭病床工作，最多时有120余名医生每天走街串巷，上门入户为患者诊病治病。

自1996年开始，他又在医院开设了"一日病房"，"一日病房"收治患者数日最多达184张。他提出突出中医特色，在突出"五专"特色上下功夫，医院陆续开设了72个专病门诊。他制定了一整套严格的管理制度，以独特的管理才华赢得实践的成功。

1983年以前，天津中医学院一附院是一个靠国家补贴过日子的穷单位，1988年与1987年相比，在社会紧缩医疗费用的情况下，医院的门诊量为103.8万人次，全年业务收入达1600万元。职工福利待遇明显改善，除工资外，奖金、业余收入人均增加了2倍多，医院购买住房按职称分配住房，达到了国家规定的住房标准。双职工的后顾之忧也得到妥善解决。

在石学敏院长的带领下，天津中医学院一附院由于注重突出中医特色，1984年，被卫生部授予"突出特色奖"，针灸学科取代其他学科成为医院的重点学科之一。1985年，被国家中医药管理局确定为全国重点建设的七所中医附院之一，国家投入资金进行建设。

正是由于抓住了发挥中医特色、突出针灸优势这一关键环节，抓住了国家投入资金进行中医院建设千载难逢的机遇，1990年12月，医院整体搬入鞍山西道新址，病床数一下子达到了701张，针灸学科等各个学科有了更大的发展空间。1991年，医院被国家中医药管理局确定为全国省级示范中医医院，针灸学科被确定为"全国针灸临床研究中心"，1992年针灸学科被确立为"全国针灸专科医疗中心"和"全国针灸临床研究中心"。医院发展实现了第一次腾飞。

2000年4月，医院自筹资金建设的国际医疗康复大厦落成，使医院病床数达到了1300张，针灸学科等学科搬入新楼，为集中传统医疗与现代化诊疗技术手段之精华，开展针灸、骨伤、推拿等优势学科治疗多种疾病，特别是"醒脑开窍针刺法"治疗中风病等脑血管疾病提供了更大的空间，标志着医院实现了第二次历史性腾飞。

六、科技兴院，独领风骚

石学敏以"科技兴院"为总的指导原则，用现代医院管理思想制定了一系列措施，以发挥中医优势，突出中医特色，走中西医结合道路，并拥有西医优势学科为宗旨，以"发展事业，服务社会，富裕职工"为办院方针，以突出"五专"优势为特色，形成医疗、海外、产业三位一体发展态势，医院建设呈现出强大实力。

在医院建设中，石学敏提出要"院有专科，科有专病，人有专长"，20世纪90年代他又进一步提出要把发挥"五专"优势列为医疗工作的重点去加强和完善。他提出引进西医学科学技术，为中医学科发展所用，坚持中西医并举，构成中西医学科全面发展态势。

石学敏对中医的发展有着独到的见解。他认为：中医有3000年历史，为什么发展如此缓慢，西医学进入中国不过100多年历史，为什么发展如此迅猛，急危重病和高级保健都在西医院手中，我们中医为什么就不行？我们不能墨守成规，要吸取西医学精华，为我所用，发展自我。西医学科学技术是人类文明的产物，西医可以用，我们中医为什么不可以用，应用现代医学科学技术发展中医，就是中医的，中医诊治技术与西医学诊治技术结合，才能构成一个完整的"圆"。

以开拓精神抓医院管理，就要走出一条具有自身特色的医院发展之路，石学敏提出"发展在门诊，成功在病房"的学科建设方向，以心、脑血管疾病为主的老年病，以小儿癫痫、小儿肾病、小儿病毒性心肌炎为主的儿科病和以心脑肾多脏衰为主的急危重疾病为重点，形成"一老一小一急"的医疗核心，建立起高水平的现代化中医学科。

扩展医疗服务范围，装备国际水平的大型医疗诊疗设备，投入巨资健全影像、检验、监护和电脑四大系统，装备 MR、全身 CT、全自动生化分析仪、全自动酶免分析仪、全自动血栓与止血分析仪、微生物分析仪、骨密度仪、彩超、电子内窥镜、中心监护系统等现代化医疗仪器设备。

在石学敏建立针灸科、开始针灸事业的时候，那时的中医还被简单地宣扬为"一根银针一把草"。石学敏非常不赞成这种说法，他认为："中医不是这么简单，中医是一门科学。""科学的东西就要进行严格的、科学的实验。"

在这一理念的指导下，石学敏带领团队开始了全方位的、既有中医特点又有科学严谨性的针灸治疗脑血管疾病的研究，这也是他后来的成功点。他研究创立的"醒脑开窍"针刺法治疗中风及其后遗症，并在针刺手法上制定了明确的量学规范。"醒脑开窍针刺法""石氏中风单元疗法"已系列化、规范化，广泛应用于中风病等多种病症均有独特效果，取得了卓越的临床疗效，产生的社会效益和经济效益难以用数字计算，使他仅用了 10 年时间就名扬四海，兑现了他当初的诺言。

随着现代化仪器的更新和基础实验研究的深入扩展，这一针刺方法得到了不断的揭示和验证。1999 年，石学敏带领他的博士研究生们在从分子生物学的实验角度，揭开针刺治疗中风的理论之谜，开展了临床疗效卓著的"石氏中风单元疗法"的临床应用。

50 年中，他率领的课题组开展了针刺的临床和基础实验研究获得了多项科研奖励，其中，国家八五攻关课题"醒脑开窍针刺法的临床及实验研究"，1995 年获国家级科技进步三等奖，1998 年度"醒脑开窍针刺法"被列为十大中医药科技成果推广项目之一，1999 年"石氏中风单元疗法"，成为十大中医药科技成果推广项目在国内外广泛推广应用，2000 年再获香港何梁何利基金科学与技术进步奖。1999 年，石学敏当选为中国工程院院士。

七、针灸外交，展示魅力

作为中国传统医学的瑰宝，针灸在相当长的时间里并不为西医国度的人们所理解和接受，石学敏教授在国外经常会遇到各种考验，而他总是以精湛的针灸术赢得尊重，并使针灸展现了神奇的"光彩"。外交部和国家卫生计生委多次联合表彰了他的"针灸外交"。

在德国，石学敏被授予中德合办的中国医学研究院副院长的荣誉。在那里，他受到了隆重而又热情的欢迎。研究院广场上飘扬着鲜艳的五星红旗，石学敏不仅感受到作为一名学者的尊严，而且为作为一名中国医生为祖国争得荣誉而倍感自豪。石学敏做了针灸学术讲演和精彩的示范表演，大大小小的摄像机、照相机聚集在中国医生手中的纤毫银针上，让异国的专家学者领略到中医针灸的精妙神奇。

八、银针闪烁，走向世界

50 年来，石学敏院士的足迹遍及五大洲，他数十次东渡日本，在韩国、东南亚国家、美洲国家、美国、加拿大、墨西哥、秘鲁、哥伦比亚、智利等国，石学敏的讲学和访问引起了轰动。石学敏以他精湛的针灸手法，为人们解除了病痛的折磨；他凭着高尚的医德、高超的医术，赢得了"魔术师""巨人""石氏旋风"等各种美称。

20 世纪 80 年代，石学敏曾 10 余次东渡日本，进行访问、讲学、科研合作。石学敏相继在后滕学园、早稻田针灸学校和筑波大学，讲演他创立的"醒脑开窍"针刺法，并做治疗中风病的现场操作表演。他在日本出版了《实验针灸学》《脑血管病针刺——醒脑开窍法》等日文专著。不仅如此，他所领导的针灸部与日本国的医学界开展了广泛的针灸医学的研究。他的助手在那里成功地开展了老化鼠的老年病学研究，并首次将这种动物模型引入我国。

日本著名汉医学家后滕修司教授称"醒脑开窍"法是继针灸麻醉之后的又一次突破。日本山本胜司教授主编的权威杂志《中国杂志》评述："继针刺麻醉之后，石学敏的'醒脑开窍法'，似乎再一次改写了针灸的威力，掀起了强大的轰动效应，使在场的 500 名参加者受到强烈的冲击"；"如果将针刺麻醉作为针灸治疗第一阶段的话，那么这次石学敏的醒脑开窍法，可以说开始了迄今为止针灸的一个崭新阶段。"石学敏在后滕学园、早稻田针灸学院、筑波大学等处讲学，展示针灸魔幻般的神奇疗效，使日本卷起"石氏旋风"。

石学敏到法国讲学，恰逢意大利一位上流人物的千金来巴黎不幸出了车祸，股骨胫骨骨折，但她不能手术，因手术时用麻药就会抑制呼吸，在这个从未见过的病例面前，石学敏胸有成竹地在她的合谷、太冲、人中等穴位扎了5根针，10分钟后，手术开始，患者丝毫没有痛感，又过了10分钟后，手术复位成功，在场的人长时间地为石学敏鼓掌。

在石学敏的积极参与下，1979年我国在北京召开了首届全国针灸针麻学术讨论会，世界卫生组织也同时召开了WHO针灸针麻座谈会，提出了针灸可以治疗的疾病的病名总目录和一项开展针灸工作的建议。石学敏继续不辞辛苦地去各国讲学，担任了许多国家的中国传统医学研究院的客座教授，为中医针灸走向世界做出了不懈努力。

2010年6月，石学敏院士访问德国，出席了在赛得克的教学诊所开业一周年庆典，并受教学诊所托马斯先生的邀请进行临床教学，与德国巴伐利亚州自然疗法协会负责人沃夫刚先生商谈了教学合作的内容，石院士考察了德国北部巴特布莱姆医院，双方计划在中医医疗、教学、科研方面展开合作。石院士还参观了德国蓝塔骨科康复医院，加强双方在中医疗法方面的研究合作。

九、勇于开拓，形成优势

发岐黄之精微，创时代之新意。天津中医药大学一附院针灸科在石学敏院士的带领下，经过近50年的建设，从小到大，从弱到强，成为全国针灸中心、全国针灸临床研究中心、全国针灸专科医疗中心，成为全国最大的针灸基地。

将针灸推向科学化、规范化是一代人的责任。石学敏认为，中医一定要走科学化、规范化的道路。规范用词就是其中的一项任务，他说："中医的理论和表达都融入了中医药文化，其他国家的人一般听不懂，就算是中国普通民众甚至其他行业的专家一般也听不懂。而西医病种明确，现代人接受程度高。由此，中医的理论需要用科学的语言表达出来，进行语言科学化。"

用现代科学解释针灸，是石学敏"中医科学化"道路的一大创举。在"醒脑开窍"法获得显著疗效和广泛赞誉后，他没有止步不前，而是带领学生们深入探究了针刺治疗中风的机制，将国际先进的技术和研究观念与中国古老的针灸巧妙结合，实现了由临床实践层面上升到西医学理论的高度，并一直紧跟国际科学进展的步伐，将针灸作用机制的研究层层推进到了现在的基因水平。

针刺手法量学这一概念的提出是石学敏的又一创举，可说是针灸学发展史上的一个里程碑。中医针灸在漫长的千年岁月里，注重的是经验的积累、完善，历代针灸学家对针刺都没有明确的"量"的概念。一次针灸扎的深度、持续的时间是多少，没有人说得清楚。而石学敏给针灸确立了严格的量效关系：进针的方向、深度，达到深度后所采用的手法、做多长时间，一次治疗的效果持续多少小时，第二次治疗什么时候跟进……这些都是他经过科学、严格的实验，给出了量学规范。

20世纪80年代，石学敏与日本驻波大学、北里大学和京都大学合作开展针刺手法量学研究，从科学角度对这种手法量学进行了验证。试验选用的受试者都是大学老师、男性，这样的选择是有目的的，石学敏解释说："第一，知识分子不信邪。第二，男性的大脑皮下抑制是强型的，不易受暗示干扰。"试验应用了先进的研究设备，这在当时绝对是了不起的创举。

一开始，日本方面提出，让石学敏先说出用中医针灸扎一个穴位能够出现什么情况，然后检验结果。石学敏答道："扎合谷穴，喉结以上的头部温度上升，同时腹腔的温度下降。"

日本方面让他们的一位30岁的男性讲师做受试者，用红外线体温仪测体温，每30秒钟报告一次。在试验的8个小时中，受试者只能喝水不能吃东西，因为吃东西会补充热量，影响体温的准确。令所有在场人员惊讶万分的是，正如石学敏所预料，在他施针后，显示屏上的温度呈现出了头温上升、腹温下降的结果。

加拿大等国也曾邀请石学敏去做这种试验，对此，石学敏说道："中医在这些地方都受到了尊重，所以只要用科学的证据和语言表述，中医就不会被误解为是假的或者是伪科学。"

石学敏以临床辨证诊断精确、行针施术轻捷精妙而为人们所敬佩，他立法处方对多种疑难重症如中风病、冠心病、胆石症、哮喘、不孕症等多种病症均有独特疗效，他的"醒脑开窍"针刺法为数以万计中风病患者解除病痛之苦。

十、医德高尚，广受赞扬

石学敏院士是一位名人，在天津、在全国，乃至海外享有很高的知名度。然而，使他闻名遐迩的不是那复杂多样的身份，而是他高超的医术和高尚的医德。一根银针，使他治好上至外国政要，下至普通百姓的疑难病症。他信奉的是"大医精诚"，他手持一根银针，创造了一个又一个医学神话，演绎了一段又一段人间真情。

海外财团送给石学敏个人的一辆汽车，他捐献给了医院。陕西省延安市志丹县这一贫困地区的孙华等两名青年，在中央电视台《东方之子》节目收看到了石学敏的事迹报道后，慕名前来求学立志学医成才。石学敏接受了这两名特殊的学生，无偿地培养他们3年，医院职工纷纷为这两位贫困地区的孩子捐献助学款达6000多元……

坚持以改革为龙头，把握"开堵结合、标本兼治"的工作思路，扎扎实实地抓好医德医风建设工作，石学敏院长在这方面也有所创新。

如何看待医德方面的问题，石学敏院长提出了要提高知识分子待遇，堵住乘人之危的现象，要"开堵结合、标本兼治"，突出一切以患者为中心的理念，形成树医德高尚标兵，做医德高尚楷模的良好院风院貌，赢得了广大患者的赞誉。天津中医药大学一附院这一做法得到了市领导的充分肯定，天津市卫生系统在一附院召开了现场经验交流会，推广了他们的做法。

在石学敏的带领下，良好的医德医风已成为一种风气。医务工作者们用自己的医德诺言，让医院成为"患者之家"，在天津中医药大学一附院，没有患者给医务人员送"红包"的，而却有医务人员给患者送"红包"的，这样的故事真是太多太多，为患者解忧济困在这里已经蔚然成风。

天津市卫生局的同志说，近些年来，卫生局多次对天津中医药大学一附院明察暗访，患者普遍反映这个医院的医德医风好。一封患者的来信道出了肺腑之言："我去过许多医院，相比之下，中医药大学一附院不仅医疗护理是最好的，医德医风也是最好的。"

1988 年以后，中医药大学一附院连续数年荣获了天津市政府授予的"天津市文明单位"称号。

十一、国际病房，面向海外

《人民日报》海外版 1994 年 10 月刊登了一篇文章，题目叫做"天津有座国际病房"，报道了天津中医药大学一附院收治外国脑血管疾病患者的故事。

文章写道：环廊、酒吧、客房，有黑眼睛和蓝眼睛的汇合。餐厅、健身房、电教馆，不同肤色的人擦肩而过。这是什么地方？若不是偶见坐轮椅或拄拐杖的，你或许很难将此情景与"医院""病房""针灸"联系在一起，走进天津国际病房的患者有世界各国的贵族皇室、政府官员、商人、企业家和黎民百姓，吸引他们的竟是那一根根纤毫银针。

20 世纪 80 年代时，那时刚刚改革开放，一个由十几位日本医学专家组成的参观访问团来医院参观，当这些日本人看到一位位中风患者被石学敏用那纤细的银针治好时，惊讶声不止，纷纷竖起大拇指。参观访问团离开医院时，特意制作了一个大镜框，由日本书法家书写了"鬼手佛心"4 个汉字，这 4 个大字浑厚有力，赞扬了石学敏针灸术的神奇。

这个大镜框曾经一直挂在针灸科主任办公室内的墙上，挂在石学敏的办公桌前，这也是日后各级领导和新闻媒体赞扬石学敏是"鬼手神针"的由来。

每一次海外讲学归来，石学敏都结交一批友人，也带回一批求医者。一传十，十传百，先是黑头发黑眼睛的亚洲人，然后是黄头发蓝眼睛的欧洲人。100 多个床位的病房大有人满之势。患者多是慕名而来。患者抱病跑了不少国家未能获治，在这里手到病除，"抬着入院，走着出医院"的记载，在国际病房并非罕事。来自美国、南非、德国和奥地利等患者来到这里接受中医药和针灸的治疗，他们是以"求医团"的形式来接受中医治疗的。

现在，美国"求医团"100 多名美国中风患者能每年到天津中医药大学一附院住院治疗，是由一个名叫茹丝的美国中年女性，在这里经过针灸治疗好她的疾病康复后，而带来这些"求医团"患者的。

几年前，茹丝因多年前脑干出血，导致右半身共济失调、痛觉温觉障碍、大小便失禁、不能站立行走等一系列症状，她曾在美国和欧洲许多国家的医院治疗，均没有疗效，当她得知中国的针灸可能有效时，抱着试试看的想法来到了中国天津。她是被抬着下飞机的，没想到，石学敏院士为她治疗两个月就恢复了运动功能，行走自如。转年，她再次来接受针灸治疗，各项受损功能恢复了98%。以后，茹丝每年定期来检查身体，她与石学敏等针灸专家们成为了好朋友。

茹丝有个好习惯，她将自己在天津看病的经过以日记形式记录了下来。回美国后，她将日记整理并配上照片写成两本书，正式出版发行，其中一本书的名字就叫《从黑暗走向光明》。一家美国电视台根据她和"求医团"患者在天津中医药大学一附院的治疗经历，拍摄了一部电视纪录片，名叫《9000银针》，在美国播出后引起了轰动，很多外国患者看到后找到茹丝，希望也能到天津看中医。于是，茹丝成了"求医团"的组织者。

2010年11月18日，美国亚利桑那州凤凰城希尔顿大酒店，在Pima中医学院师生参加的电视纪录片《9000银针》的试映会上，石学敏接过并高高捧起一个小地球仪，整个会场响起了热烈的掌声。当地中文报纸《亚省时报》头版头条以"华夏银针，璀璨凤城"为题进行了报道，再一次在美国引起轰动……

电视片《9000银针》片长达120多分钟，它记录了一个真实的故事。德尔文是一名美国健美运动员，曾经获德克萨斯州健美冠军，在美国是很多青年心目中的偶像。他有一个幸福的5口之家。正当事业和家庭都很顺利的时候，不幸降临到这个美国男人身上。突发中风病，不仅夺走了德尔文的健康，更加威胁到了他的家庭，因为他连最基本的生活能力都丧失了。

德尔文的家人通过朋友得知一个美国朋友在中国用针灸治疗中风病的情况，于是在2008年初，德尔文同十几位中风病患者一道，远赴遥远的东方——中国天津，向石学敏求医。在天津，经过三个半月的针灸、拔罐治疗以及康复训练，德尔文恢复得非常迅速，从最开始的四肢没有自控能力到离开的时候，已经有很好的感知和活动能力。德尔文像个英雄一样回到了家乡，他现在仍然在继续坚持康复训练，目标就是彻底摆脱轮椅，过上正常的生活。当看到片中德尔文的病情在一步一步好转，全场观众都爆发出惊叹的声音，他们感叹中医针灸的神奇疗效。

2011年7月21日，石学敏院士受卫生部（现为国家卫生计生委）、国家中医药管理局邀请，赴法国巴黎为著名爱国侨领诊治脑血管疾病，诊治取得了明显效果。患者是著名爱国侨领，时年 75 岁，患脑血管病史近 2 年，有表情淡漠、语言謇涩、饮水咳呛、四肢活动不利、不能独立站立及行走等症状，半年前因右侧肋骨骨折出现呼吸困难，今年 6 月份曾做过胸腔穿刺引流术，但患者仍存在肺感染及肺功能不全。

石院士来到法国后，全面地诊查了患者，详细询问病史，考虑患者至少患过两次脑血管疾病，存在吞咽困难、饮水呛咳、声音嘶哑等症状，诊断为假性延髓麻痹、脑梗死后遗症、心肺功能不全。石院士采用醒脑开窍针刺法，配以丹芪偏瘫胶囊口服，并根据患者病情制定并指导患者进行正确的康复训练。经石院士连续 3 天的治疗，患者语言謇涩、饮水呛咳的症状得到明显的改善。1 周后患者已能独自起卧、站立及行走，自觉四肢无力明显改善。治疗 12 天后，患者饮水呛咳消失，吞咽功能恢复正常。发声困难，发音不准，吐字不清，音调节律异常等得到明显改善，肢体功能恢复，患者已能独立连续行走。

患者及家属惊讶中国针灸有如此显著的疗效，盛赞石院士医术高超，感慨中医学的伟大。患者之子、巴黎市十三区区长当即决定，通过法国医疗管理局邀请我院与法国的医疗机构合作，共同研究中医药治疗方法。石院士在法期间应中国驻法大使孔泉的盛情邀请，为使馆工作人员进行健康保健知识讲座。使馆及随任家属 60 多人参加了讲座，石院士的讲座深入浅出，有很强的针对性，使馆员们增加了健康保健常识。

数十年如一日，石学敏总是以高大的身躯穿着整洁的白大褂，出现在门诊，出现在病房工作第一线。他说，他离不开他的患者啊。每当他出国回来，他不是先回家，而是直奔医院，每天工作十几个小时，很晚才走。星期天、节假日，他仍工作在病房，他那高尚医德深深感染着身边每一个人。

十二、探根寻源，寻求突破

2003 年 9 月，当了 20 年院长的石学敏院士担任了医院的名誉院长，他把主要精力投入到学术研究和学科发展上来。尤其是近年来，石学敏院士采用针灸疗法治疗中风病的上游病种——高血压，已经取得良好效果，经针刺治疗高血压病显示了良好的疗效，2009 年 8 月 18 日，石学敏院士高血压门诊开诊了，他带领学生诊治高血压病患者。石学敏院士高血压门诊开诊 3 年多来，不论多忙、多累，他坚持出诊。作为全国首创的针刺治疗高血压门诊运行第一年，就诊治高血压患者达 10 余万人次，采用针灸治疗，疗效显著，为广大高血压患者解除了病痛。

制定流程，规范操作，完善病例，培养队伍，建立了一个团结向上、技术过硬的团队。证实了针刺对治疗高血压病有着显著的疗效，不少患者通过针刺治疗减少降压药物，不少患者停药血压仍可控制稳定……

十三、继往开来，再建新功

近几年来，在现任院长马融教授的带领下，天津中医药大学一附院又取得了突出成就，医疗、教学、科研等各个方面都获得了大丰收。这些成就的取得益于党的正确领导，得益于中医药政策的正确贯彻落实，更得益于石学敏院士打下的良好基础。作为名誉院长，石学敏院士不仅要思考学科如何发展，还要为医院的发展思考，他的思路点拨了医院的发展方向。

面对国际国内质疑中医药的现状，国家加大了对中医药的支持力度，确定了 10 个重点病种为研究对象，开展深入研究，拿出国内外医学专家认可的诊疗标准，为此，在全国遴选一批承担这 10 个重点病种的国家中医临床研究基地。2008 年 12 月，经国家发展与改革委员会和国家中医药管理局遴选，天津中医药大学一附院被确定为中风病、冠心病两个重点病种的国家中医临床研究基地，名列全国 16 所国家中医临床研究基地建设单位榜首。其中，石学敏院士担任了中风病临床研究基地首席科学家，石学敏院士无可争议地举起了中风病临床研究的这面大旗。

在石学敏院士倡导和充分征求各方面意见的基础上，中风病联盟在专家组的指导下，制定中风病联盟中风病临床研究总体方案，明确病种研究切入点和牵头单位，实现联盟各基地业务建设目标。通过中风病联盟机制，促进合作，整体加强科研能力建设，针对中风病临床防治的难点和关键技术，提高中医药防治中风病临床疗效和科研水平。

目前，中医临床研究基地病种研究初步取得成效。在石学敏院士带领下，中风病研究完成了《内经》中有关中医药防治中风病的整理，制订了中风病的中医药全程干预方案，针刺治疗中风病危险因素——高血压的研究。他所指导的针灸学科"针刺治疗脑病研究团队"于 2011 年获得了教育部"长江学者和创新团队发展计划"创新团队称号，是入选 97 个创新团队中唯一中医领域创新团队。

2011 年 3 月 20 日，天津中医药大学一附院举行新址建设工程开工，2014 年 9 月正式启用。新院区包括主楼、门诊楼、养生康复楼和应对突发传染病的治疗楼四个部分，病床数达到 1500 张。新院区有新"亮点"，老院区有固有的优势，两处院区将达到 220 亩以上，为患者提供了更大、更现代化的就医空间，真正成为全国最大的中医医院，针灸学科等各个学科有了更大的发展空间。

悠悠岁月，时光荏苒，时光转眼已到 2012 年，迎来了石学敏院士从医 50 周年。回顾那一段段感人的经历，那一个个感人的故事，强烈地感受到他具有敢为人先的气魄、毅力和思维，他把一腔热血浇灌在中医针灸事业这片绿洲上，他与银针结下了一生情缘。

年谱及学术成就

年　谱

1938 年 6 月　出生于天津市西青区大寺镇。

1957 年 9 月　就读于天津中医学院，成为该校首届大学生。

1962 年　毕业后在天津中医学院第一附属医院工作至今。

1964 年 9 月　赴北京参加国家卫生部中医针灸研究生班。

1968 年至 1971 年　参加中国援助阿尔及利亚医疗队，担任副队长职务并圆满完成任务。1993 年，由国家卫生部授予光荣证书。

1973 年　任天津中医学院第一附属医院新医科（后改为针灸科）主任，并率先建立针灸病房。

20 世纪 70 年代初　在研习古籍、结合临床及西医学理论基础上，创立"醒脑开窍"针刺法。

1980 年　研发的第一个药品"脑血栓片"成功上市。

1980 年　出任天津中医学院第一附属医院副院长。

1981 年　主编出版第一部著作《实用针灸学》。

1982 年　"醒脑开窍针刺法"获天津市科技进步二等奖，为天津中医学院第一附属医院第一个科研成果。

1983 年　出任天津中医学院第一附属医院院长，开展"业余晚诊"、家庭病床服务，推进医院改革。

1986年　主持完成的"针刺手法量学研究"成果获全国（部级）中医药重大科技成果乙级奖。

1986年　荣获国家卫生部"全国卫生文明先进工作者"称号。

1988年　荣获天津市政府授予的"天津市劳动模范"称号。

1989年　以石学敏教授为大会主席的第一届"中国天津国际针灸及中医药学术交流大会"在津召开。该大会每两年举办一次，至今已召开13届学术会议，形成了学术品牌。

1990年　荣获国家人事部"中青年有突出贡献专家"称号。荣获天津市总工会"七五"立功奖章。同年，率领天津中医学院第一附属医院整体搬迁至鞍山西道新址，医院发展实现了第一次腾飞。

1991年　荣获国务院"政府特殊津贴专家"称号。

1992年　天津中医学院第一附属医院针灸学科被确立为"全国针灸专科医疗中心"和"全国针灸临床研究中心"。

1993年　荣获国家教委、国家人事部共同颁发的"全国优秀教师"称号。同年荣获天津市总工会"八五"立功奖章。

1995年　主持完成的"醒脑开窍针刺法治疗中风病的临床和实验研究"获国家级科技进步三等奖。

1996年　荣获天津市"十佳医务工作者"称号。

1997年　被国家人事部、卫生部和国家中医药管理局确定为全国首批老中医药专家学术经验指导老师。

1998年　"醒脑开窍针刺"被列为十大中医药科技成果推广项目之一。

1999年　当选为中国工程院院士。同年荣获天津市"荣誉授衔专家"称号和天津市总工会"九五"立功奖章。

2000年　荣获香港何梁何利基金会"科学与技术进步奖"。同年，天津中医药大学第一附属医院国际医疗康复大厦落成，针灸学科等学科搬入新楼，为"醒脑开窍针刺法"治疗中风病等脑血管疾病的临床研究提供了更大的空间，也标志着医院实现了第二次历史性腾飞。

2001年　荣获香港求是科技基金会"杰出科技成就奖"。同年，研发的第二个治疗脑血管疾病的新药"丹芪偏瘫胶囊"成功上市。该药上市不久，即打入国际市场。国外多家医学机构在海外对该药进行了临床研究，并发表多篇文章。

2002 年　天津中医药大学第一附属医院被授予针灸项目博士后流动站，石学敏教授成为医院的第一个博士后导师。同年，第一个博士后进站。至今，该流动站共培养 5 名博士后。

2003 年 9 月　任天津中医药大学第一附属医院名誉院长。

2006 年　荣获中华中医药学会"首届中医药传承特备贡献奖"。

2008 年　荣获世界中医药学会联合会"中医药国际贡献奖"，同年，荣获"天津市名中医"称号。

2008 年 12 月　天津中医药大学第一附属医院被确定为中风病、冠心病两个重点病种的国家中医临床研究基地，名列全国 16 所国家中医临床研究基地建设单位榜首。石学敏院士担任了中风病临床研究基地首席科学家。

2011 年　石学敏教授所指导的针灸学科"针刺治疗脑病研究团队"获得了教育部"长江学者和创新团队发展计划"创新团队称号，是入选 97 个创新团队中唯一的中医领域创新团队。

2012 年 9 月　石学敏教授从医 50 周年学术经验研讨会在津召开。"醒脑开窍针刺法"入选国家科技部《科技惠民计划先进科技成果目录指南》，加大了技术推广力度。

2014 年 10 月　荣获"国医大师"称号。

石学敏院士著作目录（47 部）

1.《实用针灸学》. 石学敏，王崇秀. 天津科学技术出版社，1981 年.

2.《针灸治疗学》. 石学敏. 天津中医学院第一附属医院针灸科，1983 年.

3.《当代中国针灸临证精要》. 石学敏. 天津科学技术出版社，1987 年.

4.《〈灵枢·经脉篇〉"是动病""所生病"浅释》. 石学敏，韩景献，张大千. 天津中医学院第一附属医院针灸科，1988 年.

5.《石学敏针灸临证集验》. 石学敏. 天津科学技术出版社，1989 年.

6.《中国针灸治疗学》. 石学敏. 中国科学技术出版社，1990 年.

7.《中国针灸奇术》. 石学敏. 天津科技翻译出版公司，1992 年.

8.《中医纲目（上、下册）》. 石学敏. 人民日报出版社, 1993 年.

9.《石学敏针灸学》. 石学敏. 天津科学技术出版社, 1996 年.

10.《针灸推拿学》. 石学敏. 中国中医药出版社, 1996 年.

11.《抓痧》（中医绝活）. 石学敏. 天津科学技术出版社, 1997 年.

12.《针灸治疗学》［普通高等教育中医药类规划教材（供针灸类专业用）］. 石学敏. 上海科学技术出版社, 1998 年.

13.《中风病与醒脑开窍针刺法》. 石学敏. 天津科学技术出版社, 1998 年.

14.《汉英双解针灸大辞典》. 石学敏, 张孟辰. 华夏出版社, 1998 年.

15.《中华推拿奇术》. 石学敏. 天津大学出版社, 1998 年.

16.《中西医临床急症学》. 石学敏. 中国中医药出版社, 1998 年.

17.《当代针灸治疗学》. 石学敏. 南开大学出版社, 1998 年.

18.《石学敏现代医院管理思想》. 石学敏. 天津人民出版社, 1998 年.

19.《中华康复治疗全书》. 石学敏. 南开大学出版社, 2000 年.

20.《针灸治疗学》. 石学敏. 人民卫生出版社, 2001 年.

21.《针灸学（七版教材）》［普通高等教育"十五"国家级规划教材（供中医药类专业用）］. 石学敏. 中国中医药出版社, 2002 年.

22.《针灸推拿学》. 石学敏. 中国中医药出版社, 2002 年.

23.《中西医临床查房手册》. 石学敏. 人民卫生出版社, 2002 年.

24.《现代慢性疼痛治疗学丛书》. 石学敏. 人民军医出版社, 2003 年.

25.《常见病实用针灸配方》. 石学敏, 周继曾等. 人民卫生出版社, 2003 年.

26.《家庭食养疗手册》. 石学敏. 南开大学出版社, 2003 年.

27.《科学防治非典, 众志成城克难关——天津中医学院第一附属医院抗非典记实》. 石学敏, 等. 天津中医学院第一附属医院, 2003 年.

28.《针灸学》. 石学敏. 中国中医药出版社, 2004 年.

29.《中医针灸临床手册》. 石学敏, 李志道, 杜元灏. 上海科技出版社, 2004 年.

30.《针灸学习题集》. 石学敏. 中国中医药出版社, 2005 年.

31.《石学敏针灸全集》. 石学敏. 科学出版社, 2006 年.

32.《针灸学（中医专业）》（新世纪全国高等中医药院校规划教材）. 石学

敏. 中国中医药出版社，2006 年.

33.《国际针灸教育》. 石学敏，郭义. 中国中医药出版社，2006 年.

34.《石学敏针灸学（英文版）》. 石学敏. 人民卫生出版社，2007 年.

35.《脑卒中与醒脑开窍》. 石学敏. 科学出版社，2007 年.

36.《针灸学》（普通高等教育"十一五"国家级规划教材）. 石学敏. 高等教育出版社，2007 年.

37.《针灸学》[新世纪二版全国高等中医药院校规划教材（中医专业）]. 石学敏. 中国中医药出版社，2007 年.

38.《中华针灸临床诊疗规范》. 石学敏. 江苏科学技术出版社，2007 年.

39.《石学敏实用针灸学》. 石学敏. 中国中医药出版社，2009 年.

40.《中医内科学》（新世纪全国高等中医药院校针灸专业创新教材）. 石学敏，戴锡孟，王键. 中国中医药出版社，2009 年.

41.《石学敏针刺手法》. 石学敏. 福建科学技术出版社，2010 年.

42.《针灸治疗学》（第 2 版）. 石学敏. 人民卫生出版社，2011 年.

43.《石学敏临证实验录》. 石学敏. 人民卫生出版社，2012 年.

44.《石学敏院士集》（中国医学院士文库）. 石学敏. 人民军医出版社，2012 年.

45.《现代针刺组学》. 石学敏. 浙江科学技术出版社，2013 年.

46.《针灸推拿学高级教程》（高级卫生专业技术资格考试指导用书）. 石学敏. 人民军医出版社，2014 年.

47.《石学敏中医技法临证精讲丛书》（6 册）. 石学敏. 人民军医出版社，2015 年.

石学敏院士国外主要译著（2 部）

1.《脑血管障害的针灸治疗》. 独著. 日本东洋学术出版社，1991 年.

2.《针灸临床的理论与实际》. 主编. 日本国书刊行会，1980 年.

石学敏院士获奖目录（57 项科研教学奖、6 项荣誉奖）

获国家级科技进步奖及教学成果奖项目

1. 针刺手法量学研究，获 1986 年全国（部级）中医药重大科技成果乙级奖。

2. "开辟教学新途径、培养针灸新人才"，获 1993 年国家教委普通高校优秀教学成果国家级一等奖。

3. "醒脑开窍"针刺法治疗中风病的临床及实验研究，获 1995 年国家科技进步三等奖。

4. "醒脑开窍"针刺法治疗中风病的临床及实验研究，获 1997 年国家教委科技进步（丙类）二等奖。

5. 经穴特异性效应及其关键影响因素研究，获 2011 年教育部科技进步二等奖。

获国家中医药管理局科技进步奖项目

1. 针刺治疗中风病的临床及实验研究，获 1991 年国家中医药管理局科技进步二等奖。

2. 针刺治疗"喑痱""类噎膈"325 例的临床分析及实验研究，获 1992 年国家中医药管理局科技进步三等奖。

获中华中医药等学会奖项目

1. "调神益智、平肝通络"针法治疗老年期痴呆的研究，获中华中医药学会 2003 年度科学技术奖。

2. 《石学敏针灸学》，获中华中医药学会科学技术奖学术著作三等奖。

3. 老年性痴呆异常表达基因的筛选和芯片的研制及针刺对快速老化鼠脑 MT mRNA 表达的影响，获中华中医药学会 2004 年科学技术一等奖。

4. 针刺干预脑梗死脑血管功能及脑循环的实验研究，获 2005 年中华中医药学会科学技术三等奖。

5. "醒脑开窍" 针刺治疗急性脑梗死临床疗效评价及蛋白质组学研究，2006 年首届中国针灸学会科学技术二等奖。

6. 调理脑神法的针灸临床应用研究，获 2007 年中华中医药学会科学技术三等奖。

7. 经穴特异性效应及其关键影响因素研究，获 2012 年中国针灸学会科学技术三等奖。

获天津市科技进步奖项目

1. 针刺治疗中风（脑梗死）临床研究，获 1981 年天津市科技进步二等奖。

2. 针刺手法量学研究，获 1986 年天津市科技进步三等奖。

3. "醒脑开窍" 针刺法对中风病的疗效机制的实验研究，获 1991 年天津市科技进步二等奖。

4. 石学敏针灸临证集验，获 1991 年第六届北方十省市（区）优秀科技图书二等奖。

5. "醒脑开窍" 针刺法形态及组织化学实验研究，获 1992 年天津市科技进步二等奖。

6. 开辟教学新途径、培养针灸新人才，获 1993 年天津市普通高校优秀教学成果一等奖。

7. 针刺治疗 "喑痱" "类噎膈" 325 例的临床分析及实验研究，获 1993 年天津市科技进步三等奖。

8. 针刺治疗病态窦房结综合征的临床与电生理实验研究，获 1994 年天津市科技进步二等奖。

9. 针刺脑机制——正常大鼠脑对不同穴位刺激反应的形态学研究，获 1994 年天津市科技进步三等奖。

10. 针刺对快速老化痴呆模型小白鼠（SAM-P/8）脑功能影响的实验研究，获 1995 年天津市科技进步二等奖。

11. 针刺对大鼠急性脑局部缺血模型脑微血管系统功能和形态的影响，获 1995 年天津市科技进步三等奖。

12.《中医纲目》，获 1996 年度天津市科技著作二等奖。

13. 独辟新径、探索中医博士生培养之路，获 1996 年度天津市高校优秀教学成果一等奖。

14. 风池穴不同针法对椎－基底动脉供血不足患者颅底血流动力学的影响，获 1996 年天津市科技进步三等奖。

15. 针刺对快速老化痴呆模型鼠活性基因作用机制与临床关系的研究，获 1997 年天津市科技进步二等奖。

16.《石学敏针灸学》，获 1997 年天津市科技著作二等奖。

17. 芒针治疗慢性前列腺炎的临床研究，获 1997 年天津市科技进步三等奖。

18. "醒脑开窍"针刺法治疗中风病的临床及实验研究，获 1998 年天津市第三届科技兴市突出贡献奖。

19. 针刺对快速老化脑萎缩模型小鼠 SAM-P/10 脑、肝抗氧化酶活性及其基因表达水平影响的实验研究，获 1999 年天津市科技进步二等奖。

20. 针刺对快速老化脑萎缩模型鼠行为学及细胞凋亡相关因素影响的研究，获 1999 年天津市科技进步三等奖。

21. 衰老相关基因的筛选及针刺干预作用的实验研究，获 2000 年度天津市科技进步二等奖。

22. 针灸治疗大动脉炎（头臂动脉型）的临床及实验研究，获 2000 年度天津市科技进步二等奖。

23. 针刺对实验性脑梗死（MCAo）大鼠脑组织细胞凋亡及 c-fos 基因表达影响的实验研究，获 2000 年度天津市科技进步三等奖。

24. 针刺治疗中风病的研究，获 2001 年度天津市自然科学二等奖及 2001 年中科协杰出科技成就集体奖。

25. 老年性痴呆异常表达基因的筛选及芯片的研制，获 2002 年度天津市科技进步二等奖。

26. 调神益肾针法治疗更年期综合征的研究，获 2002 年度天津市科技进步三等奖。

27. 针刺治疗老年期痴呆的临床及基础研究，获 2003 年度天津市科技进步二等奖。

28. 经筋刺法治疗周围性面神经麻痹的临床疗效及机制研究，获 2003 年度天津市科技进步三等奖。

29. 针刺干预脑梗死的微血管机制研究，获 2004 年度天津市自然科学三等奖。

30. 针刺治疗郁证疗效评价及对神经内分泌、免疫等相关因素的影响，获 2005 年度天津市科技进步二等奖。

31. 丹芪偏瘫胶囊，获 2006 年度天津市科技进步三等奖。

32. "醒脑开窍"针刺治疗急性脑梗死临床疗效评价及蛋白质组学研究，获 2007 年度天津市科技进步二等奖。

33. 针刺治疗缺血性脑血管病的研究，获 2009 年度天津市科技进步一等奖。

34. 经穴特异性效应及其关键影响因素研究，获 2012 年天津市科技进步三等奖。

获天津市卫生局（现为卫生计生委）科技进步奖项目

1. 风池穴不同针法对椎 – 基底动脉供血不足患者颅底血流动力学的影响，获 1996 年天津市卫生局科技进步三等奖。

2. "醒脑开窍"针刺法治疗急性出血性中风的临床研究，获 1997 年天津市卫生局科技进步一等奖。

3. 针刺防治急性脑梗死并发心脏损伤的研究，获 1998 年天津市卫生局科技进步一等奖。

4. 针刺对快速老化脑萎缩模型小白鼠（SAM-P/10）行为学细胞凋亡影响的实验研究，获 1998 年天津市卫生局科技进步一等奖。

5. 针刺干预急性脑出血大鼠的实验研究，获 1998 年天津市卫生局科技进步二等奖。

6.《中国针灸奇术》，获 1998 年天津市卫生局科技著作二等奖。

7. 针刺对快速老化模型小鼠脑、肝抗氧化酶活性及其基因表达水平影响的实验研究，获 1999 年天津市卫生局科技进步一等奖。

8. 经筋刺法治疗周围性面神经麻痹的临床疗效及机制研究，获 2002~2003 年度天津市卫生局科技进步二等奖。

9. 针刺对偏头痛相关痛觉机制影响的研究，获 2010 年度天津市南开区科技进步二等奖。

获其他荣誉奖项目

1. 天津市第三届科技兴市突出贡献奖，1999 年，天津市政府。

2. 何梁何利基金科学与技术进步奖，2000 年，何梁何利基金评选委员会。

3. 香港求是科技基金会杰出科技成就奖，2001 年，香港求是科技基金评选委员会。

4. "石氏中风单元疗法"，2003 年，国家中医药管理局十大中医药科技成果推广项目之首。

5. 首届中医药传承特别贡献奖，2006 年，中华中医药学会颁发。

6. "王定一杯"中医药国际贡献奖，2008 年，世界中医药联合会颁发。

石学敏院士科研教学成果目录（56 项）

1. 针刺治疗中风（脑梗死）临床研究，1980 年通过天津市科委成果鉴定，鉴定结果为国内领先。

2. 针刺手法量学研究，1986 年通过天津市科委成果鉴定，鉴定结果为国内领先。

3. 血液流变学对脑血栓形成的作用机制探讨，1989 年通过国家中医药管理局成果鉴定，鉴定结果为国内领先。

4. "醒脑开窍"针刺法对中风病的疗效机制的实验研究，1991 年通过国家中医药管理局成果鉴定，鉴定结果为国际领先。

5. "醒脑开窍"针刺法对中风病的临床及实验研究，1991 年通过国家中医药管理局成果鉴定，鉴定结果为国际领先。

6. 针刺治疗"喑痱""类噎膈"325 例的临床分析及实验研究，1992 年通过天津市卫生局成果鉴定，鉴定结果为国际领先。

7. "醒脑开窍"针刺法干预大鼠实验性脑梗死的形态学研究，1992 年通过天津市科委成果鉴定，鉴定结果为国际领先。

8. "醒脑开窍"针刺法对脑缺血及再灌注损伤影响的实验研究，1992年通过天津市科委成果鉴定，鉴定结果为国际领先。

9. 开辟教学新途径、培养针灸新人才，1992年通过天津中医学院教学成果鉴定，鉴定结果为国内领先。

10. 医院信息管理系统，1993年通过天津市科委成果鉴定，鉴定结果为国内领先。

11. 针刺治疗病态窦房结综合征的临床与电生理实验研究，1994年通过天津市教委成果鉴定，鉴定结果为国际领先。

12. 针刺的脑机制——正常大鼠脑对不同穴位刺激反映的形态学研究，1994年通过天津市科委成果鉴定，鉴定结果为国际领先。

13. "醒脑开窍"针刺对大鼠脑局灶性缺血模型脑微血管系统功能、形态和能量代谢等的影响，1995年通过天津市科委成果鉴定，鉴定结果为国际领先。

14. 针刺对快速老化痴呆模型小白鼠（SAM-P/8）脑功能影响的实验研究，1995年通过天津市科委成果鉴定，鉴定结果为国际领先。

15. 针灸的临床及基础实验研究，1996年通过天津市科委成果鉴定，鉴定结果为国际领先。

16. "醒脑开窍"针刺法治疗中风急性期的临床研究，1996年通过天津市科委成果鉴定，鉴定结果为国际领先。

17. 中医针灸高级人才培养模式及机制，1996年通过天津市科委成果鉴定，鉴定结果为国际领先。

18. 独辟新径、探索中医博士生培养之路，1996年通过天津市成果登记，鉴定结果为国内领先。

19.《石学敏针灸学》，1996年通过天津市成果登记，鉴定结果为国内领先。

20. 风池穴不同针法对椎-基底动脉供血不足患者颅底血流动力学的影响，1996年通过天津市科委成果鉴定，鉴定结果为国内领先。

21. 针刺对快速老化痴呆模型鼠活性基因作用机制与临床关系的研究，1997年通过天津市科委成果鉴定，鉴定结果为国际领先。

22. 针刺对快速老化脑萎缩模型小白鼠（SAM-P/10）行为学细胞凋亡影响

的实验研究，1997年通过天津市教委成果鉴定，鉴定结果为国际领先。

23. 芒针治疗慢性前列腺炎的临床研究，1997年通过天津市卫生局成果鉴定，鉴定结果为国内领先。

24.《中医纲目》，1997年通过天津市科委成果登记，鉴定结果为国内领先。

25. 快速老化痴呆模型小白鼠（SAM-P/8）的引进与开发，1997年被天津市卫生局评为1997年度填补市医药卫生空白引进新技术项目。

26. "医院门诊收费柜员制"计算机管理系统，1997年10月被天津市卫生局评为1997年度填补市医药卫生空白引进新技术项目。

27. 日本快速老化痴呆模型小白鼠（SAM-P/10）的引进与开发，1998年6月被天津市卫生局评为1998年度填补市医药卫生空白引进新技术项目。

28. 针刺干预急性脑出血大鼠的实验研究，1998年10月通过市教委成果鉴定，鉴定结果为国际先进。

29. 针刺防治急性脑梗死并发心脏损伤的研究，1998年10月通过市教委成果鉴定（津98116），鉴定结果为国际先进。

30.《中国针灸奇术》，1998年10月市级成果登记，鉴定结果为国内领先。

31.《中医绝活：推拿、拔罐、抓痧、浴疗》，1998年10月市级成果登记，鉴定结果为国内先进。

32. 针刺对快速老化模型小鼠脑、肝抗氧化酶活性及其基因表达水平影响的实验研究，1999年10月通过市科委成果鉴定，鉴定结果为国际先进。

33. 针刺对快速老化鼠细胞核活性基因转录与调控水平影响的研究，1999年2月通过国家自然基金委组织的专家验收，1999年10月市级成果登记，鉴定结果为国内领先。

34.《中风病与醒脑开窍针刺法》，2000年3月通过天津市科委成果登记，鉴定结果为国内领先。

35. 针刺对实验性脑梗死鼠脑细胞凋亡及C-fos基因表达影响的研究，2000年4月通过天津市卫生局组织的专家鉴定，鉴定结果为国内领先。

36. 衰老相关基因的筛选及针刺干预作用的实验研究，2000年6月通过市科委组织专家鉴定，鉴定结果为国际先进。

37. 针灸治疗大动脉炎（头臂动脉型）的临床及实验研究，2000年11月通过市卫生局组织的专家鉴定，鉴定结果为国内领先。

38. 针刺对实验性脑梗死大鼠基因转录影响的研究，2001年5月通过市科委组织的专家鉴定，鉴定结果为国际先进。

39. SAM鼠脑细胞端粒与端粒酶的增龄性变化及针刺的影响，2002年通过市科委授权中医学院的专家鉴定，鉴定结果为国际领先。

40. 针刺治疗血管性痴呆的临床和基础实验研究，2002年11月通过市科委组织的专家鉴定，鉴定结果为国内领先。

41. 老年性痴呆异常表达基因的筛选及芯片的研制，2002年11月通过市科委组织的专家鉴定，鉴定结果为国际先进。

42. 调神益肾针法治疗更年期综合征的研究，2002年10月通过市科委授权市教委的专家鉴定，鉴定结果为国际先进。

43. 五海丸抑制肿瘤生长、转移及分子机制研究，2002年10月通过市科委授权市教委的专家鉴定，鉴定结果为国内领先。

44. 针刺治疗老年期痴呆的临床及基础研究，2003年8月通过市科委组织的专家鉴定，鉴定结果为国际领先。

45. 经筋刺法治疗周围性面神经麻痹的临床疗效及机制研究，2003年8月5日通过市卫生局组织的专家鉴定，鉴定结果为国内领先。

46. 针刺治疗郁证疗效评价及对神经内分泌、免疫等相关因素的影响，2005年6月通过天津市教委组织的专家鉴定，鉴定结果为国内领先。

47. 针灸治疗大动脉炎（头臂动脉型）疗效观察及机制探讨，2005年5月通过天津市卫生局组织的专家鉴定，鉴定结果为国内领先。

48. 针刺治疗卒中后抑郁症的临床研究，2005年6月通过天津市教委组织的专家鉴定，鉴定结果为国内领先。

49. 针刺对脑梗死模型鼠脑皮质差异蛋白质组学影响的研究，2006年4月通过天津市教委组织的专家结题，鉴定结果为国内领先。

50. "醒脑开窍"针刺治疗急性脑梗死临床疗效评价及蛋白质组学研究，2006年7月通过市科委授权天津中医药大学组织的专家鉴定，鉴定结果为国际领先。

51. 针刺治疗脑病的临床及基础研究，2008年11月通过市科委授权天津市高新技术成果转化中心组织的专家结题，鉴定结果为国际领先。

52. 针刺调节脑缺血／再灌注后神经细胞［Ca^{2+}］的信息传导通路和调控网络的实验研究，2010年4月通过天津市卫生局组织的专家结题，鉴定结果为国内领先。

53. 经穴特异性效应及其关键影响因素研究，2011年6月通过市科委授权天津市高新技术成果转化中心组织的专家鉴定，鉴定结果为国际领先。

54. 针刺对偏头痛相关痛觉机制影响的研究，2010年4月通过天津市卫生局组织的专家结题，鉴定结果为国内领先。

55. 针刺治疗偏头痛的临床疗效评价及作用机制研究，2011年4月通过市科委授权天津市高新技术成果转化中心组织的专家鉴定，鉴定结果为国际领先。

56. 缺血性中风恢复期中医综合治疗方案的临床疗效评价研究，2011年6月通过市科委授权天津市高新技术成果转化中心组织的专家鉴定，鉴定结果为国际领先。

石学敏院士承担的科研课题目录（33项）

1. 针刺治疗中风（脑梗死）临床研究，自选课题。起止时间1971~1981年。

2. 针刺手法量学研究，市科委课题。起止时间1982年1月~1986年。

3. 血液流变学对脑血栓形成的作用机制探讨，国家"七五"攻关课题。起止时间1986年~1993年2月。

4. 刺络疗法的临床实验研究，国家中医药管理局课题。起止时间1986年~1990年。

5. 针灸的临床及基础实验研究，市八五攻关课题。起止时间1991年10月~1996年9月。

6. 针刺对脑缺血及再灌注家兔自由基病理学影响的实验研究，国家自然科学基金。起止时间1992年11月~1994年12月。

7. 针刺治疗急性心肌梗死合并心律失常的临床及实验研究，国家"八五"攻关课题。起止时间1992年1月~1996年1月。

8. 医院信息管理系统，市科委课题。起止时间 1992 年 6 月 ~1993 年 6 月。

9. 风池穴不同针法对椎 – 基底动脉供血不足患者颅底血流动力学的影响，市青年基金。起止时间 1993 年 4 月 ~1996 年 9 月。

10. "醒脑开窍"针法治疗中风病的临床及基础实验研究，教委重点学科项目。起止时间 1994 年 4 月 ~1997 年 12 月。

11. 针刺抗衰老及治疗老年常见病的临床及基础实验研究，教委重点学科项目。起止时间 1994 年 4 月 ~1999 年 12 月。

12. 针刺对快速老化模型鼠活性基因调控转录水平影响的研究，国家自然科学基金。起止时间 1996 年 1 月 ~1999 年 7 月。

13. 针刺对快速老化痴呆模型鼠活性基因影响的实验研究，市自然基金。起止时间 1996 年 4 月 ~1997 年 10 月。

14. 针刺治疗血管性痴呆的临床和基础实验研究，市自然基金。起止时间 1996 年 5 月 ~1998 年 12 月。

15. 针刺对颅内高压所致软脑膜微循环障碍的干预作用，市教委跨世纪人才项目。起止时间 1996 年 6 月 ~1999 年 6 月。

16. 针刺对老化模型鼠抗氧化基因表达水平的影响，市自然基金。起止时间 1997 年 4 月 ~1999 年 10 月。

17. 针刺对实验性脑梗死脑细胞凋亡及 c–fos 基因表达影响的研究，市卫生局课题。起止时间 1997 年 4 月 ~1999 年 10 月。

18. 山茱萸水提液防治骨质疏松的临床试验研究，市卫生局（现为卫生计生委）课题。起止时间 1997 年 4 月 ~1999 年 10 月。

19. 捻转补泻针法对人体温度场影响的红外热像研究，市教委课题。起止时间 2000 年 1 月 ~2002 年 10 月。

20. 针刺治疗老年期痴呆的临床及基础研究，市科委重点项目。起止时间 2000 年 1 月 ~2002 年 12 月。

21. 针灸治疗大动脉炎（头臂动脉型）临床疗效研究，国家中医药管理局课题。起止时间 2000 年 6 月 ~2003 年 8 月。

22. 老年性痴呆中药筛选芯片的研制及中药筛选，天津市科委重大科技攻关项目。起止时间 2001 年 9 月 ~2004 年 1 月。

23. 中医治疗中风急性期的临床研究（参加），"十五"国家科技攻关计划课题。

24. "通关利窍"针刺法治疗假性延髓麻痹的临床研究，国家中医药管理局（中医临床诊疗技术）课题。起止时间 2003 年 1 月~2004 年 12 月。

25. 针刺对脑梗死模型鼠脑皮质差异蛋白质组学影响的研究，天津市高校科技发展基金。起止时间 2003 年 6 月~2006 年 5 月。

26. 针刺调节鼠脑缺血/再灌注后神经细胞［Ca^{2+}］的信息传导通路和调控网络的实验研究，天津市卫生局中医、中西医结合课题。起止时间 2003 年 10 月~2005 年 10 月。

27. 出血性中风针刺治疗时机与疗效关系的研究，国家中医药管理局课题。起止时间 2005 年 1 月~2007 年 12 月。

28. 针刺对偏头痛相关痛觉机制影响的研究，天津市卫生局中医、中西医结合课题。起止时间 2005 年 10 月~2007 年 10 月。

29. 针刺调节大鼠急性缺血性脑损伤后神经细胞［Ca^{2+}］的信息传导机制的实验研究，国家自然科学基金。起止时间 2006 年 1 月~2006 年 12 月。

30. 针刺治疗脑病的临床及基础研究，天津市科技发展计划项目。起止时间 2005 年 4 月~2007 年 12 月。

31. 基于临床的经穴特异性基础研究——经穴特异性效应及其关键影响因素研究——基于醒脑开窍针刺治疗脑梗死的研究，国家 973 项目。起止时间 2006 年 10 月~2011 年 10 月。

32. 中医药防治中风病综合体系的建设，国家中医药管理局中医药行业科研专项慢病项目。

33. 针刺人迎穴对自发性高血压大鼠血压干预作用的研究，天津市高等学校科技发展基金计划项目。起止时间 2010 年 12 月~2013 年 12 月。